KB172468

많은 여성에게 있어서, 중년 전환기는 호르몬 변화에 따른 동반 증상, 관계의 변화(연로하신 부모님 돌보기, 자녀의 출가 등), 중년기 이후 발생할 수 있는 건강 문제에 대한 인식 고조 등이 나타나는 시기이다. 따라서 건강과 웰빙을 개선할 수 있는 생활습관 요소를 재평가하고, 다시 실천할 수 있는 강력한 기회를 제공하는 시기이기도 하다. 프레이츠, 톨레프슨, 커맨더 세 박사가 집필한 《웰니스로 가는 길(PAVING the Path to Wellness)》 워크북을 기반으로 한 이 새로운 웰니스 프로그램은 자기성찰을 유도하는 사려 깊은 질문을 던진다. 또한 신체활동과 영양, 사회적 연결, 의미, 목적 등과 관련된 최신 과학에 기초한 근거기반 정보는 물론, 중년 이후의 여성들이 번성하는 데 도움이 되는 행동을 실천할 수 있도록 지원하는 도구와 전략을 제공한다. 이 실용적이고 사려 깊으며 자애로운 안내서에는 저자들이 개인적 및 직업적 삶에서 그리고 수천 명의 여성과 함께 일하면서 얻은 깊이 있고 폭넓은 경험이 고스란히 담겨 있다. 이 프로그램은 환자와 임상의 모두에게 훌륭한 자료이다.

신디 가이어(Cindy Geyer) MD, FACLM, DipABLM
미국생활습관의학회 여성건강위원회 공동 의장,
울트라웰니스센터(UltraWellness Center) 생활습관의학, 통합의학 및 기능의학 분야 의사

건강한 삶을 살 수 있는 힘을 얻고, 자신을 소중히 여기고자 하는 여성이라면 이 책을 읽어야 한다. 탄탄한 정보와 자기성찰 활동이 부드럽고 친근한 방식으로 제시되어 있어, 독자가 중년기 이후에도 더 나은 건강을 위한 자신만의 길을 선택할 수 있도록 영감을 주고 안내해 준다.

로빈 스튜어(Robin Stuhr) MA, ACSM-CEP
미국스포츠의학회 Exercise is Medicine® 부회장

중년 이후의 여성은 부모님의 노화, 자녀 또는 자녀가 없는 상태, 건강 문제, 직장 및 가정 문제 등 다양한 스트레스 요인에 시달린다. 여성들은 건강하고 활기찬 삶을 살기 위해 자신의 웰니스를 재정비하고 관리해야 한다. '웰니스로 가는 길(PAVING the Path to Wellness)' 프로그램은 이러한 여정에 있는 여성들을 위한 훌륭한 길잡이가 된다. 영양이 풍부한 음식, 충분한 수면, 마음챙김/스트레스 해소, 움직임/운동의 중요성은 아무리 강조해도 지나치지 않으며, 건강과 질병 예방의 모든 측면에서 혜택을 누릴 수 있게 한다. 이러한 요소는 '페이빙 스텝스(PAVING STEPSS)' 프로그램의 12가지 구성 요소 중 일부에 불과하지만 신체적, 정서적, 영적 건강을 풍요롭게 해 줄 것이다. 남은 인생의 새로운 시작을 위해 이 프로그램을 적극 추천한다!

데버라 퀄렉(Deborah Kwolek) MD, FACP, NCMP

매사추세츠종합병원 여성 건강 및 성/젠더 기반 의학 프로그램 책임자

건강 상태의 변화에 직면한 여성들이 번성하고 잠재력을 발휘하는 데 방해가 되는 수많은 사회문화적 장벽을 무너뜨리는 특별한 책이다. 잘 움직이고, 잘 먹고, 자기 자신과 주변 환경에 주의를 기울이는 것은 평안과 웰빙, 건강을 찾기 위한 핵심 단계이다. 저자들이 제시한 모든 단계는 과학적 근거와 실제 환자들의 경험을 바탕으로 한다. 이론과 실제가 어우러진, 모든 여성을 위한 멋진 자료가 탄생했다!

스테이시 T. 심스(Stacy T. Sims) PhD

여성 운동선수 운동생리학자, 《ROAR》 및 《Next Level》의 저자

이 책은 여성의 생체적 특징과 노화 과정에 따른 건강 위험 요소를 이해하고, 이를 기반으로 건강하고 아름답게 나이 들어 가는 방법을 제시하는 안내서이다. 여성은 남성에 비해 골격근량이 적고 체지방량이 많으며, 지방 축적 방식 또한 차이가 있다. 이러한 차이는 여성이 남성과는 다른 질병, 특히 폐경 후 폐경증후군과 골다공증의 위험이 커지는 원인이 된다. 따라서 여성의 건강한 노화를 위해서는 이러한 생체적 특징과 질병 위험 요소를 이해하고, 적절한 생활습관 관리 방법을 적용하는 것이 중요하다. 이 책을 통해 자신의 신체적 특징과 노화 과정에 대한 이해를 높이고, 건강하고 아름답게 나이 드는 데 필요한 지식과 방법을 습득할 수 있을 것이다.

하은희 MD, PhD
이화여자대학교 의과대학 학장, 환경의학 전문의

이 책은 중년 이후 여성들이 건강하고 활기찬 삶을 영위하는 데 필요한 종합적인 지침을 제공하고 있다. 체계적인 접근 방식을 통해 다양한 주제를 다루며, 실용적인 팁과 전략을 담고 있는 완벽한 가이드이다. 이번에 한국어로 번역 출간되어, 건강하고 활기찬 웰니스 여정을 시작하고자 하는 우리나라의 모든 여성에게 큰 도움이 되리라 생각한다.

조치흠 MD, PhD
계명대학교 의무부총장 겸 동산의료원장,
전 아시아부인과 로봇수술학회장, 산부인과 전문의

이 책은 여성이 중년의 삶으로 돌입할 때 복병으로 만나게 되는 갱년기를 지혜롭게 보내고, 더욱 성숙한 존재로 살아가도록 체계적이고 실용적으로 안내하는 책이다. 잘 먹고 운동하고 스트레스를 받지 말라는 말은 지겹도록 들어 왔는데, 구체적으로 실천하려면 어떻게 해야 할까? 이 책은 이미 뇌졸중 환자, 유방암 환자 등을 대상으로 검증된 '웰니스로 가는 길' 프로그램을 중년기 여성에게 특화된 '페이빙 스텝스(PAVING STEPSS)'로 제시하고 있다. 당신은 이 책과 함께 건강한 몸을 위한 신체활동, 영양과 수면, 평온한 정신을 위한 스트레스 관리, 태도와 휴식, 즐거운 마음을 위한 목적, 사회적 연결과 에너지 보존, 그리고 바람직한 행동을 위한 목표, 탐구, 다양성 추구를 실천하고 웰니스를 체화하여 빛나는 여성이 될 수 있을 것이다.

박정숙 PhD
한국건강간호연구소장, 계명대학교 전 간호대학장 및 명예교수

사오십 대를 이르는 '중년기'는 팔팔한 노년과 골골한 노후를 가를 결정적 시기다. 중년의 몸은 무너져도 비교적 빠르게 회복되는 청춘의 몸이나, 넘어지면 다시 일어서기 힘든 노년의 몸과는 분명 다르다. 신체 호르몬의 변화와 자연스러운 노화에 잘못된 생활습관의 누적 등이 겹치며 우리 몸이 일대 전환기를 맞이하는 시기로, 각별한 관리가 절실하다. 이 책은 생활습관의학을 포함한 최신 과학에 기초한 근거기반 정보를 바탕으로 100세 시대를 사는 중년 여성에게 긍정적인 도전을 하도록 안내하는 책이다. 몸과 마음을 비롯하여 삶의 많은 것이 바뀔 수 있는 갱년기 그리고 그 이후의 삶을 건강하고 행복하게 관리하고 증진할 수 있도록, 12단계의 웰니스 생활 영역과 라이프 스타일을 안내하는 이 책을 필독서로 추천한다.

김소형 KMD, PhD
한의학 박사, 168만 유튜버(김소형채널H), 김소형한의원 원장

빛나는 여성의 웰니스를 위하여

건강하게 나이 들고 싶은 여성을 위한 자기관리 12단계

PAVING
A WOMAN'S PATH THROUGH
MENOPAUSE AND BEYOND

미셸 톨레프슨·베스 프레이츠·에이미 커맨더 지음
이승현·신희연·김향동·박예현·김현정 옮김

대한생활습관의학원
KOREAN COLLEGE OF
LIFESTYLE MEDICINE

청아출판사

PAVING A WOMAN'S PATH THROUGH MENOPAUSE AND BEYOND
by Michelle Tollefson, Beth Frates, Amy Comander

First published by Healthy Learning www.healthylearning.com

헌정

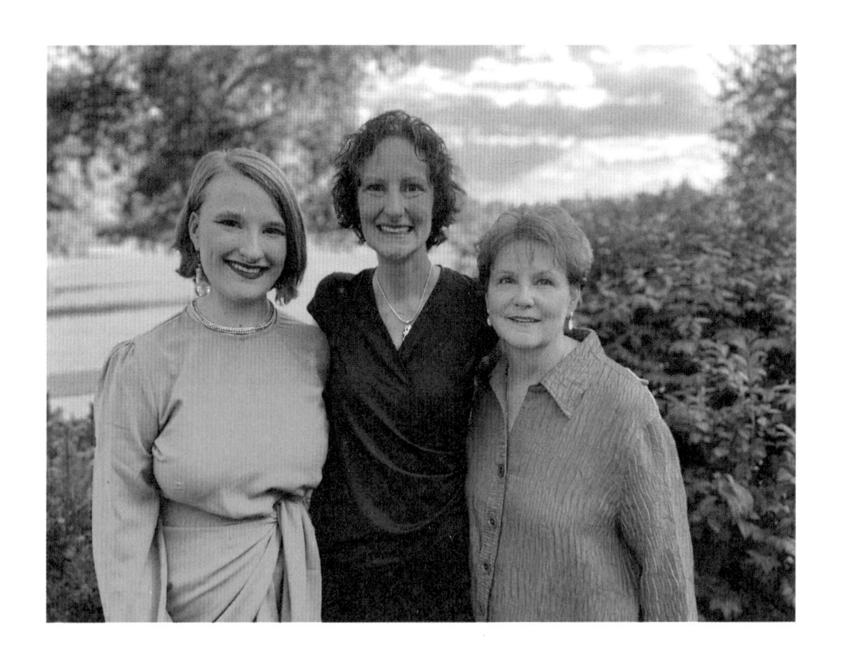

즐거운 마음과 정신, 힘으로 지금의 저를 만들어 주신 제 어머니와 즐거운 마음과 정신, 힘으로 장차 수십 년 동안 세상에 영향을 미칠 제 딸에게, 이 책을 바칩니다.

- 미셸 톨레프슨

감사

이 책을 만드는 데 도움을 준 여성들에게 감사의 말을 전합니다. 베키 거켄(Becky Gerken), 주디 조셉(Judy Joseph), 달라 아이젠하우어-스파이어스(Darla Eisenhauer-Spires), 캐롤 젠슨(Carol Jensen)이 초고를 검토하고 개선할 점을 제안해 주었습니다. 이들의 조언 덕분에 현재 그리고 앞으로 수십 년 동안 여성들이 더 건강한 몸, 더 평온한 정신, 더 즐거운 마음을 가질 수 있도록 도와주는 책을 만들 수 있었습니다.

또한 이 워크북을 집필하는 동안 저희를 응원해 준 가족과 친구들에게도 감사의 말을 전하고 싶습니다. 그들의 사랑과 지원 덕분에, 저희는 이 책과 비영리 단체인 '웰니스로 가는 길(PAVING the Path to Wellness)'을 통해 다른 사람들이 웰니스를 향해 나아가도록 도울 수 있게 되었습니다.

역자 서문

웰빙과 웰리빙 그리고 웰니스로 가는 길

한평생을 살아가면서, 잘 살았다고 말할 수 있는 삶(Well-Lived Life)은 어떤 삶일까? 또, 자신의 최상의 모습은 어떤 모습일까? 건강하고 안녕하며 의미 있게 나이 들어 가기를 원하는 여성들, 특히 폐경을 거치며 중장년기라는 생애전환기를 맞이하면서 완숙해져 가는 여성들은 이런 질문을 던지며 그 답을 찾고자 한다. 이런 여성들은 생체적 구조와 기능의 변화 및 노화의 가속화와 부담을 경험하며, 또한 가족과 직장, 사회와 문화 등과 관련하여 새로운 관계 및 배움, 적응을 요구받는 만큼 더욱 그러하다.

한 여성으로, 때로는 누군가의 아내와 어머니로, 큰 사랑과 헌신의 손길을 나누며 살아온 수많은 여성들. 그녀들의 목소리에 담긴 본질적이며 궁극적인 관심과 욕구의 기원에는, 이제 좀 더 성숙된 여인으로서, 자신의 존재 및 삶을 온전히 취하고 누리며, 누군가와 함께 나누면서 잘 살아가기를 간구하는 소망이 반짝이고 있다. 이는 바로, 웰빙(Well-Being)과 웰리빙(Well-Living)을 뜻한다.

남녀노소 모두가 의식하고 있든 그렇지 않든, 깊은 본능의 뿌리에서부터 의식의 지평선까지, 그러한 기원과 소망을 담은 "웰니스 비전(Wellness Vision)"을 가슴에 새기고 있다. 생명의 근원과 구원을 향하여 은혜롭게 잘 연결된 영적 웰니스, 지성과 감성이 잘 양육되고 세련된 정신적 웰니스, 생활(생명활동)이 가능하고 잘 수행되도록 도와주는 신체적 웰니스, 이웃과 세상과 더불어 잘 살아가게 하는 사회적 웰니스와 환경적 웰니스, 생명체의 존재와 삶의 필요를 잘 충당하고 보조, 지원하는 직업적 웰니스 등을 이루어 가기를 바란다.

웰니스를 지향하는 비전은 감사하게도 우리 모두를 최적의 빛 가운데로 인도한다. 즉, 우리 모두를 건강하고 안녕하며 덕스럽게 이끌어 주는 지혜와 신념, 의미와 목적,

지성과 감성, 가치관과 태도, 품성과 인격, 열정과 에너지, 탐구성과 다양성, 능력과 기술, 강점과 미덕, 행동과 활동, 참여와 경험, 일과 휴식, 섭생과 움직임, 연결과 관계, 자원과 지원, 돌봄과 관리, 연습과 노력, 개선과 성장, 그리고 사랑과 용서 등, 한마디로 "웰니스로 가는 길, 곧 웰니스 생활습관(Wellness Lifestyle)"을 찾고 구축하도록 이끌어 준다.

생명체의 결정요인 그리고 존재와 삶의 운명은 생활습관

수많은 과학 분야(예: 후성유전학, 신경과학, 노년과학, 행동의학, 생활습관의학, 긍정심리학, 공중보건학, 사회생태학)에서 검증된 데이터와 자료원들은 공통된 목소리를 내고 있다. 그것은 바로, 생활습관이 생명체의 구조와 기능, 건강과 질병, 노화와 수명 그리고 삶의 질과 웰니스를 좌우하는 가장 주요한 결정요인이라는 것이다. 즉, 축적된 연구들은 왜 우리가 웰니스 생활습관을 선택, 채택하며 실천, 유지해야 하는가를 거듭 확인시켜 준다. 우리 생명체를 구성하며 작동시키는 유전체와 세포는 원리적으로 우리가 생활(생명활동)을 어떻게 선택하고 경험하느냐에 90% 이상 의존하고 있다.

무엇을 어떻게 생각하고 느끼며, 믿고 소망하느냐 등과 같은 형이상학적인 생활습관을 비롯하여, 예컨대 형이하학적인 음식물 하나도 무엇을 언제, 그리고 어떤 마음가짐이나 신체적, 환경적 상태에서 어떻게 섭취하느냐 등에 따라 생명체를 구성하는 유전체의 발현과 세포의 활동이 웰니스 또는 일니스(Illness) 상태로 활성화되며 결과를 달리한다. 우리 생명체는 일거수일투족 생활습관과 생활환경의 신호에 민감하게 반응하며, 역량과 건강과 안녕 또는 질병과 노화와 수명 등의 상태나 속도 그리고 수행을 변화시킬 수 있다.

그래서 모든 인생이 소망하는 웰빙과 웰리빙이 어느 순간에도 가능한 것이며, 우선적으로 나 스스로 마음먹기에 달렸다. 우리의 뇌는 뜻을 정하고 작정하며 각오를 하는 것만으로도 마음과 몸과 행동이 변할 수 있는 신경가소성 원칙을 가지고 있다. 한 개인의 웰빙과 웰리빙 상태와 수준이 이웃과 사회와 세상으로 영향을 미칠 때, 모든 존재와 삶의 웰니스는 셀프케어, 곧 자기돌봄, 자기관리에서 시작된다.

매일, 매 순간, 나와 이웃의 건강과 안녕을 포함한 웰빙과 웰리빙을 챙기고 돌보며 증진시키는 웰니스 생활습관을 선택하고 실천하는 노력은 배반하지 않는다. 설사, 부모로부터 받은 유전체까지 당신의 건강과 안녕, 그리고 존재와 삶을 불리하게 하더라도, 그 화근이 되는 방아쇠를 당기지 않으며 대신 보호하고 지켜 줄 수 있는 파워를 가질 수 있다. 당신이 원하기만 한다면!

12단계의 웰니스 생활습관으로 가득 찬 보물 상자

우리의 고귀하고 사랑스러운 여성들은 그런 웰니스 생활습관을 어디에서 어떻게 배우고 자기 것으로 만들어 웰빙과 웰리빙을 실현할 수 있을까? 그에 대한 답과 방법을 제시하고 길을 안내하는 지혜서가 있다. 바로, 이 책 《빛나는 여성의 웰니스를 위하여: 건강하게 나이 들고 싶은 여성을 위한 자기관리 12단계》이다.

이 책은 건강과 의학의 최고봉인 하버드 의대의 교수가 개발한 근거기반의 웰니스 생활 영역 12가지로 구성된 '웰니스로 가는 길(PAVING the Path to Wellness)' 프로그램을 기반으로 한다. 또한 수많은 연구를 통해 개인의 건강부터 지구의 건강에 이르기까지 가장 주된 결정요인이 생활습관으로 확증되고 있는 이 시대에, 전 세계적으로 가장 급격히 발전하고 채택되는 의학들의 선두에 서 있는 생활습관의학을 기초로 한다.

이 책은 폐경을 지나 중년기 그리고 그 이후의 인생을 위하여 웰빙과 웰리빙을 찾는 여성들의 전인적인 웰니스 생활을 돕고자 특별히 기획된 안내서이자 워크북이다. 또한 이 책은 웰니스 비전의 빛을 품고 있고, 그 빛을 발현하고 반사하기를 원하는 모든 성인 여성을 초대하고 있다. 그녀들의 일상 생활에서, 12단계의 웰니스 생활습관을 지혜롭게 채택하여 실천할 수 있도록, 그리고 쉽게 적용하고 활용할 수 있도록 준비해 둔 전략과 도구들로 가득한 보물 상자, 종합선물세트가 되어 줄 것이다.

웰니스로 나아가는 여정에 있어서, 당신이 어디에서 왔고, 현재 어디에 있고, 어디로 가기를 원하든, 또한 자신감과 준비도가 높든 낮든, 어떤 강점과 약점을 지녔든, 자원과 환경이 부요하든 빈약하든, 어떤 기술과 도전 사이에서 서성거리며, 맞닥뜨린 장벽을 넘어 회복탄력성으로 나아가려 하든, 상처와 외로움과 질고의 어둠에서 빛을 찾기 위해 절규하고 있든, 이 책은 당신의 더 빛나는 웰니스를 위해 만들어졌다. 매일 마주하는 모든 필요와 문제에 현명하고도 슬기롭게 대처하고, 평화롭고 행복하게 잘 존재하며 잘 살아가도록 안내할 것이다.

웰니스 생활습관이 가장 필요한 대한민국 여성

이제는 웰니스 시대이며, 웰니스 블루오션이라고 한다. 의료계도 질병이라는 '결과' 중심의 치료 패러다임에서 '원인' 중심의 헬스케어, 웰케어 및 예방케어 패러다임으로 이동하고 있다. 또한, 나타난 결과와 현상에 대한 환원주의적 및 부분적 사고방식과 급격한 처치 방법에서 벗어나, 한 사람의 존재와 삶 그리고 생활습관과 생활환경을 전체적으로 연결하여 살펴보며, 균형 있게 조절하는 동시에 질병을 1차~3차 단계로 예방하고 치료하며, 심지어 역전시키고 완연히 치유하는 심층적이자 전인적이며 장기적인 접근과 사고방식이 요구되고 있다.

필자는 이 책의 역자이자 최초의 독자로서 확신하며 진언한다. 매일 웰빙과 웰리빙을 위한 생활습관을 선택하여 웰니스 비전과 소망을 이루기를 원하는가? 그렇다면, 웰니스로 가는 길에 핵심적인 12단계의 생활습관 프레임과 길잡이와 툴을 세계 최고로 안내하는 이 책의 주인공이 되어라. 당신의 존재와 삶은 매일의 생활 영역과 코스에서 더욱 건강하고 온전하며, 아름답고도 사랑스럽게 빛날 것이다.

특히, 우리 대한민국의 여성들은 세계에서 가장 오래 사는 최장수 인구 집단이다. 2030년에 탄생하는 한국 여성이 세계 최초로 평균 기대수명 90세를 돌파한다고 전망한 연구 결과(Kontis V. et al., Lancet, 2017)가 무색하게, 우리나라 여성의 평균 수명은 이미 90세를 넘어섰다(2024년, 보험개발원 경험생명표). 실제로, 100년을 살아가는 시대이다. 길어진 중년 이후의 세월을 진정 어떤 존재로, 어떻게 살아가기를 원하는가? 기본적이자 궁극적으로, 웰니스 비전과 함께 웰니스 생활습관으로 구축되고 구현되는 웰빙과 웰리빙의 삶일 것이다. 이는 이 땅의 모든 인생에게 본능이자 진리이며, 궁극적인 소망이기도 하다.

이제, 우리 여성의 웰빙과 웰리빙을 위해서, 한 개인이 선택하며 조절하고 관리할 수 있는 생활습관과 생활환경에서부터 교육, 사회, 경제, 정책, 기술, 미디어, 문화, 종교 및 정부에 이르기까지 개선하고 성장해야 할 영역들과 필요한 활동이 많다. 모든 여성이 일상에서 웰니스 비전과 웰니스 생활습관에 진정 참된 관심을 갖고 돌볼 때, 그녀들은 더욱 전인적으로 건강하고 안녕하며, 지혜롭고도 사랑스럽게 빛나는 여성이 될 것이다. 그런 여성은 현숙한 여인으로서, 자신의 가족과 이웃과 사회와 세상을 위해서도 웰니스를 한 땀 한 땀 수놓아 가는 여정에 덕스러운 빛을 발하리라. 또한, 이 땅의 남성들과 세상은 그녀로 인해 더욱 건강하고 안녕하면서, 진실하고 선하며, 아름다운 웰니스 존재와 삶의 축복을 함께 누리고 나눌 것이다.

웰니스를 소망하는 대한민국의 빛나는 여성들을 축복하면서

역자 대표, 이승현 박사

대한생활습관의학원 설립이사장, 미국 로마린다 의과대학 예방의학과 교수

목차

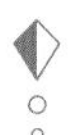

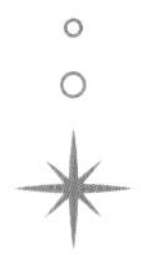

머리말

재활의학 전문의이자 하버드 의대 교수인 베스 프레이츠(Beth Frates) 박사는 생활습관의학 선구자로, 2012년 스폴딩재활병원에서 뇌졸중 생존자를 위한 '웰니스로 가는 길(PAVING the Path to Wellness)' 프로그램을 개발했다. 이 프로그램은 뇌졸중을 경험한 환자와 그 보호자 또는 지원자가 참여하는 12주간의 대면 세션으로 구성되었다. 그 후로 이 프로그램은 미국을 비롯한 전 세계의 의료진과 환자, 기업 임직원 등을 대상으로 하여 대면 및 온라인으로 제공되고 있다.

유방암 전문의이자 생활습관의학 전문의인 매사추세츠종합병원 암센터의 생활습관의학 책임자 에이미 커맨더(Amy Commander) 박사는 프레이츠 박사와 협력하여 유방암 생존자를 위한 '웰니스로 가는 길' 프로그램을 개발 및 제공했다. 산부인과 전문의인 미셸 톨레프슨(Michelle Tollefson) 박사는 자신의 유방암 화학요법을 마친 후, 커맨더 박사가 진행하는 온라인 그룹 세션에 참여했다. 이 프로그램을 경험하며 영감을 받은 그녀는 자신의 고향인 콜로라도주에서 다른 유방암 생존자들에게 이 프로그램을 제공했으며, 생활습관의학 전문의 자격증을 취득했다.

프레이츠 박사, 커맨더 박사, 톨레프슨 박사는 《웰니스로 가는 길(PAVING the Path to Wellness)》(한국어판, 대한생활습관의학원출판사/청아출판사, 2022) 워크북을 공동 집필했다. 또한 발레리아 티브넌(Valeria Tivnan), 크리스티나 도허티(Christina Dougherty)와 협력하여 이 책과 《웰니스로 가는 길》 워크북의 모든 수익금으로 운영되는 비영리 단체인 '웰니스로 가는 길(PAVING the Path to Wellness)'을 설립하였다. 이 비영리 단체의 사명은 모든 사람이 건강한 몸, 평온한 정신, 즐거운 마음으로 번성하도록 돕는 것이다.

이 책은 몇 가지 방법으로 활용할 수 있다.

- **혼자서 읽기** 이 책은 개인적인 웰니스 여정을 떠나면서 혼자서 활용할 수 있다. '웰니스로 가는 길' 웹 사이트(www.pavingwellness.org)를 확인하고, 소셜미디어인 트위터(@pavingwellness) 또는 인스타그램(@paving.wellness) 계정을 팔로우하면, '웰니스로 가는 길' 단체에서 일어나는 일들을 확인할 수 있다(한국의 경우, 대한생활습관의학원 웹 사이트(www.lifestylemedicinekorea.org) 참고 - 역자 주).
- **다른 사람들과 함께 읽기** 독서 모임에 속해 있거나, 자신의 웰빙을 위해 노력하는 가족 또는 친구가 이 웰니스 여정에 동참하고 싶어 한다면, 함께 책을 읽자고 권유하라. 각 장을 훑어보면서 질문에 개별적으로 답하거나, 함께 토론하기 위한 기초 자료로 활용할 수 있다. 실제로, 성찰 질문을 활용하여 목적, 에너지, 다른 사람과의 사회적 연결에 대해 더 깊이 있는 대화를 나눌 수 있다. 최고의 삶을 살고 건강한 생활습관을 실천하려고 노력할 때, 사회적 지지는 큰 도움이 되므로, 웰니스 여정에 함께할 사람이 있다면 큰 힘이 된다.
- **교육자 옵션** 만약 당신이 의과대학 또는 기타 보건의료 관련 학교의 교수나 강사라면, 학생들이 방대한 양의 지식을 배우면서 자기관리

를 우선시하여, 최적으로 학습하면서도 다른 사람들을 잘 돌볼 수 있도록 이 책의 사용을 고려해 보라. 이 책은 건강한 생활습관 또는 생활습관의학 교육 과정의 일부로 활용할 수도 있다. 당신이 그룹 지도자, 지역사회 건강 교육 전문가, 웰니스 코치, 개인 트레이너, 영양 전문가라면, 일대일 또는 그룹으로 고객을 만날 때 이 책을 유용하게 활용할 수 있다.

- **'웰니스로 가는 길' 프로그램 참여 그룹과 함께 읽기** 오프라인 또는 온라인에서 이 책을 활용하는 '웰니스로 가는 길' 그룹에 참여 중이라면, 진행자가 이 책의 활용법을 알려 줄 것이다. 같은 주제를 다루게 될 실시간 그룹 토론에 앞서, 각 장을 읽고 해당 질문에 대해 생각해 볼 수 있다. 진행자는 참가자들이 이미 이 책에 담긴 정보를 읽었다는 것을 알고 있으므로, 주제에 대한 더 깊은 통찰력을 제공하고 해당 내용에 대해 토론하도록 이끌 수 있다. 오프라인 또는 온라인으로 진행되는 '웰니스로 가는 길' 그룹에 참여하고 싶다면, 웹 사이트(www.pavingwellness.org)를 방문하거나 이메일(info@pavingwellness.org)로 문의해 보라(한국의 경우, 대한생활습관의학원 웹 사이트(www.lifestylemedicinekorea.org)를 방문하거나 이메일(office@lifestylemedicinekorea.org)로 문의할 수 있다 - 역자 주).

이 책에는 《웰니스로 가는 길》 워크북에서 이미 학습한 것을 넘어서는 내용이 담겨 있다. 아직 《웰니스로 가는 길》을 읽어 보지 않았다면, 그 책은 중년 이후 여성에게 특화된 내용은 아니지만, 이 책의 내용과 직접적으로 연결되는 정보가 담겨 있으므로 읽어 보는 것이 좋다.

이 책에서는 12가지 '페이빙 스텝스(PAVING STEPSS)'를 살펴보고, 자신에 대해 더 많이 알아보고, 웰니스 여정을 개선하는 데 도움이 되는 질문에 답하게 된다. 책에 답을 적는 것이 좋지만, 답을 적지 않고 질문에 대해 생각해 보는 것을 선호하는 사람이라면 그것도 괜찮다. 채점은 하지 않는다. 이것은 당신의 여정이며, 당신은 자신에게 무엇이 가장 적합한지 알고 있다. 책을 처음부터 순서대로 읽어도 되고, 끌리는 주제를 다룬 장부터 읽어도 좋다.

베스 프레이츠 박사가 만든 '코치(COACH)' 접근법은 호기심(Curiosity), 개방성(Openness), 감사(Appreciation), 연민(Compassion), 정직(Honesty)의 약어로, 페이빙 스텝스의 12가지 측면을 더 잘 이해하는 데 도움이 된다.

각 장에서 미셸 톨레프슨 박사는 산부인과 및 생활습관의학 전문의로서 수많은 여성과 함께 일하며 얻은 통찰력을 공유한다. 그녀는 환자들을 돌보면서 폐경기, 중년기, 노년기 여성들이 마주하는 공통된 고민과 어려움을 이해할 수 있었다. 또한 자신도 유방암 치료 중 갑작스럽게 폐경기에 접어들었기에, 폐경기를 겪는 것이 어떤지도 잘 알고 있다. 그녀의 개인적인 경험은 이 책에 풍부한 통찰력을 더해 준다.

이전에 '페이빙 휠(PAVING Wheel, 이 프로그램에 포함된 12가지 웰니스 생활 요소를 평가하는 바퀴 모양의 툴 - 역자 주)' 설문지를 작성해 보았더라도, 웹사이트를 방문해 온라인으로 다시 한번 설문지를 작성해 보길 바란다(150~151쪽 참고). 작성을 끝낸 후 나온 점수를 적어 두었다가 이 책을 다 읽은 후 또는 앞으로 언제든 다시 설문에 응할 때의 결과와 비교해 보라.

종이 형태의 설문지를 선호한다면 그렇게 해도 된다. 이 질문에는 정답이나 오답이 없다. 이 도구를 사용하면 어떤 영역에 집중할지 결정할 수 있으며, 현시점에서 자신을 더 잘 이해하는 데 도움이 될 것이다. 설문지를 다시 작성할 때는 결과가 또 달라질 수 있다. 또한 이 설문에 응하는 것과 관련하여 부끄러움이나 자책감 또는 죄책감을 느끼지 않아도 된다. 이 설문의 목적은 당신의 웰니스 여정을 돕기 위한 것이다. 자신을 다른 사람과 비교하거나, 자신이 "해야만" 한다고 생각하는 것과 비교하지 말라. 당신은 지금 이 자리에서 웰빙에 대해 배우고 있으며, 그 자체로 중요한 것이다.

이 책에서 다루는 정보가 과거의 트라우마나 우울증, 중독, 불안, 극심한 스트레스, 섭식장애 등의 정신건강 문제 또는 도움이 필요한 다른 문제들을 떠올리게 한다면, 즉시 도움을 요청하라. 당신의 주치의나 동네 의원의 의사에게 연락하거나, 상담사나 치료사 등 정신건강 전문가에게 문의하거나, 정신건강 상담 핫라인(한국의 경우, 정신건강 위기상담전화 1577-0199 - 역자 주)으로 전화하라. 필요한 도움을 받기를 바란다.

더불어, 이 책에서는 다양한 의학적 질환에 대해 설명한다. 그러나 이 책이 의학적 조언을 대신할 수 없다는 점에 유의하라. 당신의 주치의 및 기타 의료진과 계속해서 소통하고 그들의 조언을 따르길 바란다. 우리는 모든 사람이 자신의 의학적 치료를 감독하고 다른 건강 관련 자원과 연결해 줄 수 있는 주치의(의사, 전문간호사 또는 진료보조간호사)를 두어야 한다고 생각한다. 그러한 주치의가 없다면, 당신이 있는 지역의 의원에 연락하여 진료 예약을 잡기를 권장한다.

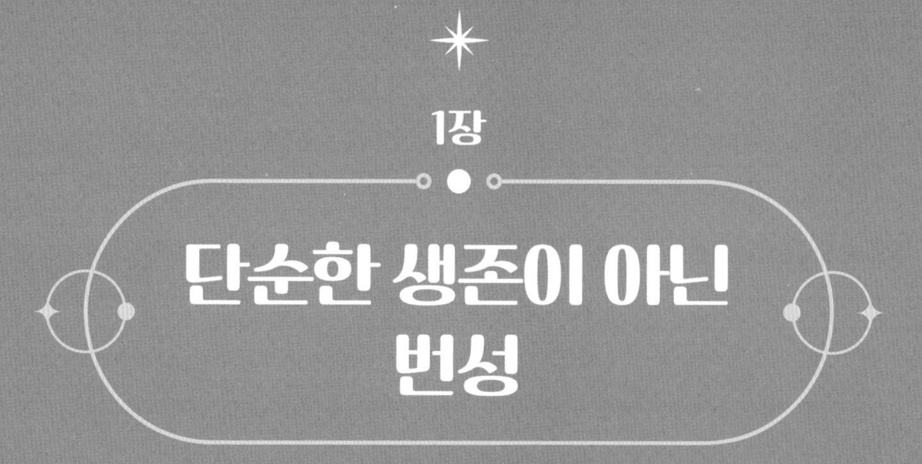

1장

단순한 생존이 아닌 번성

번성하기. 이것이 바로 우리가 당신에게 바라는 바이다. 단순히 생존하고 있는 것에 만족하는 삶에 안주하지 말라. 당신은 번성하기 위해 태어났다.

세계보건기구는 건강한 노화를 "노년의 나이에 웰빙을 가능하게 하는 기능적 능력을 개발하고 유지하는 과정"이라고 정의한다.✚ 이 책은 당신의 웰빙 여정에서 당신이 현재 어느 단계에 있든 도움을 줄 것이다. 이제 막 폐경기가 시작되었든, 이미 수십년 전에 겪었든 상관없이, 이 책은 당신을 위한 것이다. 이 책은 현재 갱년기를 겪고 있거나 이미 겪었고, 최상의 삶을 살고자 하는 모든 여성을 위한 책이다.

✚ World Health Organization, Decade of Healthy Ageing: 2020-2030. Updated March, 1, 2019. Accessed online www.who.int June 4, 2022.

당신은 지역사회 활동에 참여하고, 사랑하는 사람들과 돈독한 관계를 맺고, 주변 환경을 자유롭게 돌아다니며, 의미 있는 삶을 살 수 있는 에너지를 소유하면서 오랫동안 활기찬 삶을 살고 싶을 것이다. 번성하는 모습은 저마다 다르게 나타난다. 당신은 당신의 삶을 힘들게 하는 만성 질환이나 신체적 제약 혹은 환경적 어려움이나 만성 스트레스를 가지고 있을지도 모른다. '웰니스로 가는 길(PAVING the Path to Wellness)' 프로그램이 그런 문제들을 전부 없애 줄 수는 없지만, 당신이 더 건강한 몸과 더 평온한 정신, 더 즐거운 마음으로 살 수 있도록 도와줄 수 있다.

중년 이후의 여성들은 자신의 노화를 충분히 조절할 수 있는데도 불

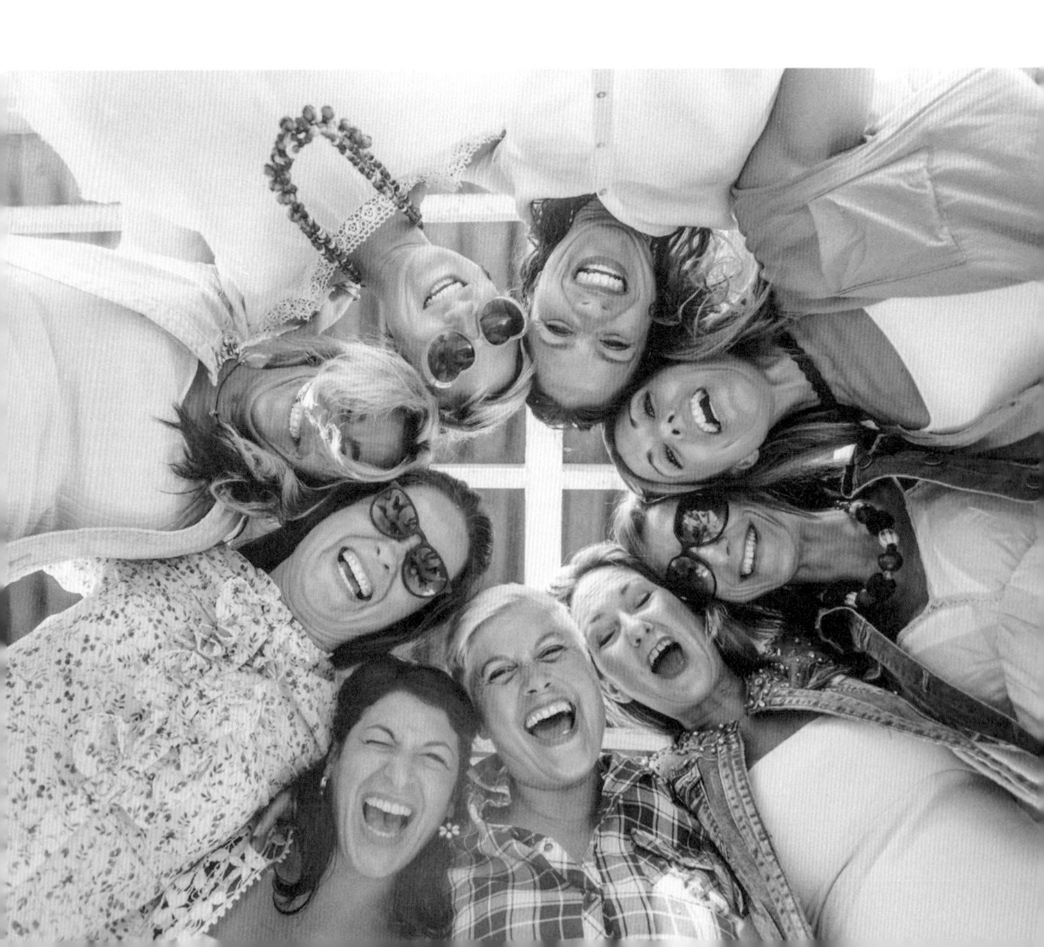

구하고, 여전히 자신의 유전자가 자신의 운명을 완전히 결정짓는다고 믿는 여성들이 많다는 사실이 놀랍다. 어떤 음식으로 몸에 영양을 공급할지, 어떤 운동을 할지, 수면을 우선시할지, 스트레스를 어떻게 관리할지에 대한 매일의 선택이 노화에 상당한 영향을 미친다. 나이는 숫자에 불과하다. 나이보다 더 중요한 것은 일상에서 어떻게 행동하고, 느끼고, 생활하느냐 하는 것이다. 이 책은 당신이 한 번에 하나씩 건강한 생활습관을 선택하면서 웰니스를 향해 나아가도록 돕는 로드맵이 될 것이다.

'웰니스로 가는 길' 프로그램은 12가지 요소로 구성되어 있다. 이 12가지 단계는 다음의 약어인 '페이빙 스텝스(PAVING STEPSS)'를 통해 더 잘 기억할 수 있다.

페이빙(P.A.V.I.N.G)

- **Physical Activity(신체활동)** 나이가 들수록 근육량이 감소한다. 따라서 근력을 유지하고, 뼈를 튼튼하게 만들고, 뇌건강을 돕고, 독립성을 유지하기 위해 저항성 운동(resistance training, 근력 및 근지구력을 발달시키기 위해 밴드의 탄력이나 신체 또는 기구 등의 무게를 활용하여 근육의 이완과 수축을 반복하는 운동 - 역자 주)이 더욱 중요해진다. 대부분의 여성은 일상생활에서 더 많이 움직이면 이점을 얻을 수 있으므로, 하루 종일 더 많이 움직일 수 있는 팁을 제공한다.
- **Attitude(태도)** 더 평온한 정신과 즐거운 마음을 갖는 것은 모든 여성에게 아름다운 목표가 된다. 태도는 이러한 목표를 달성하는 데 아주 중요한 역할을 한다. 태도를 다루는 장에서는 당신이 노화와

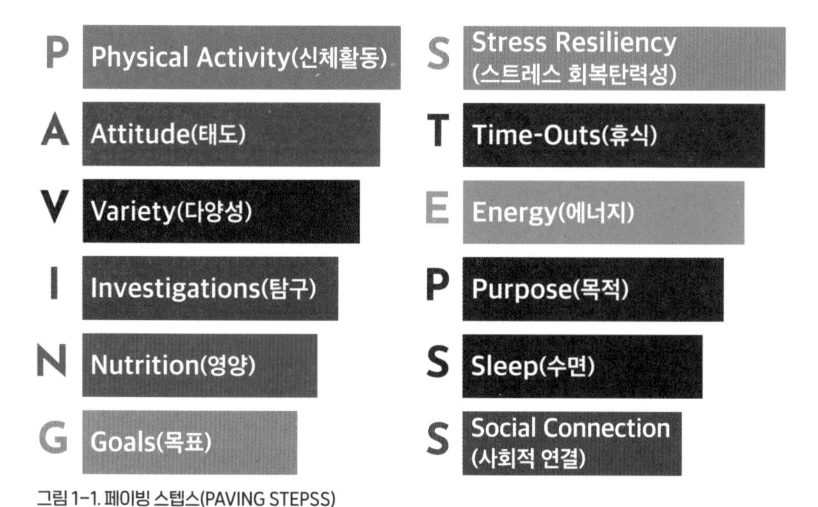

그림 1-1. 페이빙 스텝스(PAVING STEPSS)

당신의 몸을 대하는 태도를 살펴보고, 그런 태도가 당신의 건강에 미치는 영향을 이해하며, 당신이 번성하도록 돕는 관점을 갖는 방법을 배울 수 있다.

- **Variety(다양성)** 다양성은 뇌건강에 도움이 되므로 이 원리를 활용하여 두뇌를 명석하게 유지하는 방법을 알아본다. 또한 여가 활동의 다양성이 어떻게 웰빙을 향상시킬 수 있는지 탐구해 본다. 더불어, 다양성을 활용해 참된 자아로 더 충만하게 성장하는 방법을 배울 수 있다.
- **Investigation(탐구)** 탐구를 다루는 장에서는 당신이 겪을 수 있는 갱년기 및 중년기 증상을 탐구한다. 그러한 증상에 도움이 되는 건강한 생활습관에 대해서도 알아본다.
- **Nutrition(영양)** 영양이 풍부한 양질의 음식으로 몸에 영양분을 공

급하는 것은 건강하게 나이 드는 데 필수이다. 파이토뉴트리언트(phytonutrient, 식물영양소), 항산화 물질, 비타민과 미네랄이 함유된 음식물로 몸에 영양을 공급하면 건강하고 튼튼해지는 데 도움이 된다. 식단에 풍부한 과일, 채소, 통곡물, 콩, 렌틸콩, 견과류, 씨앗류, 대두, 발효 식품을 포함시키는 것과 칼슘, 식이섬유, 단백질 및 수분의 일일 권장 섭취량을 설명한다.

- **Goal(목표):** 목표를 다루는 장에서는 목표 설정을 통해 무료한 삶에서 벗어나 일상에 재미를 더하는 방법을 알아본다. 중년 전환기에 웰빙을 증진하기 위해 목표를 사용하는 방법과 당신이 원하는 미래를 실현하고 유지할 가능성을 높이기 위해 '스마트(SMART)' 목표를 세우는 방법을 살펴본다.

◐ 스텝스(S.T.E.P.S.S)

- **Sleep(수면)** 일반적으로 나이가 들수록 숙면을 취하기가 더 어려워진다. 따라서 밤에 양질의 수면을 취하려면 낮에 무엇을 해야 하는지 알아 두는 것이 매우 중요하다. 한밤중에 화장실에 자주 가는 문제에 대처하는 방법과 기타 수면 지침들을 알아본다.
- **Time-Outs(휴식)** 활력을 되찾고 재충전하려면 휴식이 필요하다. 휴식을 다루는 장에서는 멀티태스킹의 함정을 살펴보고, 평온한 정신과 즐거운 마음을 갖기 위해 시간을 최적으로 관리하는 법을 알아본다. 이 장에서 중점을 두는 또 한 가지는 영적 웰빙을 키우는 시간을 갖는 것이다.

- **Energy(에너지)** 피로는 중년 이상의 여성들에게 만연하다. 에너지를 다루는 장에서는 에너지를 빼앗는 요인을 피하고, 에너지를 증가시키는 요인을 일상생활에 더 많이 포함시키는 방법을 살펴본다. 에너지 관리와 "스푼 이론(Spoon Theory)"에 대한 논의는 하루 동안 에너지를 더 의식적으로 사용하는 데 도움이 될 것이다.
- **Purpose(목적)** 중년 이후 여성들의 목적은 종종 바뀌기도 한다. 자신만의 고유한 목표와 가치관, 경험, 열정, 전문성을 이해하면, 새로운 목적을 발견하거나 이미 가지고 있는 목적을 다듬는 데 도움이 된다. 목적을 다루는 장에서는 자신의 개인적 이야기를 들려주는 법을 배우고, 자신의 고난을 목적의 지침으로 삼아 성취감과 영감을 얻는 방법을 설명한다.
- **Stress(스트레스)** 폐경기, 중년기 및 노년기의 만성 스트레스와 이것

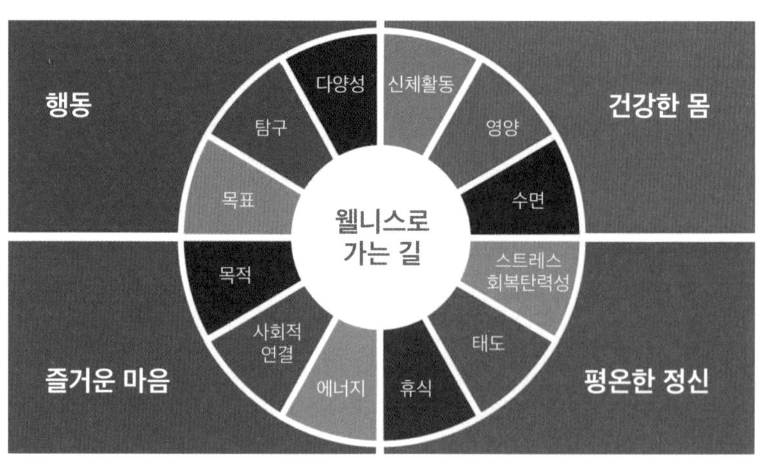

그림 1-2. '웰니스로 가는 길' 프로그램의 12가지 요소

이 신체적, 정신적 건강에 얼마나 부정적인 영향을 미치는지 살펴본다. 또한 생각이 행동에 미치는 영향과 주변 환경을 활용해 평온한 정신 상태를 유지하는 방법도 알아본다.

- **Social Connection(사회적 연결)** 사회적 연결을 다루는 장에서는 정서적 친밀감과 성건강을 이야기한다. 또한 새로운 사회적 연결을 만들고, 현재의 관계를 개선하고, 외로움을 줄일 수 있는 전략을 제시한다.

우리는 임상의로서 수년 동안 수많은 중년 여성과 함께 일해 왔으며, 중년 및 노년의 여성들이 겪는 어려움과 고민을 잘 이해하고 있다. 또한 우리는 그들이 평생의 경험을 통해 쌓아 온 엄청난 지혜를 높이 평가한다. 당신의 강점, 가치관, 열정 그리고 삶의 경험을 활용한다면, 비록 지금은 그저 생존하고 있다고 느낄지라도, 얼마든지 번성할 수 있는 잠재력이 있다고 믿는다.

우리는 세 명의 여성 의사로서, 현대 사회에서 여성으로 살아간다는 것이 어떤 것인지 잘 알고 있다. 여성들은 기대와 책임 사이에서 균형을 잡으려 노력하며, 매일 여러 가지 역할을 해내고 있다. 빡빡한 일정과 해야 할 일 목록으로 인해 자기돌봄을 우선시하기가 쉽지 않고, 잠자리에 들기 전에 에너지가 고갈되는 경우가 많다. 우리는 이러한 어려움을 잘 알고 있으며, 이 책을 통해 우리 자신은 물론이고, 당신과 같은 여성들에게 효과가 있었던 실용적인 팁을 전달하고자 한다.

우리는 학술적 의사로서 근거에 매료되었고, 그 근거를 따르며, 이 책

전반에 걸쳐 이를 공유할 것이다. 또한 12가지 '페이빙 스텝스' 단계마다 각기 다른 수준의 지식과 요구 사항이 있다는 것을 이해하면서, 현재 당신이 있는 위치에서 당신을 만나고, 당신이 앞으로 나아갈 수 있도록 돕고자 노력할 것이다.

지난 수년간 우리가 돌보아 온 여성 환자들처럼, 당신 역시 최상의 삶을 살기를 원한다는 것을 알고 있다. 당신이 이 책을 손에 들고 웰니스 여정을 시작할 준비가 되었다는 사실을 영광으로 생각한다. 이제, 당신은 중년 또는 노년의 여성으로서 이 아름다운 시기를 받아들이고 자기돌봄에 집중하면서, 우리와 함께 당신의 웰빙 여정에서 다음 단계로 나아갈 준비를 하길 바란다.

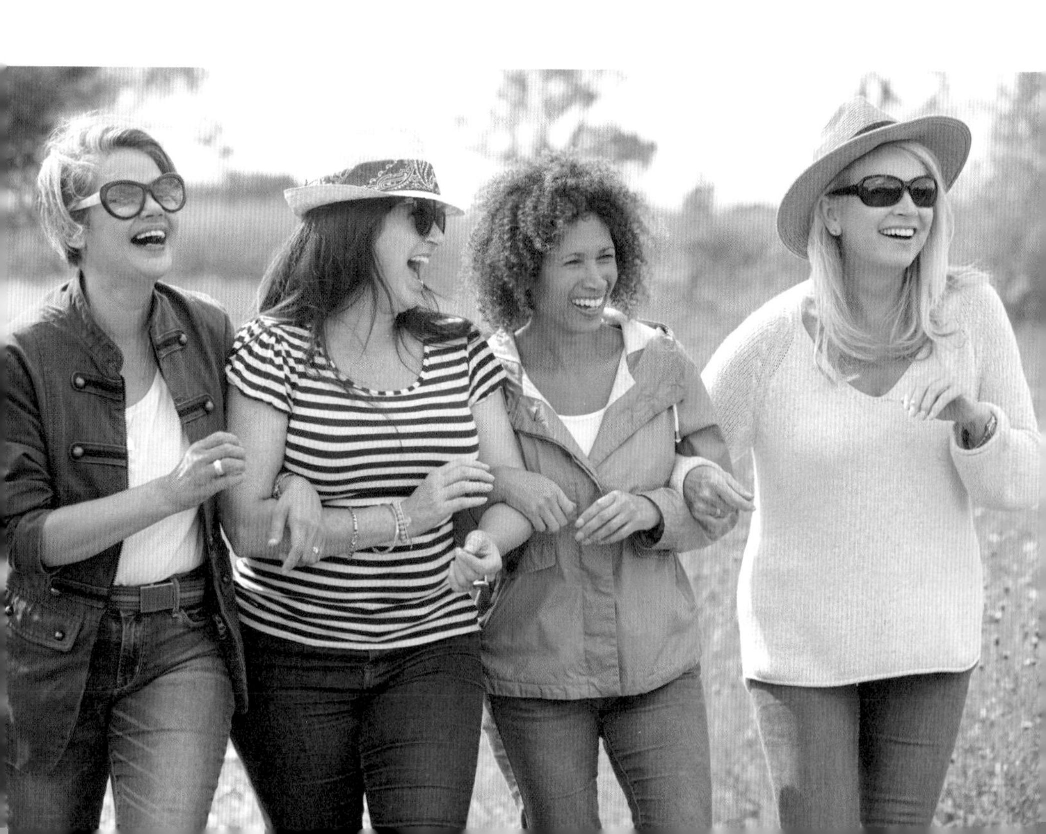

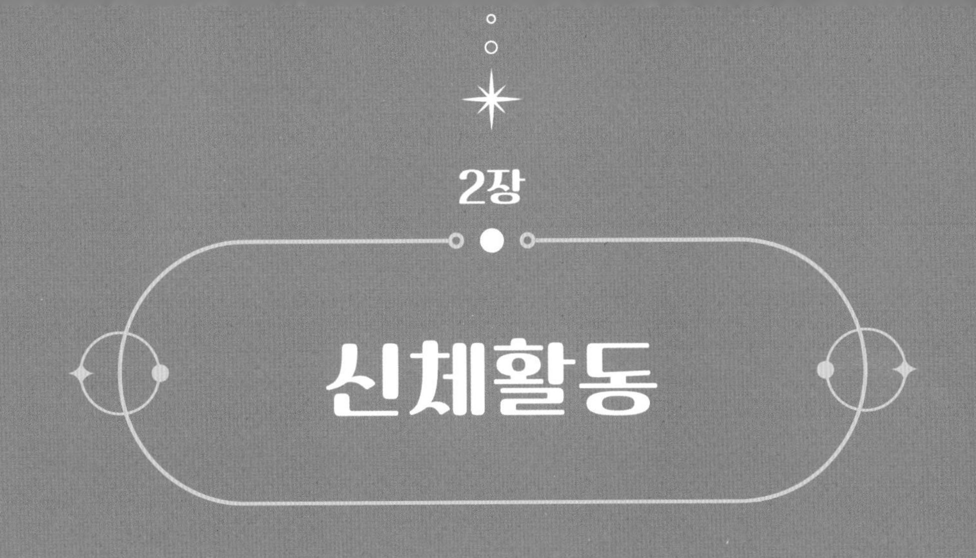

폐경기 및 중년기 이후의 신체활동

약어 PHYSICAL ACTIVITY

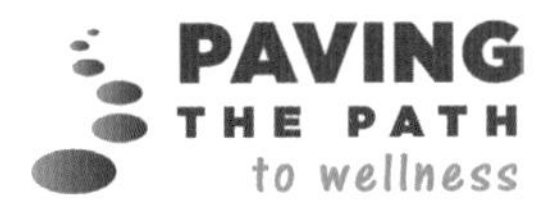

Prioritize	Adapt
Health	Connect
You	Time
Strength	Incorporate
Include	Variations
Challenge	Intensity
Aerobic	Try
Laugh	Youthful

- PRIORITIZE(우선순위) 매일 신체활동을 우선순위에 두는 것이 중요하다. 하루 일정에 신체활동을 포함시켜라. 신체활동을 우선시하지 않으면 삶이 바빠지고 운동의 이점을 누릴 수 없다.

- **HEALTH(건강)** 규칙적인 신체활동은 신체적, 정신적 건강에 도움이 된다. 반대로 유산소 운동을 너무 적게 하고, 앉아서 보내는 시간이 지나치게 길면 신체적, 정서적 건강에 해롭다. 운동이 당신의 건강에 어떤 도움이 되는지 의료진과 상담하고, 필요한 경우 승인을 받도록 하라.
- **YOU(당신 자신)** 당신의 운동 루틴에 있어 중요한 사람은 오직 당신 자신뿐이다. 다른 사람이 무엇을 하는지 신경 쓰거나, 다른 사람과 자신을 비교하지 말라. 운동할 때 무엇을 입는지, 어떻게 보이는지는 중요하지 않다. 움직이고 싶은 대로 움직이고, 다양한 유형의 운동이 주는 느낌에 주의를 기울여 보라. 예를 들어, 어떤 종류의 운동을 하고 운동이 끝났을 때 어떤 기분이 드는지 기록하는 일지를 작성할 수 있다. 더 많이 움직일수록 에너지가 증가하고 기분이 좋아지는 것을 발견하게 될 것이다.
- **STRENGTH(근력)** 날짜가 연속되지 않게 일주일에 두 번 이상 근력 운동을 하면, 근육이 생기고 뼈가 튼튼해지며 안면홍조가 완화되고 향후 수십 년 동안 독립적인 생활을 유지하는 데 도움이 된다.
- **INCLUDE(포함)** 신체활동 계획에 다른 사람을 포함시켜라. 친구를 초대하여 함께 산책하거나, 그룹 운동 수업에 참여하거나, 지역 레크리에이션 센터의 팀에 가입해 보라. '사회적 연결'과 '신체활동'이라는 두 가지 요소를 하나로 엮을 수 있다.
- **CHALLENGE(도전)** 운동의 틀에 갇히지 말라. 더 많은 기술이나 지구력을 요하는 새로운 활동에 참여하여 스스로에게 도전하라. 자신과 경쟁하여 더 빨리 달리기, 고정식 자전거의 저항 높이기, 줌바 심화반

수업에 참여하기 등을 시도해 볼 수 있다.

- AEROBIC(유산소 운동) 가능한 한 매일 유산소 운동으로 심장을 뛰게 하라. 모든 운동이 건강에 유익하지만, 심장을 뛰게 하는 운동을 규칙적으로 할 때 신체는 가장 큰 보상을 얻을 수 있다.
- LAUGH(웃음) 웃음이 나는 재미있고 즐거운 신체활동을 포함시켜라. 재미있는 활동을 찾으면 그 활동에 계속 참여할 가능성이 높아진다. 예를 들어, 훌라후프를 하거나 친구와 함께 밸리댄스 수업을 들어 보라.
- ADAPT(조정) 필요에 맞게 신체활동을 조정하라. 지친 느낌이 든다면 운동량을 줄여라. 신체적 제약 때문에 달릴 수 없다면 걷기를 시도하라. 걸을 수 없다면 의자에 앉아 스트레칭을 하라. 헬스장에 가서 저항성 운동을 할 수 없다면 통조림 캔을 들어 올려 보라.
- CONNECT(연결) 지역사회와 온라인에서 신체활동을 지원하는 단체 및 그룹과 연결해 보라. 많은 지역사회와 레크리에이션 센터에는 함께 신체활동을 하는 그룹이 있다. 소셜미디어와 온라인을 탐색하여 같은 활동을 하는 다른 사람들과 소통하라.
- TIME(시간) 매주 적절한 운동을 할 수 있도록 시간을 추적하라. 매 순간이 중요하다. 매주 150분 이상 중강도의 유산소 운동을 하는 것을 목표로 하라. 1시간 동안 앉아 있었다면, 일어나서 스트레칭을 하고 움직여라.
- INCORPORATE(통합) 신체 균형을 바로잡고, 심신의 건강 및 스트레스 관리에 도움이 되는 신체활동을 통합하라. 그러한 활동으로는 요가, 필라테스, 태극권, 기공 등이 있다. 여성들은 종종 균형의 중요성을 간

과하는데, 나이가 들수록 균형은 더욱 중요하다. 비틀거리다 넘어지면 골절되어 거동이 불편해지고 독립성을 잃을 수 있기 때문이다.

- **VARIATIONS(변형)** 좋아하는 활동을 찾았다면, 그 활동을 변형시켜 다양성을 더할 방법을 생각해 보라. 자전거 타기를 좋아한다면 다른 경로로 달려 보거나, 평소보다 더 멀리 달리거나, 자전거 경주에 등록해 보라. 다양한 시도로 운동 루틴을 흥미롭게 유지하라. 다양성은 인생의 묘미라는 사실을 기억하라.
- **INTENSITY(강도)** 건강을 증진할 수 있는 강도로 운동하라. 어떤 운동이든 건강에 도움이 되지만, 말은 할 수 있으나 노래는 할 수 없는 정도의 강도로 운동하면 저강도로 운동하는 것보다 훨씬 더 도움이 될 수 있다.
- **TRY(시도)** 새로운 신체활동을 시도해 보라. 당신이 태권도나 탭댄스 같은 색다른 활동을 즐기는지 아닌지는 시도해 보지 않으면 알 수 없다. 가까운 레크리에이션 센터의 수업을 찾아보고, 자신의 안전지대에서 벗어나 보라. 새로운 것을 배우기에 너무 늦은 나이란 없다. 당신의 몸과 뇌는 새로운 것을 좋아한다. 가족이나 친구와 함께 도전해 보라. 하루 중 다양한 시간대에 운동해 보고, 어느 시간대가 나와 내 몸에 가장 잘 맞는지 알아볼 수도 있다. 자연 속에서 운동을 하고 기분이 어떤지 살펴보라.
- **YOUTHFUL(젊음)** 나이에 상관없이 젊어질 수 있다는 사실을 기억하라. 목적을 가지고 활동하면 젊음의 활력을 발산할 수 있다. 운동은 좋아하는 활동에 참여하는 데 필요한 에너지를 얻는 데 도움이 된다. 중

요한 것은 자신이 좋아하는 활동을 찾아서 꾸준히 하는 것이다. 건강하다고 느끼면 젊음을 느낄 가능성도 높아진다.

✶

80세, 90세, 100세가 된 이상적인 자신의 모습을 상상해 보라. 하루 종일 소파에 앉아 꼼짝하지 않고 있는 모습인가, 아니면 활동적이고 쉽게 몸을 움직일 수 있는 모습인가? 당신은 우리가 만난 대다수의 중년 여성들처럼, 나이가 들어서도 신체적으로 활발하게 활동하길 원할 것이며, 많은 여성이 그렇게 될 수 있다. 하지만 이는 연약하고 건강하지 않으며 하루 종일 흔들의자에 앉아 뜨개질만 하는 노년 여성이라는 고정관념에 도전하는 일이기도 하다. 우리는 당신이 신체적으로 활동적인 중년 이후의 여성으로서, 운동을 즐기고 100세 이후까지 운동의 이점을 누리는 것이 어떤 의미인지 세상에 보여 줌으로써 이러한 고정관념을 깨는 데 도움이 되길 바란다. 당신은 수십 년 동안 운동을 하지 않았거나, 역기를 들어 본 적이 없거나, 운동하면서 땀을 흘릴 생각만으로도 이 장을 건너뛰고 싶을 수도 있다. 운동 경험과 상관없이, 이 장을 읽으면서 신체활동을 통해 더 튼튼한 몸, 더 평온한 정신, 더 즐거운 마음을 가질 수 있는 방법을 찾아보기 바란다.

운동은 평생 동안 필수적이지만, 폐경기 및 중년기 이후의 여성에게는 더욱 중요하다. 여성은 나이가 들수록 에스트로겐 수치가 감소함에 따라 체중이 증가하는 경우가 많으며, 심장질환, 뇌졸중, 2형당뇨병, 골다공증, 치매, 암과 같은 만성질환의 위험이 증가한다. 만약 이 같은 모든 질병의 위험을 낮추고 삶의 질을 높일 수 있는 약이 있다면 어떨까? 당연히 복용하고 싶을 것이다. 다행히도 연구 결과, 운동은 이 모든 것 이상의 효과가 있다는 사실이 밝혀졌다. 운동은 낙상 위험을 줄이고, 평생 독립적으로 생활할 가능성을 높여 주며, 중년기의 스트레스 관리에도 도움이 된다. 그리고 많은 갱년기 여성이 겪는 감정 기복, 브레인 포그(brain fog, '안개가 낀 뇌'라는 뜻으로, 멍한 느낌이 지속되고 생각과 표현을 분명하게 하지 못하는 상태. 방치할 경우 치매 발병의 위험이 높아진다 - 역자 주), 피로 및 근육통을 완화하는 데도 도움이 된다.

또한 신체활동은 건강한 체중을 달성하거나 유지하는 데 도움이 된다. 그러나 운동은 체중 그 이상으로 중요하다. 특히 새로운 운동 프로그

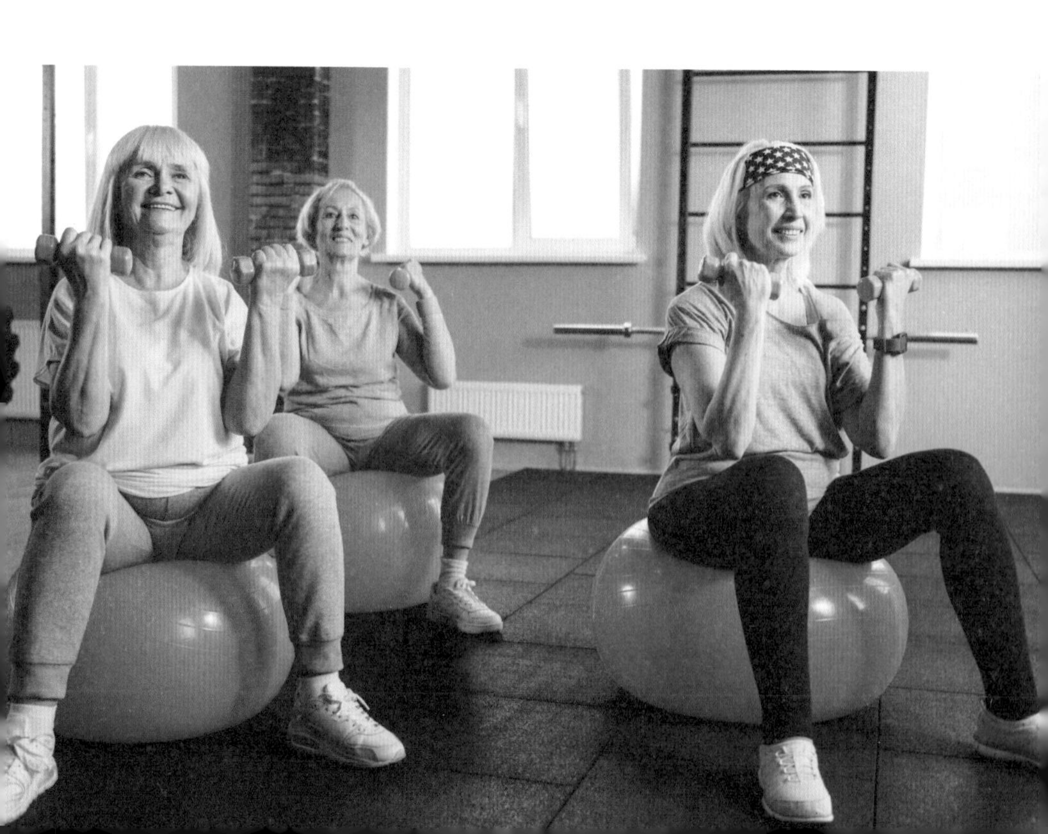

램을 시작할 때, 초반에는 체중 변화가 미미하여 실망스러울 수 있다. 여러 가지 이유로 운동 초기에는 옷이 헐렁해지더라도 체중은 크게 줄지 않을 수 있다. 체중계의 숫자보다는 신체적인 느낌, 기분과 에너지 수준을 염두에 두라. 이는 체중과 관계없이 더 많이 움직이면 효과가 있다는 것을 보여 주는 중요한 지표들이다.

이 모든 정보를 통해 더 많이 움직이고 덜 앉아 있도록 영감을 얻을 수 있길 바란다. 80대, 90대 또는 100세가 된 자신의 이상적인 모습을 상상해 보라.

◐ 현재 당신의 삶에서 신체활동은 어떤 역할을 하고 있나요? 당신은 독립적으로 생활하고 있나요? 걷기가 편한가요? 설명해 보세요.

◐ 목표를 달성하기 위해 앞으로 당신의 삶에서 신체활동이 어떤 역할을 해야 한다고 생각하나요?

신체활동 지침

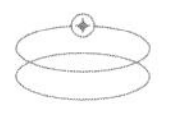

일반적으로 여성들은 나이가 들수록 앉아서 생활하는 시간이 더 많아지고 운동량은 줄어든다. 현재 운동을 하지 않고 하루의 대부분을 앉아서 보낸다고 해도, 당신만 그런 것이 아니다. 신체활동의 이점을 얻기에 결코 늦은 때란 없다. 운동에 대해 생각하면 죄책감이 들거나 "해야만 하는 일"이라고 느껴진다면, 심호흡을 하고 자신에게 관대해져 보라. 이 장을 읽고 난 뒤, 규칙적으로 운동하고 싶은 의욕이 생기기를 바란다. 죄책감은 평생의 행동 변화를 가져오지 못한다. 신체활동과 관련하여 지금까지 당신이 알고 있는 지식과 당신의 생활 여건 속에서 최선을 다해 왔다는 사실을 스스로 상기시켜 보라. 그런 다음, 당신에게 즐거움을 주는 방식으로 움직여 보라. 이 장은 몸을 움직이면서 즐거웠던 순간들을 떠올려 보고, 자유롭고 신나게 몸을 움직이던 시절로 돌아가도록 도움을 줄 것이다. 어떻게 하면 더 많이 움직이고 덜 앉아 있을 수 있는지 알아보라.

지침이 중요한 이유는 웰니스 여정을 위한 이정표가 되기 때문이다. 이 여정은 판단의 여정이 아니며, 지침에 얼마나 근접했는지 또는 얼마나 벗어나 있는지에 대한 등급을 매기지 않는다. 지침을 통해 운동에 관한 의학적 연구 결과를 알아보라. 이는 당신이 더 많이 운동하도록 동기를 부여하고 정확한 정보를 제공할 것이다. 이 정보를 어떻게 활용할지는 당신에게 달려 있다.

《미국인을 위한 신체활동 지침(Physical Activity Guidelines for Americans)》에서는 대부분의 여성에게 일주일에 최소 150분 이상 중강도의 유산소 운동을 하도록 권장한다. 중강도로 운동할 때는 말은 할 수 있지만 노래는 부를 수 없는 수준이어야 한다. 운동의 강도나 지속 시간을 늘려 이 권장량을 초과하면 더 많은 이점을 얻을 수 있다. 중강도의 신체활동을 하는 매 1분이 150분 목표를 달성하는 데 포함된다. 예를 들어, 차에서 매장까지 빠르게 걸어가거나, 텃밭에서 일하는 것도 이 목표 시간에 포함된다. 방송 프로그램 중간 광고 시간에 1분 동안 팔 벌려 뛰기를 하거나 걸어 다니는 것도 목표를 향한 시간이 될 수 있다. 요점은 하루 종일 조금씩 더 움직일 방법을 찾는 것이다.

아직 운동을 하고 있지 않거나 질환을 가지고 있다면, 새로운 운동 프

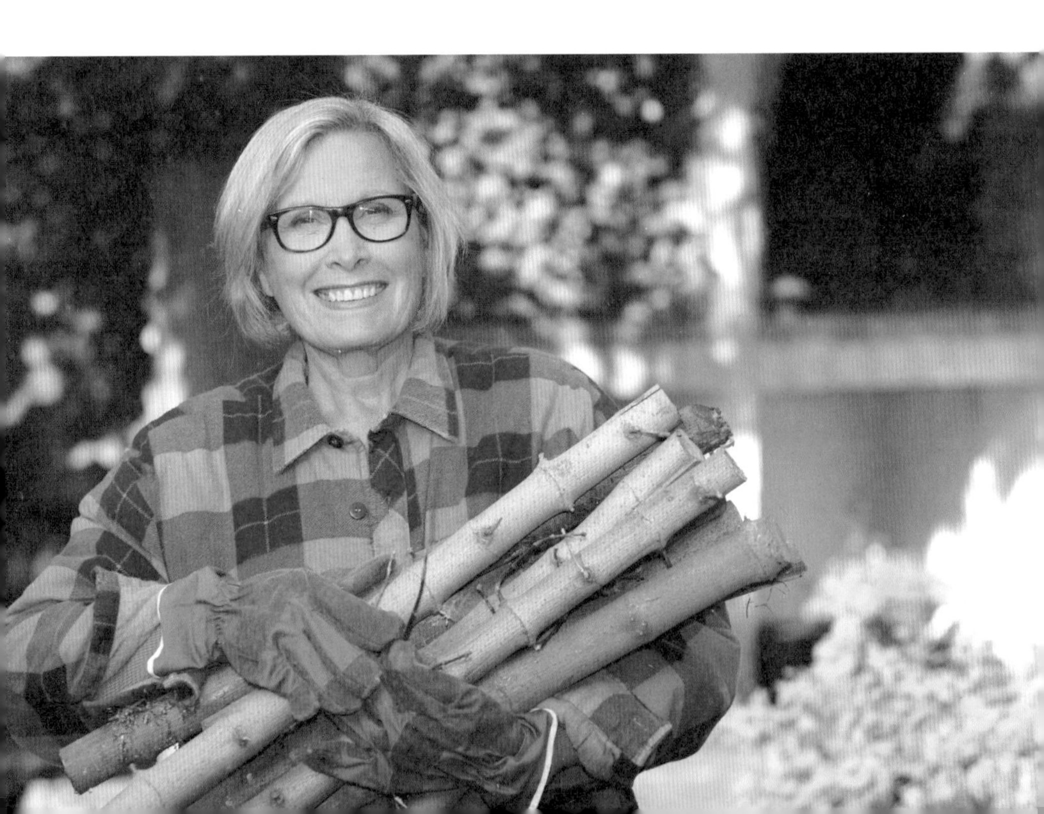

로그램을 시작하기 전에 의사와 상의하여 자신에게 안전한 신체활동을 찾을 수 있도록 도움을 받으라. 건강 상태와 의학적 질환에 따라 안전하게 할 수 있는 운동이 제한될 수 있다. 하지만 어떤 형태의 신체활동이든, 그로부터 이점을 얻지 못하는 경우는 거의 없다. 따라서 이 글을 읽다가 당신의 주치의나 일차의료제공자의 승인이 필요하다고 여겨지면, 책을 내려놓고 그들에게 연락하여 안전하게 운동하고 싶다는 뜻을 전달하라. 그들은 당신의 도움 요청에 흔쾌히 응해 줄 것이다.

운동 일지

〈표 2-1〉을 참고하여 다음 일주일 동안 당신의 운동을 기록해 보라. 날짜, 신체활동 유형, 강도, 지속 시간 등을 기재한다.

날짜	신체활동 유형	강도(저, 중, 고)	지속 시간

표 2-1. 운동 일지 예시

◐ 당신의 운동 일지에 따르면, 매주 150분 이상 중강도 신체활동을 하라는 권고를 충족하고 있나요?

◐ 그렇지 않다면, 운동 일지가 신체활동을 점차 늘리도록 동기를 유발하나요?

◐ 이미 권고 사항을 충족하고 있다면, 신체활동과 관련하여 변화를 주고 싶은 부분이 있나요? (예: 활동 유형, 강도, 빈도 또는 지속 시간 등)

새로운 신체활동 루틴을 시작할 때는 저강도로 천천히 시작하는 것이 좋다. 예를 들어, 몇 년 동안 운동을 하지 않았다면 처음부터 10킬로미터 달리기나 마라톤 같은 달리기 경주에 도전하지 말라. 달리기 경주에 참가하는 것은 적절한 목표일 수 있지만, 안전하게 훈련하려면 점진적으로 지구력을 길러야 한다. 또한 대부분의 여성과 마찬가지로 당신은 땀을 흘리거나 무거운 운동 기구를 들어 올리는 모든 순간에 최대한 많은 이점을 얻고자 한다. 이러한 이유와 안전을 위해 물리치료사나 공인 개인 트레이너와 협력하여 자신에게 맞는 신체활동 요법을 만들거나 수정하는 것이 가장 좋은 시작 방법이다. 그들은 개인별 맞춤 계획을 세우기 위해 당신의 의학적 질환, 개인적 제약, 유산소 및 저항성 운동 이력, 목표, 좋아하는 운동 유형 등을 검토할 수 있다.

당신의 현재 신체활동 수준이 어떻든 오늘 하루, 그리고 이번주 내내 어떻게 하면 더 많이 움직이고 덜 앉아 있을 수 있을지 생각해 보라. 시간이 지남에 따라 작은 변화들이 큰 변화로 이어질 수 있다. 예를 들어, TV를 보는 동안 매일 10번씩 앉은 자리에서 일어나 통조림 캔을 역기처럼 들어 올릴 수 있다. 또는 테니스를 치거나, TV를 보면서 훌라후프를

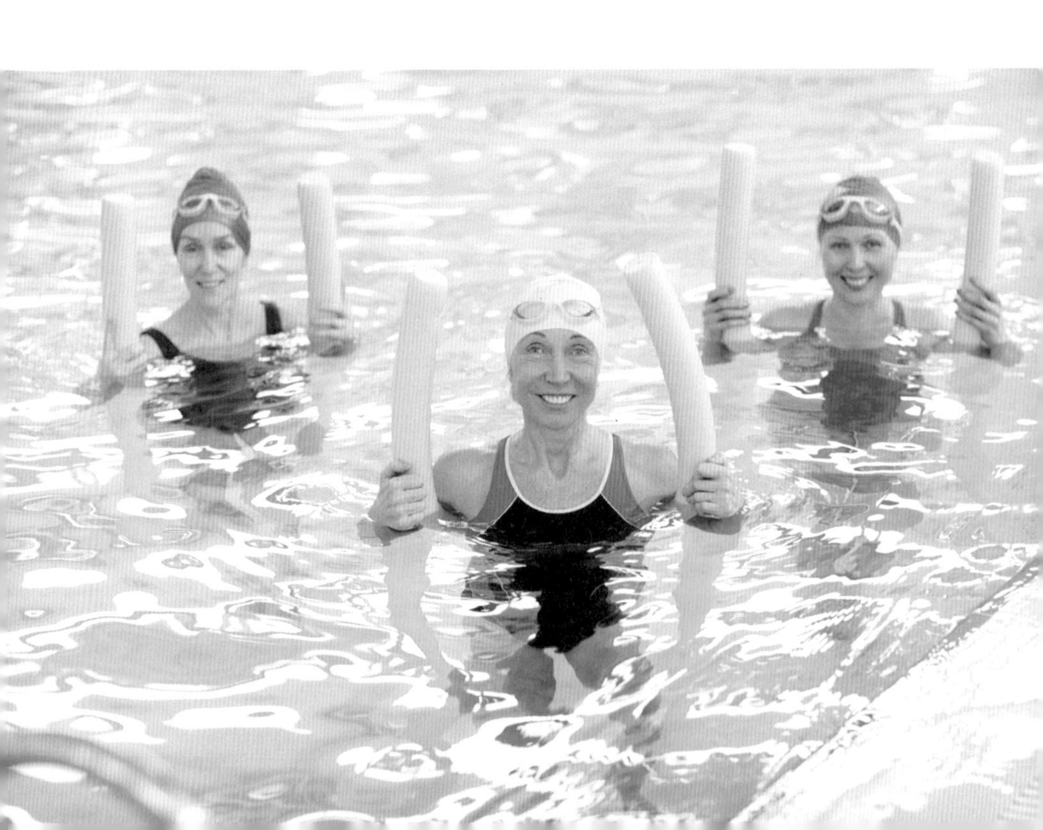

하거나, 매주 요가 수업을 듣거나, 주 2회 헬스장에서 역기를 들 수도 있다. 그리고 대부분의 여성은 물리치료사나 개인 트레이너를 만날 필요가 없다. 의사가 운동해도 된다고 허락했고, 당신이 운동 루틴을 시작해도 괜찮다고 느낀다면, 그것으로 충분하다.

걷기

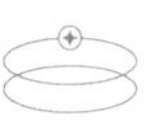

운동이라는 단어만 들어도 도망치고 싶고, 숨고 싶을지도 모른다. 많은 여성이 헬스장이나 정형화된 운동 수업 및 활동을 즐기거나 선호하지 않는다. 당신이 이러한 여성에 속하든 그렇지 않든, 더 많이 걷고 앉아 있는 시간을 줄이면 이점을 얻을 수 있다.

걷기는 연령과 생애 단계에 상관없이 거의 모든 여성이 할 수 있는 신체활동으로, 특별한 장비가 필요하지 않다(그러나 아직 좋은 운동화가 없다면 한 켤레 장만할 가치가 있다). 여름에는 동네 산책로와 등산로를 걷고, 겨울에는 실내 트랙이나 쇼핑몰을 걷는 등 거의 모든 곳에서 걸을 수 있다.

편안한 속도로 걷기 시작하여 더 도전할 준비가 된다면 조금 더 빠르게 혹은 더 오래 걸을 수 있다. 어떤 여성들은 걷는 동안 또는 하루 동안의 걸음 수를 추적하는 것을 즐긴다. 구식의 저렴한 만보계를 사용할 수도 있고, 스마트폰과 손목시계로도 걸음 수를 측정할 수 있다. 몇 걸음을 걸었는지, 특정 거리를 걷는 데 얼마나 걸렸는지를 기록하고 싶다면 자신의 걸음 수나 걷는 데 걸린 시간을 추적하여 확인할 수 있다. 심박수, 걸음 수, 지속 시간 및 기타 모니터링하고 싶은 값을 추적할 수 있는 웨어러블 장치가 다수 출시되어 있다. 이러한 데이터를 통해 계속해서 더 많이 움직이도록 자극을 받을 수 있다.

더 많이 걷기 시작하는 것이 망설여지거나 더 많이 움직여야 한다는 생각에 겁이 난다면, 일어나서 몇 걸음만 걸어 보자고 스스로를 설득해 보라. 일단 일어나서 움직이고 나면 조금 더 걷는 것이 그리 어렵지 않음을 알게 될 것이다. 시작하는 것 자체가 가장 어려운 부분인 경우가 많다. 걷고자 하는 동기를 얻기가 어렵다면, 운동화를 쉽게 사용할 수 있도록 꺼내 두고 걷기를 상기시키면 좋다. 함께 걸을 친구나 파트너를 찾거나, 좀 더 공식적인 걷기 그룹에 가입하는 것도 동기를 유지하는 데 도움이 된다. 반려견을 기르는 친구와 함께 걷는 것도 고려할 만하다. 누군가와 함께 걸으면, 사회적 연결과 신체활동의 이점을 모두 누릴 수 있다. 야외에서 걸을 수 있다면 자연 속에서 걷는 것도 도움이 될 것이다.

연구에 따르면, 걷기가 안면홍조를 완화한다는 것이 확실하게 밝혀지지는 않았지만, 삶의 질을 개선하고 정신건강에 도움이 되는 것으로 나타났다. 또한 만성질환의 위험 감소와도 관련이 있다.

다른 사람이 무엇을 하거나, 얼마나 빨리 또는 멀리 걷고 있든, 혹은 무언가 "해야만 한다"고 느껴지든 걱정하지 말고, 일단 일어나서 첫걸음을 내딛으라. 이곳은 부끄러움, 자책감, 죄책감이 없는 곳이다. 자신에게 "해야만 한다"고 강요해서는 안 된다. 이곳은 "해야만 한다"는 의무가 없는 자유 구역이다. 그리고 나면 나머지 단계는 더 쉬워 보일 것이다. 더 많이 움직이면 건강한 신체, 평온한 정신, 즐거운 마음을 유지할 수 있다는 사실을 기억하라.

◐ 체력 향상을 위해 더 많이 걷는 것에 대해 어떻게 생각하나요?

◐ 더 많이 걷는 데 도움이 되는 방법은 무엇일까요? (예: 친구에게 함께 걷자고 요청하기, 새 운동화 구입하기, 근처의 산책로 찾기 등)

조깅(달리기)

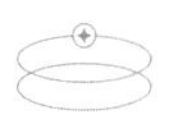

조깅은 폐경기 및 중년기 이후의 일부 여성들에게 적합한 또 다른 운동 유형이다. 걷기와 마찬가지로, 달리기도 정상적이고 자연스러운 인간의 기능이기 때문에 신체활동을 하는 데 특히 효과적인 방법이 될 수 있다. 또한 적절한 쿠션이 있는 신발 한 켤레를 제외하고는 장소(사실상 어디든 가능)와 시간(기후가 적합하고 야외 조명이 있다면 아침, 낮, 저녁 등 아무 때나 가능) 등 최소한의 요건만 갖추면 조깅을 할 수 있다.

조깅(비교적 여유로운 속도로 달리는 것)은 한 번에 한 발만 땅에 딛는 걷기와 달리, 규칙적으로 두 발을 동시에 땅에서 떼는 방식의 운동이다. 조깅의 이점을 얻기 위해서 매일 또는 빠르게 달릴 필요는 없다는 점에 주목하라. 게다가 나이는 달리기에 장애물이 되지 않는다. 실제로 미국에서 정기적으로 조깅이나 달리기를 하는 800만 명 이상의 사람들 중 고령 여성이 상당히 많다.

조깅의 근거기반 이점들은 다음과 같으며, 이는 다른 여러 유형의 중강도 운동에도 적용된다.

- 골밀도 향상
- 일상적 활동에 참여하는 개인의 능력 향상
- 혈압 감소
- 체력 강화
- 체중 조절
- 당뇨병 위험 감소
- 정신건강 증진(예: 스트레스, 우울증, 불안감 감소)
- 인지 기능(기억력 및 학습 능력) 개선
- 타인과 함께 수행할 때 사회적 이점(예: 사회적 연결) 제공
- 수명 연장

기억할 점은, 조깅은 운동의 한 유형으로서 신체적, 정신적 건강을 증진하고 유지하는 효과적인 방법이 되지만, 안타깝게도 부상의 원인이 될 수도 있다는 것이다. 신체를 너무 많이 움직이거나 너무 빨리 움직이는 등 다양한 요인에 따라 부상의 가능성과 정도가 달라진다. 이런 점에서 모든 러너(특히 조깅을 막 시작한 사람)에게 "자신의 몸에 귀를 기울일 것"을 권장한다. 걷기와 마찬가지로, 조깅도 저강도로 천천히 시작하라는 것이 일반적인 권고 사항이다. 따라서 어떤 이유로든 10분 동안 쉬지 않고 조깅하는 것이 불편하게 느껴진다면, 할 수 있는 만큼만 달린 다음 몇 분간 걷기를 하여 10분 달리기 목표를 완료하는 것이 좋다.

◐ 당신의 하루 중 조깅하기에 가장 적합한 시간대는 언제인가요?

◐ 달리기 장소를 결정할 때 영향을 미치는 요인은 무엇인가요? (예: 편의성, 접근성, 안전성 등) 달리기에 가장 좋은 장소는 정해져 있지 않으며, 개인적인 선택 사항이라는 것을 기억하세요.

옵션

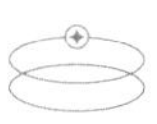

노화로 인한 문제를 해결하는 데 도움이 되는 운동으로는 걷기와 조깅 외에도 다음의 목록을 포함하여 다양한 유형의 운동이 있다.

- 자전거 타기
- 맨손체조
- 댄스
- 하이킹
- 줄넘기
- 생활체육
- 필라테스
- 스키
- 수영/수중 운동
- 요가

희망적인 생각만으로는 건강을 개선하지 못한다는 점이 중요하다. 사실, 웰빙 수준을 높이기 위한 기본 전략은 매우 간단하다. 앉아 있는 시간을 줄이고, 더 많이 움직이는 것이다. 당신이 좋아하는 일을 하고, 당신이 하는 일을 좋아하라. 건강을 위해 노력하라.

더 많이 움직이기엔 부족한 시간

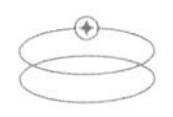

중년 이후 여성들의 신체활동을 가로막는 흔한 장벽은 신체활동을 하기에 충분한 시간을 내기가 어렵다는 점이다. 더 많이 움직일 시간을 마련하는 데 어려움을 겪고 있다면, 당신의 일정표에 특별히 운동 시간을 따로 할애해 보라. 수중 에어로빅이나 줌바 수업, 동네 산책을 위한 시간 등 일정 가운데 신체활동 시간을 확보할 만한 가치가 있다.

또한 매 순간의 움직임이 중요하다는 것을 기억하라. 그러므로 1시간 동안 운동할 수는 없더라도 시간이 날 때마다 움직여야 한다. 10분, 5분, 심지어 1분만 움직여도 몸과 마음에 좋은 효과가 있다.

신체활동에 대해 생각만 해도 땀이 날 정도라면, 하루 중 몇 분만 더 가볍게 움직일 수 있는 방법을 생각해 보라. 스트레칭, 걷기, 조깅, 수영 또는 당신이 즐길 수 있는 그 어떤 운동이든, 당신의 몸은 이를 고마워할 것이며, 더 많이 움직이는 데 투자한 시간만큼 이점을 얻을 수 있다.

◐ 시간 부족이 더 많이 움직이는 데 장애물이 되나요?

◆ 그렇다면 이 문제를 해결하기 위해 무엇을 할 수 있나요?

저항성 운동

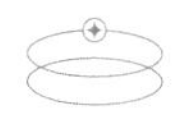

당신이 현재 헬스장에서 웨이트 트레이닝을 하고 있지 않다면, 당신만 그런 것이 아니다. 많은 여성이 저항성 운동을 하지 않는다. 그러나 갱년기 이후의 여성이 저항성 운동을 하면 상당한 건강상의 이점을 얻을 수 있다는 사실은 문헌에도 명확하게 나타나 있다.

에스트로겐 감소는 근육량 감소와 체지방 증가를 유발하는데, 이는 폐경기를 겪고 저항성 운동을 하지 않는 여성에게 전형적으로 나타난다. 근육량이 줄어들면 기초대사율(안정 시 호흡에만 소모되는 칼로리)이 감소하므로, 계속해서 폐경 전과 같은 수준으로 식사하고 움직인다면 체중이 증가(일반적으로 약 5킬로그램)하게 된다. 유산소 운동은 건강에 필수적이지만, 폐경 후 근육 손실을 예방하는 데는 충분하지 않다. 집에서 저항 밴드나 아령을 사용하거나, 헬스장에서 웨이트 트레이닝 기구를 사용하거나, 런지(허벅지와 엉덩이에 탄력을 주며 하체 근력을 강화하는 운동 - 역자주)나 플랭크(몸을 평평하게 만든 후 팔과 다리로만 버티는 동작으로 코어 근력을 강화하는 운동 - 역자 주) 등 자신의 몸무게를 이용하여 저항성 운동을 하면 근육을 강화할 수 있다. 저항성 운동은 근력뿐만 아니라 신진대사율, 삶의 만족도, 긍정적인 행복감을 높여 준다. 또한 저항성 운동이 안면홍조와 야간발한 증상을 완화하는 효과가 있음을 입증하는 의학 연구는 놀라울 정도로 많다.

일주일에 2~3회 정도, 그 사이에 적어도 하루 정도는 휴식하면서 저항성 운동을 하는 것이 가장 이상적이다. 운동 밴드나 휴대용 근력 운동 기구 또는 헬스장의 기구를 사용할 때는, 세트가 끝날 때쯤 근육이 매우 피로할 것을 예상하여 8~12회 정도 반복하는 것을 목표로 하라. 각 운동을 2~3세트씩 수행하면 사용하는 각 근육군을 강화할 수 있다.

저항성 운동을 처음 시작하거나 질환 또는 신체적 제약이 있다면, 공인 개인 트레이너나 물리치료사와 상의하여 개인 맞춤형 근육 강화 루틴을 만들어야 한다. 집에서 온라인으로 동영상을 시청하여 간단한 저항성 운동을 하는 방법을 배울 수도 있다. 이와 관련하여 미국스포츠의학회(American College of Sports Medicine, ACSM)나 미국운동협회(American Council on Exercise, ACE) 웹 사이트를 방문하여 관련 자료를 살펴보라. 메이오클리닉(Mayo Clinic)에서도 온라인으로 시청할 수 있는 근력 강화 운동 동영상 모음을 제공한다. 또한 여러 지역 레크리에이션 센터와 YMCA, 보건 시설 등에서 근력 운동 기구 사용법 교육을 제공하거나, 근력 운동 수준을 높일 수 있는 수업을 진행하고 있다.

단백질은 근육의 회복, 강화 및 생성에 필요하므로 매일 적절한 양의 단백질을 섭취하는 것도 매우 중요하다. 영양이 풍부한 양질의 식품으로 에너지를 공급하면, 운동 시간을 최적화하여 운동 효과를 극대화하는 데 도움이 된다. 운동 전후에 단백질과 탄수화물이 포함된 간식을 섭취하면 좋다. 예를 들어, 견과류 버터를 바른 사과, 아몬드 한 줌과 당근, 에다마메와 바나나는 운동 전후에 먹기 좋은 간식이다. 또한 운동 중에 충분한 수분을 섭취해야 한다. 나이가 들면 일반적으로 갈증이 줄어든다. 헬스장뿐만 아니라 어디를 가든지 물병을 가지고 다니는 습관을 들이면 좋다. 충분한 수분을 섭취하면 하루 종일 움직일 수 있는 에너지를 얻을 수 있다.

갱년기와 그 이후의 건강한 생활습관에 대해 더 자세히 알고 싶다면 스테이시 심스(Stacy Sims) 박사의 책 《넥스트 레벨(Next Level)》이 훌륭한 자료가 된다.✚ 그중 저항성 운동과 유산소 운동 섹션을 참고하면 운동이 체력 향상에 어떤 역할을 하는지 이해하는 데 도움이 될 것이다.

◐ 현재 일주일에 2회 이상 저항성 운동을 하고 있나요?

✚ Sims ST, Yeager S. *Next Level: Your Guide to Kicking Ass, Feeling Great, and Crushing Goals Through Menopause and Beyond*. Rodale Books, NY; 2022.

◐ 그렇지 않다면, 저항성 운동을 시작하거나 더 늘리고 싶나요? 그러기 위해 다음 단계로 무엇을 할 것인가요?

◐ 이미 주 2회 이상 저항성 운동을 하고 있다면, 어떤 변화를 주고 싶나요? (예: 저항성 운동의 유형, 빈도, 강도 등)

균형 훈련

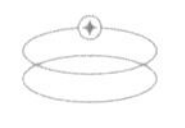

노화가 진행될수록 낙상 위험이 증가한다. 어렸을 때 넘어지면 무릎을 긁히는 정도에 그칠 수 있지만, 노인이 되어 넘어지면 골절로 이어질 수 있다. 또한 낙상은 노년 여성이 독립성을 상실하게 되는 주요 원인 중 하나이다. 하지만 특정 유형의 신체활동을 통해 균형 감각을 개선하면 낙상 가능성을 줄일 수 있다. 연구에 따르면, 근육 강화를 유도하는 모든 활동이 균형 감각에 긍정적인 영향을 미친다. 앉은 자세에서 일어서기,

한쪽 발끝에 다른 쪽 발뒤꿈치를 붙여 가면서 일직선으로 걷기, 고정된 의자를 잡고 한쪽 다리로 균형 잡기 등을 연습해 보라. 또한 안정성 향상을 위해 워블 보드(wobble board)나 밸런스 볼을 사용할 수도 있다.

여성들은 일주일에 몇 차례 균형 훈련을 하거나 균형을 증진하는 신체활동을 하는 것이 이상적이다. 균형 훈련을 하는 동안 넘어지지 않는 것이 중요하다. 질환이나 신체적 제약이 있다면, 공인 개인 트레이너(예: 미국운동협회 또는 미국스포츠의학회 인증을 받은 트레이너) 또는 물리치료사의 도움을 받으라. 집에서 보고 따라 할 수 있는 균형 훈련 운동 동영상을 찾아보는 것도 좋다.

◆ 매주 균형 증진 운동을 하고 있나요?

◆ 그렇지 않다면, 균형 감각 발달에 도움이 되는 신체활동을 시작하고 싶은가요? 어떤 운동을 시도해 보고 싶나요?

◆ 이미 균형 증진 운동을 하고 있다면, 기존의 운동 루틴에서 변화를 주고 싶은 부

분이 있나요?

운동량을 늘리고 앉아 있는 시간 줄이기

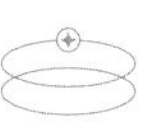

여성들은 일반적으로 나이가 들수록 더 오래 앉아서 생활하게 된다. 아침에 30분의 유산소 운동을 하더라도 하루의 대부분을 앉아서 보낸다

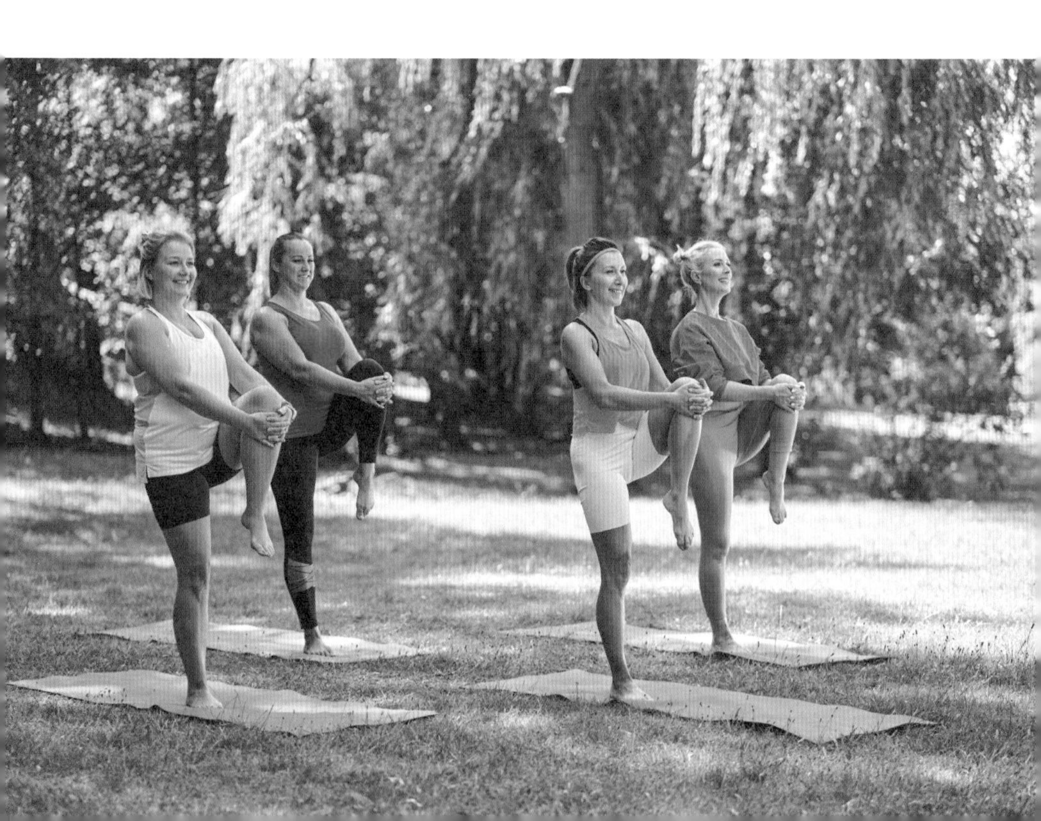

면 건강에 해롭다. 너무 오래 앉아 있으면 심혈관질환, 당뇨병, 대사증후군, 비만 및 조기 사망 위험이 증가한다. 또한 앉아 있는 시간이 길어질수록 유산소 활동을 한 시간과 관계없이, 야간 안면홍조와 야간발한이 발생할 가능성이 더 커질 수 있다.

자신에게 가장 적합한 방법으로 활동 시간을 늘리고 앉아 있는 시간을 줄일 수 있다. 장시간 앉아 있지 말고 중간중간 중강도 또는 고강도의 신체활동을 하면, 심혈관건강 및 신진대사가 개선된다. 안전하게 움직일 수 있다면, 중·고강도 운동을 15~30초간 수행하는 것만으로도 건강에 도움이 된다.

타이머를 설정하여 적어도 1시간마다(당뇨병이 있다면 적어도 30분마다) 일어나서 조금이라도 움직이도록 상기시키는 것이 좋다. 1분 이내로 격렬하게 움직이든, 거실을 걷든, 서서 스트레칭을 하든 운동량을 늘리면 건강이 개선된다. 평소 고강도 운동을 하지 않았거나, 만성질환이 있다면 격렬한 활동을 하기 전에 의사와 상의하라.

◈ 일어나서 스트레칭을 하거나 움직이지 않고 오랜 시간 앉아 있나요?

◈ 그렇다면, 적어도 1시간에 한 번은 일어나서 움직이도록 스스로에게 상기시키기 위해 무엇을 할 수 있나요?

케겔/골반저근 운동

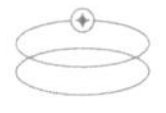

골반저근(pelvic floor muscles)은 자궁, 질, 방광, 직장을 지탱하는 슬링을 형성한다. 안타깝게도 여성들은 나이가 들면서 폐경과 함께 에스트로겐 수치가 감소함에 따라 일반적으로 이 근육이 약해져 복압성요실금(기침, 재채기를 하거나 운동할 때 복부 압력이 높아져 소변이 새는 증상)이 생기는 경우가 많다. 이러한 상태는 성건강에도 부정적인 영향을 미칠 수 있다. 다행히 케겔(Kegel)이라고도 하는 골반저근 운동을 통해 이 근육을 강화할 수 있다. 골반저근을 강화하면 혈액 순환이 개선되고, 복압성요실금이 완화되며, 혈류량이 증가하여 성건강에도 도움이 된다. 또한 골반저로의 적절한 혈액 순환은 생식기 각성, 질 윤활 및 오르가슴을 증가시킬 수 있다.

골반저근을 강화하려면 소변을 중간에 멈추려고 할 때 사용하는 근육을 수축해 보라. 일상적으로 소변을 중간에 멈추는 것은 권장하지 않지만, 어떤 근육을 수축해야 하는지 파악하기 어려운 경우 한번 시도해 보면 도움이 될 수 있다. 근육을 수축할 때 근육이 안쪽과 위쪽으로 당겨지는 것을 느껴야 한다. 올바른 근육을 조이고 있는지 확실하지 않다면, 깨끗한 손가락을 질 속으로 2.5센티미터 정도 삽입하고 골반저근을 수축시켜 볼 수 있다. 손가락 주위로 근육이 조여지는 느낌이 나야 한다. 근육을 확인했다면, 약 3초 동안 수축을 유지했다가 3초 동안 풀기를 10회 반복한다. 하루에 3번씩 시도해 보라.

나중에는 더 오랫동안(예를 들면 한 번에 10초 동안) 수축을 유지하는 것까지 연습해 보라. 장시간 수축 외에도 가능한 한 빠르고 강하게 수축해 본다. 10번 빠르게 수축한 다음, 잠시 휴식을 취한 뒤 반복하라. 올바른 근육을 수축하고 있는지 확실하지 않거나, 골반 불편감이나 요실금이 있다면, 골반저근 운동에 대한 전문 지식을 갖춘 의사나 물리치료사에게 문의하라.

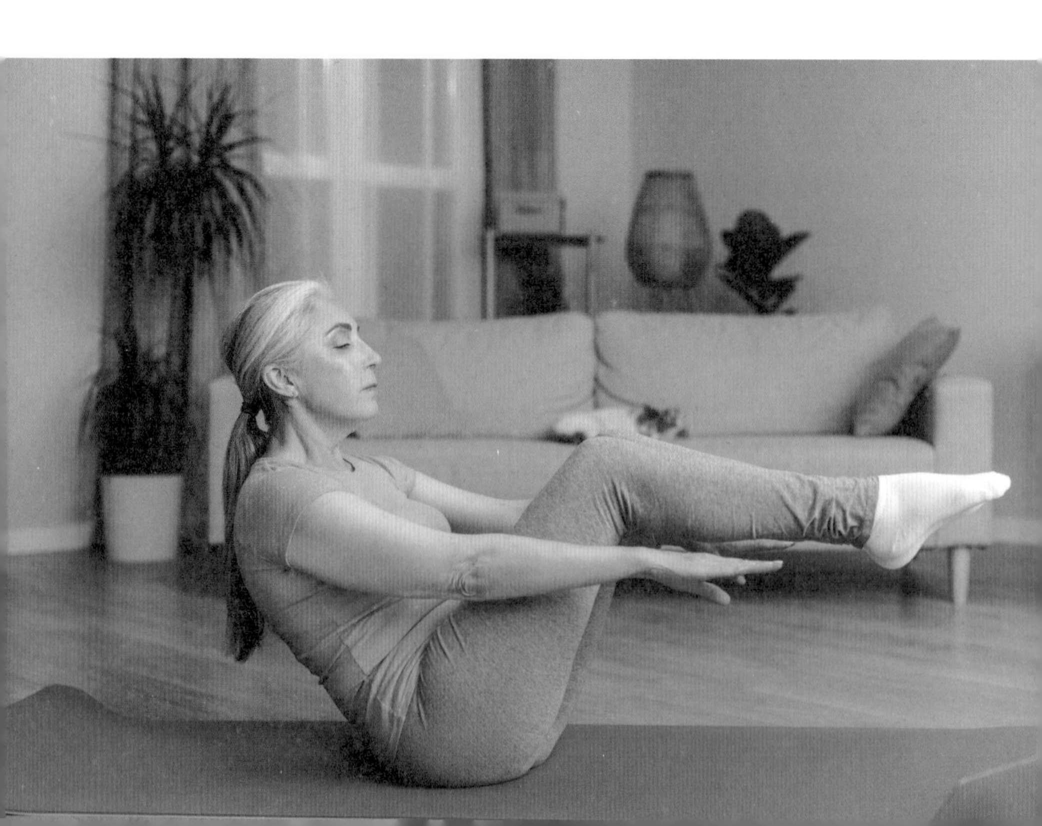

◐ 앞서 언급한 정보를 읽고 나서 골반저근을 강화하기 위해 시도해 보고 싶은 것이 있나요?

코어 근력

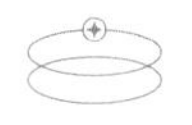

골반저근 건강을 위해서는 케겔 운동도 중요하지만, 코어 근육을 튼튼하게 유지하는 것도 중요하다. 코어 근육이 약하면 골반저근이 더욱 약해지고, 약한 코어 근육을 보충하기 위해 골반저근을 더 많이 사용하게 되어 결과적으로 골반저근에 무리가 간다. 코어 근육은 골반과 척추에 연결된 복부 및 등 근육을 말한다. 메이오클리닉 웹 사이트에서는 복부 크런치나 플랭크 같은 "코어 근력 운동"을 올바르게 하는 방법을 제공한다. 코어가 튼튼하면 골반저를 보호하는 데 도움이 될 뿐만 아니라, 균형 감각이 향상되고, 낙상 및 골절 위험이 줄어들며, 독립성을 오래 유지할 가능성이 높아진다.

코어가 튼튼하면 자세에도 도움이 된다. 허리 통증은 나이가 들수록 더 흔하다. 코어 근육이 튼튼하면 자세가 좋아진다. 자세가 바르면 어깨가 구부러지지 않고, 근육이 허리 통증을 유발하지 않는 방식으로 몸을 지탱해 준다. 좋은 자세는 여성의 자신감과 자존감을 높여 주기도 한다. 웹엠디(WebMD)의 자세 운동 웹 사이트(www.webmd.com)에서는 자세를 개선하거나 이미 가지고 있는 좋은 자세를 유지하기 위해 집에서 할 수 있는 운동을 상세하게 설명한다.

◆ 이 정보를 읽은 후 코어 근력을 강화하기 위해 하고 싶은 것이 있나요? 있다면 무엇인가요?

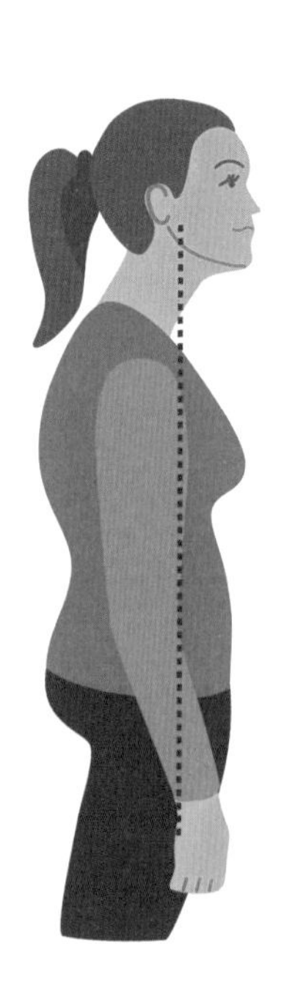

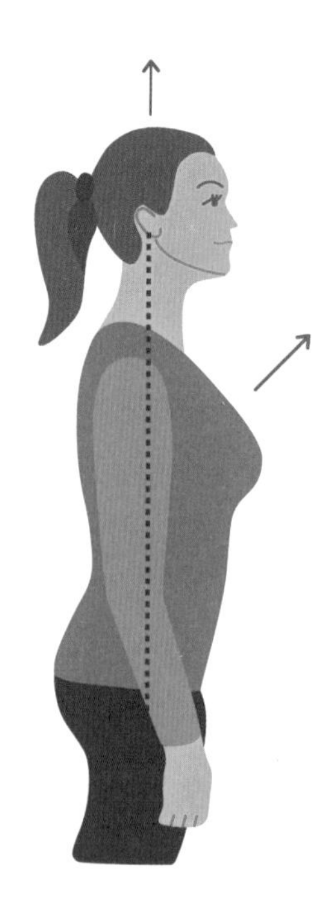

운동과 뼈건강

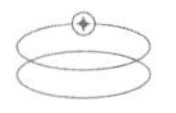

뼈가 튼튼해지려면 비타민 D와 칼슘이 필요하듯이 규칙적인 신체활동도 필요하다. 여성은 폐경기를 겪으면서 뼈 손실 속도가 빨라진다. 골량이 감소하면 골감소증이나 골다공증(뼈가 약해져 골절 위험이 높아지는 질환)이 발생할 수 있다.

골감소증이나 골다공증이 있는 경우, 자신에게 적합하지 않은 운동을 하면 뼈를 다칠 수 있으므로 운동 루틴을 시작하기 전에 물리치료사나 주치의와 상의해야 한다.

골감소증과 골다공증을 예방하고 싶고, 운동을 해도 괜찮은 상태라면 뼈를 튼튼하게 유지할 수 있도록 자극하는 운동을 하는 것이 좋다. 걷기, 조깅, 계단 오르기, 하이킹, 줌바 등 중력을 거슬러 움직여야 하는 체중 부하 운동을 하면 뼈를 튼튼하게 유지하는 데 도움이 된다. 수영과 수중 에어로빅은 훌륭한 신체활동이지만, 다른 활동만큼 뼈에 자극을 주지는 않는다. 저항 밴드를 사용하거나 웨이트 기구로 운동하거나 아령을 들어 올리는 등의 저항성 운동을 하면 뼈에 도움이 된다. 이러한 운동이 제공하는 저항은 뼈를 자극하여 더 강해지게 한다. 바라건대, 적어도 뼈 손실량을 줄여야 한다.

뼈는 체중 부하 운동과 저항성 운동 외에 점핑, 호핑(한 발을 들고 나머지 한 발을 이용해 살짝 점프하는 운동 - 역자 주), 줄넘기 등 뛰에 의해 자극을 받는 운동에도 잘 반응한다. 대부분의 격렬한 신체활동과 마찬가지로,

이러한 유형의 운동을 시작하기 전에 주치의나 공인 개인 트레이너와 상의해야 한다.

◐ 뼈건강에 도움이 되는 운동을 하고 있나요?

◐ 뼈를 튼튼하게 관리하기 위해 신체활동과 관련해 변화를 주고 싶은 점이 있나요?

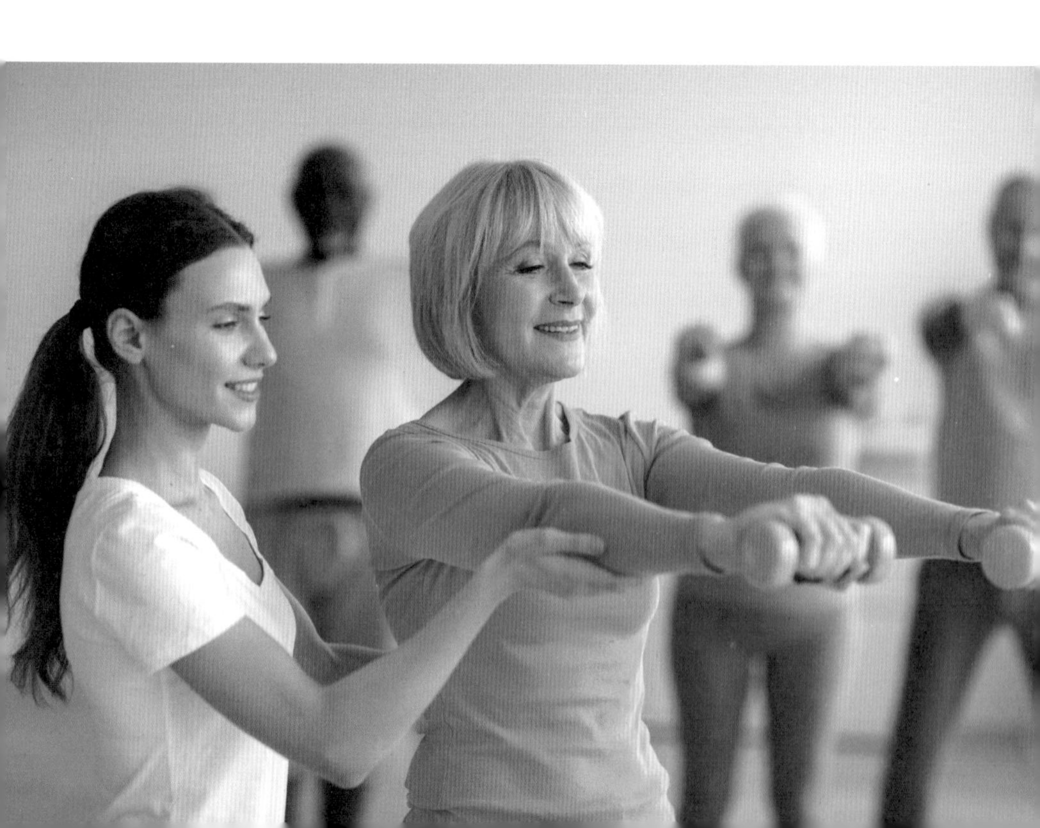

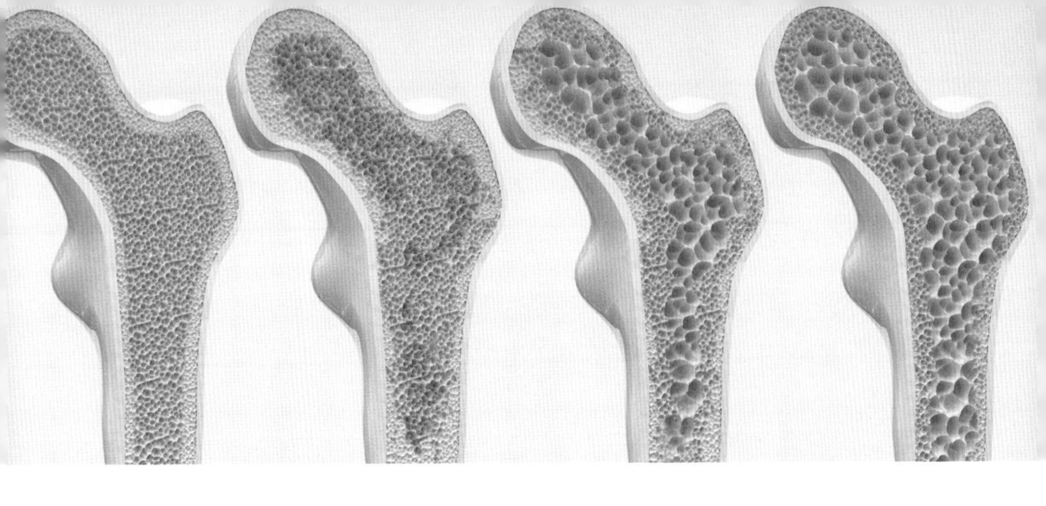

폐경기, 중년기와 그 이후
더 많이 움직이고 덜 앉아 있기

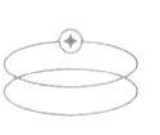

중년 이상의 여성이라면 운동을 해 본 경험이 있고, 신체활동과 관련하여 무엇을 할 것인지 혹은 하지 않을 것인지에 대해 확고한 의견을 가지고 있을 것이다. 본래 운동에 흥미가 없는 사람이라고 해도 걱정하지 말라. 당신만 그런 것이 아니다. 운동의 이점을 누리기 위해 마라톤 선수나 철인 3종 경기 선수가 될 필요는 없다. 일반적으로 유산소 활동을 몇 분 더 늘렸을 때 얻을 수 있는 가장 눈에 띄는 효과는 앉아서 생활하던 사람이 최소한의 신체활동을 할 때 발생한다. 그러므로 신체활동의 연속선을 따라 올바른 방향으로 "움직일" 때마다 스스로 축하하라.

기억해야 할 핵심은 자신의 생활을 돌아보고 어떤 유형의 운동을 가장 즐기는지 고려하는 것이다. 예를 들어, 당신은 유산소 운동을 하면서 땀을 흘리고 싶지 않은 사람일 수 있다. 그렇다면 수중 에어로빅이 적합할 것이다. 또 혼자서는 운동에 대한 동기부여가 잘 되지 않는 사람일 수도 있다. 그런 경우 다른 사람들과 함께 줌바를 하는 정규 수업에 등록하면 더 많이 움직이도록 자극을 받을 수 있을 것이다.

◈ 과거에 어떤 유형의 신체활동을 즐겼나요? 유년기, 청소년기, 청년기 그리고 최근을 생각해 보세요.

◈ 개인적 취향과 상황에 맞게 신체활동을 늘릴 계획을 세우기 위해 과거의 경험에서 배울 수 있는 점은 무엇일까요?

현재 계획에 추가하거나, 신체활동에 도움이 될 만한 아이디어를 제시한 다음 목록을 살펴보면서 공감이 가는 항목에 별표를 표시해 보라.

- 개선을 위한 노력에 즐거움을 더한다.
- 자신에게 친절하게 대한다.

- 어떤 신체활동을 하든 스스로를 칭찬한다.
- 하루 종일 앉아 있는 시간을 줄이고 더 많이 움직일 방법을 찾아본다.
- 배우자나 친구에게 함께 하자고 요청한다.
- 지역 공원이나 집 주변의 산책로를 둘러본다.
- 새로운 유형의 신체활동을 시도해 본다.
- 레크리에이션 센터를 방문하여 어떤 프로그램이 있는지 알아본다.
- 편안하고 지지력이 좋은 운동화를 착용한다.
- 낮은 강도에서 시작하고 천천히 진행한다.
- 다른 사람과 자신을 비교하지 않는다.
- 새롭고 멋진 운동복을 찾아 입어 본다.
- 걷기의 힘을 과소평가하지 않는다.
- 움직임이나 저항성 운동을 추적하여 진행 상황을 확인한다.
- 휴대폰, 손목시계 또는 기타 웨어러블 장치 같은 활동 추적 모니터를 이용한다.
- 그룹 경기에 참가한다.
- 야외 활동을 즐기며 움직인다.
- 타이머를 설정하여 1시간마다 일어나서 움직이도록 스스로에게 상기시킨다.
- 충분한 수분 섭취를 위해 물을 많이 마신다.
- 어렸을 때 즐겼던 신체활동을 시도해 본다.
- 신체활동과 관련된 수업을 들어 본다.

◆ 앞에 제시된 아이디어들을 읽고 나서 신체활동 요법에 재미나 다양성을 더하기 위해 해 보고 싶은 것이 있나요? 목록에 언급되지 않은 것들도 생각해 보세요.

더 많이 움직이라는 블루존의 교훈

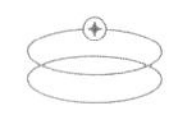

블루존(Blue Zones)은 전 세계에서 100세 인구(100세 이상 장수하는 인구)가 가장 많은 5개 지역을 일컬으며, 심혈관질환, 2형당뇨병, 일부 암과 같은 만성질환의 발병률이 상대적으로 낮은 지역이다. 다시 말해 블루존은 사람들이 더 오래, 더 건강하게 살고 있는 곳이다.

블루존에 사는 사람들은 강도 높은 운동을 하거나 매일 헬스장에 가기 때문에 건강한 것이 아니다. 대신 그들은 하루 종일 자주 움직이도록 유도하는 환경 속에서 생활한다. 블루존의 노인들은 정원을 가꾸고 돌본다. 또한 젊은 세대를 보살피고 집안일을 하며, 자전거를 타거나 동네를 산책하면서 바쁘게 지낸다.

블루존 중 하나인 일본 오키나와에서는 전통적으로 의자나 소파 대신 바닥에 매트를 깔고 앉아서 생활한다. 바닥에 앉았다가 다시 일어서기를 자주 반복하려면 근력, 균형 감각, 유연성이 필요한데, 이는 일반적으로 나이가 들면서 감소하는 기능들이다. 등받이 없이 바닥에 앉는 것도 좋은 자세를 유지하는 데 도움이 된다. 젊은 세대는 기성세대만큼 이러한 전통을 따르지는 않지만, 이 전통적인 관습을 통해 바닥에 앉는 것의 가치를 배우는 일은 여전히 유익하다.

블루존에 살고 있지 않더라도 집에서 더 많이 움직이게 하는 환경을 조성할 수 있다. 집 안에 소파를 두지 않고 방석을 깔아 바닥에 앉도록 유도하는 공간을 마련할 수도 있다. 아직 텃밭이 없다면, 텃밭을 가꾸는 것도 좋다. 심고, 가꾸고, 수확하기 위해 꾸준히 움직여야 할 뿐만 아니라 신선한 농산물을 얻을 수 있는 이점도 있다. 낙엽 긁어 모으기, 눈 치우기, 마당 잔디 깎기 등 수작업이 필요한 집안일을 할 때 제설기나 잔디 깎는 기계를 사용하는 대신 직접 손으로 해 보라.

블루존에 사는 사람들은 동네를 자주 걷는다. 당신이 하루 동안 다니는 장소들을 생각해 보라. 아마 당신은 걸어서 갈 수 있는 근처 커피숍에 차를 몰고 갈 수도 있다. 친구의 집이나 우편함까지 걸어가거나 자전거로 쉽게 갈 수 있는데도 차를 타고 가는 경우도 있을 것이다. 자전거로나 산책로, 근린공원 등 평소에는 잘 다니지 않는 동네의 다른 장소들을 탐험해 보라. 이를 건강에도 도움이 되는 모험이라고 생각하라.

블루존에서 가장 오래 사는 사람들은 대체로 몇 시간 동안 앉아 있지 않는다. 대신 적어도 30분마다 일어나서 움직인다. 휴대폰에 알람 또는 타이머를 설정하여 1시간 또는 30분 이상 앉아 있었다면 일어나서 움직이도록 상기시키는 것이 좋다. 하루 종일 더 많이 움직이고 덜 앉아 있도록 노력하면, 블루존에 사는 100세 인구가 누리는 이점을 누릴 수 있을 것이다. 블루존과 이 지역 사람들의 장수와 관련된 건강 습관에 대한 자세한 내용은 댄 뷰트너(Dan Buettner)의 저서 《블루존: 가장 오래 산 사람들로부터 배우는 장수를 위한 9가지 교훈(Blue Zones: 9 Lessons for Living Longer From the People Who've Lived the Longest)》+이나 블루존에 관한 그의 다른 책들을 참고해 보라. 댄 뷰트너와 Blue Zones™ 회사는 블루존을 연구하여 전 세계 사람들이 더 건강한 삶을 영위할 수 있도록 지속적으로 지원하고 있다. 자세한 내용은 웹 사이트(www.bluezones.com)에서 확인할 수 있다.

◐ 집 안에서 신체활동을 어떻게 유도하고 있나요?

◐ 집 안에서 신체활동을 방해하는 요소는 무엇인가요?

+ Buettner D. *The Blue Zones: 9 Lessons for Living Longer From the People Who've Lived the Longest*. National Geographic Books: Washington, D.C.; 2012.

◆ 블루존에 관해 알게 된 정보 중, 집이나 동네에서 신체활동을 늘리기 위해 활용할 수 있는 점은 무엇인가요?

◆ 이 정보를 당장 실행에 옮길 수 있도록 설정하고 싶은 목표가 있나요?

현명하게 움직이기

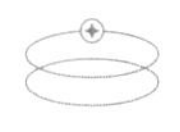

십 대였을 때는 준비운동 없이 1마일을 달릴 수 있었을지 모르지만, 이제는 나이가 들고 더 지혜로워졌다. 신체활동의 이점을 최대한 누리고 부상을 방지하려면, 다음 팁을 준수하여 현명하게 운동해야 한다.

- 새로운 운동 루틴을 시작할 때나 건강상의 문제가 있는 경우에는 먼저 담당 의료진의 승인을 받는다.
- 운동 중에 가슴 통증이나 호흡 곤란 등 불편한 증상이 나타나면 운

동을 멈추고 의사의 진료를 받는다.

- 운동할 때는 기온에 유의하고, 날씨에 맞는 적절한 복장을 착용하며, 너무 덥거나 추우면 운동을 중단한다.
- 운동하는 동안 충분한 수분을 섭취한다. 운동 중에는 물병을 가까이 두는 것이 좋다.
- 과열을 방지하는 데 도움이 되는 편안한 옷을 입는다.
- 발을 보호할 수 있고 적절한 지지력이 있는 운동화를 장만한다.
- 처음 시작할 때만이라도 공인 개인 트레이너나 물리치료사의 도움을 받아 개인의 필요, 한계 및 선호도에 가장 적합한 방식으로 운동하는 것이 좋다.
- 천천히 시작하고 운동 강도나 운동 시간을 서서히 늘린다.
- 항상 준비운동을 하고, 운동이 끝난 후에는 정리운동을 한다.
- 기립성 어지럼증은 나이가 들수록 더 흔하게 발생하므로 천천히 조심스럽게 일어난다.
- 몸에 귀를 기울인다. 운동 중 아프거나, 기분이 좋지 않거나, 뭔가 이상하다 싶으면 운동을 중단한다.
- 운동 세션 사이에 충분한 휴식과 회복 시간을 갖는다. 근력/저항성 운동을 할 때는 세션 사이에 최소 하루의 회복 시간을 갖도록 한다.
- 특정 운동의 효과를 제대로 누리고, 부상 가능성을 줄이려면 올바른 동작으로 운동한다. 특정 동작이나 운동 기구 사용법을 모를 때는 공인 전문 트레이너 등 전문가에게 문의한다.
- 운동할 때 장시간 숨을 참지 않는다. 평소처럼 호흡한다.

- 활동하는 동안 충분한 에너지를 공급해 줄 건강한 음식을 섭취한다.
- 근육의 완전한 재건과 회복을 위해서는 휴식이 필요하므로, 충분한 수면을 우선시한다.

◆ 안전하게 움직이기 위해 신체활동 루틴에서 바꾸고 싶은 점이 있나요?

코치(COACH) 접근법으로 신체활동 코치하기

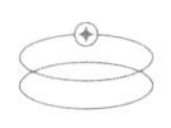

한 번에 한 걸음씩 더 건강해지도록 스스로를 코치함으로써 웰니스를 향해 나아가는 여정에서 자신을 지원할 수 있다. 다음은 하루 종일 움직임을 즐길 수 있도록 스스로를 코치할 때 고려해야 할 질문 목록이다. '코치(COACH: C - 호기심, O - 개방성, A - 감사, C - 연민, H - 정직)'라는 약어는 신체활동을 위한 코치 접근법을 더 잘 이해하는 데 도움이 된다.

호기심(CURIOSITY)

호기심을 가지고 당신 자신과 운동과의 관계를 더 알아볼 필요가 있다. 평소 당신은 운동과 신체활동에 대해 어떻게 느끼며, 왜 그렇다고 생각하는가? 예를 들어, 운동이 불편하거나, 고통스럽거나, 땀을 흘리는 것이 싫어서 운동을 거부했을 수 있다. 사회가 운동을 "해야만 하는 것"으로 강요하기 때문에 운동에 대해 부정적인 태도를 갖게 되었을 수도 있다. 또는 과거에 운동과 관련된 좋지 않은 경험을 했을 수도 있다.

◈ 유산소 운동이나 저항성 운동을 좋아하거나 싫어하는 이유는 무엇인가요?

◈ 지금보다 매일 10분 이상 더 움직이려면 어떤 준비가 필요한가요?

◈ 앉아 있는 시간을 줄이고 1시간에 한 번 이상은 움직이도록 상기시키기 위해 어떤 알림을 사용할 수 있나요?

◆ 운동에 관한 목표를 공유하고 소통할 수 있는 사람은 누구인가요?

개방성(OPENNESS)

당신이 건강한 생활습관으로 채택하고 싶은 행동이라 할지라도, 행동을 바꾸기는 어려울 수 있다. 다음 질문들은 운동에 대한 당신의 태도와 행동을 바꿀 수 있는 개방성을 탐색하는 데 도움이 되도록 고안되었다.

◆ 다양한 유형의 신체활동을 배우고 시도하는 데 더 개방적이 되려면 어떻게 해야 할까요?

◆ 운동에 대한 태도를 바꾸거나 새로운 유형의 신체활동을 받아들이려면 무엇을 알거나 무엇을 해야 할까요?

◐ 부끄러움, 자책감, 죄책감 없이 새로운 관점으로 운동을 바라보려면 무엇이 필요할까요?

◐ 과거를 뒤로하고 즐겁게 운동하는 새로운 여정을 시작하기 위해 무엇을 할 수 있나요?

감사(APPRECIATION)

당신의 몸은 특별하다. 하루 종일 움직일 수 있도록 도와주며, 원하는 곳으로 이동할 수 있게 해 준다. 그런데 안타깝게도 여성들은 부상, 질병 또는 건강 상태로 인해 활동이 제한될 때까지 신체의 움직임을 당연하게 여기는 경우가 많다.

◐ 매일매일 당신의 몸이 물리적으로 움직이면서 당신을 위해 해 준 일에 대해 어떻게 감사할 수 있을까요?

◆ 신체활동 후 당신의 몸과 마음, 정신에 어떤 이점이 있기를 기대하나요?

◆ 마지막으로 규칙적인 신체활동을 한 적이 언제였나요? 그런 상황을 어떻게 재현할 수 있을까요?

◆ 하루에 몇 분이라도 더 신체활동을 늘리고, 그것을 축하하기 위해 무엇을 할 수 있나요?

◆ 성공을 음미할 때 가장 선호하는 방법은 무엇이며, 이를 운동 여정에 어떻게 활용할 수 있을까요?

연민(COMPASSION)

중년 이후의 여성들은 운동에 대해 생각할 때, 자신이 지금 하고 있지 않은 것을 "해야 한다"고 생각하거나, 지금보다 더 나아져야 한다고 생각하는 경우가 많다. 여성들은 흔히 자기 자신을 제외한 모든 사람에게 연민을 느낀다.

◐ 현재 당신의 운동 상태와 잠재적인 신체적 제약에 대해 어떤 생각과 행동으로 스스로에게 연민을 표현할 수 있을까요?

◐ 당신 자신에게 운동에 대해 이야기할 때는 좋아하는 친구에게 말할 때처럼 이야기하세요. 완벽한 프로그램, 완벽한 사람, 완벽한 여정은 없다는 것을 인지하고, 어떻게 하면 신체활동과의 관계를 사랑과 이해로 바라볼 수 있을까요?

◐ 불완전함은 개개인의 아름다움과 지혜의 원천이 되며, 이를 통해 영감을 얻고 한 걸음 더 나아갈 수 있습니다. 그렇다면 당신에게 영감과 깨달음을 주는 여정은 어떤 모습인가요?

정직(HONESTY)

신체활동 부족이나 지나치게 오래 앉아 있는 생활습관이 당신의 신체적, 정신적 건강에 해를 끼치는지를 판단하기는 어려울 수 있다. 그러나 웰니스를 향해 나아가려면 이 부분에 대한 정직함이 필수이다.

◐ 현재 당신의 신체활동 습관에 대한 솔직한 평가를 바탕으로, 신체활동을 통해 건강을 개선하려면 무엇을 해야 할까요?

◐ 규칙적인 운동(예: 유산소 운동, 저항성 운동, 균형 운동)을 즐기는 데 방해가 되는 장애물은 무엇인가요?

◐ 신체활동과 관련하여 두려운 점은 무엇인가요?

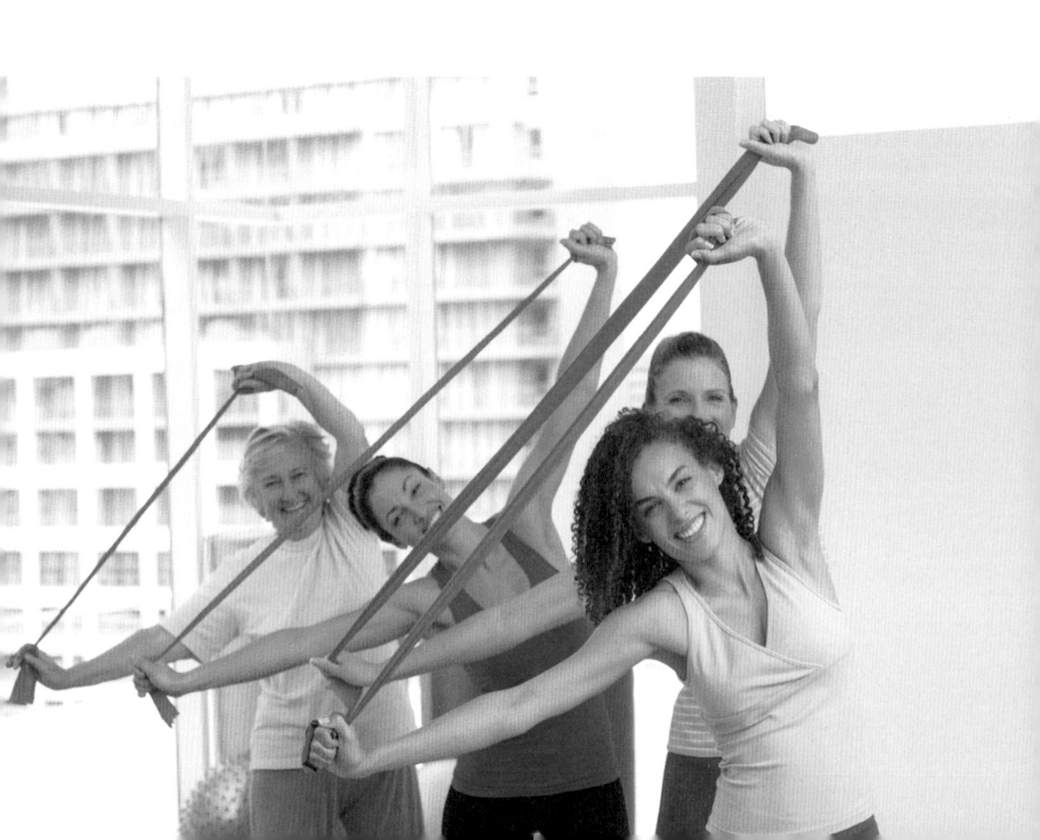

◆ 가능한 모든 운동에 참여할 기회가 있고, 이를 가로막는 장애물(재정적, 물리적, 신체적)도 없다고 가정해 보세요. 어떤 운동을 선택하겠나요? (예: 등산, 패들보드 요가, 산악 자전거, 벨리댄스, 골프, 롤러스케이트 등)

◆ 만약 원하는 활동을 할 수 없다면, 비슷한 만족감을 얻을 수 있는 활동은 무엇일까요? 솔직하게 답해 보세요.

신체활동 마무리

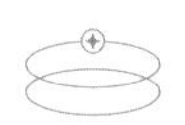

이 장을 마무리하면서, 노년 여성은 방 한구석에 조용히 앉아 TV를 보는 연약하고 비활동적인 사람이라는 사회의 고정관념을 생각해 보라. 이 장을 읽고 나서 당신이 이러한 고정관념을 깨는 데 동참할 준비가 되

었기를 바란다. 폐경기 및 중년기 이후는 유산소 운동, 저항성/근력 운동, 균형 훈련, 좌식 생활 줄이기, 골반저근 운동 등 삶의 모든 신체활동 영역을 재평가하기에 이상적인 시기이다. 규칙적인 신체활동은 현재 그리고 앞으로도 건강한 신체, 평온한 정신, 즐거운 마음으로 향하는 길을 걸어가는 데 필수적인 요소임을 늘 기억하라.

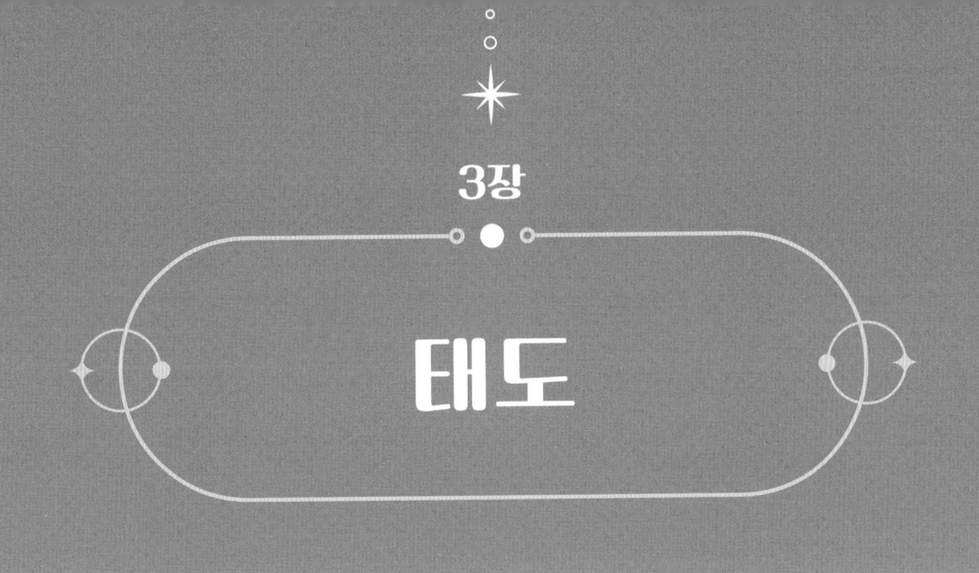

폐경기 및 중년기 이후의 태도
약어 ATTITUDE

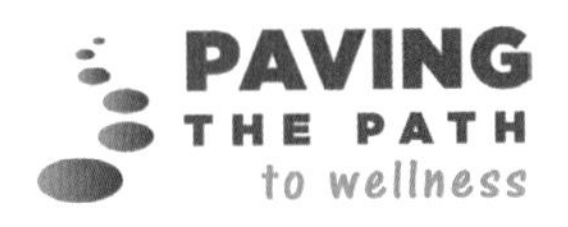

Action
Truth
Tells
Improvement
Teach
Understanding
Daily
Energizes

- ACTION(행동) 태도는 행동에 영향을 미친다. 자신의 태도와 그것이 자신의 행동 및 다른 사람과의 상호작용에 미치는 영향을 염두에 두어야 한다.
- TRUTH(진실) 태도로 인해 어려움을 겪고 있다면, 자신의 태도가 진실한 믿음에 근거한 것인지, 아니면 잘못된 가정에 근거한 것인지 자문해 보라. 부정적이고 자기비판적인 태도는 진실에 근거하지 않은 전

제에서 비롯되는 경우가 많다. 믿음의 진실성을 확인해 보라.

- **TELLS(말)** 당신의 태도는 다른 사람들에게 당신이 어떤 사람인지, 그들을 어떻게 생각하는지, 세상을 어떻게 바라보는지 알려 준다. 다른 사람들에게 보여 주는 태도가 그들에게 하고 싶은 말과 일치하는지 확인해 보라.
- **IMPROVEMENT(개선)** 개선하려는 태도를 가져야 한다. 성장형 사고방식은 어려운 시기나 좌절로부터 배울 수 있는 것에 초점을 맞추고, 궁극적으로 더 높은 곳에 도달하는 데 도움이 된다.
- **TEACH(가르침)** 당신의 태도가 무엇을 가르쳐 주고자 하는지 성찰해 본다면, 당신의 태도는 훌륭한 스승이 될 수 있다. 잠시 멈추고 정기적으로 자신의 태도를 점검하여 배울 점이 있는지 살펴보라. 예를 들어, 당

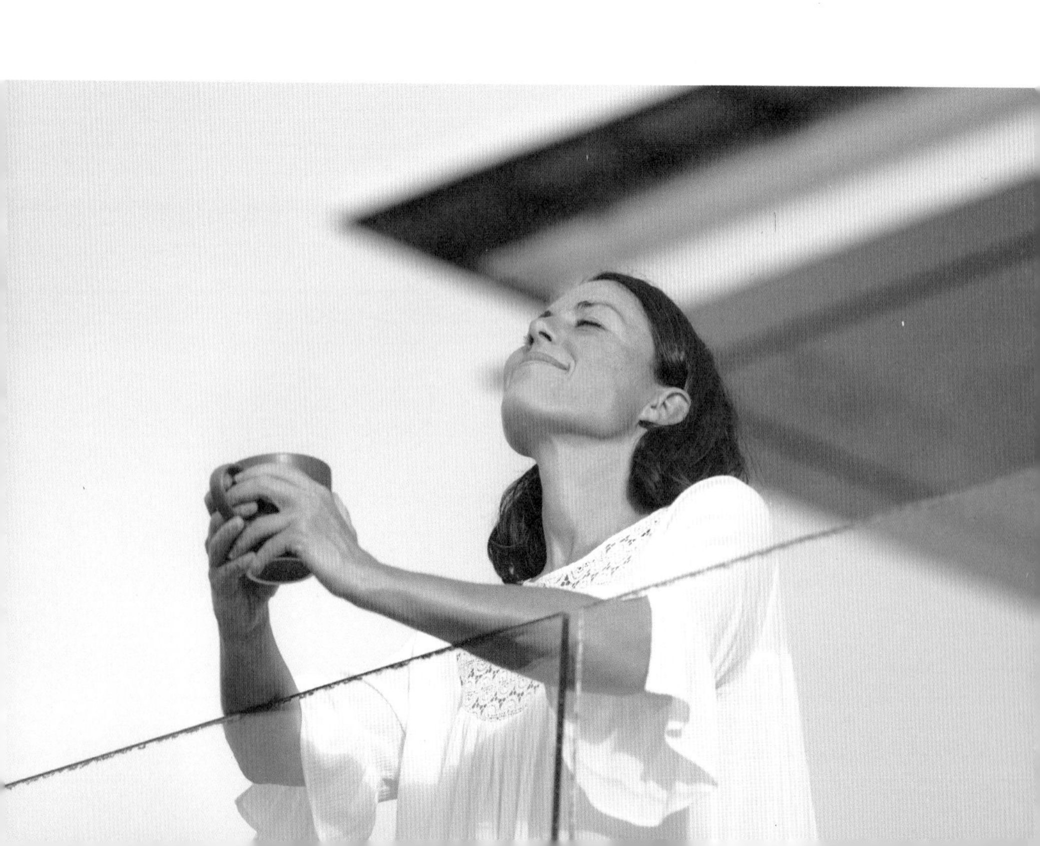

신의 태도를 통해 당신에게 관계 형성이 필요하다거나, 더 많은 휴식 시간이 필요하다거나, 자기돌봄에 더 많은 시간을 할애할 필요가 있다는 것을 알 수 있다.

- **UNDERSTANDING(이해)** 문제가 있는 태도로 인해 힘이 들 때는 스스로에게 은혜와 연민을 베풀어야 한다. 언제나 긍정적인 기분을 가질 수 있는 사람은 아무도 없다. 힘든 시기에는 자신을 지지할 수 있는 일을 하고, 이런 기분은 왔다가 사라진다는 사실을 기억하라.
- **DAILY(일상)** 자신의 태도를 되돌아보지 않고 하루를 보내기가 쉽다. 그러므로 매일 자신의 태도를 점검하고, 일상생활을 하면서 품고 싶은 마음가짐과 일치하는 태도를 설정하는 것으로 하루를 시작하라.
- **ENERGIZES(활력)** 긍정적인 태도는 자신뿐만 아니라 주변 사람에게도 활력을 불어넣어 준다. 물론 항상 낙관적인 전망을 가질 수는 없지만, 가능하다면 자기 자신과 사랑하는 사람들에게 긍정의 원천이 될 수 있는 태도를 갖도록 노력하라.

태도 - 기본 이해하기

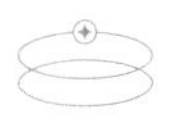

《옥스포드 영어사전》에서는 태도를 다음과 같이 정의한다. "어떤 사람이나 사물에 대한 고정된 생각이나 느낌으로, 일반적으로 사람의 행동에 반영된다."✦ 당신의 태도는 당신이 세상을 바라보는 방식에 영향을

준다. 자기 자신과 타인에 대한 생각, 신념, 인식은 좋든 나쁘든 태도에 직접적인 영향을 미친다.

일부 여성들은 폐경기에 가까워지고 폐경을 겪는 과정을 긍정적으로 받아들이지만, 대부분의 여성은 좌절과 혼란, 슬픔을 느낀다. 사회에서 폐경과 노화라는 변화를 존중해 주지 않는다면, 이에 대해 긍정적인 태도를 갖기란 쉽지 않다. 안타깝게도 오늘날의 사회에서는 미용산업이 조장하는 연령차별주의가 만연해 있다. 또한 연령차별주의는 폐경기 여성과 노년 여성은 침묵해야 하며, 현 상태를 방해해서는 안 된다는 것을 시사하기도 한다. '웰니스로 가는 길(PAVING the Path to Wellness)' 프로그램은 중년 및 노년 여성의 지혜, 아름다움, 힘을 포용할 뿐만 아니라 건강을 증진하는 태도, 지식, 커뮤니티를 통해 기쁨을 주는 여정을 지지한다.

비록 21세기 미국에서는 여성 연령차별주의가 만연하지만, 나이 든 여성의 지혜와 아름다움을 존경하는 것은 많은 문화권에서 그리고 우리 시대 이전에도 보편적인 규범이었다. 미셸 오바마(Michelle Obama), 마리아 슈라이버(Maria Shriver), 우피 골드버그(Whoopi Goldberg), 오프라 윈프리(Oprah Winfrey) 등 영향력 있는 다수의 여성들이 폐경에 대한 부정적인 고정관념을 바꾸기 위해 노력하고 있다. 당신도 사회의 시선에 구애받지 않고, 당신이 원하는 방식으로 나이 들고 현 상태에 도전할 수 있다. 중년 이후의 여성으로서 성장하고 번성하려면 이러한 여정을 받아들이는 태도가 필요하다. 현 상태에 도전할수록, 당신은 목소리를 더 크게 내

✦ Stevenson A, editor. *Oxford Dictionary of English*, New York: Oxford University Press; 2010.

고, 당신의 요구를 더 옹호하게 될 것이다. 그 과정에서 여성의 나이 듦을 아름다운 다양성의 한 측면으로 재정의함으로써, 당신의 뒤를 이을 여성들도 자신의 진정한 자아를 지지하는 방식으로 나이 들 수 있는 길을 열어 줄 수 있다.

이 장을 통해 폐경, 신체 노화, 건강 및 삶의 다른 측면들에 대한 당신의 태도를 살펴볼 수 있다. 당신의 과거, 현재, 미래의 태도를 고려할 때는 "좋다" 또는 "나쁘다"라고 생각하지 않도록 한다. 예를 들어, 당신이 인생에서 매우 슬프거나 힘든 시기를 겪고 있다면, 계속해서 즐거운 태도를 유지하기는 어려울 것이다. 마찬가지로, 자신의 기분을 탐색할 때 항상 행복한 척하려고 노력하는 것은 자신의 태도를 진솔하게 표현하려는 의도에서 벗어난다. 또한 스스로에게 특정 태도를 "가져야 한다"고 말하는 것을 피해야 한다. 죄책감은 웰빙에 도움이 되지 않는다.

이 장에서는 당신이 건강하고, 더 낙관적이며, 감사하는 마음가짐과 성장형 사고방식을 채택하고 유지할 수 있도록 스스로를 코치하는 방법을 알려 주고자 한다. 항상 긍정적인 태도를 갖는 것은 현실적이지도 않고, 진정성도 없다는 점을 명심하라. 건강한 사고방식과 태도를 가지면 건강한 생활습관을 채택하고 유지하도록 스스로를 코치하는 데 도움이 된다. 또한, 잠재적인 한계를 인정하면서 가능성을 바라보는 긍정적이면서도 현실적인 태도를 가진다면, 당신의 목표 달성에 박차를 가할 수 있다. 이 장이 끝날 무렵에는 진정한 자아로 성장하고, 삶이 제공하는 모든 것을 경험할 수 있는 태도를 가지고, 나이 든 여성에 대한 고정관념을 깰 준비가 되어 있기를 바란다.

코치(COACH) 접근법으로 태도 코치하기

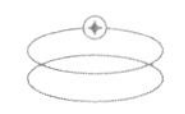

당신이 모든 것을 통제할 수는 없지만, 당신의 태도는 통제할 수 있다. 즉, 당신의 환경을 통제할 수는 없지만 집중하는 대상을 바꿀 수 있으며, 이는 태도에 직접적인 영향을 미친다. 당신 자신의 웰빙을 지원하는 마음가짐과 사고방식을 갖도록 스스로를 코치하라.

때때로 여성들은 자신이 모든 것에 부정적인 감정을 느끼고 있다는 사실을 깨닫기도 한다. 기분이 좋지 않을 때는 좋아하는 사람, 좋아하는 장소, 좋아하는 활동조차도 부정적인 기분을 바꾸지 못한다. 하지만 시간을 내어 스스로를 코치한다면, 그동안 축적된 지혜가 부정적인 감정에서 벗어나도록 도와줄 것이다. 감정과 마찬가지로 기분도 왔다가 사라진다. 그러므로 원치 않는 기분이 지속될 때는 잠시 멈추고 주의를 기울여 보라. 그러면 일시적인 태도를 넘어 당신만의 페이스에 맞춰 더 나은 정신 상태를 유지할 수 있도록 스스로를 코치할 수 있다.

◐ 삶에서 당신의 태도에 영향을 준 모든 요소에 대해 깊이 생각해 보세요. 당신의 가족과 친구, 당신이 받은 교육, 인생 경험 등을 통해 무엇을 배웠나요?

호기심(CURIOSITY)

기분이 더 좋아지게 하려면, 먼저 당신의 태도에 대해 호기심을 가져야 한다.

◆ 당신의 지난 한 주, 한 달, 한 해 동안의 태도를 어떻게 설명할 수 있나요?

◆ 폐경과 노화에 대한 당신의 태도는 어떻게 형성되었나요?

◆ 당신을 가로막는 신념은 무엇인가요?

◆ 당신의 나이에 느끼는 활력을 높이기 위해 폐경과 노화에 대한 당신의 신념에 도전하고 싶나요?

◆ 지금과 다른 태도를 갖는다면, 당신 자신에 대한 감정, 건강한 생활습관 실천, 다른 사람과의 관계나 삶의 기쁨이 어떻게 달라질까요?

◆ 인생의 롤모델이나 당신이 원하는 방식으로 나이 든 사람이 있나요?

◆ 어떤 신념, 활동, 상호작용이 당신의 태도를 개선하나요?

◆ 태도를 개선하기 위해 주변 사람을 대하는 방법, 시간을 보내는 장소 또는 자기 대화(self-talk)를 하는 방법 등을 적어 보세요.

개방성(OPENNESS)

태도를 바꾸려면, 태도 수정에 대한 열린 마음이 필요하다.

◐ 바꾸고 싶은 태도에 대해 적어 보세요.

◐ 이러한 태도를 바꾸고 싶게 만드는 동기는 무엇인가요?

◐ 이러한 태도를 수정하기 위해 당신의 삶에서 무엇을 배우고, 의논하고, 바꾸고 싶나요?

어쩌면 당신은 건강, 만족, 기쁨을 방해하는 태도를 받아들이고 있을 수도 있다. 예를 들어, 운동에 대해 부정적인 태도를 가지고 있어서 운동이 자신에게 도움이 되지 않는다거나, 중년 여성에게 체중 증가는 불가피한 일이라고 생각할 수도 있다.

◐ 이러한 태도를 버리도록 당신에게 힘을 실어 줄 수 있는 것은 무엇인가요?

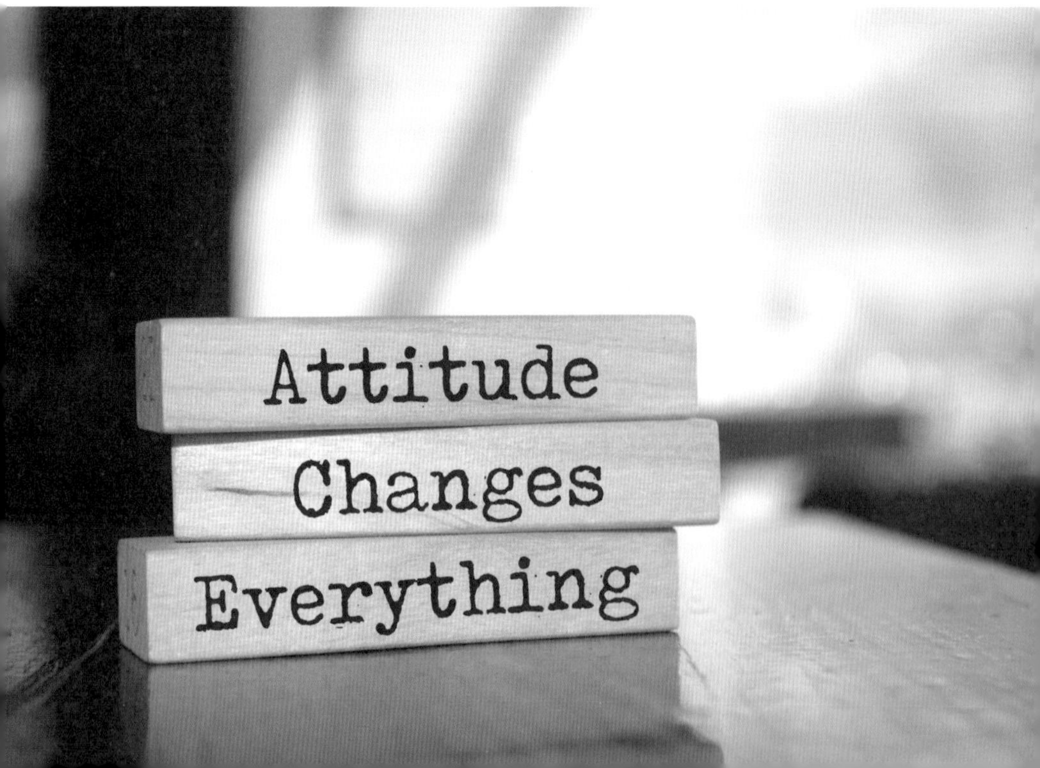

◐ 당신의 태도 수정을 방해하는 장애물은 무엇인가요? 어쩌면 여성은 늘 감정 기복이 심하며 폐경 이후로 전성기가 지나간 것이라는 부정적인 신념을 강화하는 배우자나 친구 또는 가족 구성원이 있을 수도 있습니다.

◐ 이러한 장애물을 어떻게 해결할 수 있을까요?

◐ 만약 장애물이 없다면, 태도를 개선하기 위해 오늘 무엇을 할 수 있나요?

감사(APPRECIATION)

당신의 태도는 당신 자신에게만 영향을 주는 것이 아니라 다른 사람에게도 영향을 미칠 수 있다. 부정적이거나 건강을 해치는 태도의 근원이 무엇인지, 그리고 그러한 태도가 다른 사람에게 어떤 부정적인 영향을 미치는지 이해한다면 그러한 태도를 바꾸도록 동기를 부여할 수 있다.

◐ 당신의 태도는 다른 사람에게 어떤 부정적인 영향을 미칠까요? 이를 고려하는 동안 자신을 부드럽고 관대하게 대하세요. 항상 건강을 증진하고 기분을 좋게 만드는 태도를 가진 사람은 아무도 없습니다.

◐ 당신의 태도를 바꾸면 다른 사람과의 관계와 당신의 삶이 어떻게 달라질 수 있을지 생각해 보세요. 태도를 수정한다면 인간관계에서는 어떤 점이 개선될까요?

◐ 카리스마 있는 어른은 곁에 있을 때면 언제나 당신에게 활력을 불어넣어 주고 힘을 주는 사람입니다. 지금부터 당신 주변의 이러한 사람들에게 감사하는 시간을

가져 보세요. 당신의 인생에서 카리스마 넘치는 어른은 누구이며, 그들에게 감사하는 이유는 무엇인가요?

◐ 도움이 필요할 때 당신을 찾아와서, 당신이 그들을 이끌고 당신 내면의 지혜를 나눌 수 있게 한 사람들에게 감사하는 시간을 가져 보세요. 당신은 누구에게 카리스마 있는 어른인가요?

◐ 다음으로, 과거에 당신의 태도를 어떻게 변화시켰는지 되돌아보세요. 어떤 강점과 자원을 활용했나요?

◐ 태도 변화가 필요할 때 이러한 강점과 자원을 어떻게 활용할 수 있을까요?

◆ 감사는 또 다른 감사로 이어지는 경향이 있습니다. 당신이 감사하는 태도의 속성은 무엇인가요?

◆ 이러한 속성을 어떻게 강화하거나 늘릴 수 있을까요?

연민(COMPASSION)

당신은 '코치(COACH)' 접근법을 통해 태도에 초점을 맞추면서 여러 가지 어려운 질문에 답해 보았다. 그 과정에서 자신에게 도움이 되지 않고, 건강과 인간관계에 부정적인 영향을 미칠 수 있는 몇 가지 태도를 발견했을 수도 있다. 잠시 심호흡을 하고 스스로에 대한 연민을 느껴 보라. 대부분의 사람들은 살아가면서 자기 패배적인 행동을 할 때가 있다. 누구에게나 그런 순간이 있으며, 그러한 순간이 몇 달 또는 몇 년 동안 지속될 수도 있다. 이런 무기력한 감정과 태도가 점점 커져 더 큰 문제가 되기 전에 해결하는 것이 가장 좋다.

당신이 갖고 있는 부정적이거나 건강을 해치는 태도에 대해 연민을 가져 보라. 그런 태도가 당신을 정의하지 않는다. 그것은 단지 태도일 뿐이며, 태도는 바꿀 수 있다. 당신은 당신이 가진 지식과 처한 상황, 경험한 바를 바탕으로 최선을 다했다. 이것이 어렵게 느껴진다면, 자신의 태도로 인해 어려움을 겪고 이를 개선하려 노력하는 친한 친구를 대할 때 어떤 기분이 들지 생각해 보라. 당신은 친구가 죄책감을 느끼거나 낙담하지 않기를 바랄 것이다. 그 대신, 친구가 더 높은 곳을 향해 더 건강한 태도로 나아갈 수 있도록 격려해 주고 싶을 것이다.

◐ 연령차별주의가 만연하고 폐경기, 중년기 및 노년기의 여성을 저평가하는 사회에서 살아가는 것이 얼마나 어려운 일인지 적어 보세요. 이러한 환경에서 나이가 든 당신 자신과 다른 여성들에 대해 연민을 가져 보세요. 여기에 글을 쓰거나, 그림으로 그려 보거나, 사진으로 자신을 온전히 표현해 보세요. 당신을 대변하는 모든 것을 포함하세요.

때로는 사랑하는 사람이나 당신을 옹호하는 사람과 이야기하는 것이 어려움을 극복하는 데 도움이 될 수 있다. 당신을 전담하는 정신건강 전문가는 없지만 전문가와의 상담이 도움이 될 것 같다면, 당신의 주치의나 보건의료제공자에게 상담 의뢰를 요청하라. 위기 상황이라면 119에 전화하거나 정신건강 상담 핫라인(1577-0199)으로 연락하라.

◐ 당신의 과거, 현재, 미래의 태도에 대해 당신 자신과 타인에게 어떻게 연민을 표현할 수 있을까요?

태도를 바꾸는 데는 시간이 걸릴 수 있다. 자신에게 부드럽게 대하라. 태도 변화는 하나의 과정이다.

정직(HONESTY)

때로는 어떤 태도가 긍정적이지 않은지, 자신이나 타인에게 도움이 되지 않는지 파악하기가 어려울 수 있다. 자신의 태도에 대해 생각해 볼 때 스스로에게 완전히 솔직해질 수 있다면 긍정적인 태도를 가질 가능성이 더 높아진다.

◐ 정직하게 성찰하고 난 후, 신뢰할 수 있는 사랑하는 사람, 친구 또는 정신건강

전문가와 당신의 감정, 태도, 과거 또는 현재 상황에 대해 이야기를 나누면 도움이 될 것 같나요? 그렇다면, 도움을 청하기 위해 어떤 조치를 취할 수 있나요?

괜찮다면, 가족과 친구들에게 삶과 노화, 폐경을 대하는 당신의 태도가 어떻다고 생각하는지 물어보라. 그들의 견해가 유일한 고려 사항은 아니지만, 다른 사람들에게 어떤 태도를 표현하고 있는지 알아봄으로써 자신을 더 잘 이해하는 데 도움이 될 수 있다. 이는 다른 사람에게 물어봐야만 알 수 있다.

잘못된 길로 가고 있어 태도를 수정해야 할 때는 스스로에게 솔직해지는 시간을 갖는다. 그런 다음, 자신의 태도와 변화할 수 있는 능력에 대해 책임을 지도록 한다.

당신의 태도가 당신의 기분과 건강 또는 다른 사람과의 관계에 해를 끼치고 있음을 깨닫게 되었다면, 당신은 이제 '코치' 접근법을 사용하여 태도를 바꾸는 법을 알고 있다. 연습을 통해 잘못된 방향으로 가고 있음을 알아차리고, 신속히 웰니스로 가는 길로 돌아갈 수 있기를 바란다.

지혜 활용하기

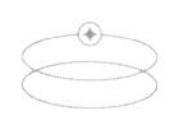

자신의 태도가 웰빙에 도움이 되지 않는다는 것을 깨달았다면, 지혜를 발휘하여 태도를 바꿀 수 있다.

지난 1년, 10년, 그리고 태어났을 때부터 지금까지 당신이 배운 모든 것을 생각해 보라. 당신은 끊임없이 배우고 성숙해져 가고 있다. 어린 시절과 십 대 때는 "흑백 논리"로 생각했다면, 지금은 "회색"이 훨씬 더 많다는 것을 알고 있으며, 겉으로 보이는 것처럼 단순한 것은 거의 없다는 점도 알고 있다. 나이가 들면서 자신이 통제할 수 있는 것과 그럴 수 없는 것이 무엇인지 더 잘 이해하게 되기도 한다. 당신이 과거에 태도 문제

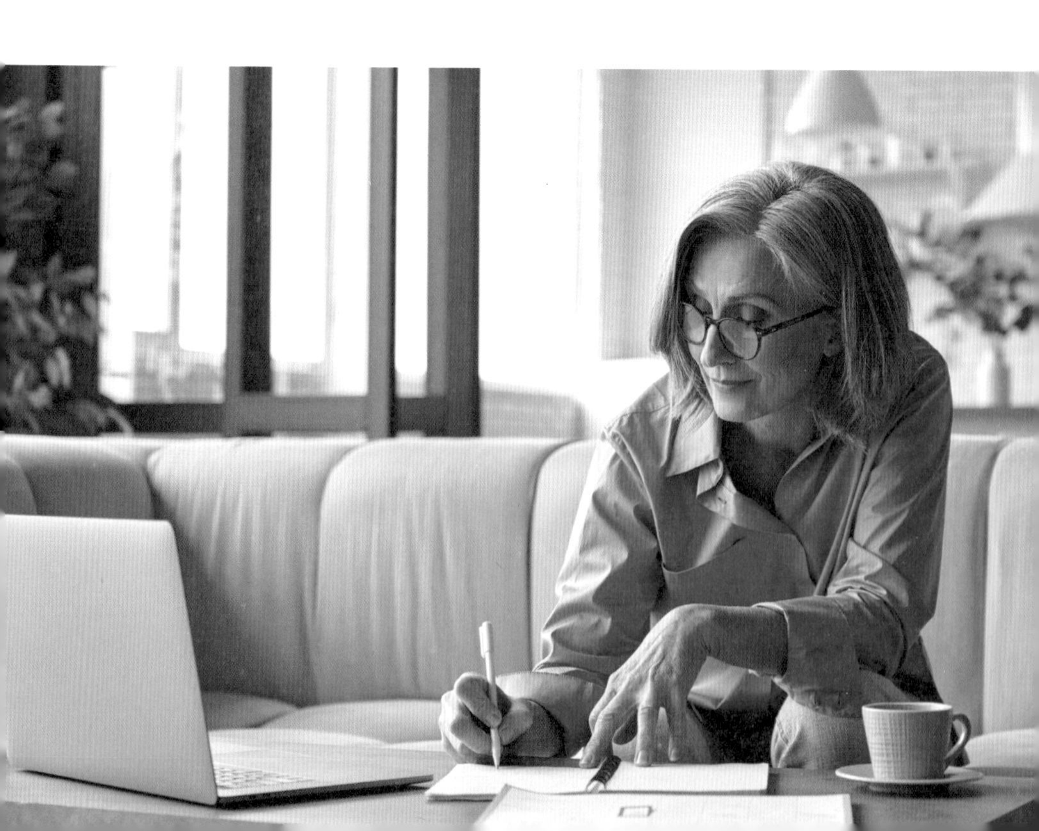

로 어려움을 겪었을 때 무엇이 도움이 되었는지 아는 지혜도 생겼다.

당신의 부정적인 태도를 유발한 요인을 파악할 수 있다면, 그러한 태도를 극복하기 위해 성장형 사고방식의 사고 패턴을 활용해 보라. 지금 겪고 있는 일을 자신이나 다른 사람들을 가르치는 데 어떻게 활용할 수 있을지 생각해 보라. 경험에서 배울 수 있는 교훈을 깨닫는다면 건강을 증진하는 태도를 갖도록 나아갈 수 있다. 또한 당신이 과거에 태도를 바꾸기 위해 긍정적인 마음, 감사, 낙관주의, 열정, 최선을 기대하는 자세를 어떻게 활용했는지 생각해 보라. 이번에도 이러한 경험을 활용하여 웰빙을 증진할 수 있을지 살펴보라.

생활습관 행동을 통한 건강한 태도 기르기

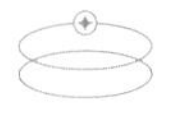

지나치게 피곤하거나 스트레스를 많이 받으면, 어떤 일에 대해 긍정적이고 건강을 증진하는 태도를 갖기가 어렵다. 마찬가지로, 신체적으로 건강하지 않거나, 주변에 긍정적인 사람들이 없거나, 너무 오래 앉아서 생활하거나, 건강에 해로운 음식을 섭취할 때도 좋은 태도를 갖기 어렵다. 때로는 극심한 스트레스나 슬픔을 경험하기도 한다. 이런 시기에는 좋은 태도를 유지하기가 거의 불가능할 수 있다. 그래도 괜찮다.

겉으로만 긍정적인 태도를 가진 척하는 것도 바람직하지 않다. 어려운 시기에는 자신에게 관대해지고, 자신을 지지하고 앞으로 나아가기 위해 할 수 있는 일을 해야 한다. 이런 주제에 대해서는 이 책의 후반부에서 다룰 것이다.

이러한 어려움을 극복하려면 양질의 음식을 먹고, 규칙적으로 신체활동을 하고, 스트레스를 관리하는 기법을 활용하고, 충분한 수면을 우선시하고, 위험한 물질을 피하며, 자신을 지지해 주는 사람들과 가깝게 지내는 등 생활습관 교정이 필요하다. 경우에 따라 그저 시간이 필요할 수도 있고, 전문가의 도움이 필요할 수도 있다.

미셸 톨레프슨 박사가 전하는 지혜의 말

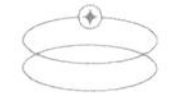

우리 사회에서 폐경에 대해 긍정적인 태도를 갖는 것은 어려운 일이다. 나는 산부인과 전문의로서 폐경기를 지혜롭고, 건강하고, 아름답게 극복한 수많은 여성과 함께해 왔다. 나는 그들에게 폐경 증상을 교육하고, 호르몬 대체요법에 대한 상담을 제공하면서 폐경이행기와 그 이후에도 건강을 최적화할 수 있도록 힘을 실어 주고자 노력했다. 그러나 한편으로는, 호르몬 변화로 인한 증상 때문에 당황했다거나, 안면홍조와 같은 폐경 증상을 호소했을 때 고용주와 동료들로부터 무시당한 느낌을 받았다거나, 중년 이후의 여성을 존중하지 않는 문화 때문에 밀려나는 느낌을 받았다는 여성들의 이야기도 많이 들었다.

연구에 따르면, 노화에 대해 긍정적인 태도를 가지면 신체적, 정신적 건강이 증진되고 불안과 우울감이 감소한다고 한다.✚ 해당 연구자는 전반적인 건강을 도모하기 위해 노화에 대한 부정적인 고정관념을 깨뜨리라고 제안한다.

당신이 현재 폐경이행기에 접어들었든, 이미 몇 년 전에 폐경을 경험했든, 나는 여성의 일생에서 나타나는 이 정상적인 이행기에 대한 사회적 태도가 바뀌기를 원한다.

또한 폐경이행기에 대해 정확히 알면 이 시기에 보다 긍정적인 태도를 가질 수 있다. 다음은 많은 여성이 폐경이행기에 겪는 증상 목록이다. 물론 모든 여성의 증상이 동일하지는 않다. 이러한 증상 중 어느 하나도 경험하지 않는 여성은 드물 것이다. 실제로 대부분의 여성은 이 중에서 몇 가지 이상의 증상을 경험한다. 어떤 여성에게는 증상이 경미하지만, 또 다른 여성에게는 증상이 삶의 질에 상당한 영향을 미칠 수도 있다.

목록을 읽으면서 당신이 겪고 있는 증상과 이 외에 인지했던 다른 증상이 있는지 기록해 보라. 그런 다음 산부인과 전문의나 다른 의료진과 당신의 증상에 대해 상담하여, 당신에게 맞는 교육과 지원을 받기를 권장한다. 일반적인 폐경 증상에 대해서는 '탐구'를 다룬 5장에서 더 자세히 살펴볼 것이며, 말 그대로 당신이 이 시기에 어떤 감정을 느끼고, 무엇이 당신을 도울 수 있는지 탐구할 것이다.

✚ Bryant C, et al. The relationship between attitudes to aging and physical and mental health in older adults. *International Psychogeriatrics*. October 2012; 24(10):1674-83.

- 안면홍조
- 야간발한
- 질 건조증
- 성욕 감퇴
- 감정 기복
- 불안하거나 슬픈 느낌
- 체중 증가
- 에너지 감소
- 피부 건조
- 모발 변화
- 근골격계 통증

- 불규칙한 월경 출혈
- 요실금
- 기타 증상

폐경이행기를 대하는 당신의 태도가 당신의 경험에 영향을 미칠 수 있다. 다른 여성들도 이런 증상을 경험했다는 사실을 떠올리면, 당신 혼자만의 문제가 아님을 깨닫는 데 도움이 된다. 이 자연스러운 삶의 과정을 겪으면서 자신과 자신의 몸에 대해 연민을 느껴야 한다. 폐경이행기는 영원히 계속되는 것이 아니며, 안면홍조는 당신의 몸이 제대로 작동하고 있다는 신호라는 것을 기억하라. 당신은 여성이라면 누구나 일생 동안 겪는 공통된 경험을 겪고 있는 중이다. 이러한 증상을 겪으면서 자기돌봄을 할 때가 되었음을 상기하고, 이 기간에 자신을 어떻게 도울 수 있을지 생각해 보라.

다른 사람들 앞에서 폐경 증상을 숨기기보다는 오히려 열린 마음으로 이야기하는 것을 권장한다. 많은 여성이 폐경 증상을 숨기고 최소화해야 하는 것처럼 느낀다. 그러나 당신 주변의 모든 여성이 언젠가는 폐경을 겪을 것이며, 현재 겪고 있거나, 이미 겪었다는 점을 생각하라. 열린 마음으로 안면홍조를 비롯한 폐경 증상을 받아들이는 것은 당신의 뒤를 이어 폐경을 경험할 여성들이 증상에 대한 편견을 바꾸는 데 기여할 수 있다. 만약 당신이 안면홍조를 경험하고 있다면, 그 순간 자신에게 가장 적합한 방법으로 극복하라. 옷을 여러 겹 입거나 부채를 가지고 다니면 도움이 된다. 일어나서 걷거나, 천천히 심호흡하며 열감이 사라지기를 기다리는 방법도 있다. 어떤 대처 방법을 택하든 부끄러워하지 말라. 안면홍조는 대부분의 여성이 경험하는 폐경이행기의 자연스러운 증상 중 하나이다.

당신의 몸에 대한 태도

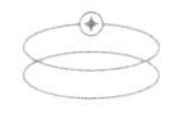

당신의 몸이 평생 동안 움직이면서 당신을 위해 해 온 모든 일을 생각해 보라. 인간의 몸은 매일 움직이고 다른 사람과 소통할 수 있게 해 주는 걸작이다. 많은 여성이 폐경이행기와 그 이후에 신체적 변화를 경험한다. 때로는 이러한 변화로 인해 자신의 신체에 대해 부정적인 태도를 갖게 되며, 특히 이전에 부정적인 신체 이미지 문제로 힘들어했던 여성들은 더욱 그러하다.

신체에 대한 불만이 커지면 자존감과 삶의 질이 떨어진다. 또한 신체 불만족은 폐경기 및 폐경기 이후 여성의 우울증과 불안감 증가와도 관련이 있다. 자신을 다른 사람과 비교하거나, 당신의 몸이 어떻게 "보여야 한다"고 말하는 마케팅에 귀를 기울이지 말라. 각자의 개성이 고유하듯 신체도 고유하다. 여성이 모두 똑같이 생겼거나 주름이 하나도 없다면 지루할 것이다. 자신의 신체에 대해 자기연민을 가져 보라.

나이가 들고 외모가 변하는 과정에서 다음과 같은 실천 방법을 통해 신체를 긍정적으로 바라보는 태도를 기를 수 있다.

- 매일 유산소 운동 실시하기
- 주 2~3회 근력 운동 실시하기
- 요가 또는 기타 심신 운동 시도하기
- 스트레칭 하기
- 자신의 몸을 긍정적으로 바라보는 자기대화를 하기
- 영양이 풍부한 음식 섭취하기
- 자연 속으로 나가 다양한 자연의 아름다움 감상하기
- 폐경기를 맞이할 수 있을 만큼 기능하고 나이가 든 신체에 대해 감사 표현하기
- 이미 자신의 몸을 긍정적으로 바라보는 친구나 가족과 전화하거나 직접 만나서 소통하기

당신의 몸에 대해서 자기대화를 하거나 다른 사람에게 이야기하는 방식을 생각해 보라. 당신의 신체에 대해 당신 자신이나 다른 사람에게 말할 때 친구의 신체에 대해 할 법한 말을 하는가? 여성들은 종종 자신을 가장 혹독하게 비평하는 경향이 있다. 다음 주에는 매일 거울 속 얼굴을 보면서 긍정적인 자기대화를 시도해 보라.

신체의 각 부위에도 이 방법을 적용할 수 있다. 평생 당신을 지탱해 준 다리, 모든 것을 품어 준 팔, (만약 모유 수유를 했다면) 자녀에게 모유를 먹여 준 가슴 등에 대해서도 자기대화를 통해 감사를 표현해 보라. 신체의 긍정적인 측면에 집중하려고 노력하라.

당신의 신체 이미지 때문에 고민 중이라면, 신체에서 어떤 점이 마음

에 드는지 스스로에게 물어보라. 다리가 튼튼하다거나, 코 모양이 마음에 들 수도 있다. 긍정적인 면과 감사한 점에 초점을 맞추면, 나이가 들어가는 과정에서 당신의 신체와 더 건강한 관계를 형성할 수 있다.

또한 당신의 신체에 대해서 마음속에 떠오르거나 소리 내어 말하는 부정적인 생각을 의식하라. 이러한 생각을 보다 친절하고 긍정적인 생각으로 바꾸려고 노력하라. 당신의 생각은 당신의 태도에 강력한 영향을 미친다.

신체에 대해 긍정적인 태도를 갖는다고 해서 외모에 신경 쓰지 않는다는 뜻은 아니다. 오히려 이러한 태도는 건강한 생활습관을 통해 자신의 몸을 돌보고자 하는 의지를 뒷받침한다. 자신에게 아량을 베풀고, 당신은 신체에 대항하는 것이 아니라 신체와 협력하기를 원하며, 신체에 대한 긍정적인 태도가 이를 지지한다는 사실을 기억하라.

만약 이후로도 계속 신체 이미지나 체중 때문에 힘들다면, 의료제공자와 상담하여 추가적인 지원을 받도록 하라. 혼자 고민하지 말라. 도움을 받을 수 있으며, 건강 전문가들은 당신을 도울 준비가 되어 있다.

◐ 당신이 하는 자기대화는 당신 몸의 아름다움에 감사하도록 도움을 주나요?

◐ 당신의 몸을 긍정적으로 바라보기 위해 자기대화를 어떻게 바꿀 수 있을까요?

당신이 폐경기에 가까워지고 있든, 수십 년 전에 폐경을 겪었든 상관없이 여성에 대한 부정적인 고정관념에 도전해 보기를 바란다. 비키니를 입고 싶다면 입어라! 하이힐을 신고 반짝이는 아이섀도를 바르고 싶다면 그렇게 하라! 특정 이미지에 맞추려 하거나, 사회 또는 누군가의 기대에 부응하려 애쓰지 말라. 당신은 온전한 자신으로 살아야 하며, 만약 그것이 사회의 틀에 도전하는 것이라면 그것도 좋은 일이다. 아무도 완벽한 몸을 가지고 있지 않다. 여성으로서 다른 여성을 외모로 판단하지 않겠다고 다짐해 보라. 여성들은 서로를 격려하고 지지해야 하며, 각자가 진정한 본연의 모습으로 살아가도록 응원해야 한다.

다음은 중년 이후 긍정적인 태도를 지원하는 몇 가지 방법이다.

- 기분이 좋아지게 하는 음악 듣기
- 옛날 사진 보기
- 즉흥적으로 무언가를 하기
- 재미있는 일을 하기
- 작년에 연락하지 않았던 사람에게 연락해 보기
- 어린 시절엔 즐겨했지만 최근에는 하지 않았던 일 다시 해 보기
- 용서하고, 잊고, 빨리 넘어가 현재를 즐기기

- 사람과 환경 등에 대해 최고를 기대하기
- 스스로를 점검한 후 자신의 태도를 지원하는 계획 세우기
- 존재만으로도 활력을 주는 사람과 함께 하는 활동 계획하기
- 밖으로 나가 자연 속에서 시간 보내기
- 자원봉사 활동에 참여하기
- 세상에 도움이 되는 일을 하기
- 마음을 위로하는 책 읽기
- 영감을 주는 팟캐스트 듣기
- 그림 그리기나 사진 촬영 같이 자신이 보는 것의 아름다움을 표현할 수 있는 창의적인 활동에 참여하기
- 여건이 되고 흥미가 있다면, 썰매 타기, 스키, 카약 타기, 패들보드 타기, 훌라후프, 줄넘기, 헬멧 쓰고 자전거 타기, 웅덩이 뛰어넘기, 비눗방울 불기 등을 해 보기
- 집 밖으로 나가 사람들과 어울리며 시간 보내기
- 지역 커뮤니티 센터나 YMCA 방문하기
- 영적 웰빙을 지원하는 활동에 참여하기

◐ 위에 언급한 아이디어 중, 이번 주에 긍정적인 태도를 기르기 위해 해 보고 싶은 것은 무엇인가요?

태도 마무리

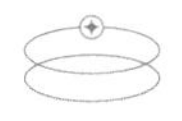

삶의 여정을 따라가면서 자기연민과 자기강화의 태도를 가지면, 나이가 들어서도 번성하는 데 도움이 된다.

- 매순간 올바른 선택을 하려고 노력한다.
- 어려운 상황에서도 긍정적인 면을 찾으려고 노력한다.
- 당신과 다른 사람들이 처한 상황이 어둡고 암울할 때도, 사람들과 협력하여 진전을 이루도록 노력한다.
- 건강을 증진하는 새로운 태도를 수용하여 웰니스를 향해 나아간다.

늙어 가는 것이 아니라 지혜롭게 성장하고, 건강하게 성장하며, 진정한 본연의 자아로 성장해 나간다고 생각하라.

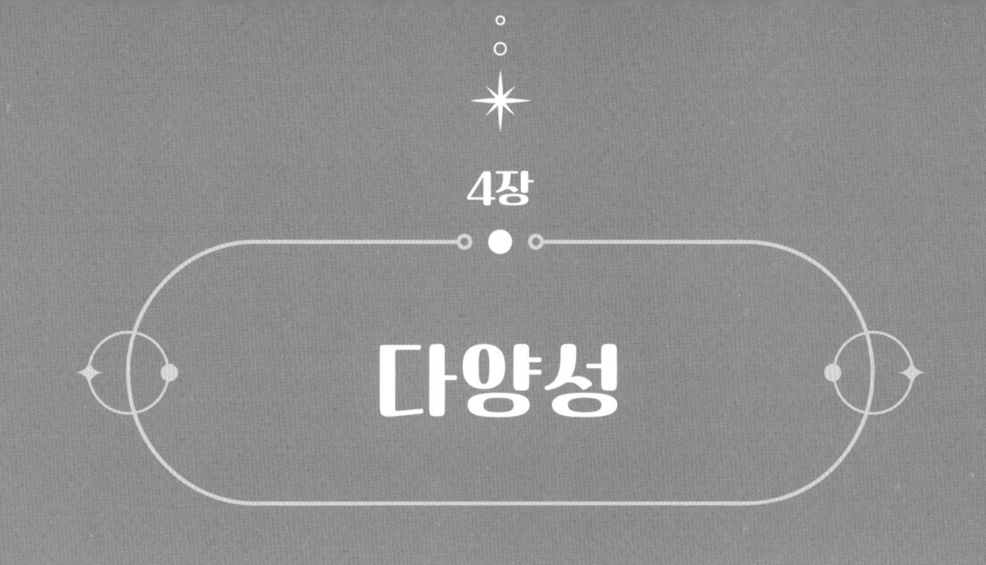

4장 다양성

폐경기 및 중년기 이후의 다양성

약어 VARIETY

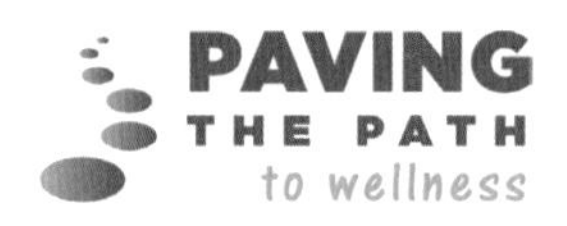

Volunteer
Action
Research
Imagine
Education
Tasks
Yesterday

- VOLUNTEER(자원봉사) 지역사회에서 자원봉사를 하는 것은 삶에 다양성을 더하는 훌륭한 방법이다. 도움이 필요한 사람을 보았거나, 당신이 누군가를 도울 수 있다는 사실을 깨달았다면 주저하지 말라. 도움을 줄 수 있는 자원봉사에 참여하라. 다른 사람도 당신의 행동에 기뻐할 것이다.
- ACTION(행동) 항상 해 오던 일을 계속하기는 쉽다. 새로운 수업을 신

청하거나, 낯선 사람에게 인사를 건네거나, 단골 식당에서 다른 메뉴를 주문하는 등 새로운 행동을 취해 보라. 삶의 한편에만 앉아 있지 말고, 지금 당장 행동에 나서서 변화를 주어야 한다. 내일까지 기다리지 말고, 오늘 당장 행동하라.

- **RESEARCH(조사)** 당신의 지역사회에서 다양한 기회를 조사해 보라. 탐구자가 되어 삶에 다양성을 더할 방법을 탐색해 보라. 조사해 보지 않으면 어떤 선택지가 존재하는지 알 수 없다.
- **IMAGINE(상상하기)** 어떻게 하면 활동이나 소통을 더 잘할 수 있을지 상상해 보라. 눈을 감고 어떻게 개선할 수 있을지 마음속으로 그려 본 다음, 행동에 옮겨 보라. 예를 들어 심부름을 해야 하는 날이라면, 친구를 초대해 함께 가거나, 외출하는 동안 좋아하는 가게에 들를 수 있다. 가능성을 상상해 보라.
- **EDUCATION(교육)** 정기적으로 새로운 것을 배우고 교육을 통해 지식을 넓히는 것은 평생의 뇌건강에 이롭다. 예를 들어, 온라인으로 동영상을 시청하면서 새로운 기술을 배우거나, 미술 수업에 등록하거나, 지역 대학 강좌를 수강하는 등 다양한 형태로 학습할 수 있다. 세상은 당신에게 새로운 것을 가르쳐 주려고 기다리고 있다.
- **TASKS(과업)** 설거지, 빨래 등 모든 여성이 하는 일이지만 꼭 재미있지는 않은 일이 있다. 이러한 과업에 다양성을 더해 보라. 평범한 일상에 새로운 생기를 불어넣을 수 있다. 예를 들어, 설거지를 하면서 노래를 불러 보라. 빨래를 하면서 새로운 라디오 방송을 들어 볼 수도 있다. 무엇을 하든 상관없다. 그저 다양성을 더해 일상에 변화를 주면 된다.

- **YESTERDAY(과거)** 당신의 삶에 다양성을 더하기 위해 어제, 지난달, 그리고 몇 년 전에 무엇을 했는지 살펴보라. 몇 년 동안 기타를 치지 않았을 수도 있고, 대학 시절 친구와 연락한 지 10년이 넘었을 수도 있다. 당신의 과거에는 당신의 미래에 다양성을 더할 수 있는 아이디어들이 가득 담긴 보물 창고가 있다.

다양성 - 기본 이해하기

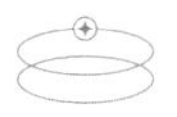

다양성을 다루는 이번 장은 흥미롭게 전개되겠지만, 단조로움도 삶의 일부이다. 양치하기, 쓰레기 버리기, 빨래하기 등은 여성들이 보통 신나는 일이라고 생각하지 않는 일상적인 일과들이다. 당신의 "할 일" 목록에는 항상 단조로운 일들이 있더라도, 지루함을 줄이고 삶에 즐거움을 더할 방법을 찾을 수 있다.

다양한 영역의 활동에 참여하면 인지 기능, 기억력, 실행 기능(예: 유연한 사고, 계획, 문제 해결, 조직력, 자제력)이 향상되는 것으로 나타났다. 다양한 경험, 활동, 사람, 장소에 노출되면 뇌 세포 간에 새로운 연결이 형성되도록 자극되어, 시간이 지남에 따라 뇌의 구조와 기능이 개선된다.

폐경이행기가 지난 여성에 대한 고정관념을 생각해 보면, "자그마한 노부인"이 흔들의자에 앉아 TV를 시청하거나, 몇 시간이고 뜨개질하는 모습이 떠오를지도 모른다. 뜨개질은 뇌를 자극하는 아름다운 방법 중

하나이지만, 그것은 매일 경험할 수 있는 수많은 창의적인 활동 중 하나일 뿐이다. 당신은 "자그마한 노부인"이라는 고정관념에 부합하는 갱년기 여성이나 중년 이후의 여성을 모를 수도 있다. 그러나 당신은 이 연령대의 많은 여성이 다양성 증진에 따른 이점을 누릴 수 있다는 사실을 알고 있을 것이다. 중년 및 노년 여성에 대한 또 다른 고정관념을 깨면서 삶의 경험을 다양화하는 방법을 적극적으로 찾아보라.

당신이 알고 있는 폐경이행기를 경험한 여성들을 생각해 보라. 그들이 축적한 지혜와 창의적으로 번성한 방법을 고려해 보라. 세상은 그들의 지식과 창의성을 필요로 한다. 이제 당신이 빛날 시간이며, 당신이 배운 것을 타인과 나누고, 다른 중년 및 노년 여성들로부터 배우며, 다양성과 기쁨을 더할 기회를 모색할 때이다.

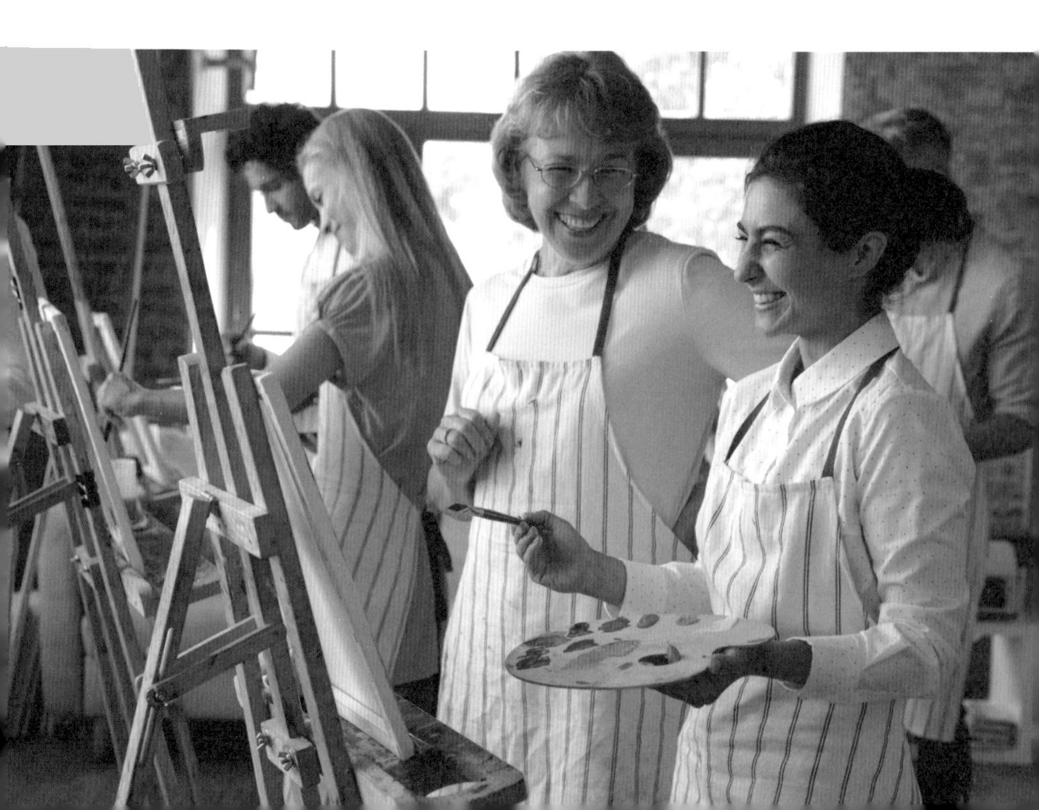

당신은 이미 나이가 너무 많다고 생각할 수도 있다. 하지만 그렇지 않다. 어쩌면 당신은 삶에 기쁨과 경외감, 경이로움을 더하기 위해 경험을 다양화하는 데 집중하는 것이 이기적인 행동이라고 느낄지도 모른다. 하지만 그것은 이기적인 행동이 아니다. 폐경기를 겪는 중이거나 이미 겪은 대부분의 여성과 마찬가지로, 당신도 배우자, 자녀, 부모, 형제자매, 친구, 고용주, 동료 등 다른 사람들을 위해 수년간 헌신하며 살아왔을 것이다. 이제는 당신이 어떤 경험을 원하는지 생각해 볼 때이다. 아직 끝나지 않았다. 이 책을 읽고 있는 당신은 여전히 숨을 쉬고 있고, 여전히 살아 있으며, 이 세상에는 당신이 배우고 경험할 새로운 것들이 있다. 일상에서 다양성을 늘리면서 삶이 제공하는 모든 기회를 받아들여야 한다.

뇌건강을 위한 다양성

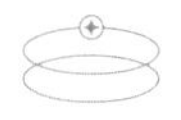

다양한 활동에 참여하면 인지건강이 개선된다. 다양한 활동에 참여하는 성인은 상황, 사건, 사람에 대한 적응력이 높아져 행동을 수정하고 다양한 기술을 활용하게 된다. 미국의 중년층 7천여 명을 대상으로 10년간 연구한 바에 따르면, 다양한 활동에 참여하거나 활동의 다양성을 높인 참가자의 전반적인 인지 및 실행 기능이 더 높았다.✦ 또한 그들의 기

✦ Lee S, Charles ST, Almeida DM. Change is good for the brain: activity diversity and cognitive functioning across adulthood. *The Journal of Gerontology*: Series B. 2021 Jul;76(6):1036-48.

억력도 향상되었다. 이 연구에서는 보수를 받는 일과 자원봉사로 하는 일, 자녀와의 유대 활동, 집안일, 여가 및 신체활동, 비공식적으로 다른 사람을 돕는 활동의 다양성을 조사했다. 이 연구는 다양성이 정신적 자극과 적응에 어떤 결과를 가져오는지 강조한다.

다양성이 정신건강 및 뇌건강에 중요한 이유

- 호기심 있는 태도와 사고방식을 기르는 데 도움이 된다.
- 뇌 기능을 향상시킨다.
- 스트레스 회복탄력성을 높인다.
- 정신적으로 힘든 활동을 할 때 수행 능력을 향상시킨다.
- 기억력을 개선한다.
- 인지 예비능을 증가시킨다(초기 알츠하이머병을 보완하는 데 도움이 될 수 있음).
- 인지 기능 저하의 위험을 줄인다.
- 사회적 네트워크를 확대한다.
- 심리적 웰빙을 지원한다.
- 우울증, 불안과 연관된 지루함을 줄인다.
- 안절부절못하는 정도를 줄인다.
- 에너지를 증가시킨다.
- 삶의 만족도를 높인다.
- 약물 사용 및 폭식의 위험을 줄일 수 있다.

다양성을 통해 뇌건강을 지원하는 방법

(참고: 다음의 옵션 목록을 읽고, 마음에 드는 항목에 표시해 보라.)

- 지역사회 레크리에이션 센터의 프로그램 일정표를 살펴보고 흥미를 불러일으키는 활동에 참여하거나 그룹에 가입해 본다.
- 5년 이상 연락하지 않았던 친구에게 전화해 본다.
- 코미디나 다큐멘터리 영화 등 평소에 보지 않던 장르의 영화를 시청해 본다.
- 평소에 다니는 방향과 반대 방향으로 달리거나 걸어 본다.
- 자주 가는 곳을 운전해서 갈 때 새로운 경로로 가 본다.
- 평소에 자주 가지 않던 식료품점에 가서 이전에 먹어 보지 않은 건강한 식재료와 제품 브랜드는 어떤 것이 있는지 찾아본다.
- 다른 스타일의 옷을 입어 본다. 예를 들어, 항상 원피스를 입는다면 바지를 입어 보고, 단색 옷만 입는다면 패턴이 있는 옷을 입어 본다.
- 평소에 자주 먹지 않는 전통 요리를 제공하는 새로운 음식점에 가 본다.
- 집 안의 방을 더 다채로운 분위기로 바꾸어 환경을 풍요롭게 만들어 본다.
- 콘서트나 연극 공연을 관람해 본다.
- 새로운 식물을 사서 키워 본다.
- 평소에 읽지 않던 주제의 책을 읽는 등 새로운 것을 배워 본다.
- 새로운 팟캐스트를 들어 본다.
- 매달 새로운 유형의 여가 활동을 시도해 본다.

- 자연을 산책하며 사진을 찍어 본다.
- 동물 보호소를 방문해 본다.
- 박물관에 가 본다.
- 텔레비전을 끄고 새로운 것을 공부해 본다.
- 빨래 정리나 설거지 같은 단조로운 활동을 할 때 음악을 들으면서 더 신나게 해 본다.
- 새로운 단체에 가입하거나 그룹 수업을 듣는 등 다양한 사람과 교류해 본다.
- 아직 급여를 받고 있지 않다면, 일을 하고 대가를 받는 것도 고려해 본다.
- 자녀, 친척과 교류하거나, 학교 또는 지역사회 기반 단체에서 자원봉사를 하며 교류할 수 있는 방법을 찾아본다.
- 집안일을 바꿔 볼 수 있는 방법을 생각해 본다.
- 다양한 활동이나 비영리 단체를 통해 자원봉사를 해 본다.
- 매달 새로운 유형의 신체활동을 시도해 본다.
- 집 밖에서 비공식적으로 사람들을 도울 수 있는 방법을 찾아본다.
- 지역사회 및 다른 지역의 새로운 장소를 방문해 본다.
- 신체적으로 수동적인 활동을 줄일 방법을 찾아본다.
- 도서관을 방문하여 새로운 배울거리를 찾아본다.
- 인터넷을 활용하여 새로운 주제에 대한 지식을 늘려 본다.
- 가까운 공원에 가서 하이킹을 해 본다.

여기에 무엇을 추가하고 싶은가?

-
-
-

◐ 항상 해 보고 싶었지만 시도하지 못했던 일은 무엇인가요?

◐ 왜 망설이고 있나요?

취미, 여가 활동, 몰입 그리고 다양성

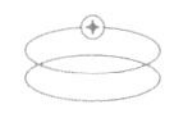

가장 최근에 재미있을 것 같아서 새로운 활동을 해 본 적이 언제였는지 생각해 보라. 중년 이상의 여성들 대부분이 그렇듯, 당신도 언제 그런 활동을 해 봤는지 떠올리기가 쉽지 않을 수 있다. 당신의 뇌는 다양성과

몰입을 원한다. 미하이 칙센트미하이(Mihaly Csikszentmihalyi)는 그의 연구와 저서에서 “몰입(flow)”이라는 개념을 강조했다. 몰입은 당신이 마주한 도전과 그에 관련된 당신의 기술이 아름답게 일치할 때 발생한다. 몰입하면 시간이 멈춘 것처럼 느껴질 수 있다. 반드시 결과에만 집중하는 것이 아니라 경험에 집중하게 된다. 당신은 “해야만 한다”거나, 다른 사람의 기대에 부응하기 위해 무언가를 하는 것이 아니다. 당신의 고유한 기술을 사용하여 도전하는 행동에 참여하면 몰입을 경험할 수 있다.

당신의 몰입 경험은 다른 사람의 몰입 경험과 다를 수 있다. 각자의 재능과 기술, 좋아하는 것이 다르듯이, 저마다 몰입 상태에 이르게 하는 다양한 활동이 있다. 당신은 이미 몰입을 경험하는 활동을 하고 있을 수도 있지만, 다양성을 접목하여 더 큰 몰입을 경험할 수 있다.

어린 시절, 청년 시절에 즐겼던 취미나 현재 즐기고 있는 취미는 어떤 활동이 당신을 몰입 상태로 이끌 수 있는지 힌트를 줄 수 있다. 몇 년 전에 즐겼던 활동을 최근에는 해 보지 않았고, 그것이 안전한 활동이라면 다시 한번 시도해 보라. 예를 들어, 어렸을 때 크레용으로 색칠하기를 좋아했다면, 성인을 대상으로 색칠하기 팁을 소개하는 영상을 찾아보고, 성인용 색칠하기 책과 크레용 세트를 구입하여 색칠하는 것이 당신에게 즐거움을 주는지 살펴볼 수 있다.

당신의 실력을 발휘할 수 있는 몇 가지 도전 과제를 활동에 포함시키는 것도 도움이 된다. 예를 들어, 성인용 크레용 작품을 살펴보거나 색칠하기 강좌를 듣고, 새로운 기술을 사용하여 작품을 만들어 볼 수 있다. 결과물이 중요한 것이 아니라 과정을 즐기고 몰입을 경험하는 것이 중요함을 기억하라. 색칠에 흥미가 없다면 도자기 만들기, 유리 공예, 그림 그리기 등 또 다른 창의적인 활동을 해 봐도 좋다. 예를 들어, 클라리넷 연주를 배우거나 발레 수업을 듣는 것도 당신의 실력에 맞게 도전할 기회를 제공하므로 몰입을 경험할 기회가 될 수 있다.

우리의 뇌는 다양성을 원하며, 여러 가지 새로운(또는 오래된) 취미와 여가 활동을 시도하면, 삶에 즐거움을 더하고 도전 정신을 불러일으킬 수 있다. 항상 해 왔던 활동이거나 결과를 즐기기 위해서가 아니라 그 순간에 완전히 몰입하고 싶어서 활동에 참여하는 것을 고려해 보라. 당신은 즐겁고 몰입할 수 있는 경험을 할 자격이 있다. 지역 YMCA, 도서관, 커뮤니티 센터나 대학에서 온라인 또는 대면 수업을 통해 새로운 취미나 여가 활동을 배울 방법을 찾아보라. 친구들과 무엇이 몰입감을 주는지 이야기를 나누고, 그런 활동에 함께 참여하는 것을 고려해 보라.

한 번 해 보고 그만두지 말라. 매달 새로운 몰입감을 주는 경험을 찾아보려고 노력해 보라. 조사가 필요할 수도 있으며, 재미있을 것이라고 생각했던 활동이 생각보다 재미없다는 것을 깨달을 수도 있다. 그래도 괜찮다. 당신의 뇌건강을 증진하는 다양성을 삶에 통합하였고, 자신에 대해 더 많이 알게 되었으니 말이다.

이제 이 지식을 바탕으로 앞으로 취미, 일, 여가 활동을 통해 다양성을 더하고 몰입을 경험할 수 있는 또 다른 방법을 찾아보라.

연결과 다양성

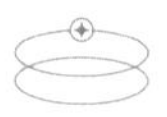

세계적으로 유명한 정신과 의사이자, 인간관계 전문가이자, 작가인 네드 할로웰(Ned Hallowell) 박사는 자신의 책 《연결: 마음을 열고, 삶을 연장하고, 영혼을 깊게 하는 12가지 중요한 유대 관계(Connect: 12 Vital Ties That Open Your Heart, Lengthen Your Life, and Deepen Your Soul)》에서 연결의 중요성은 가족과 친구 그룹을 넘어 확장된다고 설명했다.✚ 그가 말하는 연결된 삶의 목록에는 다음과 같은 관계가 포함된다.

- 가족
- 이웃
- 친구
- 직장
- 과거
- 자연/야외
- 반려동물/동물
- 예술과 아름다움
- 활동, 취미, 지난 시간

✚ Hallowell EM. *Connect: 12 vital ties that open your heart, lengthen your life, and deepen your soul.* New York: Simon and Schuster; 2001.

- 정보와 아이디어
- 기관, 동호회, 단체, 기타 그룹
- 영적 연결
- 자신과의 연결
- 삶과의 연결
- 기타 연결

이 책의 뒷부분에서 연결에 대해 더 자세히 다룰 것이며, 지금은 연결의 다양성을 높이는 데 집중한다.

◐ 위의 목록을 읽어 보고, 잘 연결되어 있다고 느끼는 영역과 연결이 끊어졌다고 느끼는 영역이 있나요?

다시 목록으로 돌아가서 강한 연결감을 느끼는 항목을 체크해 보라. 연결을 개선하고 싶은 영역에는 X 표시를 해 보라. 이러한 영역 중 일부에서는 연결되어 있음을 느끼고, 일부 영역에서는 단절되어 있다고 느끼는 것은 정상이다. 연결의 깊이와 폭(다양성)을 넓히면 웰빙을 증진할 수 있다.

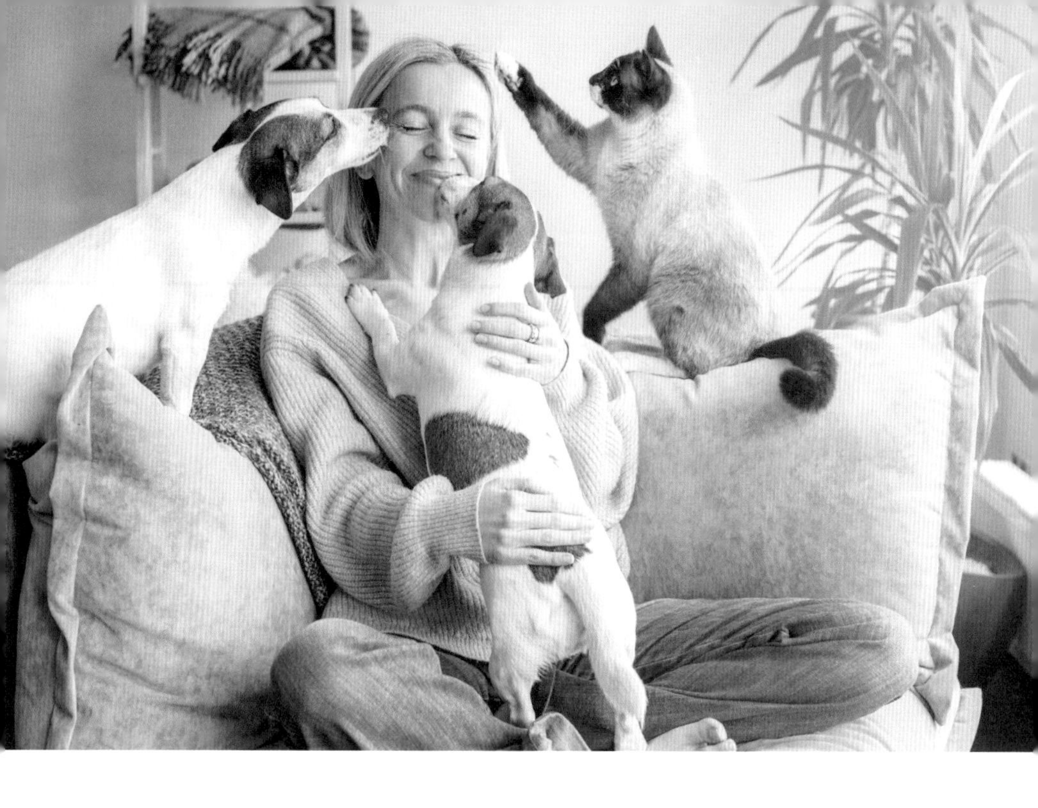

연결을 통해 다양성을 더할 방법은 무궁무진하다. 예를 들어, 이웃과의 연결이 부족하다고 느낀다면, 만난 적이 없는 이웃 가족에게 쿠키 한 접시와 함께 따뜻한 인사를 건네어 볼 수 있다. 또 동네 공원에서 유익한 책을 읽으면 이웃, 자연, 정보와의 연결에 도움이 된다. 미술관을 방문하거나 음악회에 참석함으로써 예술 및 아름다움과의 연결을 통해 다양성을 더할 수도 있다.

앞서 언급한 목록을 읽어 보면서 이러한 연결을 통해 삶에 다양성을 더할 수 있는 방법을 생각해 보라. 그렇게 하면 기쁨을 느끼고, 뇌건강과 전반적인 정서적 웰빙에 도움이 될 것이다.

다양성을 통해 진정한 자아로 성장하기

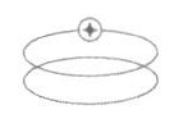

자아상은 나이가 들면서 자연스럽게 진화한다. 폐경기를 지나 그 이후에도 자아상은 계속 발전할 것이다. 나이가 들어 가면서 자아상이 실제 자신의 모습과 일치하기를 바란다.

폐경기, 중년기 그리고 그 이후로도 진정한 자아로 성장하는 과정에서 보완이 필요한 부분이 생기는 것은 정상이다. 이러한 생애 단계에 있는 많은 여성은 실패에 대한 두려움이 줄어들고, 더 이상 타인이 자신에게 부여한 역할을 수행할 필요가 없다고 느낀다. 자신이 "되어야 한다"고 생각하는 사람이나, 타인이 원하는 사람에 맞춰 자신을 변화시키지 말고 이 시기를 받아들여 보라. 당신은 이 시기를 비롯해 그 이후에도 번성할 수 있는 존재이다. 진정한 자아로 더욱 온전히 성장해 나가는 과정에서 다양성을 더하면, 이러한 전환과 웰빙을 지원할 수 있다.

◐ 진정한 자아로 온전히 성장한 자신의 모습을 상상해 보세요. 지금과는 다른 어떤 생각과 행동, 경험을 하고 있을까요?

다양한 경험과 생각 또는 당신을 지지하는 사람과의 연결을 통합하면, 인생 여정에서 경외심과 경이로움이 커질 것이다.

나이가 들어 감에 따라 진정한 자아로 성장해 나가려면 안전지대를 벗어나도록 노력해야 한다. 직감을 믿고, 새로운 것을 시도해도 괜찮다는 것을 믿어 보라. 예를 들어, 당신의 진정한 자아는 자연 속에서 시간을 보내거나, 타인을 위해 봉사하거나, 영적 건강에 더 많은 시간을 할애할 수도 있다. 당신의 현재 상태와 진정한 자아상이 다르다고 느낀다면, 이는 다양성을 더할 때가 되었다는 신호이다.

다양성을 통해 진정한 자아상에 더 가까워지면, 중년 이후의 여성으로서 자신감과 자부심을 느낄 수 있다. 당신의 세계에 경외심과 경이로움을 불어넣는 일을 하고 있다는 자부심을 느낄 것이다.

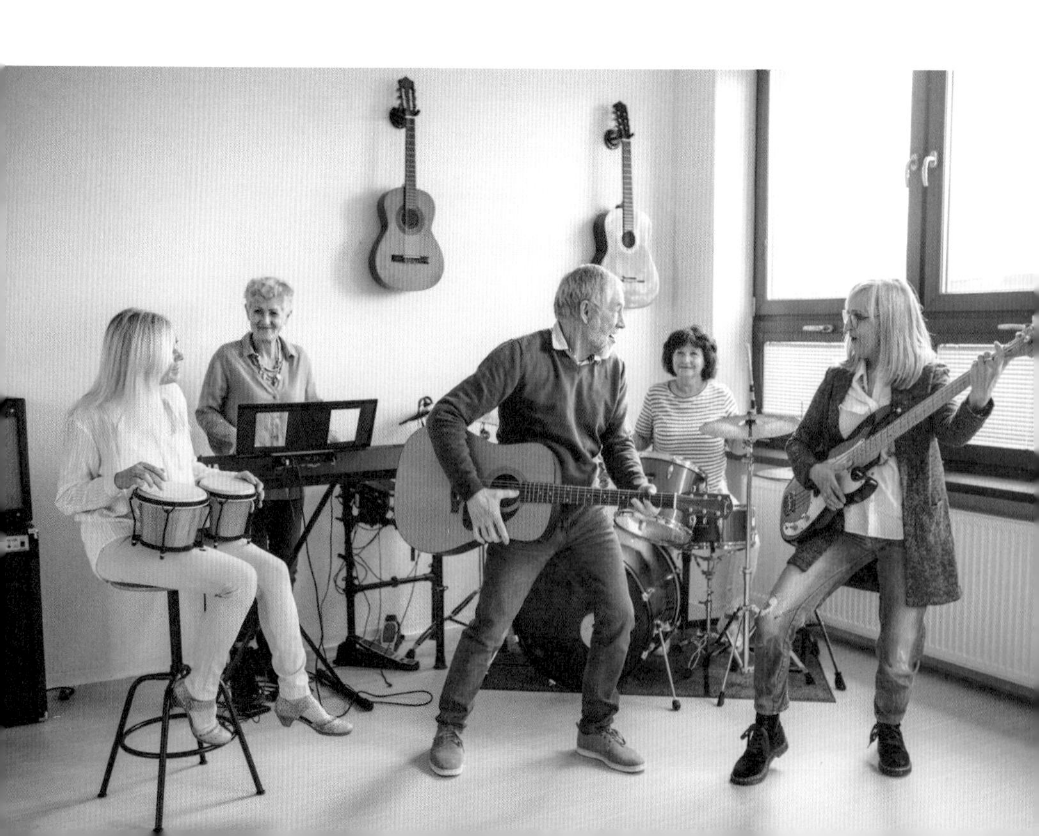

코치(COACH) 접근법으로 다양성 코치하기

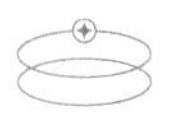

삶에 더 많은 다양성이 필요하다는 것을 깨달았다면, '코치(COACH)' 접근법을 통해 스스로를 코치할 수 있다. 보통 다양성은 우연히 생기는 것이 아니라 계획된 경험, 활동 및 상호작용을 통해 형성된다. 그러므로 삶에서 저절로 다양성이 증가하기를 기다리지 말고, 다양성으로 가득 찬 더 행복하고, 건강하고, 즐거운 삶을 살기 위해 스스로를 코치하라. 그런 점에서 코치 접근법을 사용하면 도움이 된다.

호기심(CURIOSITY)

빠르게 변화하는 현대 사회에서는 삶이 일상적인 업무와 의무로 가득 채워져 있다. 그래서 당신의 삶에서 더 많은 다양성이 필요한 영역을 고려할 여유를 갖기가 쉽지 않다. 코치 접근법이 이를 도와줄 수 있다.

◆ 당신의 삶에서 따분하거나 지루한 영역, 또는 다양성을 더하면 도움이 될 만한 영역은 무엇인가요?

◆ 이런 따분한 영역에서 다양성을 늘리기 위해 무엇을 하고 싶나요?

◆ 과거에 당신에게 몰입감이나 기쁨을 가져다준 활동들은 무엇인가요?

◆ 그러한 과거의 활동과 비슷하지만 다른 활동을 경험하기 위해 다양성을 어떻게 활용할 수 있을까요?

◆ 잠시 시간을 내어 몰입 타임라인을 만들어 보세요. 당신을 몰입 상태로 이끈 활동들을 타임라인에 나열하거나 그려 보세요. 그런 다음, 그때 당신이 가장 좋아했던 활동을 찾아보세요. 몰입 타임라인을 완성하면서 즐거운 시간을 보내세요.

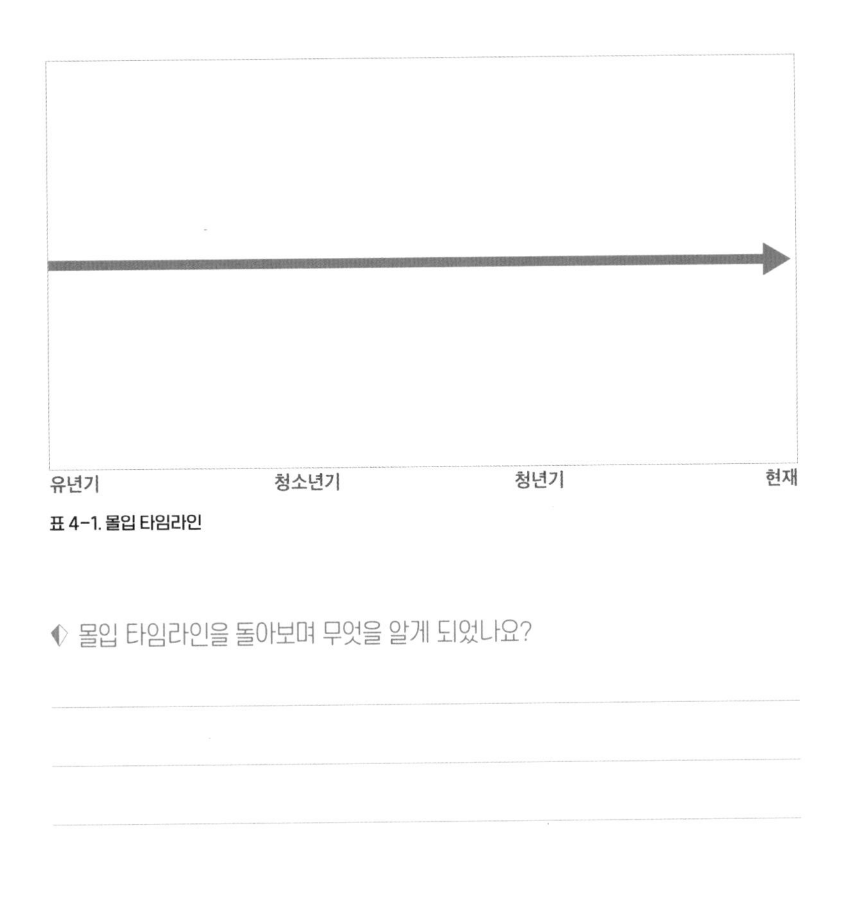

표 4-1. 몰입 타임라인

◆ 몰입 타임라인을 돌아보며 무엇을 알게 되었나요?

개방성(OPENNESS)

진정한 자아로 성장하기 위해 열린 마음을 갖는 것은 강력한 힘을 발휘한다. 이러한 변화에 개방적이지 않다면 긍정적인 성장은 일어나지 않을 것이다. 이 과정에서는 부끄러움, 자책감 또는 죄책감을 느낄 필요가 없다. 예를 들어, 평소에 벨리댄스를 춰 보고 싶었다면, 지역 강좌나 온라인 레슨을 찾아 도전해 보라.

◈ 무언가를 시도해 보고 싶은데 부끄럽다고 느껴지는 점은 무엇인가요?

◈ 이러한 부끄러움을 유발하는 요인이 무엇이라고 생각하나요?

◈ 당신의 친구가 그 활동을 해 보고 싶어 한다면 뭐라고 말해 줄 것인가요?

◈ 활동과 경험에 다양성을 더하는 것에 대한 당신의 개방성이 행복, 기쁨, 웰빙에 어떤 영향을 미치나요?

◈ 당신의 두려움이나 부끄러움 또는 비판적인 성격이 새로운 것을 시도하는 데 어

떻게 방해가 되나요?

◆ 당신의 경험, 활동 및 연결에 다양성을 더하기 위해 어떤 사고방식을 바꿔야 할까요?

◆ 아무도 보고 있지 않다면 무엇을 시도할 것인가요?

감사(APPRECIATION)

나이가 들어 갈수록 삶의 다양성과 다양한 기회에 대해 감사하는 마음이 더욱 커지길 바란다. 감사하는 마음을 키우면 당신의 웰빙을 향상시킬 수 있다.

◐ 두려움 없이 새로운 경험을 시도하는 훌륭한 본보기가 되는 지인을 찾아보세요. 그들에게서 무엇을 배울 수 있나요?

◐ 그들과 연결되면 당신의 경험을 확장해 나가는 데 도움이 될까요?

◐ 당신의 안전지대에서 벗어나 새로운 것을 발견하면서 즐거웠던 순간을 떠올려 보고, 그 경험을 설명해 보세요.

◐ 새로운 것을 시도할 수 있도록 힘을 실어 주는 당신의 강점은 무엇인가요? 가족과 친구의 지지가 강점일 수도 있습니다. 또는 당신이 창의적이거나, 성장형 사고방식을 가지고 있거나, 유머 감각이 있고 언제나 웃을 수 있는 점이 강점일 수도 있습니다.

◆ 당신의 삶에서 이미 다양성의 이점을 누리고 있는 영역을 생각해 보세요. 이런 영역에 대해 감사함을 표현하고 있나요? 그렇지 않다면, 지금부터라도 그렇게 할 수 있나요?

◆ 이제, 예상치 못한 방향으로 당신을 이끌어 주어 당신의 삶에 큰 기쁨과 다양성을 가져다준 것에 대해 감사한 점을 생각해 보고 설명해 보세요.

연민(COMPASSION)

여성들은 흔히 자신에 대해 가장 비판적이다. 자기비판은 다양성을 증진하는 태도를 기르지 못한다. 새로운 것을 시도할 때, 자신에게 연민을 가지면 다양성에 대한 개방성을 높일 수 있다.

◐ 새로운 활동을 시도했다가 실패했을 때 스스로에게 연민을 갖나요?

◐ 친구가 새로운 것을 시도했다가 실패했다면 뭐라고 말해 줄 것인가요?

◐ 여러 가지 새로운 것을 시도해 보면서 성장형 사고방식 또는 더 자비로운 마음을 가지려면 어떻게 달라져야 할까요?

◐ 새로운 것을 시도할 때 실수해도 괜찮다고 당신 자신을 지지하는 연민 어린 문구를 적어 보세요.

◐ 친구 초대하기, 수업 듣기, 더 많은 정보 수집하기 등 새로운 시도에 대한 불안감을 어떻게 줄일 수 있을까요? 새로운 시도가 실패한다고 해서 세상이 끝나는 것은 아니라는 사실을 기억하세요.

◐ 다음번에 자기 자신이 부끄럽고, 자책감 또는 죄책감이 들 때, 친한 친구를 대하듯 자신을 대해 보세요. 실제로 그렇게 하려면 어떤 준비가 필요할까요?

정직(HONESTY)

◐ 새로운 것을 시도하고 삶에 다양성을 더하는 데 방해가 되는 것은 무엇인가요? 자신에게 솔직해져 보세요.

◆ 사람들로부터 평가를 받는다고 느끼나요? 만약 그렇다면, 이런 감정을 줄이기 위해 무엇을 할 수 있나요?

◆ 누구나 불안감을 가지고 있습니다. 당신은 무엇이 불안한가요?

◆ 그러한 불안감이 당신의 삶에 다양성을 늘리고, 몰입을 경험하고, 진정한 자아로 성장하는 데 어떻게 방해가 되었나요?

◆ 친구와 동료들이 당신과 당신이 하는 일에 대해 어떻게 생각하는지를 신경 쓰는지, 그 이유는 무엇인지 솔직하게 성찰해 보세요. 이것이 당신이 다양성을 추구할지, 아니면 기존에 해 왔던 일만 계속할지 여부에 어떤 영향을 미치나요?

◐ 당신은 어떤 영역에서 탁월한가요? 가능한 한 많이 나열해 보세요. 최소 10가지 이상 적어 보세요.

◐ 당신은 어떤 칭찬을 받나요? 왜 그런 칭찬을 받는다고 생각하나요? 솔직하게 적어 보세요.

◐ 타인에게서 좋은 점, 아름다운 점, 지혜로운 점을 발견하면 그들을 칭찬하나요?

솔직하고, 격려해 주는 피드백은 사람들이 생각했던 것보다 더 많은 것을 성취하는 데 도움이 된다. 당신 자신과 주변 사람들의 고유한 재능을 인정하면, 지속적으로 성장할 수 있는 환경을 조성할 수 있다.

다양성 마무리

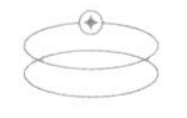

이 장에서 다룬 내용이 건강을 위해 다양성을 활용하는 방법을 생각해 보는 데 도움이 되었기를 바란다. 삶에 더 많은 다양성을 도입할수록, 처음에는 불안감이나 자기의심을 느낄 수 있다. 당신만 그런 것이 아니

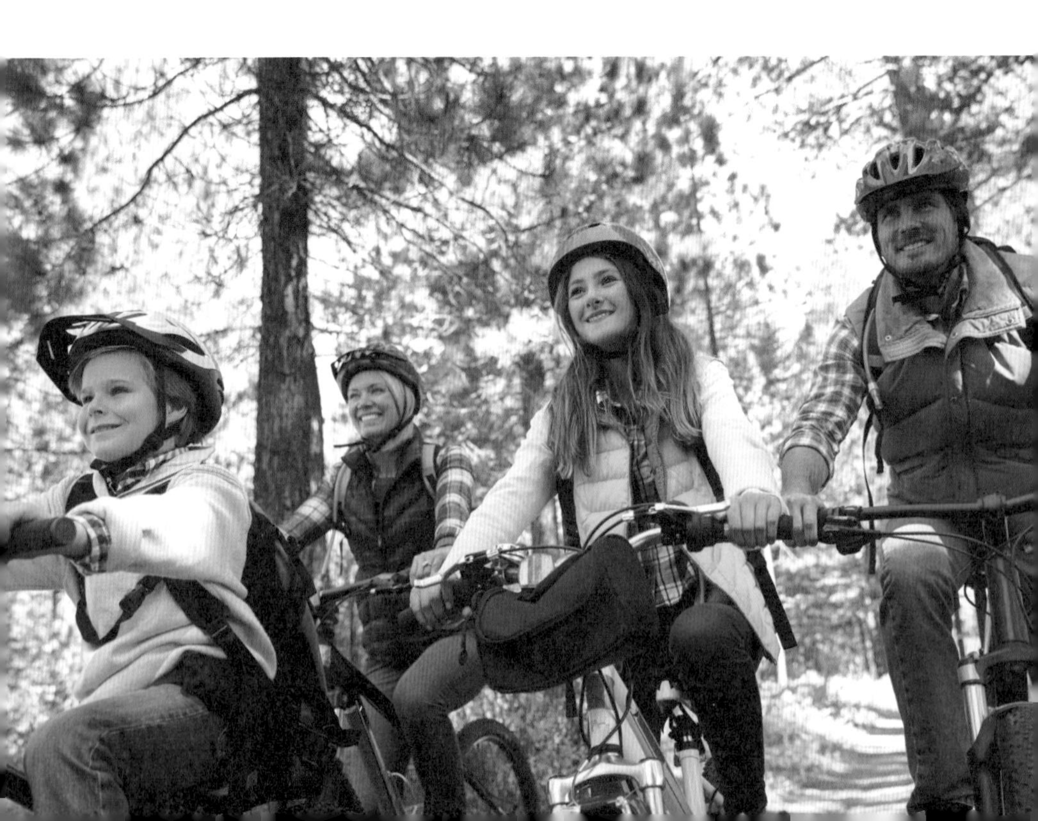

라는 사실을 기억하라. 새로운 것을 시도할 때 불안감이나 불확실성을 느끼는 것은 정상이다.

다양한 활동과 타인 및 세상과의 상호작용을 경험하는 것이 얼마나 중요한지 스스로에게 상기시켜 보라. 다양성 증가에 따른 이점을 누리기 위해 안전지대에서 벗어나 도전해 볼 만한 가치가 있다. 실수는 배우고 성장할 수 있는 기회라는 성장형 사고방식을 가져야 한다. 때로는 좌절을 경험하게 되겠지만, 이러한 경험은 앞으로의 시도를 위해 자신을 이해하고 강화하는 데 도움이 된다. 삶에 다양성을 더 많이 도입할수록 주변 사람들이 새로운 것을 시도하도록 영감을 줄 수 있고, 다양성의 이점을 널리 전파할 수 있다.

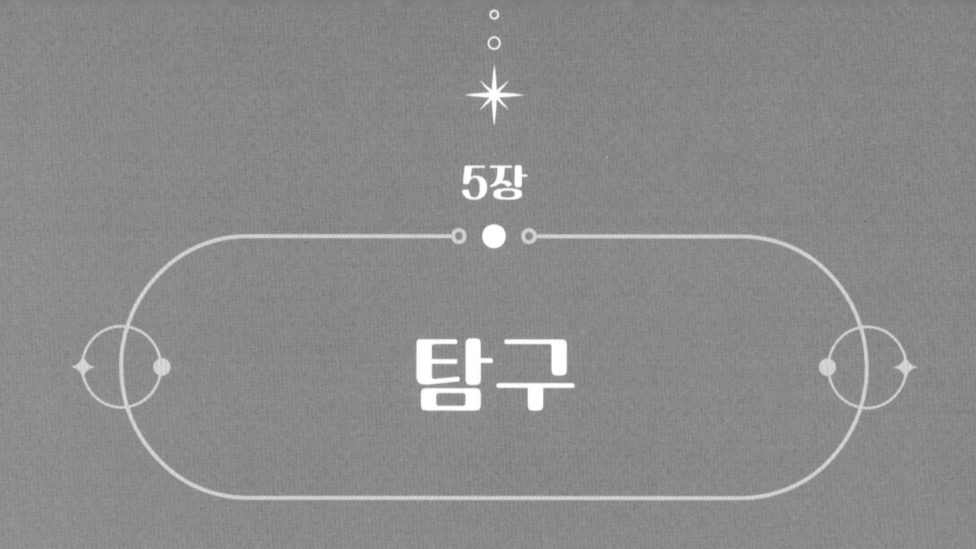

5장

탐구

폐경기 및 중년기 이후의 탐구

약어 INVESTIGATION

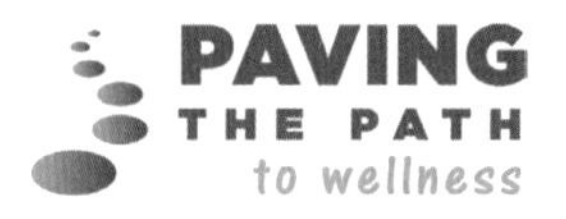

Interests	Growth
Now	Appreciation
Values	Time
Environment	Inclusion
Spirituality	Options
Talents	Notes
Innovation	

- INTERESTS(관심사) 당신의 관심사부터 시작하여 그것에 대해 더 자세히 알아보라. 만약 코바늘 뜨개질에 관심이 있다면 새로운 뜨개질 패턴, 지역 강좌 또는 온라인 강좌를 찾아보라. 당신의 관심사를 바탕으

로 다음 단계를 탐구해 나갈 수 있다.

- **NOW(지금)** 지금이 바로 탐구할 때이다. 자신의 관심사가 무엇인지, 지역사회에서 할 수 있는 일이 무엇인지, 무엇을 좋아하는지 등등 당신 자신에 대해 더 자세히 알아보라. 더 이상 지체하며 시간을 보내지 마라. 지금이 가장 좋은 기회이니 지금 바로 탐구하라.
- **VALUES(가치관)** 당신의 가치관에 부합하는 주제를 탐구하라. 당신이 탐구하고 싶은 특정 공익 단체나 기관이 있을 수도 있다. 단체나 기관의 활동에 참여할 수 있는 방법을 조사하거나, 그러한 단체에 대해 더 자세히 알아볼 수 있다. 당신의 가치관이 탐구를 이끌어 가게 하라.
- **ENVIRONMENT(환경)** 주변 환경을 탐구하라. 당신의 이웃과 당신이 살고 있는 지역을 둘러보라. 많은 여성들이 멀리 떨어진 곳으로 여행을 떠나지만, 정작 지역 내 관광 명소나 인근의 아름다운 자연 명소는 방문한 적이 없다. 탐정이 되어 주변 환경에 무엇이 있는지 살펴보라.
- **SPIRITUALITY(영성)** 영적 웰빙을 지원할 수 있는 방법을 탐구해 보라. 당신이 속한 지역사회나 온라인에는 당신이 몰랐던 영적 웰빙 지원 방법이 있을 수 있다. 소셜미디어, 팟캐스트, 책, 온라인 동영상은 당신의 영성을 지지하기 위해 탐구할 수 있는 형식들의 일부분일 뿐이다.
- **TALENTS(재능)** 당신의 재능을 이용하여 다른 사람을 도와주라. 당신은 세상이 필요로 하는 기술을 가지고 있다. 당신의 능력은 세상을 더 나은 곳으로 만들 수 있다. 당신의 재능과 특기를 완전히 활용하기 위해 그것을 어떻게 사용할 수 있는지 탐구해야 한다.
- **INNOVATION(혁신)** 대부분의 사람들은 매일 문제에 직면하면서도 이

러한 문제를 해결하기 위해 혁신을 활용하는 방법을 생각하지 않는 경우가 많다. 탐구해야 한다. 수년 동안 당신을 힘들게 한 문제를 조사하고, 해결할 수 있는지 확인하라.

- **GROWTH(성장)** 당신이 어떤 것을 탐구할 때, 더 다재다능한 사람으로 성장하고 당신의 뇌 역시 성장한다. 학습할 때 뇌 세포 사이에 새로운 연결이 형성된다. 당신은 새로운 것을 배우기에 결코 많은 나이가 아니다. 당신의 뇌는 일생 동안 계속 성장하기를 원한다.
- **APPRECIATION(감사)** 탐구 과정에 감사하고, 그 여정을 즐겨 보라. 항상 최종 목표가 있어야 할 필요는 없다. 예를 들어, 새에 관심이 있다면 새에 대해 더 많이 알아가는 과정에 감사하라. 당신에게 가장 적합한 건강 습관이 무엇인지 탐구하면서 웰니스로 가는 길을 걸어 나가는 여정에 감사하라.
- **TIME(시간)** 새로운 것을 탐구하고 배우는 데 시간을 할애하라. 하루 중에 새로운 지식을 얻을 수 있는 시간을 확보해 두라. 예를 들어, 새로운 언어를 배우거나, 새로운 악기를 연주하거나, 새로운 유형의 운동에 익숙해지려면 시간이 필요하다. 서두르지 말고 시간을 갖고 꾸준히 실천하라.
- **INCLUSION(포함)** 탐구에 다른 사람을 포함시켜라. 새로운 수업을 듣거나 새로운 기술을 배울 때 다른 사람에게 함께 하자고 요청해 보라. 친구나 사랑하는 사람과 함께 탐구하면, 그 과정이 훨씬 보람차게 느껴질 수 있다. 다음에 새로운 것을 배울 때 다른 사람을 포함시킬 수 있는지 확인해 보라.

- **OPTIONS(옵션)** 당신의 하루를 시작하면서, 해야 하는 일에 대해 어떤 옵션들이 있는지 스스로에게 물어보라. 이미 해당 작업을 수행하기 위해 계획한 특정 방법이 있을 수 있지만, 그 일을 수행할 새로운 방법을 더 탐구해 볼 수 있다. 조사해 보기 전까지는 모든 옵션을 알 수 없는 경우가 많다.
- **NOTES(메모)** 탐구하는 동안 메모를 하라. 배운 내용은 잊어버리기 쉽다. 어디를 가든 작은 수첩을 가지고 다니면서 탐구하고 싶은 주제가 떠오르거나 새로운 것을 알게 되면 기록하라. 휴대폰의 "메모" 애플리케이션에 아이디어를 기록할 수도 있다.

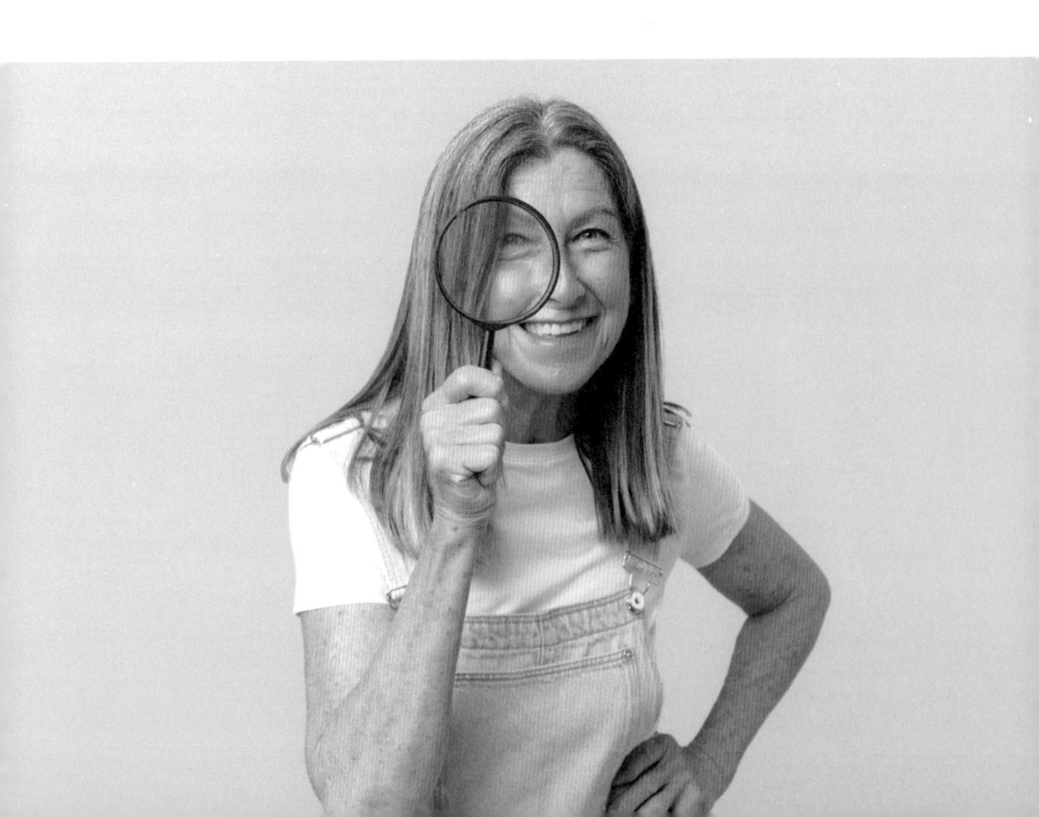

탐구 - 기본 이해하기

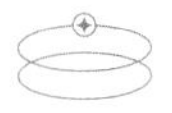

폐경은 여성의 인생 여정에서 경험하는 자연스러운 과정이다. 12개월 연속 월경이 중단되었다면 공식적으로 폐경이 시작되었다는 신호이며, 미국 여성은 보통 51세 전후로 폐경을 맞이한다.✦ 그러나 많은 여성이 월경이 중단되기 몇 년 전인 40대부터 폐경이행기 증상을 경험한다. 또한 폐경 후 수년간 폐경 때문에 발생하는 증상을 흔하게 겪는다. 안면홍조와 같은 몇몇 증상은 몇 년 동안 지속되기도 한다. 어떤 여성은 안면홍조 증상이 전혀 나타나지 않는 반면, 어떤 여성은 10년 이상 안면홍조를 경험한다. 요실금이나 질 건조증 같은 증상도 나이가 들면서 더 흔하게 발생한다. 이 장에서는 폐경 전후 여성이 겪는 일반적인 증상을 해결하기 위한 전략을 탐구한다.

개개인의 성격과 신체가 고유하듯, 폐경 경험도 고유하다. 이 장에서는 폐경과 관련된 모든 증상을 다루지는 못하지만, 가장 흔한 증상과 잠재적 치료법에 대한 근거기반 정보를 살펴본다. 이 책이 당신의 주치의나 기타 의료제공자들의 의학적 조언을 대체할 수는 없다. 만약 이 장에서 다루는 증상을 겪고 있거나 또 다른 증상이 있다면, 담당 의사에게 문

✦ American College of Obstetricians and Gynecologists(ACOG). Practice Bulletin No. 141: management of menopausal symptoms. *Obstet Gynecol*. 2014 Jan;123(1):202-16, reaffirmed 2016, correction can be found in *Obstet Gynecol* 2016 Jan;127(1):166

의하여 도움을 받기를 바란다. 당신의 상태가 병원을 방문할 정도는 아닌 경우, 전화나 줌(Zoom)을 통해 해결할 수 있는 문제일 수 있으므로 담당 의사의 진료실에 연락하여 당신의 문제를 공유하라. 그러나 병원 방문 진료가 필요할 수도 있기에, 이러한 상황은 조기에 대처하도록 한다.

미셸 톨레프슨 박사가 전하는 지혜의 말

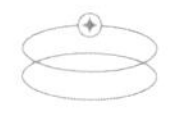

나는 수년간 여성들과 함께 일하면서, 우리 사회에서 여성들을 대상으로 한 전형적인 폐경 증상에 대한 교육이 제대로 이루어지지 않고 있다는 사실을 알게 되었다. 대부분의 여성은 매우 건강하다 하더라도 폐경 관련 증상을 경험하게 된다. 폐경을 겪는 것은 건강한 일이라는 사실을 기억하라!

폐경은 여성의 생애주기에서 자연스러운 일부분이다. 때로는 폐경을 아름답지 않다고 느끼거나, 폐경 관련 증상이 없기를 간절히 원할 수도 있다. 그러나 여성은 매달 난소에서 일어나는 배란이 자연스럽게 멈추는 시기가 온다는 사실을 기억해야 한다. 건강한 습관들은 증상의 심각성을 완화하는 데 도움이 되지만, 건강한 생활을 위해 모든 지침을 따르는 여성조차도 배란 및 월경 중단과 관련된 에스트로겐 감소 때문에 나타나는 증상을 경험하게 될 것이다. 여성들은 폐경기 증상을 부끄러워해서는 안 된다.

때로는 이러한 증상들이 질병 때문에 나타나는 결과가 아니라 정상적인 폐경이행기의 한 부분이라는 사실을 아는 것만으로도 불필요한 불안감을 해소할 수 있다. 예를 들어, 폐경이 시작되면서 경험하는 '브레인 포그' 현상이 초기 치매 때문이라고 걱정하는 여성들을 자주 본다. 그러나 이는 대개 폐경으로 인해 발생하며, 시간이 지나면 저절로 해결된다. 어떤 여성들은 자신이 겪고 있는 일이 혼자만 겪는 문제가 아니라는 사실을 인식하면 도움이 된다. 이는 폐경기에 감정 기복이나 성생활에 대한 관심 감소로 어려움을 겪는 많은 여성에게 해당된다. 나는 이들에게 다른 많은 여성들도 그러한 증상을 경험한다고 안심시킨다. 여성들은 자신의 경험이 개인적인 문제라고 생각되면 외로움을 느껴 더 힘들어하기도 한다.

의사로서 가장 보람 있는 일 중 하나는 환자들, 특히 치료가 가능하다는 사실조차 몰랐던 환자들이 폐경기 증상을 탐구하고, 관리하고, 불편감을 줄일 수 있도록 돕는 일이다. 요실금부터 질 건조증, 브레인 포그, 피부 건조, 성생활에 대한 흥미 감소, 야간발한에 이르기까지 증상의 심각성을 낮추고, 경우에 따라서는 증상을 없앨 수도 있다.

탐구가 핵심이다. 당신이 의료제공자에게 연락하거나 도움을 요청하지 않으면, 그들은 당신을 도울 수 없다. 당신을 힘들게 하는 문제들을 작성하고, 적합한 의료제공자와 함께 문제를 해결하기 위한 행동 계획을 세우기를 권장한다. 당신을 괴롭히는 문제가 큰 문제든, 작은 문제든, 사적인 문제든 의료진과 상의하기를 바란다.

산부인과 전문의는 폐경기 증상, 성건강 및 기타 여성 관련 질환에 대한 전문 지식을 갖추고 있다. 당신의 주치의는 당신의 특정 문제를 관리하지 않더라도, 당신의 고민을 들어 주고 올바른 방향으로 안내해 줄 수 있다. 부끄러워하지 말고, 지체하지 말라. 의료진은 당신을 걱정하고 돕고 싶어 하지만, 당신이 먼저 나서서 도움을 요청하지 않으면 결코 당신을 도울 수 없다. 의료진과 함께 현재 당신이 겪고 있는 증상을 탐구하라. 당신은 그럴 자격이 있다. 지금 바로 예약하라!

건강의 우선순위 정하기

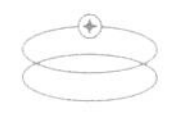

여성들은 일반적으로 자신의 건강보다 자녀, 배우자, 노부모의 건강을 우선시하는 경향이 있다. 하지만 당신의 과거 우선순위에 상관없이, 지금은 당신의 삶에서 주의가 필요한 영역을 탐구하고, 당신의 신체적, 정신적 웰빙을 우선순위에 두어야 할 때이다.

건강 탐구

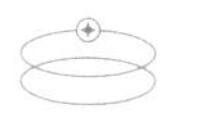

당신의 건강을 개선하기 위해 탐구를 활용하면, 현재 당신의 전반적인 건강 상태를 더 잘 이해하는 데 도움이 된다. 이전에 《웰니스로 가는

길》 워크북에서 '페이빙 휠(PAVING Wheel)' 설문 평가를 완료한 적이 있더라도 다시 한번 해 보라. 당신의 건강 상태를 탐구하는 동안, 이 페이빙 휠 평가를 완료하는 것이 이상적인 시작점이다.

잠시 멈추고 지금 <그림 5-1>의 페이빙 휠을 작성해 보라. 웹 사이트(www.pavingwellness.org)를 활용할 수도 있다.

작년에 건강검진을 받지 않았다면 주치의나 의료기관에 연락하여 연례 건강검진 일정을 잡는 것이 좋다. 주치의가 없다면, 지금이 바로 주치의를 만들 때다. 가족이나 친구들에게 주치의를 추천해 달라고 하거나, 가입한 보험이 보장하는 의사를 확인한 후 병원에 문의할 수 있다. 보험사에 전화하여 보험이 적용되는 의사 목록을 요청할 수도 있다. 건강보험에 가입하지 않았다면, 지역 보건소에 연락하여 치료 옵션에 대해 논의하라.

다음으로, 의료진과 상의하지 않은 건강 문제가 있는지 생각해 보라. 몇 달 전부터 어깨에 지속적으로 통증이 있거나, 야간 시력이 예전만 못하다는 것을 느꼈을 수도 있다. 혼자서 괴로워하지 말고 이 문제를 탐구하기 위해 주치의나 전문의에게 문의하라. 건강을 위해 투자하는 것은 그럴 만한 가치가 있다! 만약 이러한 문제로 의사를 만났으나 요구 사항이 적절히 해결되지 않았거나, 문제가 해소되지 않았다고 생각되면 해당 의사에게 다시 연락하거나 다른 의사를 만나 본다. 다른 의사의 진단이 필요할 수도 있고, 이전 의사가 문제 해결을 위한 다른 아이디어를 가지고 있을 수도 있다. 포기하지 말라! 탐구에는 시간이 걸린다. 다른 잠재적 치료 옵션을 문의해 보라. 물리치료사나 영양사에게 의뢰하는 것이

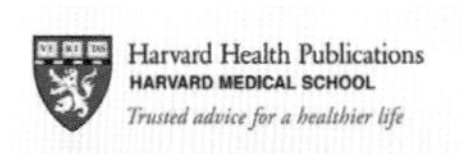

웰니스로 가는 길

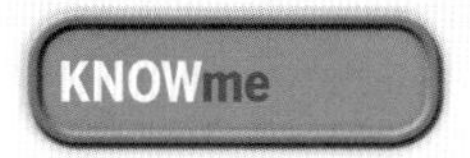

페이빙 휠(PAVING Wheel)을 사용하여 전반적인 웰니스 측정하기

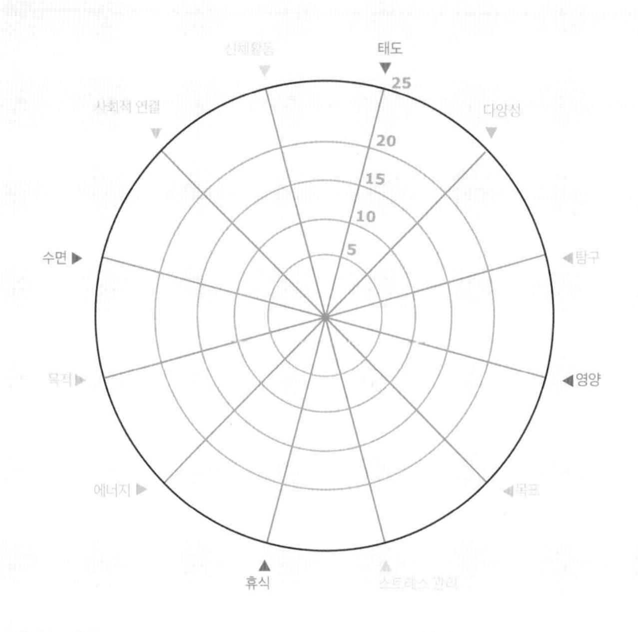

페이빙 휠을 사용하는 방법

점수 페이빙 휠의 각 구성 요소에 대한 총점을 도형에 표시하세요.
연결 각 점수를 연결하세요.
평가 페이빙 휠의 결과(오른쪽의 예시 참고)를 활용하여 개선하고 싶은 영역을 평가하고, 자세한 지침은 해당 모듈을 참조하세요.
재평가 전반적인 웰니스와 개선해야 할 요소들을 측정하고 싶을 때마다 이 페이빙 휠을 주기적으로 재사용하세요.

예시

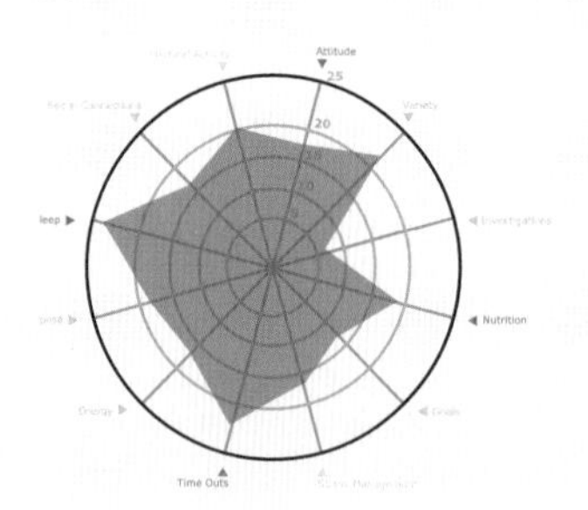

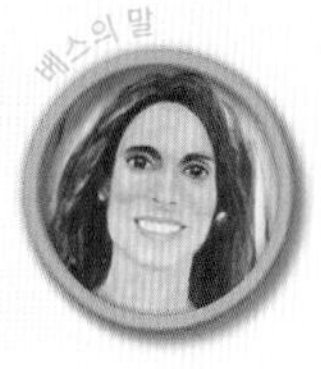

"정답도 오답도 없습니다. 좋은 점수나 나쁜 점수도 없고요.
페이빙 휠을 사용하면
자신의 웰니스를 평가하고 개선해야 할 영역을 확인할 수 있어요."

그림 5-1. '페이빙 휠(PAVING Wheel)' 설문지

INSTRUCTIONS

아래의 각 항목을 1~5의 척도에 기초해 점수를 매기세요. 12개 부분 각각의 총점을 계산한 후, 페이빙 휠에 그 점수를 표시해 보세요.

1	전혀 하지 않는다.	2	거의 하지 않는다.	3	가끔 한다.	4	자주 한다.	5	일과 중 하나로서 규칙적으로 한다.

모듈 1 신체활동	
	나는 주 5일 동안 매일 30분씩 운동한다.
	나는 운동할 때 즐겁다.
	나는 일주일에 두 번 근력 운동을 한다.
	나는 규칙적으로 유연성 운동을 한다.
	나는 규칙적으로 균형 운동을 한다.
신체활동 총점:	

모듈 1 스트레스 관리	
	나는 스트레스와 그것이 심신에 미치는 영향에 대해 배웠다.
	나는 스트레스 감소 기술을 잘 알고 있으며, 내가 불안하거나 화나거나 걱정하고 있음을 느낄 때 적어도 한 가지의 기술을 사용한다.
	나는 스트레스 회복탄력성에 대해 알고 있으며, 규칙적으로 나의 회복탄력성을 향상시키는 연습을 한다.
	나는 쉽게 화를 내지 않는다.
	나는 명상, 심호흡, 요가 또는 '마음챙김기반 스트레스 감소법(MBSR)'을 규칙적으로 실시한다.
스트레스 관리 총점:	

모듈 2 태도	
	나는 실수를 배움과 성장의 기회로 여긴다.
	나는 감사 편지를 쓰거나 나의 감사한 마음을 말로 잘 표현한다.
	나는 무엇을 성취/성공했을 때 축하한다.
	나는 일할 때 방해받지 않고 온전히 집중한다.
	나는 하루 일상에 대해 낙관적이다.
태도 총점:	

모듈 2 휴식	
	1시간 이상 앉아 있는다면, 매시간 일어나서 5분 정도 휴식을 취한다.
	나는 좌절하거나 화가 나면, 안정을 찾기 위하여 심호흡을 한다.
	나는 매년 휴가를 갖는다.
	집에 있을 때는 저녁 식사 시간에 적어도 1시간 정도는 컴퓨터를 끄고 일을 멀리한다.
	몇 시간 동안 같은 프로젝트를 작업한 후, 그것을 넓은 관점에서 바라보기 위해 한 발짝 떨어져 본다.
휴식 총점:	

모듈 3 다양성	
	나는 다양한 운동을 한다.
	나는 무지개색 음식으로 구성된 식단으로 먹으려고 노력한다.
	나는 다양한 과일과 채소를 즐긴다.
	나는 새로운 활동을 시도하기를 좋아한다.
	나는 넓은 범주의 친구들을 사귀고 그들과 시간을 보낸다.
다양성 총점:	

모듈 3 에너지	
	나에게 에너지를 주는 친구가 있다.
	나에게 즐거움과 활력을 주는 활동을 한 가지 이상 알고 있다.
	나의 에너지를 고갈시키는 상황과 사람을 피할 수 있다.
	나는 하루에 커피를 2잔 이하로 마신다.
	나는 빠른 에너지 상승을 위해 단 음식이나 쿠키에 의존하지 않는다.
에너지 총점:	

모듈 4 탐구	
	나는 규칙적으로 나 자신에 대해 작은 실험을 실시한다.
	나는 어떤 음식이 내 몸에 좋은지 궁금하다.
	나는 신체활동이 내 몸에 어떤 영향을 미치는지 궁금하다.
	나는 의학, 영양, 수면, 스트레스 관리, 운동 등에 관한 최신 연구 결과를 읽는다.
	나는 가족, 친구와 함께 건강에 대해 이야기한다.
탐구 총점:	

모듈 4 목적	
	나는 인생에서 분명한 목적을 가지고 있다고 느낀다.
	내가 하는 활동이나 프로젝트의 우선순위를 쉽게 결정할 수 있다.
	내가 하는 활동이나 프로젝트가 나의 가치관과 일치하도록 한다.
	나는 나에게 가장 중요한 사람과 활동을 식별할 수 있다.
	나는 나의 목적을 이루기 위해 나의 강점을 사용한다.
목적 총점:	

모듈 5 영양	
	나는 하루에 네 가지의 과일을 먹는다.
	나는 하루에 다섯 가지 이상의 채소를 먹는다.
	나는 단백질, 탄수화물, 지방의 적정 섭취량을 알고 있으며, 그만큼 먹는다.
	나는 내가 먹는 음식에 대해 생각하고 그것이 내 몸에 좋은지 스스로에게 물어본다.
	나는 음식을 약으로, 연료로, 즐거움으로 여긴다.
영양 총점:	

모듈 5 수면	
	나는 밤에 7~8시간 잔다.
	나는 오후에는 커피를 마시지 않는다.
	나는 잠자리에 들기 전에 스트레칭을 하는 취침 습관을 가지고 있다.
	나는 침실에 전화기를 두고 자지 않는다.
	나는 너무 피로할 때 20분 정도 낮잠을 잔다.
수면 총점:	

모듈 6 목표	
	나는 나 자신을 위한 장기 목표를 세우고, 그것을 누군가와 공유하며 검토한다.
	나는 나 자신을 위한 3개월 목표를 세우고, 그것을 누군가와 공유하며 목표를 달성하고자 노력한다.
	나는 월간 목표를 세우고, 그것을 누군가와 공유한다.
	나는 주간 목표를 세우고, 그것을 누군가와 공유한다.
	나는 나 자신을 위한 일일 목표를 세우고, 그것에 대해 스스로 책임진다.
목표 총점:	

모듈 6 사회적 연결	
	나에게 힘을 주는 사람이 최소한 한 명 이상 있다.
	나는 그룹(활동, 운동 수업, 미술 교실, 종교 단체 등)에 참여하고 있다.
	나는 일주일에 최소 5번은 친구와 통화하거나 만난다.
	나는 나의 배우자나 연인 또는 친한 친구와 건강한 관계를 맺고 있다.
	나는 매일 함께 시간을 보내며 돌보는 반려동물이나 화초가 있다.
사회적 연결 총점:	

도움이 될 수도 있고, 새로운 약물이 필요할 수도 있다.

인체는 복잡하기 때문에 문제의 근본 원인을 파악하는 데 필요한 탐구 과정도 복잡할 수 있다. 담당 의료진과 상담하지 않으면 치료 옵션을 완전히 이해하지 못할 수 있다. 설령 아무것도 하지 않고 기다리기로 결정하더라도, 적어도 앞으로 나아가는 데 있어 더 나은 정보를 얻을 수 있다.

우선 당신의 의학적 문제, 질문 및 증상에 대한 목록을 작성해 보라.

작성한 목록을 활용하여 <표 5-1>과 같은 차트를 완성할 수 있다. 어떤 의사에게 연락할지 결정하고, 행동 계획을 선택하기 위해 탐구해야 할 수도 있다. 예를 들어, 어깨 통증에 대해 주치의에게 진찰을 받아야 할지, 다른 의사에게 받아야 할지 확인한다. 또, 이전에는 의료제공자로부터 치료 권유를 받고도 따르지 않았으나 이제는 치료를 받을 준비가 되었을 수도 있다. 진료 예약을 잡아야 하거나, 아직 따르지 않은 권장사항이 있다면 차트에 기재하여 해결하도록 한다. 누구에게 연락해야 할지 잘 모르겠거나 행동 계획이 없는 경우에는 주치의의 진료실에 연락하는 것부터 시작한다.

의학적 문제, 질문 및 증상	연락할 의료 전문가	행동 계획

표 5-1. 의료서비스 행동 계획 차트 예시

주치의나 또 다른 의료 전문가를 만나는 일은 매우 중요하며, 다른 건강 문제도 함께 점검하는 것이 좋다.

◐ **치과 치료:** 마지막 치과 검진과 스케일링을 받은 게 언제인가요? 마지막 검진을 받은 지 6개월이 넘었다면, 지금 치과 방문 일정을 잡는 것이 좋습니다.

◐ **눈 관리:** 마지막으로 안과 검진을 받은 게 언제인가요? 검안사나 안과 전문의에게 전화하여 검진 일정을 잡아야 하나요?

◐ 많은 여성이 신체 건강에는 신경을 쓰지만, 심각한 문제가 없는 한 정신건강에는 신경 쓰지 않습니다. 현재 당신의 정신건강 상태는 어떤가요? 기분, 불안, 우울증, 스트레스 또는 정신건강 문제를 겪은 적이 있는지 생각해 보세요.

◐ 이러한 고민을 정신건강 전문가와 상담하면 도움이 될까요? 당신이 아는 정신건강 전문가(상담사, 치료사, 심리치료사, 정신과 의사, 부부 상담사 등)가 있다면 그들에게 연락하는 것을 고려해 보세요. 주치의에게 먼저 문의할 수도 있습니다.

당신의 정신건강 문제를 공유할 때, 특히 힘겨운 시기를 겪고 있을 때는 취약한 모습을 드러내기가 어려울 수 있지만, 도움을 받을 수 있고, 당신을 돕고자 하는 사람들이 있다. 사회복지사나 건강 내비게이터(health navigator)도 당신을 도울 수 있다.

◐ 현재 정신건강 문제를 가지고 있다면, 누구에게 도움을 요청하겠나요? 현재 이런 어려움을 겪고 있지 않다면, 앞으로 정신건강에 문제가 생겼을 때 누구에게 도움을 요청할 것인지 적어 보세요.

정신건강 문제로 어려움을 겪고 있고, 위기에 처했을 때 도움을 요청할 사람이 없다면, 지역 내 위기 상담전화로 전화하거나 응급실을 이용하라. 본인 또는 지인이 자살을 고려하고 있다면 즉시 자살 예방 핫라인(한국의 경우, 보건복지부 자살예방 상담전화 109, 생명의 전화 1588-9191, 정신건강 위기상담전화 1577-0199 - 역자 주)으로 전화하라. 누군가가 365일 24시간 내내 대기하고 있다.

폐경기 증상

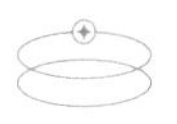

안면홍조는 가장 흔한 폐경기 증상 중 하나이다. 폐경기 증상을 치료하는 여러 가지 약물이 있지만, 호르몬 대체요법(hormone replacement therapy, HRT)이 가장 많이 사용된다. 호르몬 대체요법에 관한 논란과 잘못된 정보가 많으므로, 〈표 5-2〉를 검토한 후에 더 자세히 알고 싶거나 사용 가능성을 고려한다면, 주치의나 일차의료제공자에게 문의하여 호르몬 대체요법에 대해 상담해 보라.

산부인과 전문의는 이 분야에 대한 광범위한 교육을 받았지만 다른

호르몬 대체요법을 사용하는 이유	• 폐경기 여성의 혈관 운동 증상(안면홍조 및 야간발한) 치료에 자주 사용된다. • 생식기 및 비뇨기 증상을 치료하기 위해 질 내로 투여할 수 있다.
생체 동일 호르몬 대체요법(Bioidentical hormone replacement therapy)	• 화학 구조가 신체에서 만들어지는 호르몬의 구조와 동일하거나 매우 유사하다. • 조제 약국에서 구입하거나 기존 방식으로 조제할 수 있다.
비호르몬 약물	• 호르몬(보통 에스트로겐과 프로게스틴)은 일반적으로 폐경기 증상을 치료하는 데 사용되지만, 파록세틴(paroxetine, 항우울제)과 같은 비호르몬 약물도 안면홍조와 야간발한 치료에 사용할 수 있다.
합성 호르몬 또는 일반적 조제 호르몬	• 합성 호르몬은 조제 약국에서 조제된다. • 합성된 생체 동일 호르몬은 비합성 호르몬(전통적 호르몬)과 유사한 위험에 더해 추가적인 위험이 있다. • 미국산부인과학회는 합성 호르몬의 추가적인 위험 때문에 합성 호르몬 요법보다 전통적 호르몬 요법을 권장한다. • 미국산부인과학회는 합성 호르몬의 안전성 및 효능에 대한 연구가 부족하고, 효능과 순도의 변동 가능성이 있다고 지적한다.
질 내 vs. 질 외	• 질 내 에스트로겐 크림, 질 정제 및 연질의 질 링은 질 외 전달 시스템에서 볼 수 있는 높은 전신 수치 없이 질과 주변 조직에 저용량의 호르몬을 방출한다. • 비뇨생식기 증상이 있지만 안면홍조와 야간발한에 대한 치료가 필요하지 않거나 원하지 않는 여성에게 자주 사용된다. • 전신 호르몬 대체요법이 금기인 경우에도 간혹 사용하기에 적절할 수 있다.
투여 경로	• 경구용 약물 • 피부(경피): 주로 고혈압이나 고콜레스테롤혈증과 같은 만성질환이 있는 여성에게 권장 • 질 내: 주변 조직에 낮은 수준의 에스트로겐을 전달하는 링, 정제 또는 크림 • 삽입물/이식물

많은 여성이 프로게스틴/프로게스테론을 사용해야 하는 이유	• 자궁이 있는 여성은 자궁암 위험을 줄이기 위해 프로게스틴이 필요하며, 자궁이 있는 여성이 프로게스틴 없이 에스트로겐을 복용하면 자궁암 위험이 크게 증가한다.
호르몬 대체요법의 위험과 이점	• 모든 호르몬 대체요법에는 어느 정도의 위험이 따른다. • 호르몬 대체요법 사용에 관심이 있다면 주치의나 의료제공자와 호르몬 대체요법의 위험성에 대해 상담한다. • 일부 조건에서는 호르몬 대체요법이 금기이다. • 건강한 여성들이 폐경 후 몇 년 동안 호르몬 대체요법을 사용하는데, 이는 위험보다 이점이 더 크다고 판단된 경우(개별 위험성 평가 및 담당 의사와의 상담을 통해 결정)에 한한다. • 치료 기간이 길어질수록 위험이 증가한다. • 전신(질 외) 호르몬 대체요법의 장기 사용은 일반적으로 권장하지 않는다. • 전신 호르몬 대체요법의 장기 사용 시 유방암, 심혈관 질환, 혈전 형성 및 뇌졸중 위험이 증가할 수 있다. • 일반적으로 안면홍조와 야간발한을 치료하는 데 필요한 최소한의 유효 용량을 최단 기간만 사용하는 것이 좋다. • 만성질환 예방을 위해서는 호르몬 대체요법을 권장하지 않는다. • 일반적으로 혈관 운동 증상(안면홍조, 야간발한)을 감소시키고, 폐경기 비뇨생식기증후군을 치료하며, 뼈건강에 도움을 주고, 대장암 발생 위험을 줄일 수 있다는 이점이 있다.

표 5-2. 호르몬 대체요법 개요✚

✚ Levine, Elliot M., Menopause. *DynaMed*. Retrieved May 14, 2022, from https://www-dynamed-com.aurarialibrary.idm.oclc.org/condition/menopause#GUID-203D73A1-AE49-4815-BFFB-D431E2FB16EF

일차의료제공자들도 이 분야에 대한 교육을 어느 정도는 받았다. 따라서 호르몬 대체요법의 위험과 이점을 설명하고 해당 요법으로 환자를 치료하는 데 익숙한 경우가 많으니, 담당 의료진에게 문의해 보라.

〈표 5-3〉에는 일반적인 폐경기 증상과 증상 관리에 도움이 될 수 있는 생활습관 수정 목록이 자세히 나와 있다. 이러한 증상은 호르몬 변동이나 에스트로겐 수치 저하로 인해 발생하거나 악화되는 경우가 많다. 일반적으로 호르몬 변화가 증상의 원인이지만, 폐경과 관련 없는 질환 때문일 수도 있으므로 의료진과의 상담이 필요하다. 또한 생활습관을 바꾼다고 해서 증상이 반드시 개선되는 것은 아니다.

폐경이행기는 여러 가지 이유로 스트레스가 증가하는 시기일 수 있다는 점을 인식하는 것도 중요하다. 또한 폐경기 증상은 스트레스로 인해 더욱 심해지며, 이러한 폐경기 증상이 더 큰 스트레스를 유발하기도 한다. 그러나 폐경기 증상을 해결하면 증상을 어느 정도는 통제할 수 있다고 느끼는 데 도움이 될 수 있다. 의료진과 상담하여 당신이 겪고 있는 증상의 원인과 최선의 치료법을 찾아보려 노력하라.

◆ 〈표 5-3〉에 제시된 폐경기 증상 중 해결하고 싶은 증상이 있나요? 그렇다면 이후에 어떻게 대처할 것인지 적어 보세요.

불규칙한 질 출혈	• 폐경 전에는 생리 주기와 생리혈의 양이 불규칙해질 수 있다. • 불규칙한 출혈이 항상 폐경 전후기라서 발생하는 것은 아니며 다른 질환을 배제하기 위해 추가 검사가 필요할 수 있으므로 이 시기에는 의사와 정기적으로 소통하는 것이 중요하다. • 폐경 후 질 출혈은 반드시 담당 의료진에게 문의하여 검사를 받아야 한다.
안면홍조 및 야간발한	• 두유를 마시거나 두부, 템페(tempeh, 식물성 고단백 콩 발효 식품), 된장, 에다마메와 같은 콩 식품을 즐겨 먹는다. • 적어도 일주일에 세 번은 30분 이상 신체활동을 한다. • 요가나 태극권을 해 본다. • 필요에 따라 옷을 벗을 수 있도록 옷을 여러 겹 겹쳐 입는다. • 통기성과 흡습성이 좋은 소재로 된 잠옷, 옷, 시트, 베갯잇을 사용한다. • 담배를 피운다면 금연하도록 노력한다. 필요한 경우 도움을 요청한다. • 시원한 음료를 마신다. • 주변 환경을 시원하게 한다. • 더운 환경, 뜨거운 음식과 음료가 증상을 유발한다면 이를 피하도록 한다. • 스트레스 관리 행동을 시도한다. • 인지행동치료를 고려한다. • 명상을 한다. • 마음챙김기반 스트레스 감소 기법을 연습한다. • 원한다면, 호르몬 대체요법 사용에 대해 의료제공자와 상의한다. • 블랙 코호시(서양 승마 추출액, 식물성 여성호르몬), 레드 클로버(붉은토끼풀) 또는 비타민 E가 안면홍조 및 야간발한을 조절하는 데 도움이 된다는 일관된 근거는 없다.

수면 문제	• 규칙적으로 유산소 운동을 하되, 취침 시간 무렵에는 하지 않는다. • 침실을 시원하고, 어둡고, 조용하게 유지한다. • 알코올과 카페인 섭취를 피하거나 제한한다. • 흡연하지 않는다. • 수분을 잘 흡수하는 소재로 된 잠옷이나 얇은 잠옷을 입는다. • 침대에 여러 겹의 시트를 깔아 둔다. • 요가, 태극권 또는 명상으로 긴장을 푼다. • 수면무호흡증이나 하지불안증후군 같은 근본적인 문제를 치료한다.
피로	• 수면을 우선순위에 둔다. • 적절한 운동을 한다. • 오래 앉아 있는 행동을 줄인다. • 슈거 크래시(sugar crash, 혈당이 급격히 치솟았다가 급감하면서 무력감과 피로감을 느끼는 현상 - 역자 주)와 에너지 감소를 유발할 수 있는 초가공식품 섭취를 피한다. • 건강한 방식으로 스트레스를 관리한다. • 음주를 피한다.
통증	• 적절한 운동과 신체활동을 한다. • 과일, 채소, 통곡물 등 염증을 줄이는 식품을 섭취한다. • 초가공식품을 피한다. • 온열 패드나 따뜻한 목욕과 같은 온열 요법을 시도한다. • 이완 기술을 연습한다. • 수면을 우선순위에 둔다. • 의료제공자와 근본적인 문제를 탐구하고 치료한다.

요로 감염	• 요로 감염 증상이 있다면 의료제공자에게 문의한다. 이 아래에 있는 조치 목록은 요로 감염 위험을 줄일 수는 있지만, 요로 감염을 치료하지는 못한다. • 적절한 수분 공급을 유지한다. • 소변이 마려울 때는 참지 말고 소변을 본다. • 소변을 볼 때는 방광을 완전히 비우도록 한다. • 칵테일이 아닌 무가당 크랜베리 주스나 크랜베리 보충제를 섭취하면 도움이 될 수 있다. • 질성교 전과 직후에 소변을 본다. • 소변을 보고 난 후에는 앞쪽에서 뒤쪽으로 닦는다. • 항생제는 처방을 받은 경우에 사용한다.
요실금	• 일주일 중 거의 매일 운동을 한다. • 골반저근 훈련인 케겔 운동('2장 신체활동' 참고)을 규칙적으로 한다. • 단시간에 많은 양의 수분을 섭취하지 않도록 한다. • 변비를 피한다. • 질 내 요실금 전용 탐폰 사용을 고려한다. • 일회용 속옷과 패드를 사용한다. • 규칙적으로 소변을 본다. • 질 페서리(pessary), 약물 또는 수술과 같은 잠재적 치료법에 대한 자세한 정보를 얻기 위해 산부인과 전문의 또는 비뇨기과 전문의의 진료를 받는다.
질 건조증, 자극, 성교 시 불편함, 요로 증상 등 폐경기의 비뇨생식기증후군	• 호르몬 대체요법: 일반적으로 질 내로 투여하지만 안면 홍조가 동반되는 경우 전신 투여하기도 한다. • 오스페미펜(ospemifene): 비뇨생식기 증상에 도움이 되는 약물 • 프라스테론(prasterone): 비뇨생식기 증상에 도움이 되는 비에스트로겐 약물 • 성교 시 질 윤활제를 사용한다. • 질 보습제를 사용한다. • 콩 식품을 섭취한다.

불안, 슬픔, 의욕 저하, 과민성, 감정 기복과 같은 기분 변화	• 적절한 운동을 한다. • 요가와 태극권이 도움이 될 수 있다. • 명상과 스트레스 관리 기술을 활용한다. • 수면을 우선순위에 둔다. • 양질의 식사를 한다. • 약물 치료를 받는다. • 정신건강 전문가의 도움을 받는다. • 자살 충동을 느끼거나 위기에 처한 경우, 즉시 위기 상담전화(보건복지부 자살예방 상담전화 109, 생명의 전화 1588-9191, 정신건강 위기상담전화 1577-0199 - 역자 주)로 연락한다.
신체 이미지	• 운동(유산소 운동과 근력 운동 모두)은 체중에 관계없이 신체 이미지를 개선한다. • 요가나 태극권을 통해 신체와 소통한다. • 이완 운동을 한다. • 인지행동치료를 한다. • 감사와 자기연민을 실천한다. • 사회 활동에 참여한다.

표 5-3. 일반적인 폐경기 증상과 증상 관리에 도움이 될 수 있는 생활습관 수정 목록

폐경기의 재미있는 탐구 아이디어

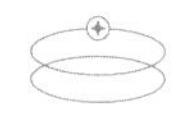

웰니스 여정은 언제든 즐길 수 있다. 다음은 재미있는 탐구 아이디어 목록이다. 목록을 읽고 탐구해 보고 싶은 아이디어 옆에 별표를 표시해 보라.

- 가계도(족보)
- 거주 지역의 국립공원 또는 갈 만한 휴양지
- 한 번도 요리해 본 적 없는 음식의 요리법
- 식물 관리법
- 뜨개질 또는 바느질하는 법
- 자신의 인종적 배경 조사
- ______을(를) 고치는 방법 (집에서 고쳐야 할 것을 적어 보라.)
- ______을(를) 고칠 수 있는 사람 (당신이 고칠 수 없거나, 직접 고치고 싶지 않은 것을 적어 보라.)
- 지역 커뮤니티 센터, YMCA 또는 대학에서 제공하는 수업 (많은 대학에서 고령자를 위한 무료 또는 할인된 가격의 수업을 제공한다.)
- 인근 마을의 방문자 센터에 가서 처음 방문하는 것처럼 도시를 둘러보기
- 다양한 문화권의 명절 전통
- 한 번도 해 본 적 없는 공예 체험하기
- 도서관에 가서 논픽션 책을 살펴보고 조사할 내용 찾아보기
- 종이접기 방법
- 일기 쓰기
- 회고록을 작성하여 출판하거나 가족 및 친구들과 공유하기
- 졸업한 학교 또는 지역 단체에서 젊은 여성들을 멘토링하기
- 독서 모임을 시작하거나 가입하기
- 유머 책 읽기

- 마술을 하는 방법
- 새로운 카드 게임 또는 보드 게임 방법
- 체스, 주사위 놀이, 스크래블 게임 방법
- 낱말 퍼즐 또는 단어 검색
- 새로운 스포츠를 즐기는 방법
- 컴퓨터에서 새로운 기술을 배우는 방법
- 좋아하는 주제에 관한 팟캐스트 목록
- 본인 또는 타인의 종교적/영적 신념

이러한 아이디어 중 탐구해 보고 싶은 것 다섯 가지를 체크하고, 탐구를 시작하기 위해 다음 단계로 무엇을 할지 구체적으로 생각해 보라.

코치(COACH) 접근법으로 탐구 코치하기

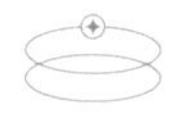

최근에 완성한 '페이빙 휠'을 되돌아보고 다음 질문들에 답해 보라.

호기심(CURIOSITY)

페이빙 휠 관련 질문:

◆ 현재의 페이빙 휠은 몇 년 전에 완성했던 것과 비교해 어떤 차이가 있나요?

◐ 페이빙 휠에서 일반적으로 비슷하거나 안정적으로 유지되는 영역은 무엇이고, 변동이 잦은 영역은 무엇인가요? 왜 이런 일이 발생한다고 생각하나요?

◐ 당신의 페이빙 휠에서 지금 당장 다루어야 할 영역은 무엇이라고 생각하나요?

◐ 점수가 낮았음에도 불구하고 지금 당장 다루고 싶지 않은 영역이 있나요? 그렇다면, 지금 이 영역에 집중하고 싶지 않은 이유는 무엇인가요? 이 과정에는 옳고 그름이 없다는 것을 기억하세요.

폐경기 증상 관련 질문:

폐경기 증상을 겪을 때 화를 내거나 짜증을 내는 대신, 호기심 많은 자신을 전면에 내세워 보라. 예를 들어 상사와 대화할 때, 친구들과 저녁 식사를 할 때, 또는 식료품점에 있을 때 안면홍조 증상이 나타난다면 어떻게 할 수 있을지 생각해 보라. 다음과 같이 대처할 수 있다.

- "화장실"에서 필요한 만큼 휴식을 취한다. 편안한 자세로 심호흡을 하고, 찬물에 손을 담그고 목 뒤쪽에 손을 대는 것도 좋다.
- 당면한 회의에 계속 집중하면서 증상이 자연스럽게 진행되도록 내버려 두고, 여러 겹의 옷을 입고 있다면 스웨터나 외투를 벗어 몸을 더 편안하게 한다.
- 상대방이 편안하게 느껴진다면, 상황을 설명하고 적절한 방식으로 프로젝트나 대화를 이어 나간다.
- 다섯 번 정도 천천히 심호흡을 하고, 이 증상이 일시적인 현상이며 곧 지나갈 것임을 인식한다. 즐거운 기억이나 감사한 일에 집중하거나 꽃이 핀 식물, 배경 음악, 커피 냄새, 자녀의 사진 등 주변에 있는 다른 것들에 주의를 기울인다.
- 차가운 음료를 마시고 기분이 나아지는지 살펴본다.
- 전화, 문자 또는 영상 통화를 통해 이해심이 깊은 친구와 당신의 증상이나 공유하고 싶은 것에 대해 이야기를 나눈다.
- 휴대용 선풍기를 사용하거나, 종이 부채를 만들거나, 바람이 분다면 잠시 밖으로 나간다.

◐ 안면홍조 증상이 나타날 때 당신이 편안함을 느낄 수 있는 몇 가지 행동을 나열해 보세요.

앞서 제안한 일곱 가지 대처 방법 중 한 가지 이상을 시도해 보거나 자신만의 아이디어를 생각해 볼 수 있다. 어떤 효과가 있을지 궁금해하라. 자신이 실험 대상이자 실험자라는 사실을 유념하라. 폐경기 증상을 계기로 건강한 휴식을 취하거나, 친구와 소통하거나, 수분을 보충하거나, 음악을 듣거나, 마음을 안정시키는 다른 일을 할 수 있다. 이 경우, 폐경기 증상은 평소에는 미처 생각하지 못했던 웰니스 영역으로 당신을 안내하는 데 도움이 될 수 있다. 호기심은 자신과 자신의 증상을 더 잘 이해하고, 노화되어 가는 신체의 아름다움과 그 과정을 통해 배운 지혜를 감상하기 위한 핵심 요소이다.

다음 단계는 탐구에 도움이 되는 증상 일지를 작성해 보는 것이다. 〈표 5-4〉를 참고하라. 증상에는 안면홍조, 요실금, 감정 기복 등이 포함될 수 있다. 증상, 시간, 날짜, 증상 발현 이전에 했던 행동을 기록한다. 그런 다음, 증상 완화를 위해 무엇을 했는지, 그것이 효과가 있었는지를 기록한다.

증상	날짜와 시간	이전 활동	중재	결과	배운 점

표 5-4. 증상 일지 예시

◐ 증상 일지를 통해 무엇을 알게 되었나요? 이를 담당 의료진과 공유해 보세요.

개방성(OPENNESS)

페이빙 휠 관련 질문:

삶의 목적, 에너지 수준, 태도 등 이전에는 생각하지 못했던 영역에 대해 열린 마음으로 생각해 보라. 예를 들어 신체활동에서 낮은 점수를 받았다면, 운동에 대한 감정과 이 영역에 대한 두려움, 욕구, 꿈 등을 탐색해 볼 기회이다.

◐ 당신을 불편하게 만드는 영역 한 가지와 그 이유를 설명해 보세요.

페이빙 휠이 항상 완벽할 필요는 없다는 것을 기억하라. 누군가는 이것이 완벽할 수 있을지 의문을 가질 수도 있다. 중요한 것은 이 12단계를 통해 현재 자신이 어디에 와 있는지 열린 마음으로 인식하는 것이다.

◆ 페이빙 휠을 완성한 후 어떤 점에 놀랐나요?

◆ 지금 페이빙 휠에서 잘하고 있는 영역은 어디인가요?

◆ 지금 페이빙 휠에서 어떤 영역을 집중적으로 개선하고 싶나요? 점수는 중요하지 않으므로 가장 낮은 점수를 받은 영역이 아니어도 상관없습니다. 대신, 그 영역은 당신의 흥미를 유발하고 더 탐구하도록 유도하는 영역일 수 있습니다. 당신의 생각을 적어 보세요.

폐경기 증상 관련 질문:

◆ 폐경기 증상을 경험하는 것은 정상이며 모든 증상, 증상의 기간, 중재의 성공 또는 실패에 대하여 부끄러움, 자책감, 죄책감을 가질 필요가 없습니다. 이는 모두 삶의 일부이며 건강한 노화의 과정입니다. 그러나 화가 나거나, 죄책감이나 부끄러움을 느낀다면 표현력 있는 글로 당신의 생각을 공유해 보세요.

어떤 사람들은 폐경기 증상(감정 기복, 야간발한, 요실금 등)이 절대 사라지지 않을까 봐 두려워하거나, 증상을 해결하기 위해 할 수 있는 일이 없다고 생각한다. 당신도 그렇다면, 친구에게 이야기하거나 의료제공자의 도움을 받도록 하라. 일반적으로 폐경기 증상의 지속 기간과 폐경에 대하여 불안해하거나 걱정하는 것은 당연한 일이다. 하지만 이러한 걱정에 지나치게 많은 시간을 할애하는 것은 두려움에 갇혀 있다는 신호일 수 있다. 이를 도움을 요청하라는 신호로 받아들이도록 한다.

◐ 신체적 문제가 있을 때 의료제공자에게 도움을 요청할 마음이 열려 있나요?

◐ 정신건강에 문제가 있을 때 정신건강 전문가에게 도움을 요청할 마음이 열려 있나요?

◐ 어느 쪽에도 마음이 열리지 않는다면, 왜 그러한 장벽이 존재한다고 생각하는지 설명해 주세요.

◐ 그렇지 않다면, 산부인과 전문의나 치료사 등 관련 분야의 전문가와 더 열린 마음으로 이러한 문제를 논의하는 데 도움이 되는 것은 무엇일까요?

감사(APPRECIATION)

페이빙 휠 관련 질문:

페이빙 휠에서 높은 점수를 받은 문항을 살펴보고, 해당 영역에서의 성공적인 자기관리를 음미해 보라.

◐ 해당 영역에서 높은 점수를 받을 수 있겠다고 생각했다면, 그 이유는 무엇인지 적어 보세요.

◐ 현재 당신을 괴롭히는 페이빙 휠의 영역을 극복할 수 있도록 힘을 실어 줄 수 있는 당신의 강점은 무엇인가요?

◐ 당신의 인생에서 도전에 직면하여 성공을 거두었던 순간을 묘사해 보세요.

◐ 이전 질문의 답변을 되돌아보고 그때 사용했던 강점을 찾아서 나열해 보세요.

◐ 당신의 인생에서 당신을 지지해 주고, 페이빙 휠의 사회적 연결 영역에서 높은 점수를 받을 수 있게 해 준 사람은 누구인가요? 그들의 어떤 점과 그들이 하는 어떤 행동이 당신을 지지해 준다고 느끼게 하나요? 잠시 시간을 내어 그 따뜻함과 사랑을 느끼며 당신의 인생에 이런 사람들이 있다는 것이 얼마나 큰 행운인지 생각해 보세요.

폐경기 증상 관련 질문:

만약 당신이 60대까지 폐경기를 겪지 않았다면, 산부인과 의사는 당신의 신체가 건강하게 노화되지 않았을 가능성이 있으므로 당신의 건강 상태를 염려할 것이다. 또한 자궁암이 있는지 의심하고, 질 출혈에 대한 추가 검사를 하고자 할 수도 있다.

◐ 당신의 신체가 정상적으로 건강한 변화 과정과 단계를 거치고 있다는 사실에 감사하고 있나요?

◐ 현재 당신의 삶을 돌아볼 때, 무엇에 대해 감사함을 느끼나요? 완전히 건강해야만 당신의 신체 건강 상태에 대해 감사할 수 있는 것은 아닙니다.

◐ 당신과 당신의 건강을 응원해 주는 가족, 친구, 커뮤니티에 어떤 방식으로 감사한 마음을 전할 수 있나요? 예를 들어, 감사 편지를 보내고 싶나요? 싱그러운 꽃을 선물하고 싶나요? 직접 만든 음식을 나누거나 그들과 함께 레스토랑에서 외식을 하고 싶나요?

◐ 이 책을 읽고 이러한 질문들에 대해 생각해 볼 수 있어서 감사한가요?

연민(COMPASSION)

페이빙 휠 관련 질문:

◐ 페이빙 휠 문항에 대한 답변을 생각해 보세요. 현재 당신에게 가장 어렵고 힘든 영역은 무엇인가요? 이 영역에서 어려움을 겪고 있는 당신 자신에게 어떻게 연민을 표현할 수 있을까요?

◐ 만약 친구의 페이빙 휠이 당신의 페이빙 휠과 똑같은데 친구가 피드백을 요청해 온다면, 친구에게 뭐라고 말해 줄 것인가요? 어떤 의견을 공유할 것인가요?

◐ 페이빙 휠 설문지의 모든 문항에서 5점을 받거나, 모든 영역에서 25점을 받기 위해 노력하는 것이 아니라는 점을 인식해야 합니다. 단지 현재 자신의 삶의 방식을 배우고 탐구하며 자기관리의 우선순위를 정하고 있는 것입니다. 부끄러움, 자책감 또는 죄책감을 느낀다면, 당신을 방해하는 이러한 파괴적인 감정에서 벗어나기 위해 무엇을 해야 할까요?

◆ 자신에게 연민과 이해심을 가지고 과거를 되돌아보고 현재 위치를 파악해 보세요. 그리고 미래의 페이빙 휠을 상상해 보세요. 6개월 후 당신의 페이빙 휠이 어떤 모습이 되길 바라나요?

◆ 페이빙 휠에서 자신에게 친절을 베풀어야 할 특정 영역이 있나요? 좋은 친구에게 말하듯이 자신에게 말하는 것을 잊지 마세요.

페이빙 휠의 모든 영역에서 자신을 자비롭게 대하기가 어렵다고 느껴지는가? 만약 그렇다면 친구, 사랑하는 사람 또는 의료제공자와 소통하여 당신의 감정에 대해 더 깊이 이해하는 것이 좋다. 예를 들어, 살면서 여러 차례 헬스클럽에 등록했거나 운동 수업에 참여하기로 약속했지만, 여러 가지 이유로 지키지 못한 적이 있을 수 있다. 이는 많은 사람에게 흔히 있는 일이며 부끄러워할 필요가 없다.

성공을 위해 자신을 준비하는 것이 핵심이다. 과거에 등록한 운동 수업이나 가입한 헬스클럽에 대한 정보를 활용하여 자신에게 효과가 없었던 것이 무엇인지 파악하면 앞으로의 신체활동을 계획하는 데 도움이 된다. 헬스클럽이나 운동 수업이 필요하지 않을 수도 있고, 함께 운동할 친구가 필요할 수도 있다. 과거에 대해 자신을 부끄럽게 여기거나, 자책하고 죄책감을 갖는 것은 시간 낭비이다. 과거는 뒤로하고 미래를 위한 전략을 세워야 한다.

◆ 아픈 자녀나 가족을 돌보거나, 당신의 질병을 치료하는 등 특별히 주의를 기울여야 하는 일이 있어서 페이빙 휠의 여러 영역에 시간을 할애하지 못한 적이 있나요?

폐경기 증상 관련 질문:

◆ 현재 당신의 신체적인 한계에 대해 연민을 가지고 있나요?

◐ 당신의 한계, 노화되는 신체 등에 대하여 어떻게 하면 스스로에게 더 많은 이해심을 보일 수 있을까요?

◐ 당신의 과거 경험과 과거에 자기관리를 어떻게 해 왔는지에 대하여 어떻게 연민을 가질 수 있을까요?

이사, 이직, 재정적 문제, 인간관계의 어려움, 이혼, 별거, 코로나19 위기 등 중대한 생활 스트레스 요인은 당신 자신에게 집중하고 건강한 생활습관에 집중하는 능력에 영향을 줄 수 있다. 당신이 이렇게 스트레스가 많은 생활 속에서 여러 가지 문제를 잘 관리해 왔다면, 인생의 큰 부담이 되는 스트레스를 잘 극복해 왔다는 사실을 인정하는 것이 중요하다. 지금 자신에게 집중할 시간을 갖고 자기관리에 힘쓰면 생활 스트레스 요인으로 인해 발생할 수 있는 문제들을 관리하는 데도 도움이 된다.

◐ 생활 스트레스 요인을 경험했거나 경험하고 있다면, 자신에게 더 많은 연민을 갖기 위해 필요한 것은 무엇이라고 생각하나요?

정직(HONESTY)

페이빙 휠 관련 질문:

◐ 페이빙 휠 문항에 정직하게 답변했나요? 아니면 다른 사람을 만족시키거나, 더 높은 점수를 얻을 수 있도록 답변했나요? 단순히 직감적으로 답하지 않고, 실제 경험을 공유하지 않았다면 설문지를 다시 작성해 보세요. 다시 한번 강조하지만, 이것은 수업에서 A를 받기 위한 것이 아니라, 나라는 존재를 진정으로 이해하기 위한 것입니다.

◐ 페이빙 휠 설문지에는 정직하게 답변하더라도, 운동을 한다거나 늦은 밤에는 정크 푸드를 먹지 않는다는 등 하지 않는 일을 하고 있다고 말함으로써 다른 사람에게 잘 보이거나, 만족감을 주거나, 기쁘게 하려고 하는 영역이 있나요?

◈ 당신의 행동에 대해 담당 의료진에게 솔직하게 이야기하나요? 이제는 정직해야 할 때입니다. 당신에게 무슨 일이 일어나고 있는지 솔직하게 말해야만 사람들이 당신을 도울 수 있습니다. 스스로에게 정직해야만 스스로를 도울 수 있습니다.

폐경기 증상 관련 질문:

◈ 일부 여성들은 노화 과정을 두려워합니다. 만약 당신도 그렇다면, 당신이 우려하는 점을 공유해 주세요.

◈ 어떤 식으로든 당신의 건강에 도움이 될 수 있는 것에 대해 더 탐구하거나 알아보고 있지 않은 것은 무엇인가요? 예를 들어, 낙상 위험을 줄이기 위해 집을 더 안전하게 만드는 방법, 유방암 위험을 줄이는 방법 등이 있습니다.

◐ 당신 건강의 특정 영역에 대한 관리를 소홀히 한 이유는 무엇인가요?

탐구 마무리

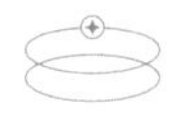

인생은 발견되기를 기다리는 보물과 교훈이 있는 여정이다. 열린 마음으로 자신에 대해 더 많이 배우고, 자신이 어려움을 겪고 있는 삶의 영역을 탐구한다면 엄청나게 성장할 수 있다. 앞으로 나아가면서 새로운 증상이나 어려움을 겪을 때, 그러한 경험에서 무엇을 배울 수 있는지 생각해 보라. 탐구는 자기인식을 높이고, 건강을 개선하고, 당신의 인생 여정에 더 큰 기쁨을 가져다줄 수 있는 도구이다.

당신에게는 축하, 성공, 고난, 시련이 담긴 고유한 보물 상자가 있다. 각각의 보물은 저마다의 힘과 강점을 지닌 보석과 같다. 그것들이 지금의 당신을 만들어 준다. 성공을 축하하고, 치매에 걸린 가족을 부양하거나 유방암 진단을 받은 것과 같은 고난에서 비롯되는 고유한 보석을 소중히 간직하라. 당신이 경험한 각각의 도전은 당신에게 큰 흔적을 남겼고, 당신을 오늘날의 강한 여성으로 만들어 주었다. 당신의 보물과 보석을 발견하고, 아름다운 보석 목걸이를 착용하여 당신이 겪어 온 모든 일을 강조하라. 당신만의 목걸이를 만들고, 다음 사항을 고려해 보라.

◈ 지금까지의 즐거웠던 순간들을 기념하는 빛나는 다이아몬드는 무엇인가요?

◈ 당신이 견뎌 낸 힘든 시간을 상징하는 또 다른 보석은 무엇인가요?

◈ 이러한 고난이 어떻게 당신을 더 강하고, 현명하고, 회복력 있는 여성으로, 그리고 지금의 당신으로 만들었나요?

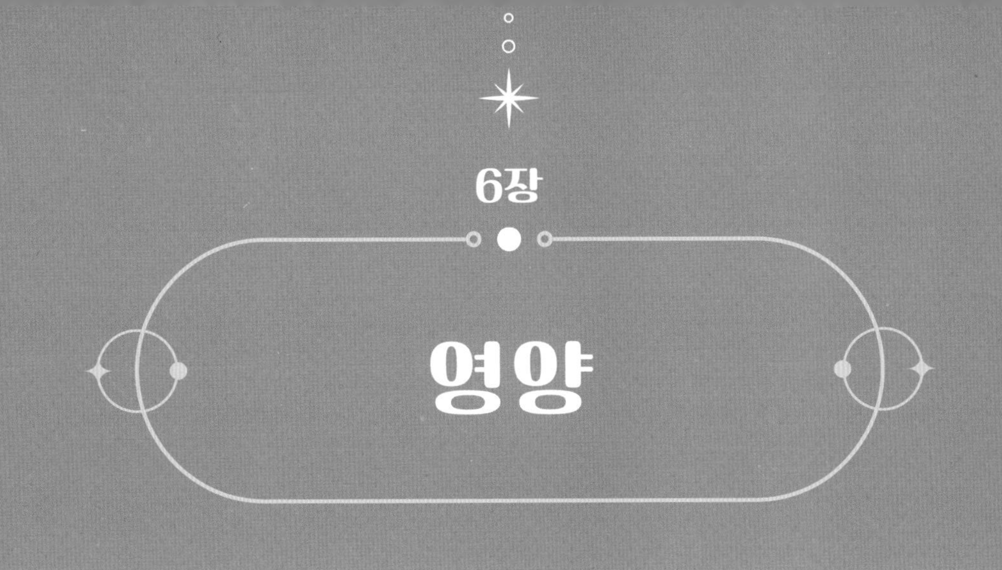

폐경기 및 중년기 이후의 영양

약어 NUTRITION

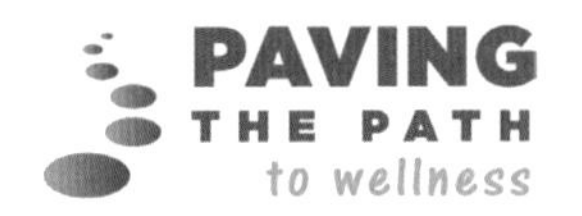

Natural
Understand
Try
Recipes
Inspiration
Taste
Individualize
Open
Nourish

- NATURAL(자연적) 자연식품, 식물성 식품을 섭취하라. 당신이 먹는 대부분의 음식은 땅에서 자란 식물에서 얻어진 것임을 알아볼 수 있어야 한다. 형광 분홍색 사탕, 파란색 아이스크림, 검은색 아이싱(설탕 장식)은 자연식품이 아니며 영양가도 없다.
- UNDERSTAND(이해) 식이 지침을 이해하라. 최적의 건강을 위해 매일

얼마만큼의 식이섬유, 칼슘, 단백질, 철분이 필요한지 알아야 한다. 당신의 주치의나 공인 영양사와 상담하면 건강상의 이유로 식단을 수정해야 하는지 알아볼 수 있다.

- **TRY(시도)** 새로운 요리를 만들어 보고, 향신료와 신선한 허브로 음식을 양념해 보라. 식료품점에 가면 한 번도 먹어 보지 않은 과일과 채소를 구입해 보라. 콩, 렌틸콩, 견과류 같은 건강한 식물성 단백질 공급원을 즐겨 먹으라. 아직 이런 음식들을 먹어 본 적이 없다면 한번 시도해 보라.
- **RECIPES(조리법)** 도서관이나 서점에 있는 요리책 또는 온라인에서 조리법을 찾아보라. '조리법', '건강', '비건', '베지테리언', '두부', '렌틸콩', '저렴한', '쉬운' 등의 단어로 사이트를 검색하여 필요한 조리법을 찾을 수 있다.
- **INSPIRATION(영감)** 좋아하는 요리에서 영감을 얻어 더 건강한 버전으로 만들 수 있는 방법을 찾아보라. 더 건강하게 먹으려고 노력한다고 해서 좋아하는 음식을 즐길 수 없다는 뜻은 아니다. 육류를 식물성 단백질로 대체하거나, 첨가당과 포화지방을 줄이도록 조리법을 수정해 보라.
- **TASTE(맛)** 당신은 즐거움을 주는 맛있는 음식을 먹고 싶을 것이다. 입맛이 바뀌는 데는 시간이 걸리므로 새로운 건강식품과 조리법을 시도할 때는 인내심을 가져야 한다. 새로운 음식에 더 많이 노출될수록 그 맛에 더 익숙해진다. 과일이 더 달콤하게 느껴지고, 소금통이 더 이상 필요하지 않게 되더라도 놀라지 마라!

- **INDIVIDUALIZE(개별화)** 자신의 일정, 취향, 필요, 그리고 자신과 가족에게 무엇이 잘 맞는지는 본인만 알 수 있다. 주말에는 요리할 시간이 있지만 평일에는 요리할 시간이 없다면, 주말에 한꺼번에 요리하라. 가족과 저녁 외식을 할 경우, 함께 외식을 하되 당신이 즐길 수 있는 더 건강한 메뉴를 찾아보라. 아침으로 브로콜리를 먹고 저녁으로 오트밀을 먹고 싶다면 그렇게 하라. 당신의 선택이다.
- **OPEN(개방성)** 먹는 음식과 먹는 방식을 바꾸는 것에 대해 열린 마음을 갖도록 한다. 식습관은 가족의 양육 환경, 문화, 사회에 깊이 뿌리내리고 있기 때문에 바꾸기 어려울 수 있다. 그러나 새로운 음식을 시도하고, 마음챙김 식사(mindful eating)를 하고, 영양에 대해 더 많이 배우려는 개방적인 자세는 웰니스 여정에 도움이 된다.

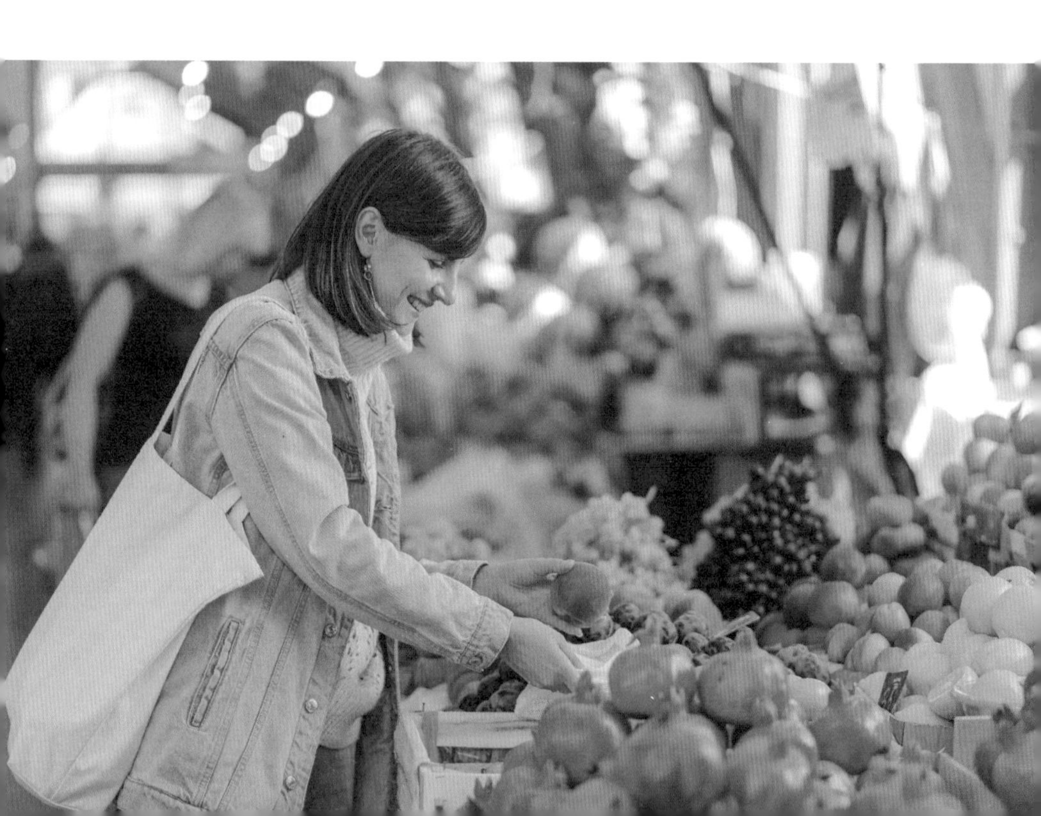

- **NOURISH(영양 공급)** 영양이 풍부한 양질의 식품으로 몸에 영양을 공급하라. 끼니마다, 한 입 먹을 때마다 영양분을 섭취할 수 있다. 영양이 풍부한 음식을 섭취하면 몸과 마음이 최적의 기능을 발휘하는 데 필요한 에너지를 얻을 수 있다.

영양 - 기본 이해하기

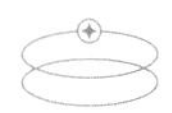

당신이 하루에 세 끼를 먹는다면, 폐경기에 이르기까지 55,000번 이상의 식사를 했을 것이다. 그동안 당신은 음식과의 관계를 형성해 왔다. 당신이 태어나고 자라온 문화와 환경, 가족의 식습관, 선호하는 맛 등은 어떤 영양 지식보다 당신의 음식 선택에 더 큰 영향을 미칠 수 있다.

또한 중년 이상의 여성이라면 "먹어야 할 것"과 "먹지 말아야 할 것"을 알려 주는 영양 메시지에 무수히 노출되어 왔을 것이다. 마치 만병통치약 같은 최신 슈퍼푸드 광고를 본 적도 있을 것이다. 영양 연구와 건강 전문가들은 종종 상반된 의견을 제시한다. 대부분의 미국 여성에게 해당하지 않는 여성 체형에 대한 고정관념을 강조하는 사회와 이러한 체형이 될 수 있다고 약속하며 체중 감량 계획, 약물 및 시술을 판매하는 데 주력하는 다이어트 산업을 겹쳐 보면, 많은 여성이 음식과 복잡한 관계를 맺고 있는 이유가 분명해진다.

이 장에는 중년 이후의 여성을 위한 영양에 관한 근거기반 정보가 포함되어 있어 올바른 길을 선택할 수 있도록 도와준다. 만약 당신이 건강한 식습관과 음식을 영양분으로 여기는 데 어려움을 겪고 있거나, 폐경기 증상을 해결하기 위해 영양을 최적화하는 데 관심이 있다면, 이 장을 마칠 때쯤 다양하고 맛있는 음식을 맛볼 준비가 되어 있을 것이다. 음식과의 관계를 수정하거나 맛있는 새 조리법을 배우면서 한 입 한 입 자신을 가꾸기에 결코 늦지 않았다.

음식은 우리 몸의 연료이다. 음식은 매일 신체활동을 하는 데 필요한 에너지를 제공해 준다. 영양 섭취가 불충분하면 몸과 마음이 힘들어진다. 양질의 식사는 면역체계를 지원하고, 감염 가능성을 낮추며, 심장과 뼈를 튼튼하게 유지하는 동시에 기억력과 기분에도 도움이 된다.

음식은 2형당뇨병, 심혈관질환, 고혈압, 고콜레스테롤혈증, 기분장애, 치매 및 일부 암 발병 위험에도 영향을 미친다. 이미 이러한 질환 중 하나를 앓고 있더라도, 섭취하는 음식은 다른 만성질환의 발생 위험에 영향을 미치며, 심지어 건강 상태를 개선할 수도 있다. 식단이 건강에 미치는 영향에 대해 의료진과 상담하라. 공인 영양사에게 의뢰를 요청해 볼 수도 있다. 이 건강 전문가들은 식품 과학에 대한 전문 교육을 받았기에 당신의 건강을 가장 잘 지원할 수 있는 개별화된 식단을 함께 계획해 줄 수 있다.

지금 그리고 앞으로 수십 년 동안 음식이 당신의 건강에 어떤 영향을 미칠 수 있는지 배우는 것은 기쁨으로 가득 찬 여정이 될 것이다. '당신'이 좋아하는 음식, '당신'이 먹어 보고 싶은 음식, 또는 '당신'의 건강에 가장 좋은 음식이 무엇인지 생각해 볼 수 있는 시기이다. 자녀를 키우는 동안에는 자녀가 숙제를 끝내고 나서 운동장으로 향하는 사이에 빨리 먹을 수 있는 음식을 찾는 데 집중했을 것이다.

엄마들은 종종 음식을 낭비하고 싶지 않아서 남은 맥앤치즈(마카로니에 녹인 치즈를 섞은 서양 음식 - 역자 주)나 베이글을 먹으면서 이 정도면 건강한 저녁 식사로 충분하다고 생각하지만, 그렇지 않다. 바쁜 일정을 소화하다 보면 잠시 멈춰서 진정으로 당신에게 영양을 공급하는 음식이 무엇인지 생각해 볼 시간이 없었을지도 모른다. 요리 수업을 듣거나, 한 번도 먹어 보지 못한 다른 민족 요리를 시도하거나, 텃밭을 가꾸거나, 인터넷에서 새로운 조리법을 찾아볼 수도 있다.

중년기에는 요리하는 즐거움과 먹는 기쁨을 발견하고, 당신의 건강과 웰빙에 도움이 되는 맛있는 음식을 만들어 보는 실험을 할 수 있다. 하지

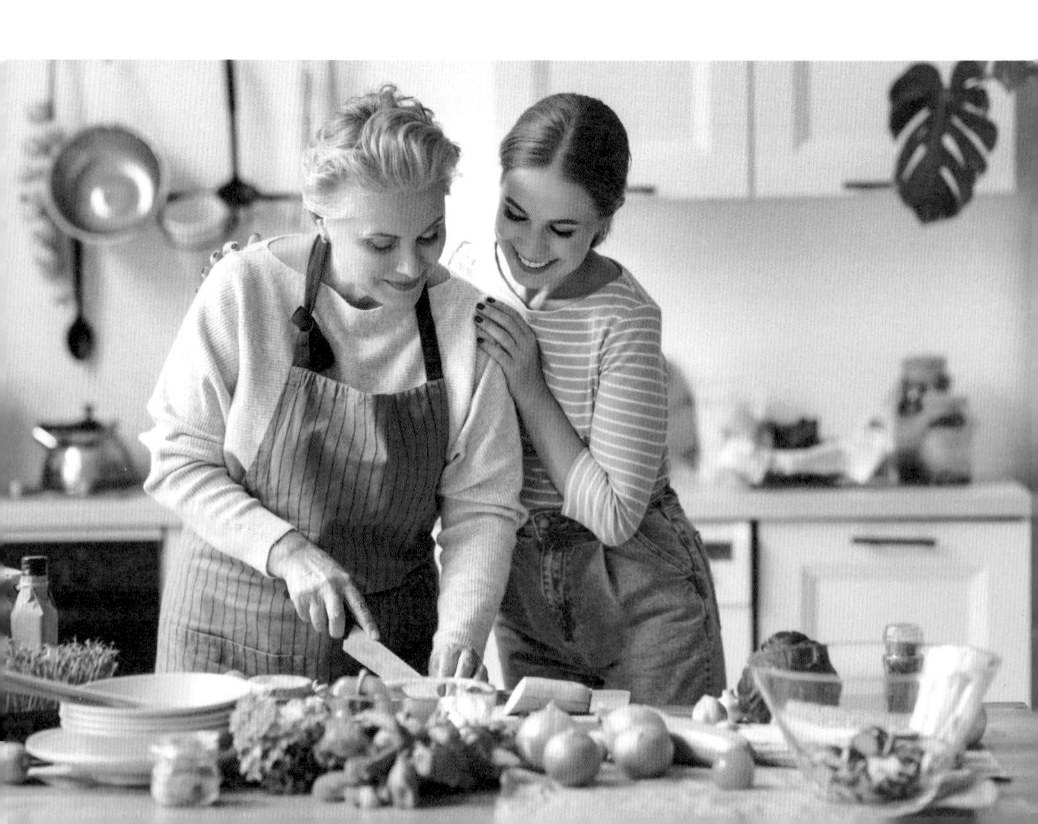

만 요리할 시간이 있더라도 요리에 흥미가 없을 수도 있다. 이 경우 건강한 자연식물식(whole-food plant-based diet, 가공되지 않은 자연 상태의 식물성 식품을 먹는 식사법 - 역자 주) 재료나, 재가열만 하면 되는 조리된 음식을 제공하는 업체를 알아보는 것도 좋다.

미셸 톨레프슨 박사가 전하는 지혜의 말

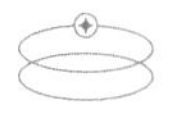

부인과 진료에 생활습관의학을 더 많이 접목하기 시작하면서 영양이 폐경기 환자의 삶에 미칠 수 있는 영향을 알게 되어 흥미로웠다. 나는 여성 건강을 전문으로 하는 의사가 되고자 수련하는 동안 대부분의 질환, 특히 폐경에 도움이 되는 약으로서의 음식의 힘에 대해 배우지 못했다. 호르몬 대체요법을 처방하는 방법을 익혀 환자들과 개별적인 위험 및 이점에 대해 논의할 수는 있었지만, 새내기 의사로서 폐경기 환자에게 근거기반 식이 권장 사항을 제시한 적은 없었다.

여성 건강에 초점을 맞춘 영양 관련 문헌들을 탐색하면서, 폐경기 여성에게는 영양이 풍부한 양질의 식단이 중요함을 강조하는 여러 연구를 접했다. 더 많은 것을 알게 된 나는 이 지식을 환자들과 열심히 공유했다. 처음에는 과연 여성들이 안면홍조나 감정 기복과 같은 증상을 해결하기 위해 식단을 크게 바꾸고 싶어할지 의문이 들었다. 하지만 곧 많은 환자가 근거기반의 영양 정보를 "갈망"하고 있다는 사실을 알게 되었다.

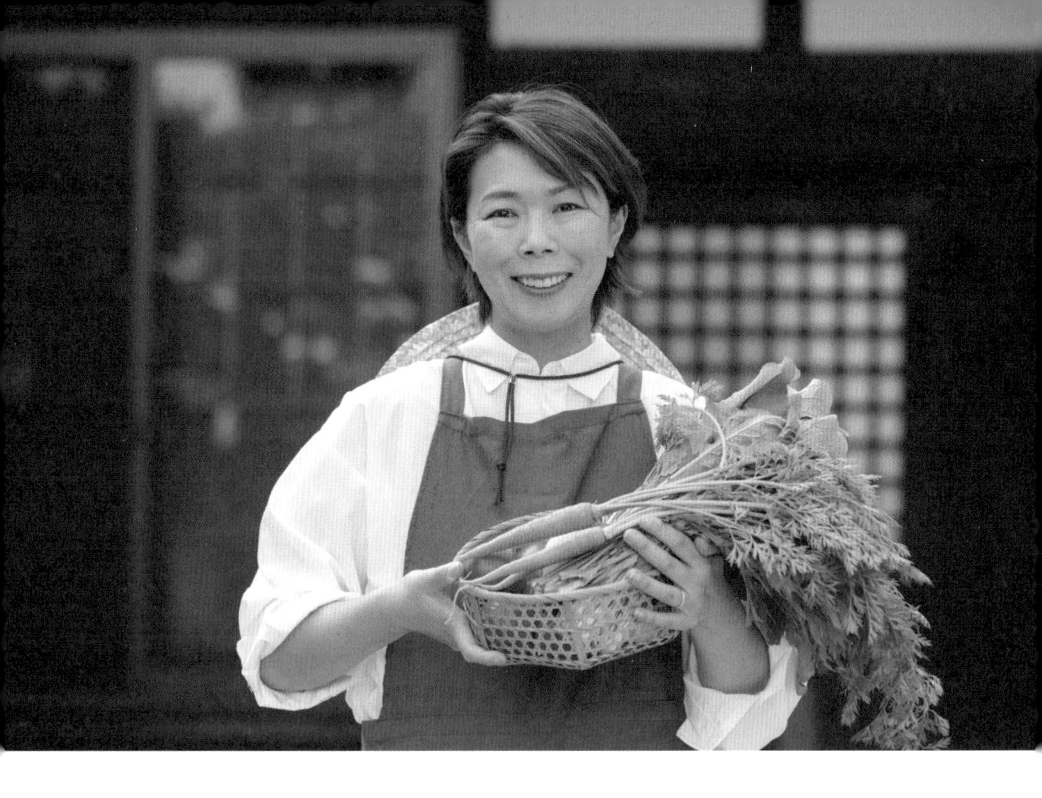

그 결과, 내가 가장 보람을 느끼는 순간은 후속 진료를 위해 다시 내원한 여성 환자들이 건강한 식습관을 통해 자신의 증상이 어떻게 개선되었고, 변비나 여드름 같은 다른 건강 문제가 어떻게 호전되었는지 공유하고 싶어 할 때이다.

식이 변화가 폐경기에 나타나는 모든 문제에 대한 만병통치약은 아니지만, 일반적인 폐경기 증상뿐만 아니라 다른 질환을 겪는 여성들에게도 도움이 되는 경우가 많다.

영양 지침

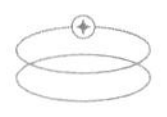

《미국인을 위한 식이 지침(Dietary Guidelines for Americans) 2020-2025》에서는 중년 여성을 위한 영양 권장 사항을 강조한다.✚ 이 식이 지침에서는 "모든 한 입을 소중히 하라"고 권하며, 모든 연령대를 위한 다음과 같은 권장 사항을 제시한다.

- 건강한 식습관은 여성의 전 생애에 걸쳐 필수적이다.
- 영양이 풍부한 음식과 음료를 섭취하는 것이 중요하다.
- 개인적인 취향, 예산 및 문화적 전통에 따라 음식 선택을 개인 맞춤화하라.
- 영양가가 높은 식품을 먹을 때는 열량에 유의하라.
- 알코올성 음료와 첨가당, 포화지방, 염분이 많이 함유된 음식을 제한하라.

《미국인을 위한 식이 지침》에는 고령 여성을 위한 다음과 같은 지침도 있다.

✚ U.S. Department of Agriculture and U.S. Department of Health and Human Services. Dietary Guidelines for Americans, 2020-2025. 9th Edition. December 2020. Available at DietaryGuidelines.gov.

1. 일반적으로 나이가 들수록 필요한 열량이 감소하므로, 영양소가 풍부한 식품으로 열량을 채우는 것이 더욱 중요하다.
2. 매일 2~3컵 정도의 채소와 1컵 반~2컵의 과일을 섭취하라.
3. 짙은 잎채소, 붉은색 및 주황색 채소, 콩, 완두콩, 렌틸콩 등 다양한 채소를 섭취하라.
4. 곡물 섭취의 대부분을 통곡물로 섭취하라.
5. 첨가당을 총열량의 10% 이하로 제한하라.
6. 포화지방을 총열량의 10% 이하로 제한하라.
7. 나트륨을 하루 2,300mg 이하로 제한하라.
8. 모든 보충제 복용에 대해서는 의사와 상의하라.
9. 나이가 들수록 비타민 B12 흡수력이 감소하므로 보충제가 필요한지 의사와 상의하라. 이 영양소는 식물성기반 식단이나 베지테리언 식단, 비건 식단을 섭취하는 사람들에게 특히 중요하다.
10. 칼슘 및 비타민 D 섭취량과 보충제 복용 여부도 의사와 상의하는 것이 좋다.

*《미국인을 위한 식이 지침》은 산업계와 정치계의 영향을 받기는 하지만, 이 지침을 참고하여 일반적인 지침을 얻을 수 있다는 점에 주목해야 한다.

하버드 한 끼 건강식

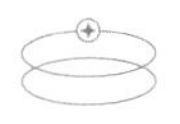

하버드 한 끼 건강식(Healthy Eating Plate)은 식품 산업계나 정치계의 영향을 받지 않고 최신 과학에 기반한 식단이다. 하버드 한 끼 건강식은 유제품보다는 물을 마실 것을 강조하고, 한 끼 접시의 절반은 채소와 과일로 채우기를 권장한다. 다양한 통곡물을 포함하고, 정제된 곡물은 제한한다. 적색육과 치즈는 제한하고 가공육은 피하여 건강한 단백질 공급원을 선택한다. 올리브유 같은 건강한 기름도 이 식단에 포함된다.

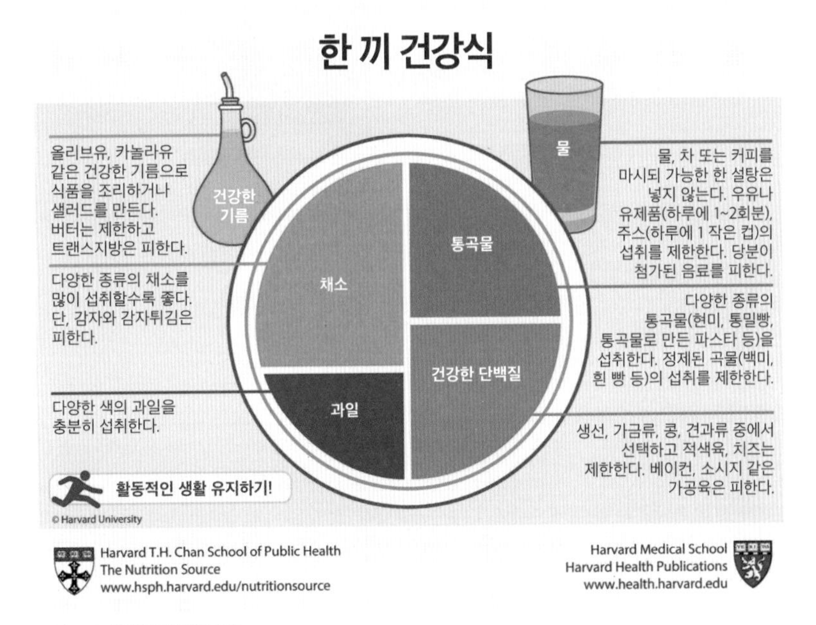

그림 6-1. 하버드 한 끼 건강식

건강한 식이 패턴

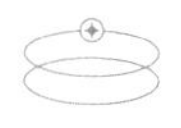

심장, 혈관, 뇌와 전신에 유익한 건강한 식습관은 폐경기 여성들에게 긍정적인 영향을 미친다. 다양한 식이 패턴이 있지만, 영양 전문가들이 건강 증진에 도움이 된다고 인정하는 식이 패턴들은 대부분 다음과 같은 공통점이 있다.

제한하거나 피해야 할 것:

- 초가공식품
- 튀긴 음식 및 패스트푸드
- 당분이 첨가된 식품
- 포화지방이 많은 식품
- 소금이 첨가된 식품
- 가당 음료
- 적색육 및 가공육
- 정제된 곡물
- 과도한 알코올 섭취

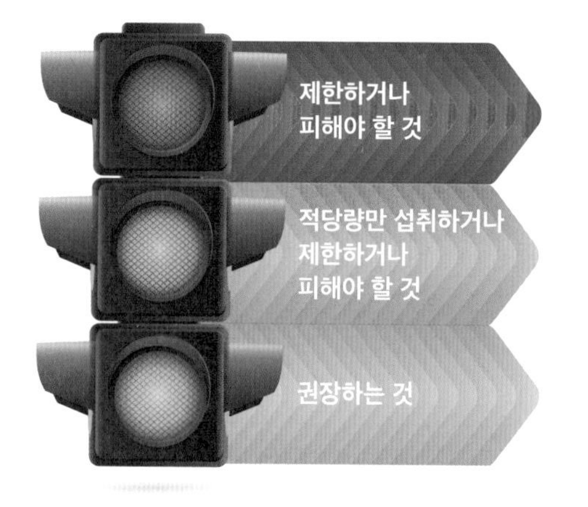

적당량만 섭취하거나 제한하거나 피해야 할 것:

이 식품들을 섭취할 경우에는 적당량만 섭취한다. 건강한 식단에 꼭 필요한 음식은 아니다.

- 저지방 유제품
- 해산물과 생선
- 가금류

권장하는 것:

- 주로 자연식품 혹은 최소한으로 가공한 식품을 섭취한다.
- 다양한(무지개색) 식물성 식품을 섭취한다.
- 채소와 과일을 즐긴다.
- 모든 곡물 또는 대부분의 곡물은 통곡물로 섭취한다.
- 요리할 때 허브와 향신료를 사용한다.
- 콩, 완두콩, 렌틸콩, 씨앗류, 견과류 같은 식물성 단백질 공급원을 즐겨 먹는다.
- 두부, 두유, 템페 등 콩으로 만든 식품을 즐겨 먹는다.
- 의사의 지시가 없는 한, 보충제보다는 식품을 통해 대부분의 영양소를 섭취한다.
- 원한다면 차와 커피를 즐기되, 물을 마셔서 수분을 충분히 보충한다.

단백질

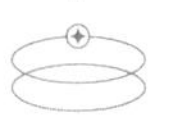

폐경기 이후 여성은 일반적으로 제지방 근육량이 감소하며, 단백질은

제지방 근육량을 유지하거나 증가시키는 데 필수적이므로 중년 이후의 여성에게는 적절한 단백질 섭취가 꼭 필요하다. 그러나 안타깝게도 많은 여성이 식단을 통해 충분한 단백질을 섭취하지 못하고 있다. 여성의 단백질 일일 권장 섭취량은 46g이다. 끼니마다 15~30g의 단백질을 섭취하는 것이 좋다. 견과류, 씨앗류, 두부, 두유, 콩, 완두콩, 렌틸콩, 통곡물, 해산물, 강화 대두 제품 및 동물성 식품을 통해 식이 단백질을 섭취할 수 있다.

《미국인을 위한 식이 지침》에서는 노년층이 더 다양한 단백질 공급원을 섭취하면 더 많은 이점을 얻을 수 있다고 말한다. 이 지침에 따르면 미국인들은 일반적으로 육류, 가금류, 달걀을 과다 섭취하는 반면, 렌틸콩, 콩, 완두콩, 해산물, 유제품, 강화 대두 대체 식품은 적게 섭취하는 경우가 많다.

프리바이오틱스, 프로바이오틱스, 소금 및 식이섬유

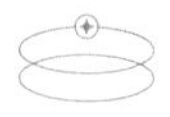

프리바이오틱스

프리바이오틱스는 장내 세균의 먹이다. 프리바이오틱스에는 장내 세균이 소화할 수 있는 식이섬유가 들어 있지만, 장내 세균이 없으면 이 식이섬유를 소화할 수 없다. 이 중요한 박테리아는 전반적인 건강에 필수적이며, 이들을 잘 먹이는 것이 중요하다. 이 박테리아는 식이섬유를 먹고 아세테이트, 부티레이트, 프로피오네이트를 포함한 단쇄지방산(short-chain fatty acid)을 생성한다. 단쇄지방산은 에너지, 포도당, 지질 대사, 면역, 염증, 암 발생 위험 및 기분을 조절하는 데 도움이 된다. 장내 세균이 좋아하는 프리바이오틱스가 풍부한 식품에는 다음과 같은 것이 있다.

- 양파
- 통곡물빵
- 아티초크
- 부추
- 대두
- 바나나
- 마늘

프로바이오틱스

프로바이오틱스는 섭취하거나 몸에 바르면 건강에 도움이 되는 살아있는 미생물이다. 양질의 프로바이오틱스가 좋은 이유는 에너지 수준을 높이고, 소화기관의 건강을 개선하며, 피로와 스트레스를 해소하고, 다양한 질병의 증상을 완화하는 데 도움이 되기 때문이다. 참고로, 의사의 지시가 없는 한, 프로바이오틱스는 보충제보다는 다음과 같은 식품을 통해 섭취하는 것이 좋다.

- 케피르(염소, 양, 소의 젖을 발효시켜 만든 유제품 - 역자 주)
- 요거트(건강한 미생물이 첨가된 식물성 요거트를 찾아보라.)
- 사워크라우트(소금에 절인 양배추 - 역자 주)
- 된장
- 피클(식료품점 냉장 코너에서 식초가 들어 있지 않은 피클을 찾아보라.)
- 김치
- 콤부차
- 템페
- 낫토

소금

염화나트륨이라고도 하는 소금은 음식의 맛을 내는 데 사용되는 미네랄이다. 소금을 너무 많이 섭취하면 해로울 수 있지만, 너무 적게 섭취해도 좋지 않다. 연구에 따르면, 소금은 수분을 충분히 섭취하고 전해질 균형을 적절히 유지하는 데 중요한 역할을 하는 것으로 밝혀졌다. 그러나 소금을 너무 많이 섭취하면 고혈압과 심장질환, 뇌졸중, 신장질환의 위험이 증가한다.

실제로 소금 섭취량은 하루 2,300mg 이하로 유지하는 것이 좋다. 조리 중에 소금을 넣는 대신 완성된 요리에 살짝 뿌려서 먹으면 된다.

식이섬유

식이섬유는 우리 몸이 소화할 수 없는 탄수화물의 일종이다. 따라서 섭취한 식이섬유는 소화되지 않은 채로 체내를 통과한다. 그런 이유로 식이섬유는 심장병과 2형당뇨병의 위험을 줄이는 등 여러 가지 건강 관련 이점을 제공한다.

중년 여성은 식이섬유 결핍으로 인해 그 이점을 충분히 경험하지 못하는 경우가 많다. 50세 이후 여성은 매일 최소 21g의 식이섬유를 섭취해야 한다. 식이섬유는 과일, 채소, 콩, 콩류, 통곡물과 같은 식물성 식품에 풍부하게 함유되어 있다. 식이섬유가 풍부한 시리얼도 훌륭한 공급원이다. 라벨을 확인해 보라.

식이섬유의 잠재적인 이점은 다음과 같다.

- 포만감을 증가시킨다(과체중인 경우 체중 감량에 도움이 될 수 있다).
- 혈당 급상승(혈당 스파이크)을 감소시킨다.
- 장내 미생물군유전체(장내 유익균)의 건강을 지원한다.
- 콜레스테롤을 개선한다.
- 심장질환의 위험을 줄인다.
- 2형당뇨병의 위험을 줄인다.
- 일부 유형의 암 발생 위험을 줄일 수 있다.

식이섬유와 탄수화물을 구별하는 것이 중요하다는 점에 유의하라.

사실, 채소와 과일도 탄수화물이라는 것을 기억하라. 당뇨병이 있다면 혈당 조절을 위해 전분이 많은 채소와 단순 탄수화물을 제한해야 할 수도 있다. 쿠키, 케이크, 페이스트리, 머핀, 칩, 흰 베이글, 파스타 및 기타 초가공 과자들은 단순 탄수화물이다. 전분이 많은 채소는 탄수화물을 고려하여 식이섬유가 많은 채소와 같은 범주로 분류하지 않아야 한다.

기억해야 할 점은 식이섬유를 많이 섭취하는 것에 익숙하지 않다면, 천천히 섭취량을 늘리기 시작하면 곧 식이섬유가 풍부한 식단의 이점을 누릴 수 있다는 것이다.

'풀 플레이트 리빙(Full Plate Living)'은 건강한 식습관을 위해 식이섬유가 풍부한 식품을 장려하는 영양 프로그램으로, 가공되지 않은 자연식물 식품을 섭취하라고 강조한다. 풀 플레이트 리빙은 이미 먹고 있는 식사에 자연 상태의 식물성 식품을 더 많이 추가하도록 돕는다. 이는 작은 실천으로 큰 건강상의 이점을 얻을 수 있는 접근 방식이며, 비영리 단체인 아드모어건강연구소(Ardmore Institute of Health)에서 제공하는 무료 서비스이다. 자세한 내용은 해당 웹 사이트(www.fullplateliving.org/physicians)에서 확인해 보라.

수분 섭취

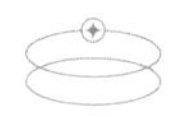

일반적으로 여성들은 나이가 들수록 갈증을 잘 느끼지 못한다. 하루

동안 적절한 양의 수분을 섭취하도록 유념하라. 하루에 8온스(약 236mL - 역자 주)짜리 컵으로 8잔 정도의 물을 마실 것, 하루에 약 2.7L를 마실 것, 혹은 체중에 따른 적당한 비율을 마실 것 등등 다양한 권고가 있다. 요점은 충분한 수분을 섭취할 수 있을 만큼 물을 마시는 것이다. 소변이 잘 나오고, 소변 색이 맑다면 수분이 잘 공급된 상태일 가능성이 높다. 하루에 한두 번 이상 소변을 보지 않고, 소변 색이 누렇게 변하거나 진한 노란색이라면 탈수 상태일 가능성이 높다. 브레인 포그, 어지럼증, 기립성 어지럼증, 피로, 변비 등은 탈수의 흔한 증상이다. 다시 한번 강조하지만, 물을 마시는 것이 가장 좋은 치료법이다.

대부분의 여성은 일상적인 수분 공급을 위해 전해질 음료가 필요하지 않다. 하지만 몸이 아프거나, 설사나 구토를 했거나, 심하게 땀을 흘렸다면 의사에게 문의하라. 전해질 음료가 도움이 될 수 있다. 색소 등 화학물질이 포함된 음료는 피해야 한다.

과일 주스, 허브차, 과일, 채소에는 수분이 함유되어 있다는 사실을 기억하라. 커피, 차, 콜라나 펩시 같은 청량음료, 에너지 음료는 카페인이 함유된 음료이다. 카페인은 이뇨제이므로 소변을 더 많이 보게 만든다. 따라서 카페인이 체내 수분 상태에 미치는 영향은 더욱 복잡하다.

일부 여성들은 한밤중에 화장실에 가기 위해 일어나지 않도록 취침 전에 수분 섭취량을 제한하기도 한다. 이처럼 취침 즈음에 수분을 많이 섭취하지 않는다면, 대신 아침과 오후에 충분한 수분을 섭취하도록 해야 한다.

충분한 수분 섭취가 중요하지만, 하루 권장량을 초과해서는 안 된다.

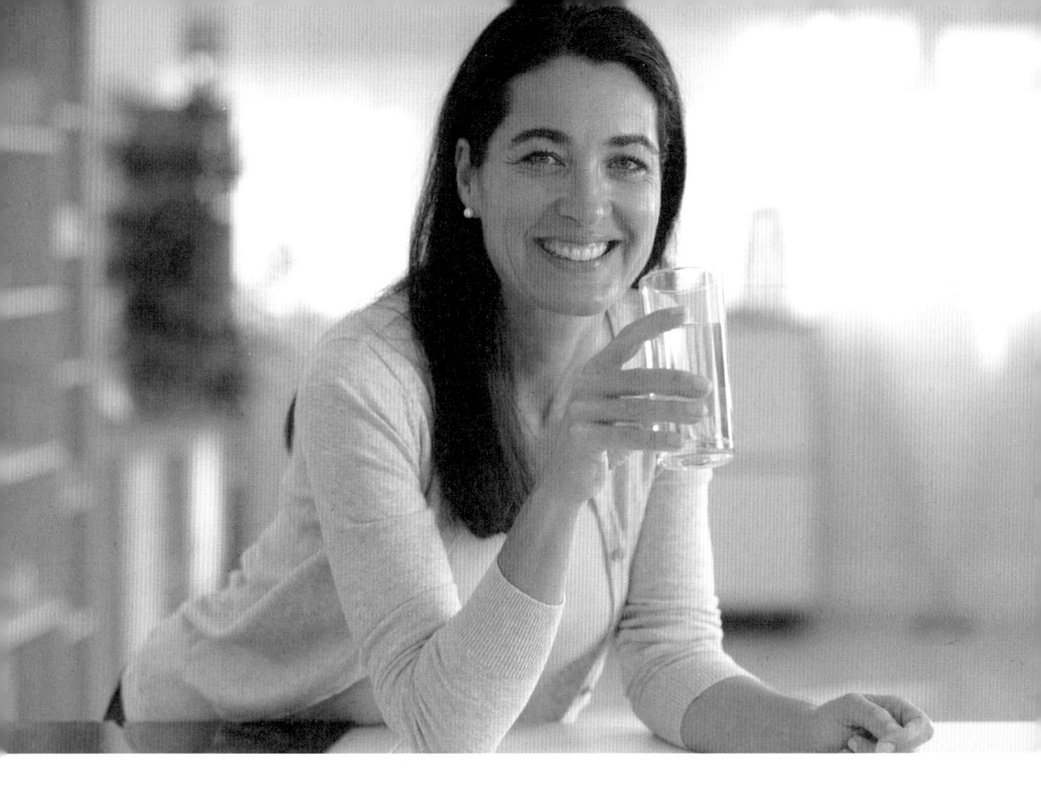

저나트륨혈증(혈중 염분 수치가 위험할 정도로 낮은 상태)으로 이어질 수 있기 때문이다.

단백질 섭취 일지

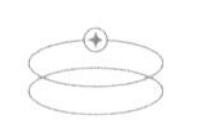

하루에 단백질을 얼마나 섭취했는지 기록해야 한다. 이를 며칠 동안 반복하여 일일 평균 단백질 섭취량을 파악하라. 여성의 단백질 일일 권

장 섭취량은 하루 46g인 것을 기억하라. 〈표 6-1〉의 단백질 섭취 일지 샘플을 활용하면 하루에 단백질을 얼마나 섭취하고 있는지 쉽게 파악할 수 있다. 특정 식품에 함유된 단백질 또는 식이섬유 함량은 인터넷 검색을 통해 간단히 알아볼 수 있다.

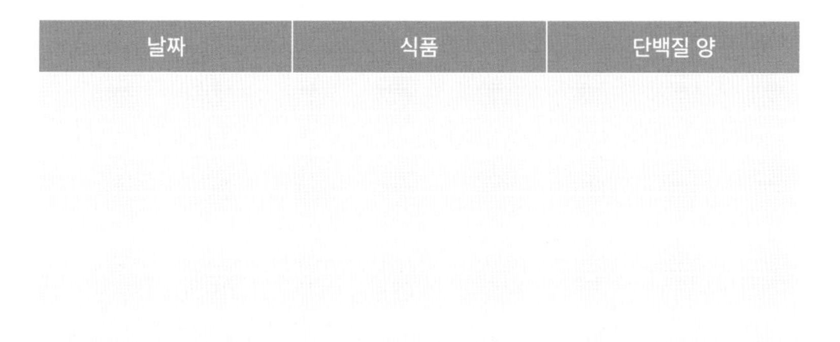

날짜	식품	단백질 양

표 6-1. 일일 단백질 섭취 일지 샘플

식이섬유 섭취 일지

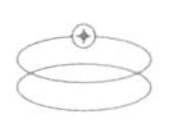

단백질 섭취와 마찬가지로, 식이섬유 섭취 일지를 사용하여 매일 식이섬유를 얼마나 섭취하는지 기록할 수 있다. 이를 며칠 동안 반복하면 매일 권장량의 식이섬유를 섭취하고 있는지 더 잘 파악할 수 있다. 의사의 지시가 없는 한, 매일 최소 21g의 식이섬유를 섭취하는 것을 목표로 해야 한다. 아직 이만큼의 식이섬유를 섭취하고 있지 않다면, 섭취량을 급격하게 늘리기보다 천천히 늘려야 한다는 점에 유의한다.

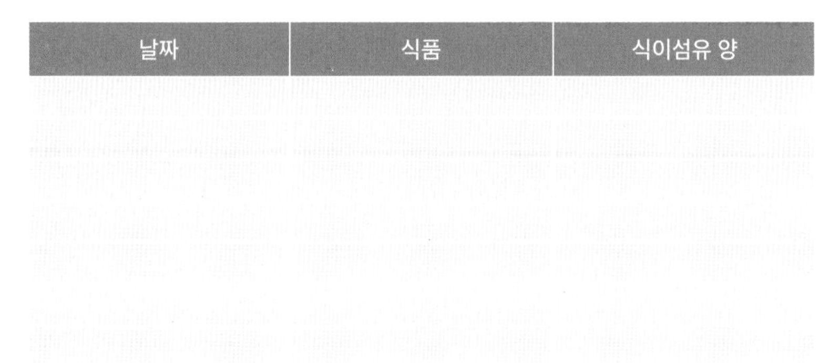

날짜	식품	식이섬유 양

표 6-2. 일일 식이섬유 섭취 일지 샘플

수분 섭취 일지

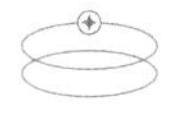

<표 6-3>의 수분 섭취 일지 샘플을 활용해 매일 마시는 음료의 종류와 대략적인 수분 섭취량을 기록할 수 있다. 여성의 일일 권장 수분 섭취량은 2.7L인데, 이 중 대부분은 과일과 채소를 통해 섭취할 수 있다.

날짜	식품	수분 양

표 6-3. 수분 섭취 일지 샘플

◆ 식이섬유, 단백질, 수분 섭취 일지를 바탕으로 식단을 바꿔 보고 싶은가요?

뼈건강

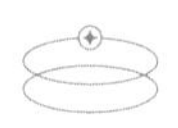

골량(bone mass)은 몸에 있는 모든 뼈의 무게를 그램 단위로 측정한 것이다. 뼈가 우리 몸에서 하는 수많은 역할(구조 제공, 장기 보호, 근육 고정, 칼슘 저장)을 고려할 때, 뼈 손실을 예방하거나 늦추기 위해 할 수 있는 모든 일을 해야 한다. 그렇지 않으면 골다공증(뼈가 약해지고 부서지기 쉬워져 골절이 잘 발생하는 상태) 발생 위험이 높아진다.

여성은 폐경을 겪은 후 골량이 더 빠르게 감소한다. 골량이 너무 낮아지면 골감소증이나 골다공증으로 진단될 정도로 뼈가 약해져 골절, 낙상, 통증 및 독립성 상실 위험이 커진다. 운동과 더불어 섭취하는 음식도 뼈건강에 큰 영향을 미친다. 여성은 뼈건강을 위해 칼슘과 비타민 D가 필요하다. 칼슘이라고 하면 대개 우유와 요거트 같은 유제품을 떠올리지만, 두유 등 식물성 대체 유제품에도 칼슘이 강화되어 있는 경우가 많다. 또한 칼슘은 일부 시리얼과 오렌지 주스에도 함유되어 있다. 녹색 잎채소, 대두, 아몬드, 무화과, 두부로도 칼슘을 섭취할 수 있다.

50세 이상의 여성은 매일 최소 1,200mg의 칼슘을 섭취해야 한다. 며칠간 칼슘 섭취량을 추적하면 일일 칼슘 섭취량을 더 잘 파악할 수 있다. 하루 섭취량이 1,200mg 미만이라면 칼슘 보충제를 먹는 게 좋을지 의사와 상의하라. 일부 연구에 따르면 칼슘 보충제 섭취에는 부작용이 따를 수 있으므로, 자신의 상태에 대해 의사와 상의하여 적합한 방안을 결정해야 한다. 칼슘 보충제는 식사할 때 함께 섭취하는 것이 흡수에 가장 좋으며, 한꺼번에 섭취하는 것보다 하루 동안 나누어 섭취하는 것이 좋다.

건강한 뼈를 위해서는 비타민 D도 필수적이다. 비타민 D는 강화 오렌지 주스, 유제품 및 대체 유제품, 연어, 황새치, 참치 같은 식품과 음료를 통해 섭취할 수 있다. 우리 몸이 칼슘을 적절히 흡수하려면 비타민 D가 필요하다. 비타민 D가 부족하면 칼슘이 풍부한 음식을 섭취하거나 칼슘 보충제를 복용해도 충분한 효과를 얻지 못할 수 있다.

미국국립의학원(National Academy of Medicine)에서는 51~70세 여성은 하루 600IU, 70세 이상의 여성은 하루 800IU의 비타민 D를 섭취하라고 권장한다. 대다수의 여성에게는 적절한 혈청 비타민 D 수치 유지를 위해 이보다 더 많은 양이 필요하다. 신체는 햇빛에 노출되면 비타민 D를 생성하지만, 여러 가지 복잡한 요인으로 인해 햇볕을 쬐어도 비타민 D 수치가 낮은 경우가 많다. 뼈와 전반적인 건강을 위해서도 비타민 D에 대해 의사와 상담하고 비타민 D 수치 검사를 문의해 보는 것이 좋다.

과도한 염분도 뼈건강에 부정적인 영향을 미칠 수 있다. 과도한 소금, 카페인, 알코올 섭취를 제한하는 것은 뼈건강을 지원하고 적절한 칼슘과 비타민 D를 얻기 위한 식이요법이다.

칼슘 섭취 일지

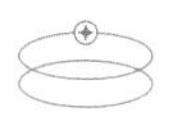

〈표 6-4〉를 참고하여 며칠 동안 섭취한 식품에 함유된 칼슘의 양을 추적하면 일일 칼슘 섭취량을 파악하는 데 도움이 된다. 칼슘 보충제나 칼슘이 함유된 종합 비타민을 복용하는 경우, 의사가 권장한 보충제를 섭취한다.

날짜	식품	칼슘 양

표 6-4. 칼슘 섭취 일지 샘플

◈ 칼슘 섭취 일지의 결과를 바탕으로 식단을 변경하거나 의료진과 상담하고 싶은가요?

여성을 위한 체중 관리

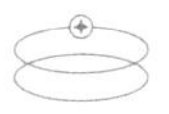

체중에 대한 논의는 많은 여성에게 민감한 주제일 수 있지만, 체중은 중년 이후 여성들의 건강상 여러 측면에 영향을 미치므로 반드시 고려해야 할 사항이다. 당신이 체중 문제로 힘들어 하고 있다면, 당신만 그런 것이 아니다. 폐경기에 흔히 발생하는 열량 요구량 감소와 근육량 감소로 인해 식단을 수정하지 않으면 체중 증가로 이어질 수 있다. 신체활동을 다룬 2장에서 설명한 것처럼, 규칙적인 신체활동과 저항성 운동을 하고, 적절한 단백질이 포함된 건강한 식단을 섭취하면 제지방 근육량을 유지할 수(경우에 따라서는 늘릴 수도) 있다.

체질량지수(body mass index)가 과체중 또는 비만인 경우 2형당뇨병, 심혈관질환, 고혈압, 고콜레스테롤혈증, 뇌졸중, 유방암 등 여러 가지 생활습관 관련 만성질환의 위험이 증가할 뿐만 아니라, 이러한 질환이 발병했을 때 이를 조절하기도 더 어려워진다. 과체중이나 비만은 폐경 관련 증상에도 영향을 미친다. 예를 들어, 안면홍조와 야간발한은 과체중이거나 비만인 폐경 후 여성에게 더 흔하다. 또한 요실금, 성기능장애, 갱년기 근육통 및 관절통도 과체중 여성에게 더 많이 나타난다.

체질량지수(BMI)는 의사가 체중이 건강에 미치는 영향을 더 잘 이해하기 위해 사용하는 기준점이다. 이는 의료인에게 위험성과 가능한 중재에 대해 알려 주는 범주를 제공한다. 예를 들어, 특정 시술이나 약물 처방을 위해 의사는 환자의 BMI 수치를 문서화해야 한다.

중요한 점은 개인의 BMI가 그 사람을 정의하는 것이 아니라는 점이다. 이는 의학적 기준점일 뿐이다. 어떤 사람은 근육량이 많아서 BMI가 더 높을 수 있다. 체중 문제에 대해 제대로 상담하려면 BMI를 넘어 그 사람을 이해해야 한다. 연구자들은 인구 수준에서 건강을 더 잘 이해하기 위해 BMI를 사용한다. 체중이나 BMI가 여성을 정의하는 것은 아니다. 그러므로 자신에 대해 느끼는 방식을 개선하기 위해서는 이러한 분류와 범주에 얽매이지 않아야 한다.

칼로리 섭취에 주의하고, 영양소가 풍부한 음식을 먹고, 식사량을 조절하고, 급격한 혈당 변동을 피하고, 마음챙김 식사를 하는 등의 전략은 건강한 체중을 유지하거나 달성하려는 폐경기 여성에게 도움이 된다. 영양 섭취 외에 충분한 수면과 규칙적인 신체활동(유산소 및 저항성 운동)도 건강한 체중을 유지하는 데 도움이 된다.

안타깝게도 BMI가 과체중 또는 비만인 여성들이 최적의 건강 상태를 위한 적정 체중을 달성하고 유지하기란 쉬운 일이 아니다. 체중(과체중 또는 저체중) 때문에 어려움을 겪고 있다면, 헬스케어 팀에 도움을 요청하라. 체중과 관련하여 도움을 청하는 것에 대해 부끄러움이나 자책감, 죄책감을 느낄 필요가 없다.

당신의 주치의나 일차의료제공자는 당신을 지원하고 스트레스 관리에 도움을 줄 수 있는 영양사, 영양학자, 물리치료사, 개인 트레이너, 정신건강 전문가 등 다른 헬스케어 팀원을 소개해 줄 수 있다. 만약 의료제공자와 헬스케어 팀원이 당신의 체중에 대해 불쾌하게 이야기하거나 당신이 그만두고 싶어지게 만든다면, 이런 감정을 그들에게 전달하는 것이 좋다. 그들은 진정으로 당신을 돕고 싶어 하지만, 신체 이미지와 체중에 대한 민감성에 공감하고 힘을 실어 주는 방식으로 소통하는 법을 배우지 못했을 수도 있다. 당신이 목소리를 내면 당신과 같은 감정을 느끼는 다른 많은 환자에게도 도움이 될 수 있다.

웰니스 또는 건강 코치도 건강한 체중을 달성하는 데 필요한 행동 변화를 지원할 수 있다. 당신의 주치의는 비만의학 전문의 자격증을 보유한 의사나 체중 감량에 대한 전문 지식을 갖춘 의사를 추천해 줄 수도 있다. 또 일부 여성은 더 건강한 체중을 달성하기 위해 처방약의 도움을 받기도 한다. 물어보지 않으면 어떤 옵션이 있는지 알 수 없다. 많은 보험 플랜에서 이러한 진료와 약물 치료를 보장하고 있다.

식습관 및 체중 감량의 행동 요소에 초점을 맞춘 '눔(Noom)'과 같은 온

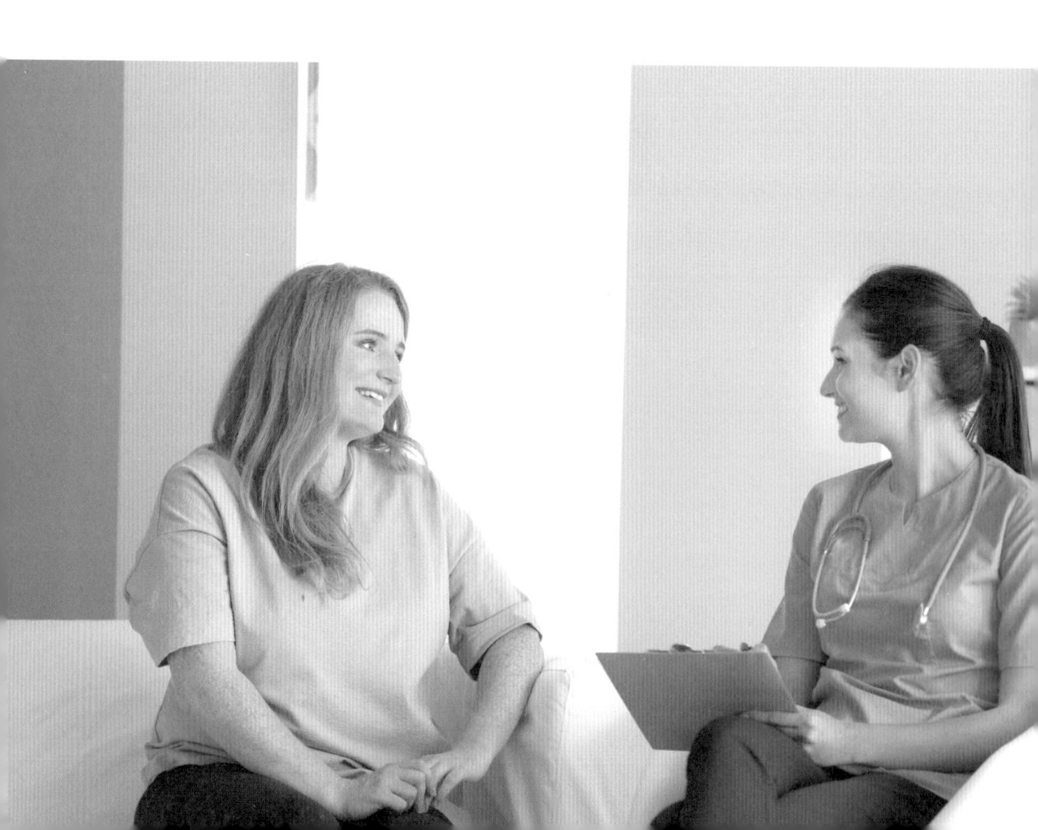

라인 플랫폼을 통해서도 체중 감량을 위한 지원을 받을 수 있다. 또한 지역 커뮤니티 센터나 YMCA에도 관련 자료가 있을 것이다.

안면홍조와 야간발한 그리고 대두

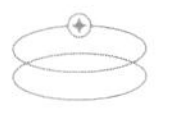

대부분의 여성은 폐경이행기에 안면홍조와 야간발한 증상을 경험한다. 안면홍조와 야간발한은 단순히 성가신 것 이상으로, 많은 여성의 삶의 질을 떨어트린다. 이러한 증상은 에스트로겐이 감소하는 폐경기 호르몬 변화로 인해 발생하므로, 여러 연구에서는 식물성 에스트로겐 함유 식품이 안면홍조와 야간발한에 효과가 있는지를 조사했다. 식물성 에스트로겐은 신체 일부에서는 약한 에스트로겐 활성을 보이지만 다른 부위에서는 다르게 작용하는 것으로 나타났다.

대두이소플라본(soy isoflavone)은 체내에서 생성되는 에스트로겐과 화학 구조가 유사한 식물성 에스트로겐의 일종이다. 대두, 두부, 템페, 에다마메, 두유와 같은 대두 식품에는 대두이소플라본이 함유되어 있으며 영양가도 높다. 신체가 대두이소플라본을 어떻게 사용하는지는 여성의 장내 미생물군유전체에 따라 다르다. 이런 이유로 식이 대두 섭취와 안면홍조 및 야간발한에 대한 결정적인 연구가 이루어지지 못했다. 일부 여성은 대두 식품을 규칙적으로 섭취함으로써 안면홍조와 야간발한이 완화되는 것을 경험하는 반면, 어떤 여성은 변화를 경험하지 못한다.

만약 당신이 안면홍조나 야간발한 증상을 겪고 있다면, 최소한의 가공을 거친 대두 식품을 매일 1~3회 섭취한 뒤 증상의 정도나 빈도에 영향을 미치는지 살펴볼 수 있다. 증상이 개선되지 않더라도, 이 고품질 식물성 단백질 공급원을 섭취하면 도움이 될 것이다.

리그난(lignan)은 연구자들이 연구해 온 또 다른 식물성 에스트로겐이다. 아마씨(flax seed)에는 리그난이 풍부하다. 아마씨가 안면홍조 완화에 미치는 효과를 뒷받침하는 강력한 근거는 없지만, 아마씨 가루에는 항산화제와 식이섬유가 풍부하고 심장에 좋은 오메가-3 지방산이 함유되어 있다. 또한 콜레스테롤을 낮출 수 있다.

많은 여성이 안면홍조와 야간발한 증상을 줄이기 위해 대두 보충제, 분리액, 추출물, 분말 등을 사용한다. 안타깝게도 보충제 업계는 규제를

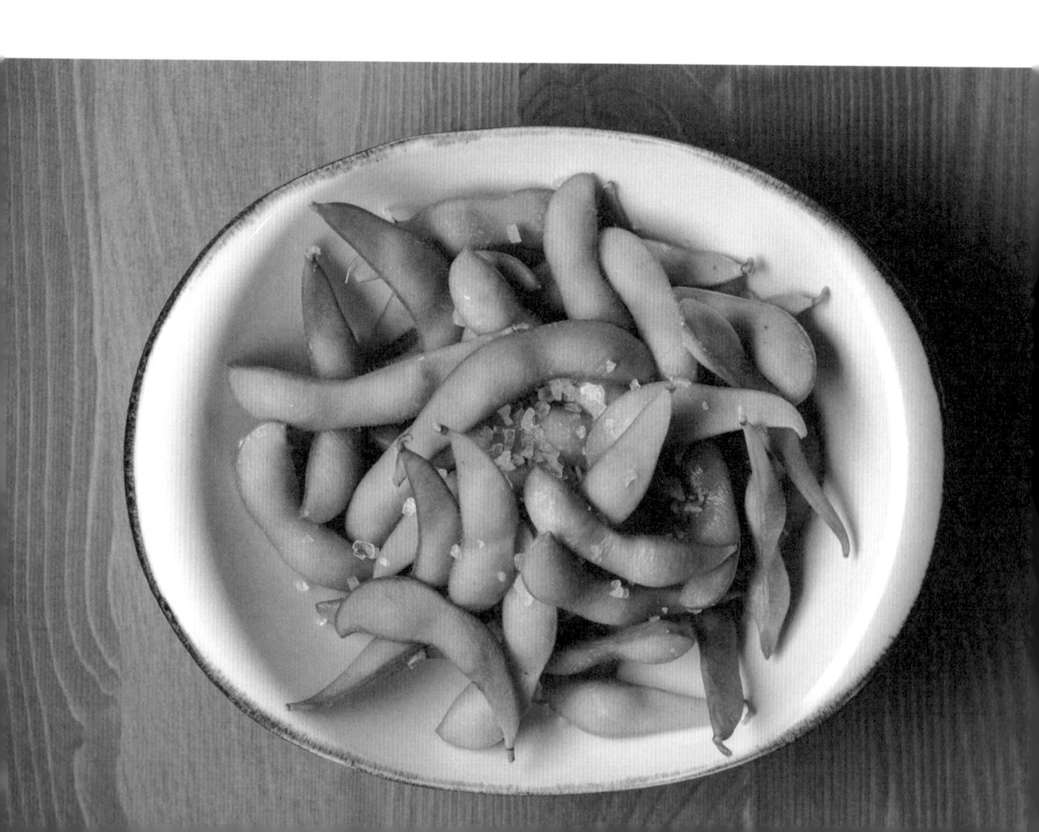

받지 않는다. 따라서 대두 보충제는 처방약과 같은 표준화 및 관리 감독을 받지 않는다. 이들의 안전성과 효능에 대한 연구 결과도 엇갈리고 있다. 비(非)식이 대두 보충제는 일부 여성의 안면홍조와 야간발한 증상을 완화할 수 있지만, 모든 사람에게 안전한 것은 아니므로, 사용 전에 잠재적인 위험과 금기에 대하여 의사와 상의해야 한다.

안면홍조와 야간발한 증상이 있을 때 고려해야 할 식이 변화는 다음과 같다.

- 뜨거운 음료(잠재적 유발 요인)를 피한다.
- 알코올 섭취(잠재적 유발 요인)에 주의한다.
- 카페인 섭취(가능한 유발 요인)를 제한한다.
- 매운 음식(잠재적 유발 요인)을 주의한다.
- 시원한 음료를 마시고 충분한 수분을 섭취한다.
- 두부나 템페가 포함된 새로운 조리법을 찾아본다.
- 간식으로 에다마메를 먹는다.
- 두유 한 잔을 마신다.
- 가당 식품은 혈당 급상승과 안면홍조를 유발할 수 있으므로 피한다.
- 포화지방(동물성 식품) 섭취를 제한한다.
- 오메가-3 지방산(아마씨 가루, 생선, 해산물, 견과류)을 적당량 섭취한다.
- 녹색 잎채소를 즐겨 먹는다.
- 매일 과일을 여러 번 섭취한다.
- 통곡물을 섭취하고 정제된 곡물은 피한다.

- 식단에 견과류와 콩을 포함시킨다.
- 엑스트라 버진 올리브유를 적당량 섭취한다.

문헌에 따르면, 항염증 성분과 영양소가 풍부한 식단이 안면홍조와 야간발한 증상을 줄이는 데 도움이 된다고 한다. 풍부한 과일, 채소, 통곡물, 견과류, 엑스트라 버진 올리브유, 콩류, 일주일에 몇 번의 생선, 약간의 유제품으로 구성된 지중해식 식단(Mediterranean diet)은 안면홍조와 야간발한 증상을 줄일 수 있다. 또한 이러한 식이 패턴은 육류와 단 음식 섭취를 제한한다. 이 식단은 항산화 및 항염증 성분이 풍부하며, 자연 상태의 식물성 식품으로 채워져 있다.

성건강과 영양

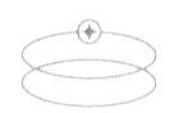

영양과 성건강은 전반적인 건강의 필수 요소임에도 함께 논의되는 경우가 드물다. 여성이 섭취하는 음식은 중년 이후 여성의 성건강과 웰빙에 영향을 미친다.

성 활동 감소와 성기능장애는 초가공식품, 설탕과 소금이 첨가된 식품, 적색육과 가공육 등 포화지방이 많은 식품을 다량 섭취하는 식이 패턴과 관련이 있다. 과도한 음주도 성건강에 해롭다. 또한 대사증후군, 2형당뇨병, 고혈압, 고콜레스테롤혈증, 심혈관질환과 같은 생활습관 관련 만성질환이 있는 여성에게는 성기능장애가 더 흔하다.

자연식물식 식단이나 지중해식 식단과 같은 항염증 및 항산화 성분이 풍부한 식단은 성 활동 및 성적 웰빙 증가와 관련이 있다. 연구자들은 수박, 피스타치오, 사과, 카카오 콩, 석류, 비트, 녹차 등 특정 식품이 여성의 성건강을 돕는다는 연구 결과를 발표했다.

염증은 골반과 생식기 혈관을 포함하여 전신 혈관에 부정적인 영향을 미치기 때문에 항염증 식단을 섭취하면 혈관을 건강하게 유지하는 데 도움이 된다. 생식기 조직 혈관이 건강하면 성적 흥분, 생식기 조직 활성화 및 질 윤활에 필수적인 건강한 성적 반응이 가능해진다. 골반 혈관이 건강하지 않으면 질 건조증으로 인해 질성교 시 통증이 더 흔하게 발생한다. 폐경기 이후 질 건조증을 유발하는 다른 원인들도 있다. 자세한 내용은 사회적 연결을 다룬 13장을 참고하라.

뇌건강과 영양

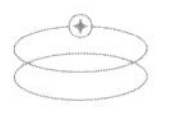

매일 먹는 식사는 기억력과 기분에 영향을 미친다. 뇌건강에 도움이 되는 식품을 섭취하는 것은 폐경이행기와 그 이후에도 중요하다. 장에 서식하며 음식물의 소화를 돕는 수조 개의 미생물로 구성된 장내 미생물군유전체는 뇌를 조절하는 호르몬에 영향을 미친다. 뇌를 건강하게 유지하려면 건강을 증진시키는 식품을 섭취해야 한다.

장내 미생물군유전체 건강을 위해서는 적절한 식이섬유(식물성 식품)를 꼭 섭취해야 한다. 중년 이후의 여성들은 식이섬유 섭취가 부족하여 장내 미생물이 굶주리는 경우가 너무 많다. 자연 상태 또는 최소한으로 가공된 식물성 식품으로 구성된 식이섬유가 풍부한 식단을 섭취하면, 장내 미생물군유전체가 더 건강해져 기분과 정신적 웰빙에 도움이 된다.

염증을 억제하는 것은 기분을 좋게 하고 치매 위험을 줄이는 데 필수적이다. 자연 상태의 식품으로 영양소가 풍부한 항염증 식단을 섭취하는 것이 가장 좋다. 그것이 어렵다면, 최소한으로 가공된 식품(예: 미리 자른 브로콜리, 당근, 셀러리, 포장된 무설탕 스틸컷 오트밀, 무염 콩 통조림, 냉동 과일, 설탕과 소금을 첨가하지 않은 채소)도 몸 전체의 염증을 줄일 수 있다. 따라서 매일(또는 적어도 매주) 빨간색 사과, 주황색 고구마, 노란색 피망, 초록색 시금치, 남색 블루베리, 보라색 가지, 흰색 콜리플라워 등 무지개색의 과일과 채소를 섭취하도록 노력해야 한다. 매일 여러 컵의 녹색 잎채소를 먹으면 뇌 기능에 필수적인 엽산을 충분히 섭취할 수 있다. 베리류, 특히 블루베리도 뇌건강에 좋으며 강황, 계피, 후추와 같은 향신료도 뇌와 몸 전체의 염증을 줄여 준다.

뇌건강을 위해 권장되는 식품:

- 무지개색의 과일과 채소
- 녹색 잎채소
- 베리류(특히 블루베리)
- 호두와 아몬드

- 엑스트라 버진 올리브유
- 오메가-3 지방산(아마씨 가루, 기름진 생선)
- 향신료
- 통곡물
- 콩, 완두콩, 렌틸콩

몸 전체에 염증을 증가시키는 식품은 기분과 뇌건강에 부정적인 영향을 미쳐 기분장애와 치매의 위험을 높인다는 사실을 기억하는 것이 중요하다. 많은 여성이 폐경기 동안 감정 기복을 겪고, 슬픔이나 불안이 증가한다. 식이 변화가 정신질환이 있는 여성에게 필수적인 정신건강 치료나 처방약을 대체해서는 안 되지만, 많은 폐경기 여성의 정신건강에 긍정적인 영향을 미칠 수 있다. 다음과 같은 염증 유발 식품을 제한하거나 피하면 폐경기 여성의 기분과 기억력에 도움이 되고 치매 위험을 줄일 수 있다.

뇌건강을 위해 피하거나 제한해야 하는 식품:

- 초가공식품(과자, 칩, 인스턴트식품 등)
- 설탕이나 소금이 첨가된 식품
- 적색육 및 가공육(베이컨, 핫도그, 햄 포함)
- 치즈
- 튀긴 음식
- 패스트푸드

- 가당 음료
- 사탕, 쿠키, 페이스트리
- 버터와 마가린
- 옥수수유, 대두유, 카놀라유, 포도씨유
- 정제된 곡물(흰 빵, 흰 쌀, 파스타 등)

뇌건강에 긍정적인 영향을 미치는 것으로 잘 알려진 또 다른 식단은 마인드(MIND) 식단이다. 'MIND'는 Mediterranean-DASH Intervention for Neurodegenerative Delay의 약자로, 두뇌 신경 퇴행을 늦추기 위해 지중해식 식단과 대시 식단(DASH diet, 고혈압을 막기 위한 식이요법)을 결합한 식단을 말한다. 이 식단은 대부분의 식품 성분을 강조하고 일반적으로 피해야 하는 식품을 제한하며 몇 가지 수정을 가한 식단이다. 마인드 식단에 관한 자세한 내용은 담당 의사나 영양사에게 문의하거나, 평판이 좋은 웹 사이트에서 초기 조사를 해 보라.

이제 앞서 언급한 뇌건강을 위해 권장되는 식품 목록과 피하거나 제한해야 하는 식품 목록으로 돌아가서 안면홍조, 뼈건강, 성건강 또는 뇌건강을 위해 변경하고 싶은 항목에 동그라미를 쳐 보라.

◆ 어떤 음식의 섭취를 늘리거나 식단에 추가하고 싶나요?

◆ 현재 섭취하는 음식 중 줄이거나 피하고 싶은 음식이 있나요?

◆ 알게 되어서 가장 놀랐던 점은 무엇인가요?

◆ 식단을 바꾸도록 영감을 준 것은 무엇인가요?

문화와 영양

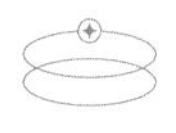

우리가 먹는 것은 문화를 비롯한 여러 요소의 영향을 받는다. 올드웨이스(Oldways)는 문화가 음식과 생활 방식에 미치는 영향을 포괄한 훌륭

한 영양 자료를 제공하는 비영리 단체이다. 더 자세히 알아보려면 웹 사이트(https://oldwayspt.org)를 방문해 보라. <그림 6-2>부터 <그림 6-6>까지는 지중해식 식단, 라틴 아메리카 식단, 아시아 식단, 아프리카 전통 식단, 베지테리언 및 비건 식단 피라미드를 보여 준다. 비건 피라미드를 제외한 모든 피라미드에는 동물성 식품이 포함되어 있지만, 이 피라미드들은 모두 자연 상태의 식물성 식품 위주로 구성된 식단의 이점을 강조하고 있다.

건강한 식습관을 위한 제안

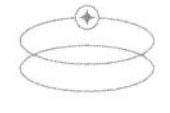

건강을 위해 무엇을 먹어야 하는지 알고 있더라도 이를 실행에 옮기는 것은 여전히 어려울 수 있다. 건강한 음식을 먹는 데 드는 비용이나 음식을 맛있게 조리하는 방법을 모르는 것과 같은 장애 요소는 모두 건강한 식습관을 방해할 수 있다. 다음은 중년 여성이 더 건강한 식생활을 시도할 때 흔히 겪는 장애 요소(예: 비용, 준비 및 편의성, 맛)를 해결하는 데 도움이 되는 몇 가지 제안이다.

비용:

- 건강한 식품을 대량으로 구매하여 비용을 절약한다.
- 매장 내 또는 매장 간 식품 가격을 비교한다.

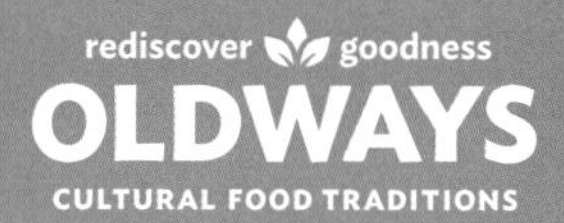

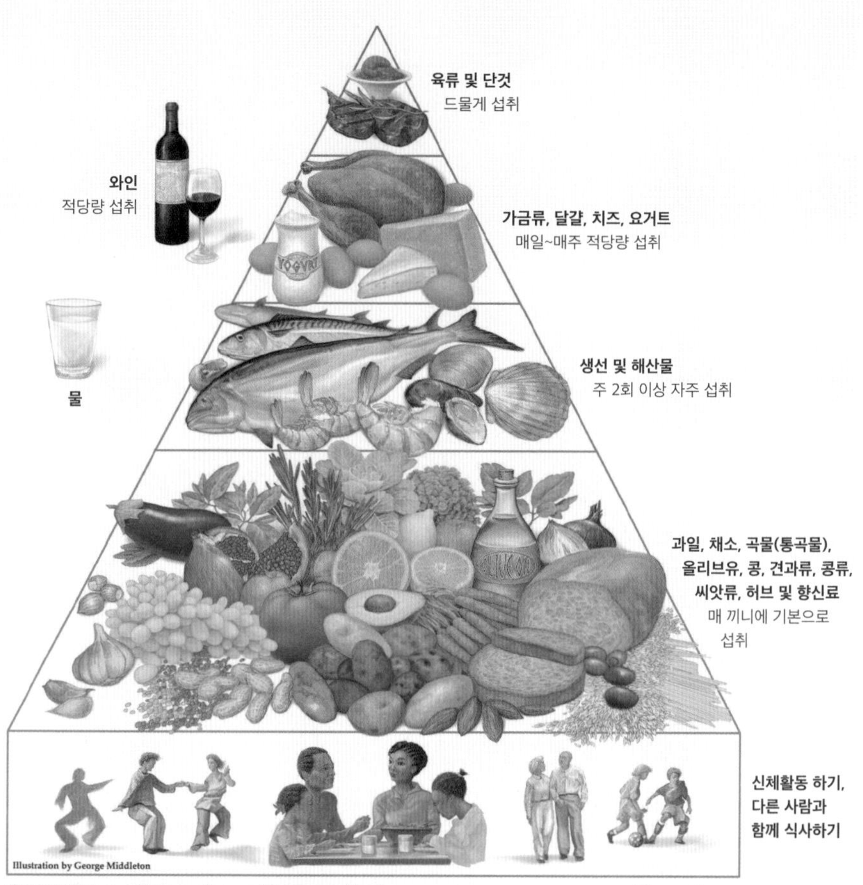

그림 6-2. 지중해식 식단 피라미드

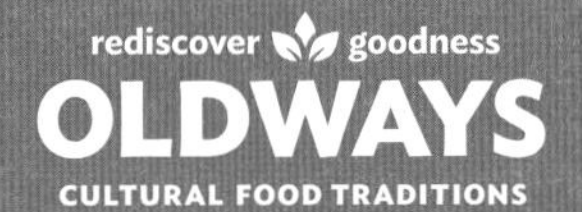

라틴 아메리카 식단 피라미드

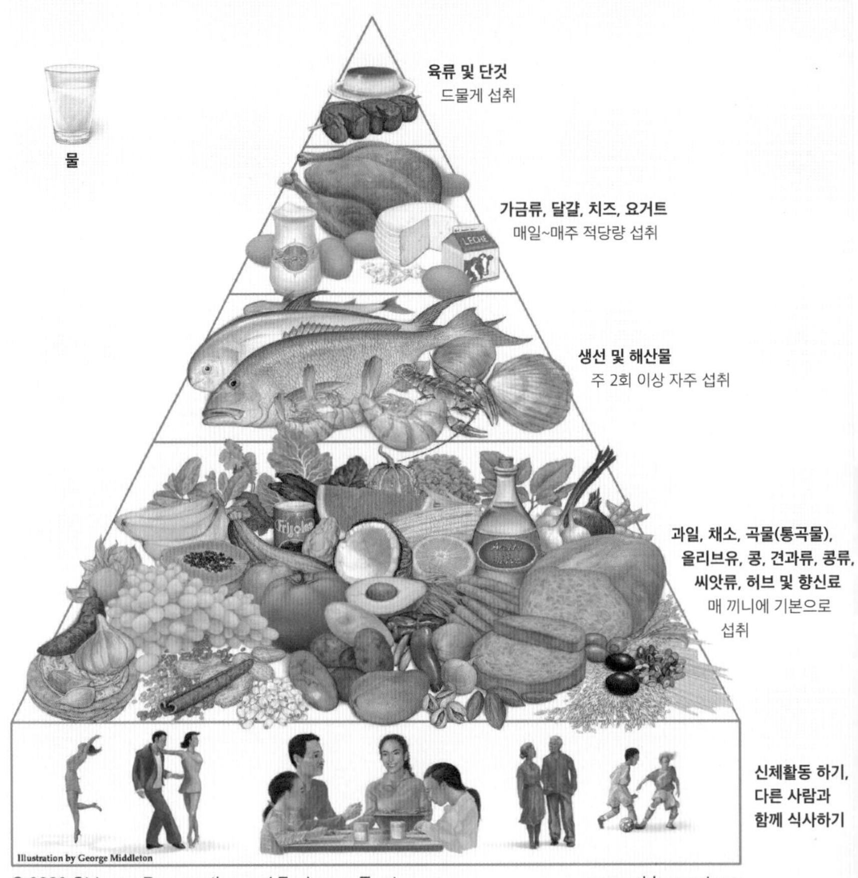

그림 6-3. 라틴 아메리카 식단 피라미드

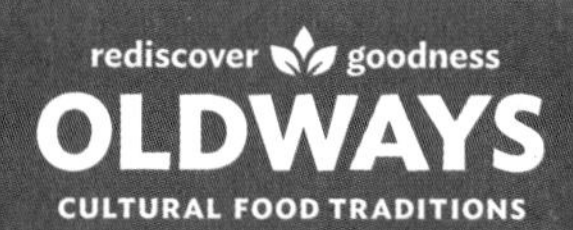

아시아 식단 피라미드

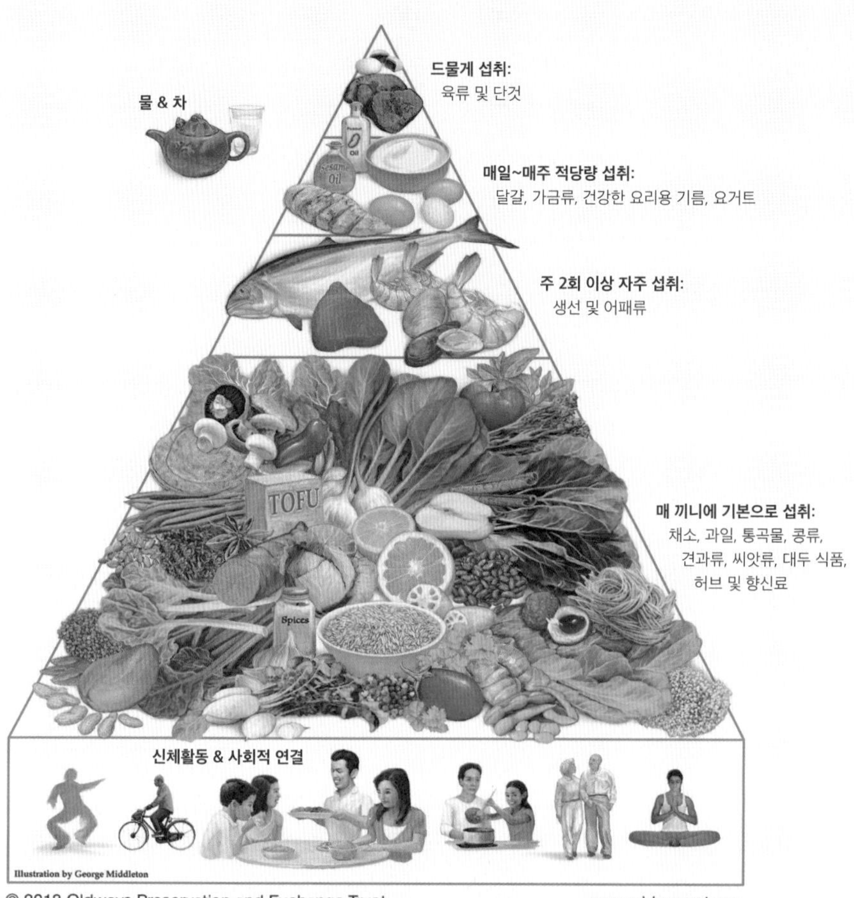

www.oldwayspt.org

그림 6-4. 아시아 식단 피라미드

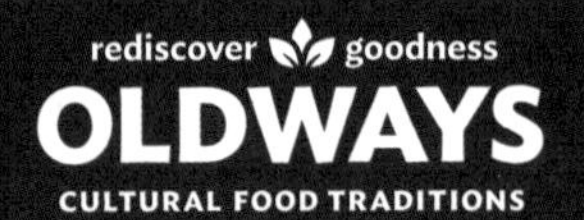

아프리카 전통 식단 피라미드

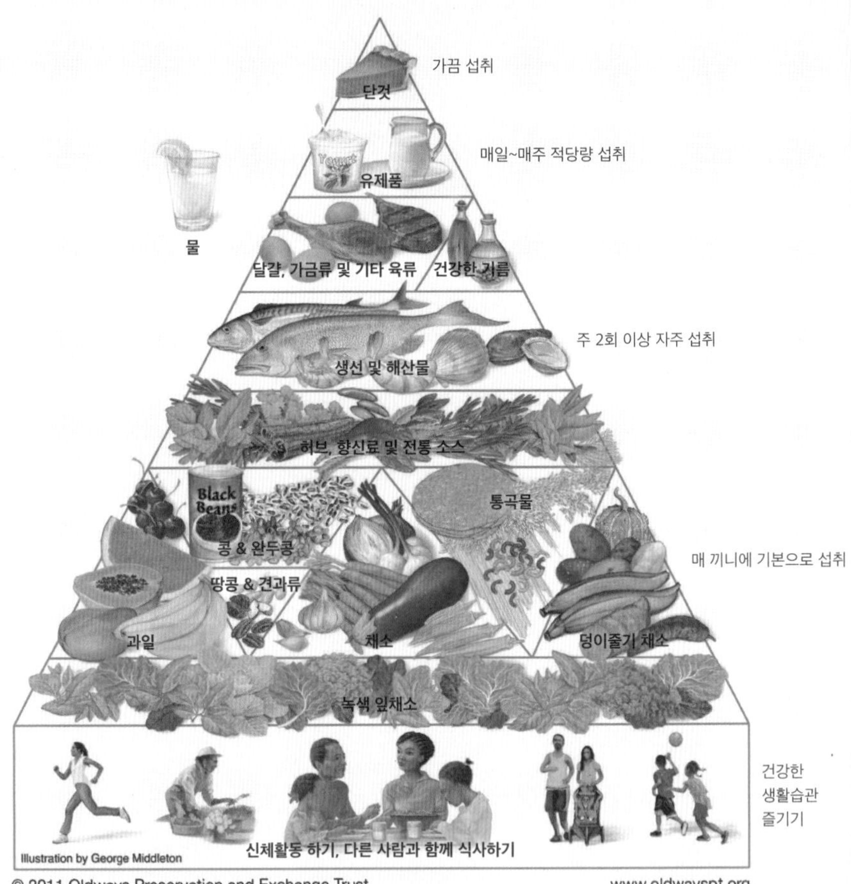

그림 6-5. 아프리카 전통 식단 피라미드

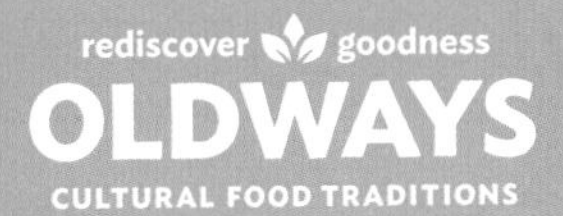

베지테리언 & 비건 식단 피라미드

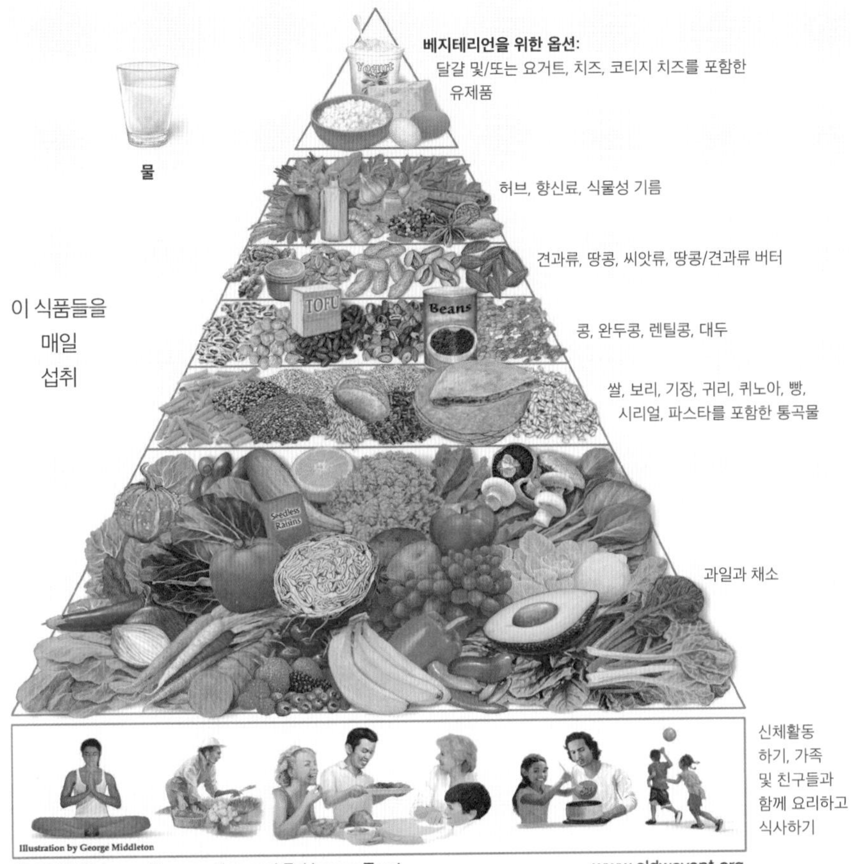

www.oldwayspt.org

그림 6-6. 베지테리언 & 비건 식단 피라미드

- 콩과 같은 건강하고 저렴한 식품을 찾아본다.
- 조리된 음식을 구입하지 않고 직접 조리한다.
- 인터넷에서 저렴한 건강식 조리법을 찾아본다.
- 통조림 또는 냉동 과일과 채소를 사용한다.
- 음식을 대량으로 조리하여 나중에 먹을 수 있도록 냉동 보관한다.
- 꼭 필요하지 않은 것을 사고 싶은 유혹을 받지 않도록 구매 목록이나 조리법을 보고 필요한 것만 구입한다.
- 보충 영양 지원 프로그램(Supplemental Nutrition Assistance Program, SNAP: 취약 계층이 건강에 필요한 식품을 구매할 수 있도록 돕는 미국의 사회복지 프로그램 - 역자 주)의 혜택을 받을 자격이 있는지 확인한다.
- 할인 상품을 찾아보거나 할인 쿠폰을 사용한다.
- 텃밭을 가꾸거나 지역사회에서 후원하는 농업 단체에 가입한다.
- 농산물 직판장을 방문한다.
- 비용이 문제라면, 푸드 뱅크(Food Bank)와 푸드 팬트리(Food Pantry)를 이용한다.
- 포인트 카드를 사용하여 할인 혜택을 받는다.
- 지역사회나 노인 센터에서 무료 또는 할인된 식사를 제공하는지 확인해 본다.
- 식습관을 바꿀 때 흔히 하는 걱정은 새로운 식습관으로 바꾸면 더 많은 비용이 들지 않을까 하는 점이다. 식물성 식품 위주의 식단에 포함된 식품들(쌀과 콩 등)은 비교적 저렴하다. 예산에 맞추어 자연식물식을 섭취하는 방법에 대한 자세한 내용은 미국생활습관의학회

의 자료(https://lifestylemedicine.org/project/patient-resources)를 참고해 보라.

준비와 편의성:

- 이웃이나 주변에서 건강한 식사를 하고자 하는 사람들과 함께 커뮤니티를 만들고, 일정을 짜서 준비 작업과 비용을 분담할 수 있다.
- 비용이 부담스럽지 않다면 미리 손질된 농산물을 구입한다.
- 처음부터 준비하기보다는 가열만 하면 되는 건강식을 선택한다.
- 간편한 식사나 간단한 조리법을 검색해 본다.
- 주중에 시간 여유가 있을 때 며칠 분량의 식사를 준비한다.
- 음식 준비가 어려운 경우, 식사 배달 서비스 또는 기타 지역사회의 자원(지역 영양사나 사회복지사가 안내해 줄 수 있다)을 통해 음식을 지원받는다.
- 집으로 음식을 배송해 주는 업체를 알아본다. 원하는 음식과 배송 빈도를 선택하면 음식이 신선한 상태로 문 앞까지 배송된다. 일부 업체는 데우기만 하면 되는 음식을 보내 주기도 하고, 요리할 수 있는 식재료를 배송해 주는 업체도 있다.
- 온라인으로 주문하면 식료품을 집까지 배달해 준다.
- 직접 요리하는 대신 커뮤니티 센터에서 단체 식사를 즐긴다.
- 1~2인분의 조리법을 찾아본다.
- 전자레인지에 돌리거나 별다른 조리 없이 먹을 수 있는 건강식을 찾아본다.

맛:

- 서점이나 도서관에 가서 건강 요리책을 보고 영감을 얻는다. 건강한 식단을 더 많이 계획하고 고민할수록 실천할 가능성이 높아진다.
- 다양한 조리법을 실험해 보고 어떤 것이 마음에 드는지 알아본다.
- 새로운 맛에 적응하는 데는 시간이 걸리므로 인내심을 가진다.
- 영양학적 필요를 충족하는 맛있는 음식을 찾을 수 없다면 영양사와 상담한다.
- 약물 복용으로 인해 입맛이 변한다면 의사와 상의한다.
- 나이가 들수록 미각과 후각이 둔감해지므로 허브와 향신료로 음식에 풍미를 더해 본다.
- 여유가 있다면 향신료에 투자한다.

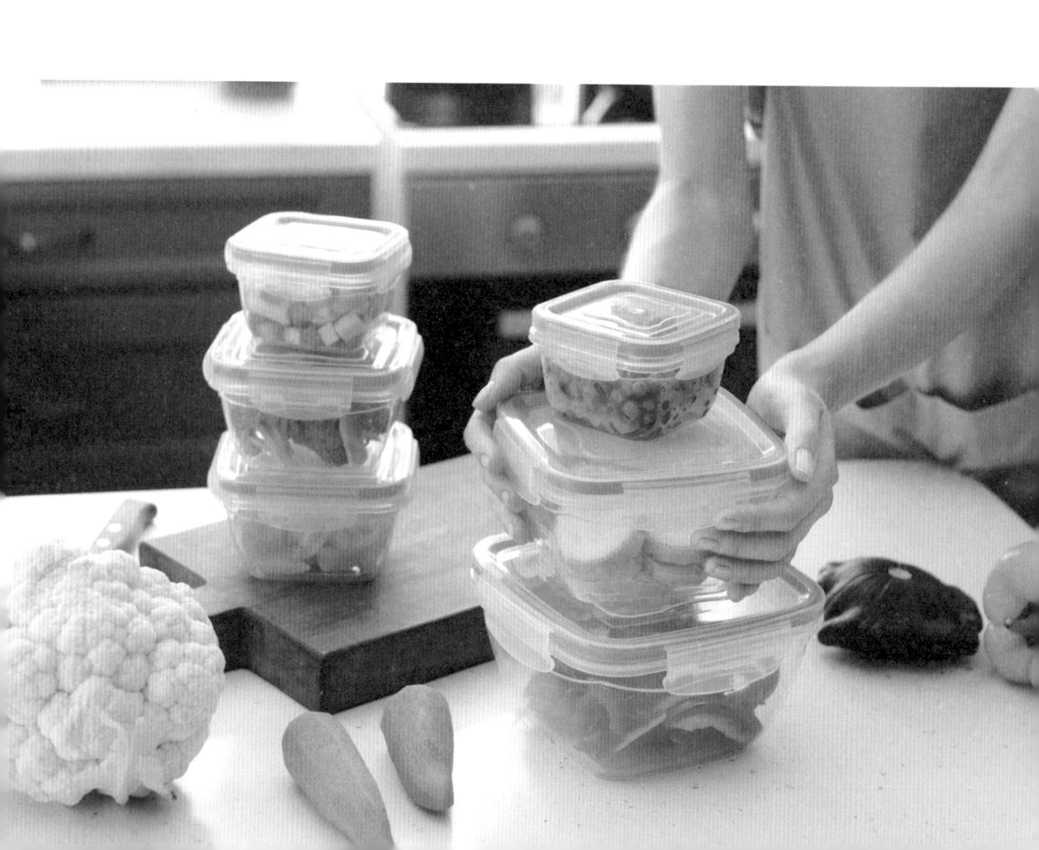

- 전통 음식을 더 건강하게 조리하는 방법을 찾아본다.
- 작은 변화를 시도해 본다.

코치(COACH) 접근법으로 영양 코치하기

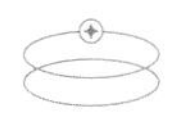

호기심(CURIOSITY)

식단을 더 건강하게 바꾸기 전에, 현재 먹는 음식이 건강에 어떤 영향을 미치는지 호기심을 가지고 이해해야 한다. 며칠 동안 음식 일지를 써 보는 것도 도움이 된다. 메모장과 펜 또는 휴대폰 앱으로 일지를 작성할 수 있다.

◐ 당신의 현재 식단에서 건강 증진에 도움이 되는 점은 무엇인가요?

◐ 당신의 현재 식단에서 건강에 해로운 점은 무엇인가요? (예: 탄산음료나 패스트푸드를 너무 많이 먹거나, 채소나 콩을 너무 적게 먹는 점 등)

개방성(OPENNESS)

음식에 대해 이야기하는 것은 민감한 주제일 수 있다. 많은 사람이 행동 변화를 수반하는 일이라고 하면, 영양 섭취를 통한 건강 개선에 대해 듣는 것조차 거부감을 갖는다. 이러한 변화에 대해 열린 마음으로 탐구해 준 당신에게 감사하다.

◐ 앞서 언급한 호기심 섹션의 질문에 대한 답변을 되돌아보고 나서, 바꾸고 싶은 식단 구성 요소는 무엇인가요?

◐ 당신이 변화하기를 주저하게 만드는 요인은 무엇인가요? (예: 콩류를 조리하는 방법을 모르거나, 배우자가 새로운 음식의 맛을 좋아하지 않을 것이라는 우려 등)

감사(APPRECIATION)

영양 섭취를 변경할 때 어떤 자원이나 사람들이 당신을 지지해 줄 수 있는지 알아 두면 성공 가능성을 높이는 데 도움이 된다.

◐ 정말 건강한 식사를 즐겼던 때를 생각해 보세요. 그 경험의 어떤 점이 기억에 남나요? 편안히 앉아 그 순간을 음미해 보세요.

◐ 당신의 인생에서 건강한 식사를 즐겼던 때는 언제인가요? 당시 어떤 일이 있었으며, 어떻게 이를 재현할 수 있을까요?

◐ 앞서 언급한 개방성 섹션에서 확인했던 건강한 영양 섭취를 위한 변화를 주저하게 만드는 요인을 어떻게 해결할 수 있을까요?

◐ 영양 섭취를 변경하는 데 도움이 될 만한 추가 정보나 교육이 있나요?

◐ 이러한 식이 변화를 위해 도움을 요청할 전문가나 자원이 있나요? (예: 영양사, 주치의, 웰니스 코치, 휴대폰 건강 앱 등) 자세히 적어 보세요.

연민(COMPASSION)

식습관을 바꾸려고 할 때는 자기 자신에게 연민의 마음을 갖도록 한다. 행동을 바꾸기는 쉽지 않다. 폐경기에 이를 즈음이면, 반세기에 걸쳐 형성된 식습관이 일상생활에 매우 깊이 자리 잡고 있기 때문이다.

◐ 건강한 영양 섭취를 위한 변화를 시도했다가 실패하거나 유지하지 못한 경험이 있나요? 있다면, 성공을 가로막은 장애 요소는 무엇이었나요?

우리 문화에서 여성의 영양 섭취는 종종 신체 이미지와 연관되곤 한다. 무엇을 먹는지, 체중계의 숫자가 몇인지, 어떤 사이즈를 입는지에 따라 자신을 판단한다면, 이제는 그런 사고 패턴을 버려야 할 때이다.

◐ 자신에게 더 많은 연민을 가지려면 음식과 신체 이미지에 대한 생각을 어떻게 바꿔야 할까요?

정직(HONESTY)

자신에게 정직하라. 현재 자신의 위치와 가고자 하는 방향을 솔직하게 고려해야만 건강한 변화를 이룰 수 있다.

◐ 당신이 원하는 식단 변화를 성공적으로 이룰 수 있다고 생각하나요? 그렇다고 또는 그렇지 않다고 생각하는 이유는 무엇인가요?

◆ 식단 변화의 성공 가능성을 높이기 위해 할 수 있는 일, 연락할 수 있는 사람, 배울 수 있는 정보가 있나요?

◆ 이번 주에 건강한 영양 섭취를 위해 어떤 변화를 시도해 볼 예정인가요? 목표를 적어 보세요.

자연 상태의 식물성 식품 위주의 식단

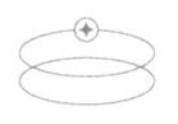

블루존은 지구상에서 가장 건강하게 장수하는 사람들이 살고 있는 다섯 지역을 말한다. 《블루존: 가장 오래 산 사람들로부터 배우는 장수를 위한 9가지 교훈》*의 저자 댄 뷰트너는 저서를 통해 사람들이 건강을 최적화하기 위해 환경을 어떻게 바꿀 수 있는지 이해하도록 돕는다. "더 건강한 선택, 더 쉬운 선택"이 댄 뷰트너가 전하는 메시지의 핵심이다. 다음은 Blue Zones™ 프로그램과 연구를 기반으로 한 10가지 식품 섭취 지침이다. 다섯 곳의 블루존에 사는 사람들은 각기 다른 음식을 먹지만, 그들의 식이 패턴에는 여러 가지 유사점이 있다.

- 육류 섭취 제한하기 - 블루존에 사는 사람들은 육류를 많이 먹지 않는다. 먹더라도 소량만 먹는다.
- 유제품 줄이기 - 블루존에 사는 사람들의 식단에서 유제품은 큰 비중을 차지하지 않는다.
- 설탕 줄이기 - 블루존에 사는 사람들은 미국인이 일반적으로 섭취하는 양보다 훨씬 적은 첨가당을 섭취한다. Blue Zones™ 식품 지침에서는 첨가당 섭취를 하루 7티스푼 이하로 제한할 것을 권장한다.
- 달걀 섭취 제한하기 - Blue Zones™ 식품 지침에서는 달걀을 일주일에 최대 3개만 먹거나 아예 먹지 않을 것을 권장한다.
- 생선 섭취 줄이기 - 건강한 블루존 식단을 위해 꼭 생선을 먹어야 하는 것은 아니다. 지침에서는 생선을 일주일에 몇 번 이하, 약 85g 미만으로 섭취할 것을 권장한다.
- 간식으로 견과류 먹기 - 블루존에 사는 사람들은 일반적으로 매일 한두 줌의 견과류를 섭취한다.
- 주로 물 마시기 - 유제품이나 가당 음료 대신 적절한 양의 물을 마시는 것이 좋다. 블루존에서는 물, 커피, 차, 가끔 마시는 적당량의

+ Buettner D. *The Blue Zones: 9 Lessons for Living Longer From the People Who've Lived the Longest.* National Geographic Books: Washington, D.C.; 2012.

와인이 주된 음료이다.

- 매일 콩 섭취하기 - 콩은 블루존에 사는 사람들의 식단에서 큰 비중을 차지한다. Blue Zones™ 식품 지침에서는 매일 반 컵에서 한 컵의 콩을 먹도록 권장한다.
- 자연식품 섭취하기 - 블루존에 사는 사람들은 자연 그대로의 식품을 많이 섭취한다. 때로는 날것으로 즐기고, 때로는 익혀서 먹는다. 또한 발효 식품을 규칙적으로 섭취하고, 고도로 가공된 음식은 피한다.
- 95~100% 식물성 식품 섭취하기 - 블루존에 사는 사람들이 동물성 식품을 완전히 배제하는 것은 아니지만, 그들이 매일 먹는 대부분의 식품은 식물에서 나온다. 이 지침에서는 다양한 식물을 우선순위에 두고, 동물성 식품(육류, 가금류, 생선, 유제품, 치즈)은 제한할 것을 권장한다. Blue Zones™ 식품 지침에 대한 자세한 정보와 맛있는 조리법은 웹 사이트(www.bluezones.com)에서 확인해 보라.

미국인의 표준 식단(Standard American Diet, 첫 글자를 따서 'SAD(슬픈) 식단'이라고도 함)과 자연식물식 식이 패턴 사이에는 큰 차이가 있다. 〈그림 6-7〉에 자세히 설명된 식단 스펙트럼을 살펴보라. 스펙트럼에서 당신의 현재 위치로 생각되는 지점에 X 표시를 하라. 그런 다음, 지금으로부터 1년 후에 위치하고 싶은 지점에 별표를 달아 보라.

스펙트럼상에서 별표가 X 표시보다 더 오른쪽에 있다면, 자연식물식 식이 패턴으로 바꿔 나가고 싶은 것이다. 어디서부터 시작해야 할지 혼란스러울 수 있다. 미국생활습관의학회는 이에 관한 유용한 자료를 제공한다.

어떤 사람들은 더 건강한 식습관을 시작할 때 급격하고 대대적으로 전환하기도 한다. 이러한 전환의 이점은 천천히 변경할 때보다 더 빨리 기분이 좋아지는 것을 느낄 수 있다는 점이다. 그러나 어떤 사람들은 조금씩 변화를 주면서 목표를 향해 계속 나아갈 때 가장 큰 효과를 볼 수 있다. 더 건강한 식습관을 위한 올바른 방법은 그것이 무엇이든 자신에게 가장 잘 맞는 방법이다. 이것은 식단이 아니라 생활습관이라는 점을 기억해야 한다.

식물성 식품 위주의 식이 패턴을 지향하고 있다면, 당신이 평소에 먹는 식단을 〈그림 6-9〉에 표시된 식단과 비슷하게 만들 수 있는 방법을 생각해 보라.

* 미국생활습관의학회에서 제공하는 생활습관의학과 자연식물식에 대해 더 자세히 알고 싶다면 웹 사이트(https://lifestylemedicine.org/project/patient-resources/)를 방문하여 '약으로서의 음식 시작하기(Food as Medicine Jumpstart)'를 비롯한 무료 자료를 얻을 수 있다. 풀 플레이트 리빙(Full Plate Living)에서도 더 건강한 식사를 원하는 여성들을 위한 무료 자료를 제공한다. 해당 웹 사이트(https://www.fullplateliving.org/)에서 자료와 조리법을 살펴보라.

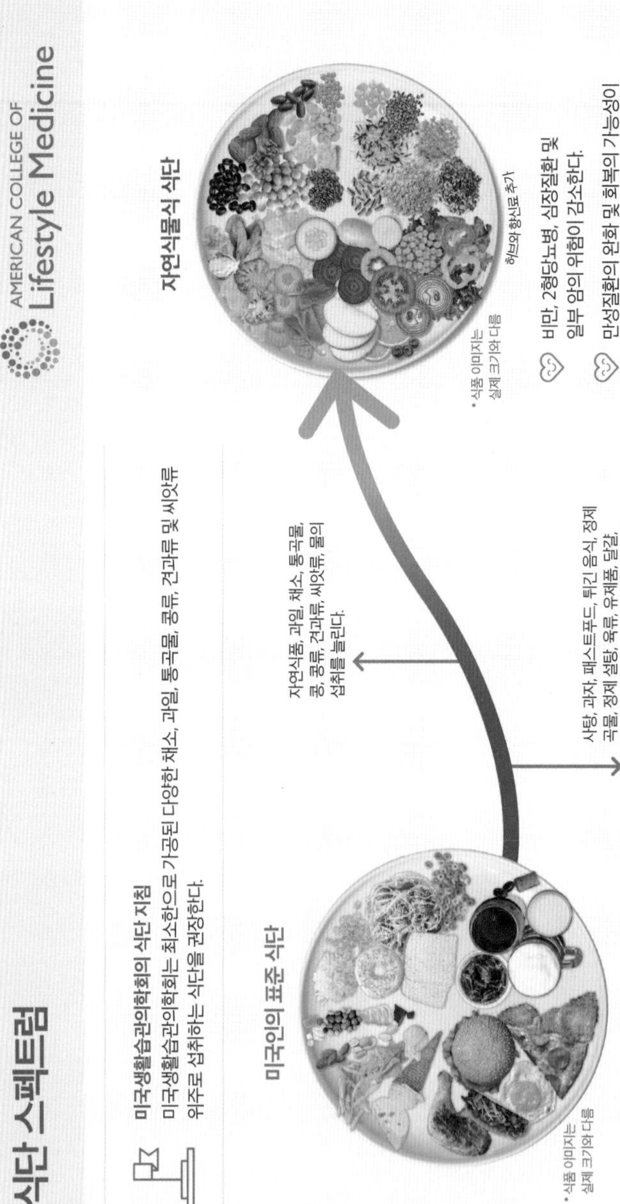

그림 6-7. 미국생활습관의학회의 식단 스펙트럼

시작하기

자연식물식 식단이란?

자연식물식 식단은 영양이 풍부하고 최소한의 가공을 거친 다양한 채소, 과일, 통곡물, 콩류, 견과류 및 씨앗을 위주로 섭취하는 식이 패턴을 말한다.

1/2
과일 &
채소
1/4
식물성
단백질
물 섭취
1/4
통곡물
허브와 향신료 추가

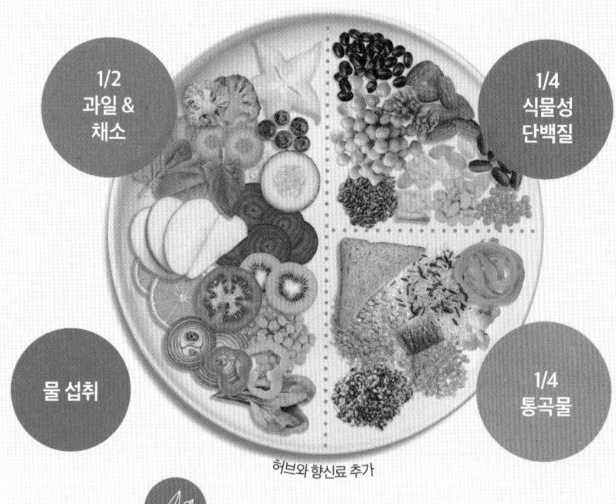

자연 그대로의 다양한 색깔의 과일과 채소를 섭취하는 것에 중점을 둔다.

채소: 짙은 잎채소(시금치, 케일, 루콜라 등), 브로콜리, 호박, 애호박, 당근, 토마토, 비트, 고추, 버섯, 양파, 셀러리, 콜리플라워, 오이, 감자, 고구마, 완두콩, 양배추, 식물성 지방(아보카도, 올리브 등) 등.

과일: 사과, 바나나, 포도, 감귤류, 베리류, 복숭아, 배, 파인애플, 키위, 자두, 수박, 스타프루트, 망고 등.

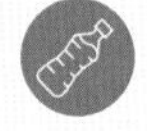

수분 보충을 위해 물을 마신다.

* 풍미와 항산화 효과를 더하기 위해 허브와 향신료를 추가한다.

바질, 고수, 로즈메리, 파슬리, 타임, 딜, 커민, 고춧가루, 후추, 강황, 생강, 계피, 회향, 파프리카 등.

다양한 식물성 단백질을 섭취한다.

콩류: 완두콩, 강낭콩, 핀토콩, 흰콩, 검은콩, 리마콩, 검은 눈 완두콩, 가르반조콩(병아리콩), 말린 완두콩, 렌틸콩, 에다마메, 두부 등.

견과류 및 씨앗류: 아몬드, 피스타치오, 호두, 피칸, 견과류 버터, 호박씨, 해바라기씨, 치아씨, 아마씨 등.

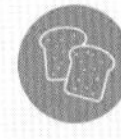

통곡물을 섭취한다.

아마란스, 보리, 현미, 메밀, 불구르, 기장, 옥수수, 호밀, 퀴노아, 통귀리, 통곡물빵/토르티야/시리얼/밀가루 등.

From *Food as Medicine Jumpstart* (Kayli Anderson, MS, RDN, ACSM-EP). © American College of Lifestyle Medicine; 2022. https://www.lifestylemedicine.org/

그림 6-8. 자연식물식 식단이란?

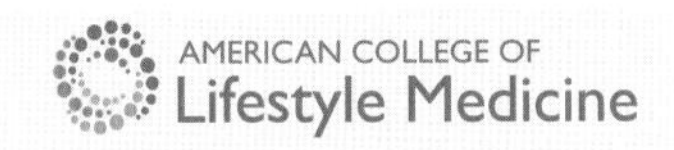

자연식물식 식단

만성질환의 치료 및 회복을 위한 영양 처방

미국생활습관의학회(ACLM)의 질병 치료와 회복을 위한 식생활 지침: ACLM은 최소한으로 가공된 다양한 채소, 과일, 통곡물, 콩류, 견과류 및 씨앗류를 위주로 섭취하는 식단을 권장한다.

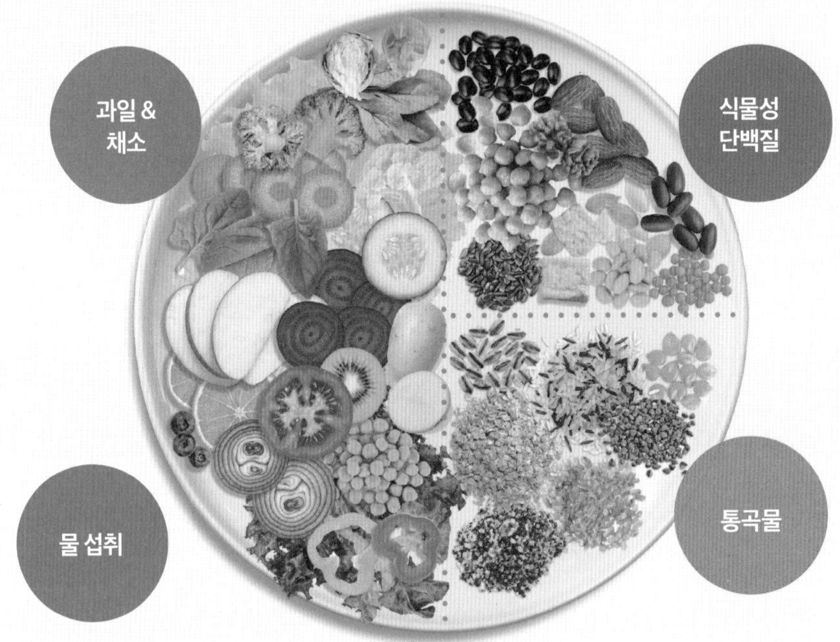

매끼 식이섬유와 영양소, 항산화 물질이 풍부하게 함유된 자연 상태의 식물성 식품을 다양하게 섭취한다. 다양한 허브와 향신료를 사용해 풍미를 더한다.

- **자연 그대로의 다양한 색깔의 과일과 채소를 섭취하는 것에 중점을 둔다.**

채소: 짙은 잎채소(시금치, 케일, 루콜라 등), 브로콜리, 호박, 애호박, 당근, 토마토, 비트, 고추, 버섯, 양파, 셀러리, 콜리플라워, 오이, 감자, 고구마, 완두콩, 양배추, 식물성 지방(아보카도, 올리브 등) 등.
과일: 사과, 바나나, 포도, 감귤류, 베리류, 복숭아, 배, 파인애플, 키위, 자두, 수박, 스타프루트, 망고 등.

- **수분 보충을 위해 물을 마신다.**

- **다양한 식물성 단백질을 섭취한다.**

콩류: 완두콩, 강낭콩, 핀토콩, 흰콩, 검은콩, 리마콩, 검은 눈 완두콩, 가르반조콩(병아리콩), 말린 완두콩, 렌틸콩, 에다마메, 두부 등.
견과류 및 씨앗류: 아몬드, 피스타치오, 호두, 피칸, 견과류 버터, 호박씨, 해바라기씨, 치아씨, 아마씨 등.

- **통곡물을 섭취한다.**

아마란스, 보리, 현미, 메밀, 불구르, 기장, 옥수수, 호밀, 퀴노아, 통귀리, 통곡물빵/토르티야/시리얼/밀가루 등.

lifestylemedicine.org

그림 6-9. 미국생활습관의학회의 자연식물식 식단

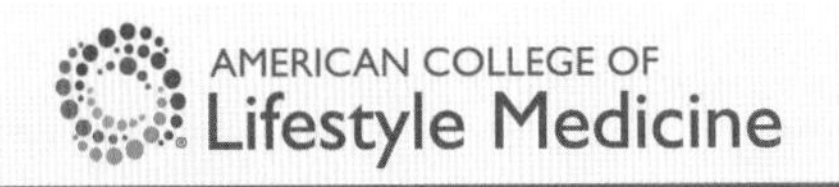

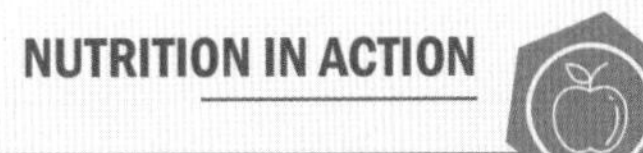

슈퍼 푸드 구매 목록

과일

- □ 사과
- □ 살구
- □ 바나나
- □ 블랙베리
- □ 블루베리
- □ 보이젠베리
- □ 캔털루프 멜론
- □ 체리모야
- □ 체리
- □ 귤
- □ 크랜베리
- □ 건포도
- □ 무화과
- □ 자몽
- □ 포도
- □ 구아바
- □ 허니듀 멜론
- □ 키위
- □ 라임
- □ 망고
- □ 천도복숭아
- □ 오렌지
- □ 파파야
- □ 패션프루트
- □ 복숭아
- □ 배
- □ 감
- □ 파인애플
- □ 플랜틴 바나나
- □ 자두
- □ 석류
- □ 모과
- □ 라즈베리
- □ 대황
- □ 딸기
- □ 타마린드
- □ 수박

채소

- □ 아티초크
- □ 아스파라거스
- □ 근대
- □ 비트
- □ 피망
- □ 청경채
- □ 브로콜리
- □ 브로콜리 라베
- □ 방울다다기양배추
- □ 버터헤드 상추
- □ 물냉이
- □ 당근
- □ 콜라드 그린
- □ 콜리플라워
- □ 셀러리
- □ 차요테
- □ 고추
- □ 고수
- □ 옥수수
- □ 오이
- □ 민들레 잎
- □ 가지
- □ 엔다이브
- □ 녹두
- □ 녹색 양배추
- □ 파
- □ 아이스버그 양상추
- □ 히카마
- □ 케일
- □ 콜라비
- □ 부추
- □ 버섯
- □ 겨잣잎
- □ 노팔 선인장
- □ 오크라
- □ 양파
- □ 파슬리
- □ 파스닙
- □ 포토벨로 버섯
- □ 적색 양배추
- □ 로메인
- □ 스노우 완두콩
- □ 시금치
- □ 적근대
- □ 토마토
- □ 애호박

그림 6-10. 미국생활습관의학회의 영양 섭취 실천하기(nutrition in action)

AMERICAN COLLEGE OF
Lifestyle Medicine

NUTRITION IN ACTION

메모

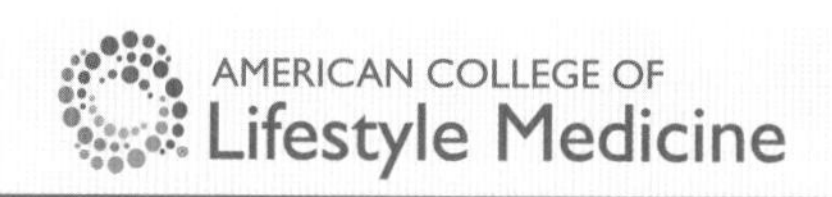

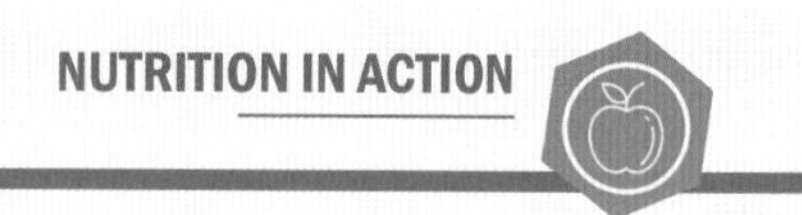

콩류 & 완두콩

- ☐ 검은콩
- ☐ 검은 눈 완두콩
- ☐ 에다마메
- ☐ 병아리콩(가르반조콩)
- ☐ 강낭콩
- ☐ 렌틸콩
- ☐ 리마콩
- ☐ 흰강낭콩
- ☐ 완두콩
- ☐ 비둘기콩
- ☐ 핀토콩

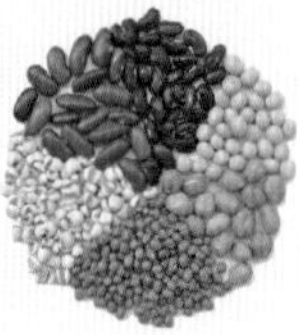

견과류 & 씨앗류

- ☐ 아몬드
- ☐ 브라질너트
- ☐ 치아씨
- ☐ 아마씨
- ☐ 헤이즐넛
- ☐ 땅콩
- ☐ 피칸
- ☐ 호박씨
- ☐ 해바라기씨
- ☐ 호두

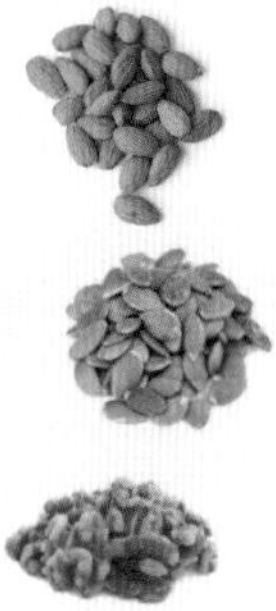

곡물

- ☐ 보리
- ☐ 현미
- ☐ 메밀
- ☐ 기장
- ☐ 귀리
- ☐ 퀴노아
- ☐ 호밀
- ☐ 통밀
- ☐ 통곡물 옥수수 가루
- ☐ 통밀 파스타
- ☐ 야생 쌀

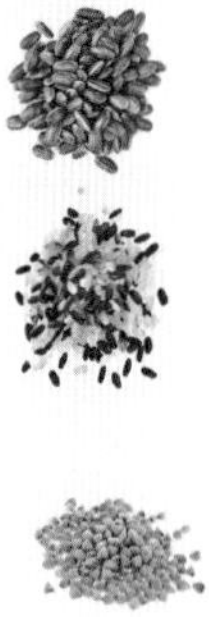

그림 6-10. 미국생활습관의학회의 영양 섭취 실천하기(nutrition in action)

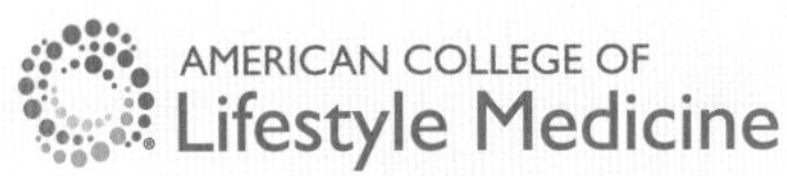

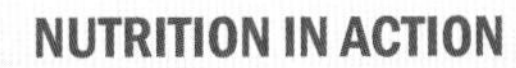

100	잎채소 & 십자화과 채소
100	전분이 없는 채소
300	과일
500	전분이 많은 채소 & 뿌리채소
500	통곡물
600	콩류
800	가금류, 달걀, 생선
1000	소고기
1500	곡물 가공식품
1500	설탕 & 시럽
1700	치즈
2300	정크 푸드/가공식품, 정제 설탕이 첨가된 식품
2800	견과류 & 씨앗류
3200	버터
4000	기름

Approximate Calories/Lb.
USDA. FoodData Central Search Results. https://ndb.nal.usda.gov/fdc-app.html. Accessed August 1, 2021.

그림 6-11. 특정 식품군의 열량(칼로리) 밀도

자연식물식 조리법

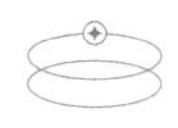

〈그림 6-12〉부터 〈그림 6-14〉까지는 미국생활습관의학회의 '약으로서의 음식 시작하기(Food as Medicine Jumpstart)' 가이드에서 발췌한 자연식물식 조리법의 예이다.

포만감을 주는 샐러드 만드는 법

American College of Lifestyle Medicine

1 녹색 잎채소
2~3컵의 푸짐한 잎채소를 기본으로 넣는다.

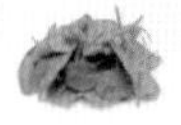
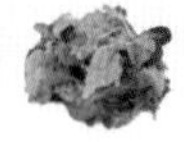
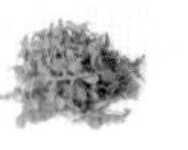
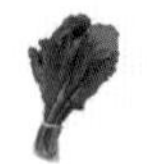
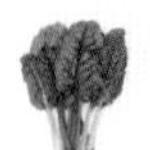

베이비 시금치, 다진 케일, 적근대, 루콜라, 채 썬 양배추, 양상추, 어린잎 채소 믹스, 잘게 썬 방울다다기양배추 등.

2 채소
생채소, 찌거나 구운 채소를 다양하게 넣어 식감과 색감을 더한다.

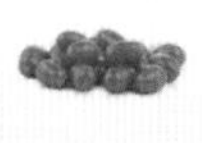
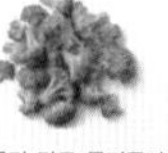
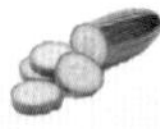
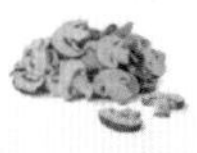

아티초크 하트, 아스파라거스, 피망, 브로콜리, 당근, 콜리플라워, 오이, 마이크로그린, 버섯, 양파, 스냅 완두콩, 여름 호박, 토마토 등.

3 좋은 탄수화물
포만감을 주는 식이섬유가 풍부한 통곡물, 전분이 많은 채소 및/또는 과일 1/2컵을 추가한다.

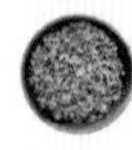
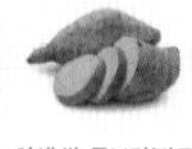
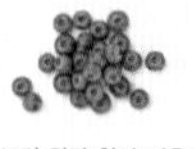
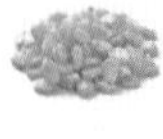
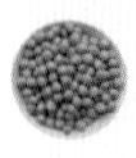

퀴노아, 현미 또는 야생 쌀, 통보리(파로), 보리, 감자, 참마, 겨울 호박, 옥수수, 완두콩, 망고, 사과, 베리류, 감귤류 조각, 석류 씨앗 등.

4 단백질
식물성 단백질이 풍부한 콩과 콩류 1/2컵을 추가한다.

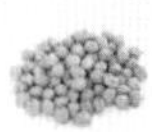
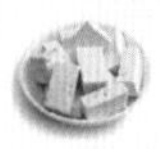
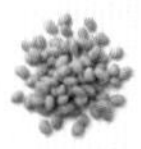
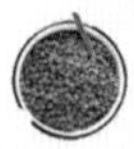
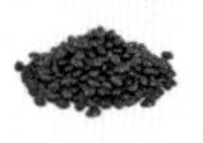

병아리콩, 검은콩, 강낭콩, 흰콩, 완두콩, 렌틸콩, 에다마메, 유기농 두부, 유기농 템페 등.

5 토핑
견과류, 씨앗류, 신선한 허브 및/또는 발효 식품을 1~2큰술 추가하여 바삭함과 풍미를 더한다.

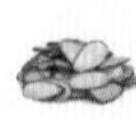
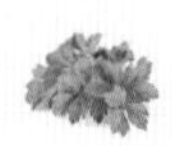
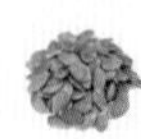
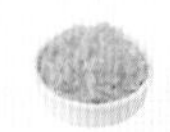

아몬드, 호두, 피스타치오, 피칸, 호박씨, 대마씨(햄프씨드), 영양 효모, 말린 토마토, 올리브, 바질, 부추, 고수, 파슬리, 사워크라우트, 김치 등.

6 드레싱
감귤류를 짠 즙, 찍어 먹는 소스 또는 약간의 드레싱을 뿌려 풍미를 더한다.

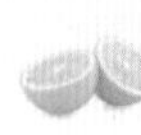
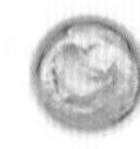
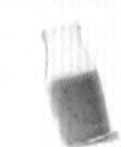

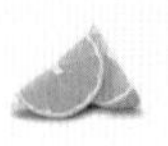

레몬즙, 라임즙 또는 오렌지 주스, 과카몰리, 발사믹 식초, 화이트 와인 식초, 살사, 후무스, 기름 없는 드레싱 등.

그림 6-12. 포만감을 주는 샐러드 만드는 법

AMERICAN COLLEGE OF
Lifestyle Medicine

NUTRITION IN ACTION

그린 스무디 만드는 법

1 녹색 잎채소
신선한 잎채소 또는 냉동 잎채소 1~2컵을 넣는다.

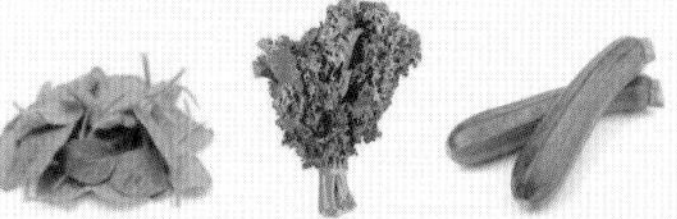
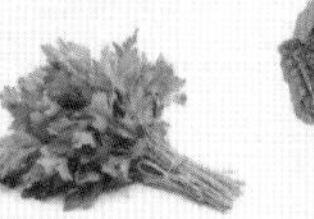
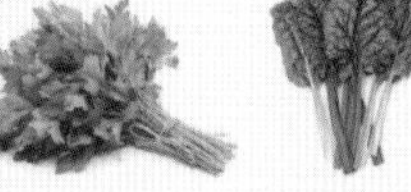

시금치, 케일, 적근대, 루콜라, 파슬리, 고수
(콜리플라워, 애호박, 당근, 비트, 호박 등 다른 채소를 자유롭게 추가해도 된다).

2 과일
신선한 과일 또는 냉동 과일 1~2컵을 넣는다.

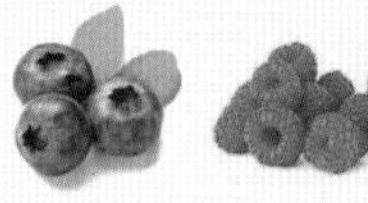
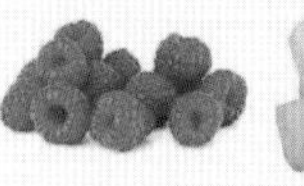
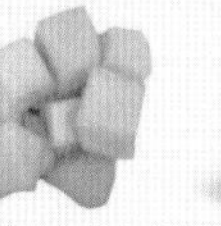
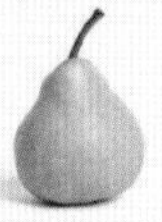
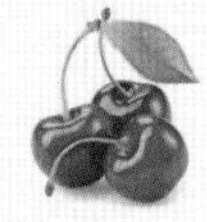

블루베리, 딸기, 라즈베리, 배, 파인애플, 바나나, 사과, 망고, 체리, 복숭아 등.

3 단백질
1회 제공량을 넣는다.

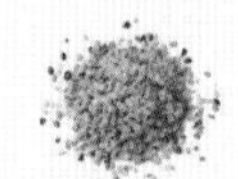
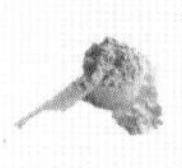
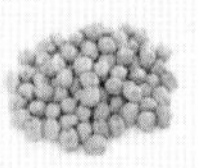
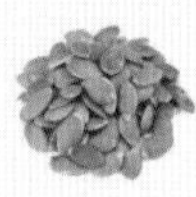
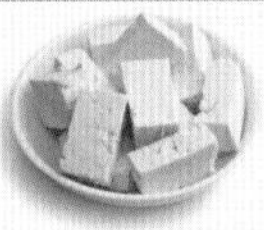

대마씨(2~3큰술), 식물성 단백질 파우더(1/2~1스쿱), 유기농 연두부(1/2컵), 흰콩 또는 병아리콩(1/2컵), 무가당 두유 또는 완두콩 우유(1컵).

4 지방 & 식이 섬유
1~2큰술을 넣는다.

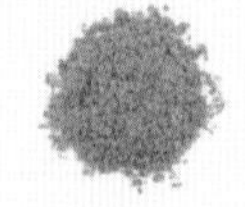
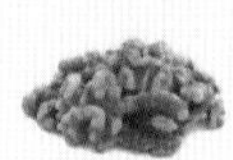
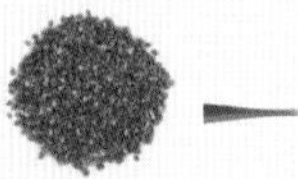
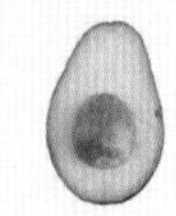

아마 가루, 치아씨, 호두, 아보카도, 견과류 버터 등.

5 첨가제
선택 사항, 1/4~1작은술을 넣는다.

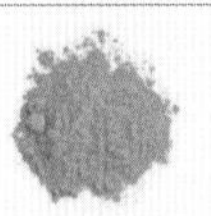
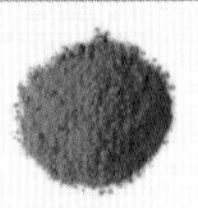
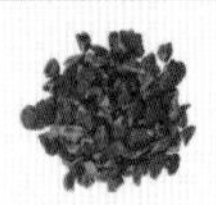
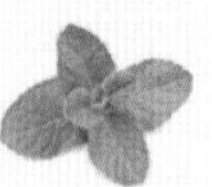

스피룰리나, 계피, 강황(+흑후추), 육두구, 바닐라 추출물, 대추야자, 생강, 고춧가루(카옌페퍼), 카카오 파우더, 카카오닙스, 민트 등.

6 액체
1~2컵을 넣는다.

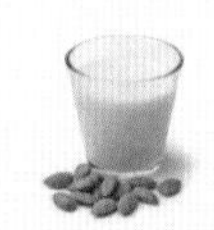
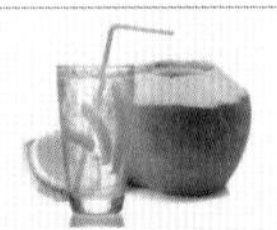
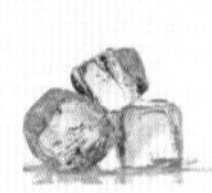
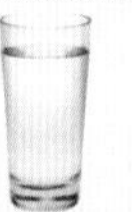
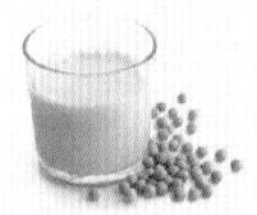

정수된 물, 무가당 식물성 우유(대두, 완두콩, 아몬드, 캐슈너트, 귀리, 쌀로 만든 것), 무가당 코코넛 워터, 녹차, 농도를 맞출 얼음.

그림 6-13. 그린 스무디 만드는 법

AMERICAN COLLEGE OF Lifestyle Medicine

NUTRITION IN ACTION

영양 볼(NOURISH BOWL) 만드는 법

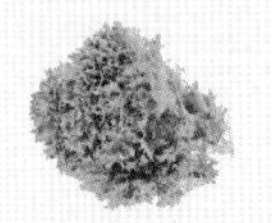
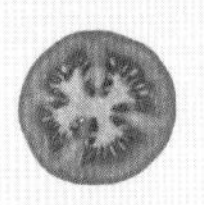
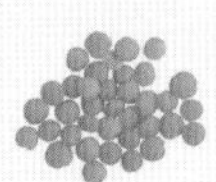
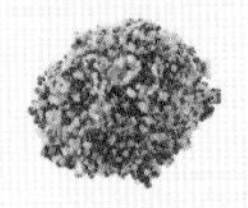
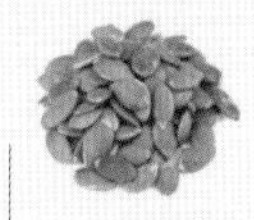
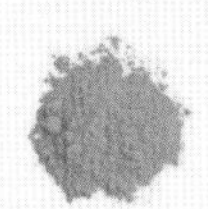

녹색 잎채소 날것 또는 살짝 익힌 것 2~3줌	**기타 채소** 날것 또는 찌거나 구운 것 1컵	**단백질** 1/2~1컵	**식이섬유가 풍부한 탄수화물** 1/2~1컵	**건강한 지방** 토핑은 1~2가지로 제한	**토핑** 풍미를 더하는 요소
루콜라	아티초크 하트	콩류: 병아리콩, 검은콩, 강낭콩	통곡물: 퀴노아, 현미, 기장, 통보리 등	아보카도(1/4개)	레몬/라임 주스
시금치	브로콜리	렌틸콩	고구마	올리브(5개)	신선한 허브: 민트, 파슬리, 고수, 쪽파
케일	콜리플라워	에다마메	겨울 호박	견과류: 호두, 아몬드, 피스타치오(1큰술)	영양 효모
상추	당근	유기농 두부	옥수수	씨앗류: 호박씨, 대마씨, 참깨(1큰술)	식초: 발사믹 식초, 사과 식초, 화이트 식초 등
적근대	피망	유기농 템페	완두콩	후무스(2큰술)	혼합 향신료
방울다다기양배추	오이		과일: 베리류, 사과, 오렌지 등	드레싱(1큰술)	살사
어린잎 채소 믹스	녹두				
채 썬 양배추	적양파				
	애호박				
	스냅 완두콩				
	토마토				

영양 볼은 이미 준비된 식품이나 식료품 저장실에 있는 식재료를 활용하여 간단하게 한 끼 식사를 만들 수 있는 방법이다. 짙은 녹색 잎채소, 단백질, 복합 탄수화물, 채소, 건강한 지방을 혼합해 먹으면 에너지를 공급하고 더 오래 포만감을 느낄 수 있다. 일주일 동안 다른 종류의 허브, 향신료, 소스를 넣어 다양하게 즐겨 보라.

부리토 볼(Burrito Bowl)
로메인 + 구운 고추 + 구운 고구마 + 검은콩 + 살사, 고수, 라임즙

지중해식 볼(Mediterranean Bowl)
루콜라 + 다진 토마토, 오이, 적양파 + 병아리콩 + 퀴노아 + 아보카도 + 레몬즙

아시안 피넛 볼(Asian Peanut Bowl)
라임즙을 넣고 조물조물한 케일 + 채 썬 오이, 당근 + 에다마메 + 현미 + 다진 땅콩 + 라임즙

두부 니수아즈(Tofu Nicoise)
비브 양상추 + 찐 녹두, 잘게 썬 토마토 + 구운 두부 + 찐 햇감자 + 다진 올리브 + 디종 드레싱

타히니 볼(Tahini Bowl)
어린잎 채소 믹스 + 구운 브로콜리, 콜리플라워 + 통보리 + 렌틸콩 + 민트와 레몬 타히니 드레싱

그림 6-14. 영양 볼 만드는 법

특히 더 건강한 체중을 목표로 하고 있다면, 열량(칼로리) 밀도에 유의해야 한다. 〈그림 6-11〉에 나타난 열량 밀도 도표는 열량 밀도가 반드시 영양 밀도와 같지는 않다는 점을 이해하는 데 도움이 된다. 실제로 잎채소와 십자화과 채소, 전분이 없는 채소, 과일 등 열량 밀도가 가장 낮은 식품들의 영양가가 가장 높다. 식품의 열량 밀도가 매우 높다고 해서 무조건 피해야 한다는 의미는 아니다. 예를 들어 견과류와 씨앗류는 열량 밀도가 높지만, 영양소가 매우 풍부하고 건강한 식품이다. 체중을 유지하거나 감량하려는 경우, 열량 밀도가 높은 식품을 섭취할 때 너무 많은 열량을 섭취하여 원치 않는 체중 증가를 초래하지 않도록 섭취량에 유의하는 것이 중요하다.

새로운 식습관으로 바꿀 때 흔히 하는 걱정은 더 많은 비용이 들지 않을까 하는 점이다. 식물성 식품 위주의 식단에 포함된 많은 식품(쌀과 콩 등)은 비교적 저렴하다.

〈그림 6-10〉에 나와 있는 미국생활습관의학회에서 제시하는 식품 구매 목록은 식단에 더 많은 식물성 식품을 포함시키고자 할 때 유용하게 사용할 수 있는 도구이다.

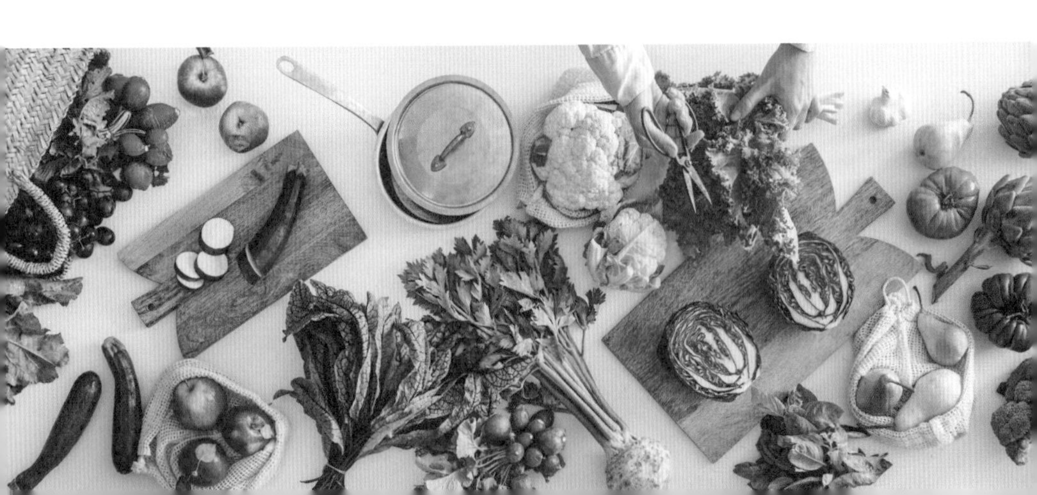

영양 마무리

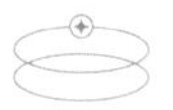

자신의 식이 패턴을 살펴보고, 영양이 풍부한 식단을 섭취하려고 노력하면 전반적인 건강, 특히 폐경기 이후의 건강에 도움이 된다. 식단과 관련하여 자신에게 연민을 가지고 비판적이지 않은 언어를 사용하면 음식과의 긍정적인 관계를 형성하는 데 도움이 된다. 영양이 풍부한 음식을 선택하면 몸과 마음, 정신에 도움이 된다.

자연식물식 식단과 저예산 건강 식단에 대해 더 많이 알고 싶다면, 미국생활습관의학회 웹 사이트(https://lifestylemedicine.org/project/patient-resources/)를 방문하여 무료 자료를 참고해 보라.

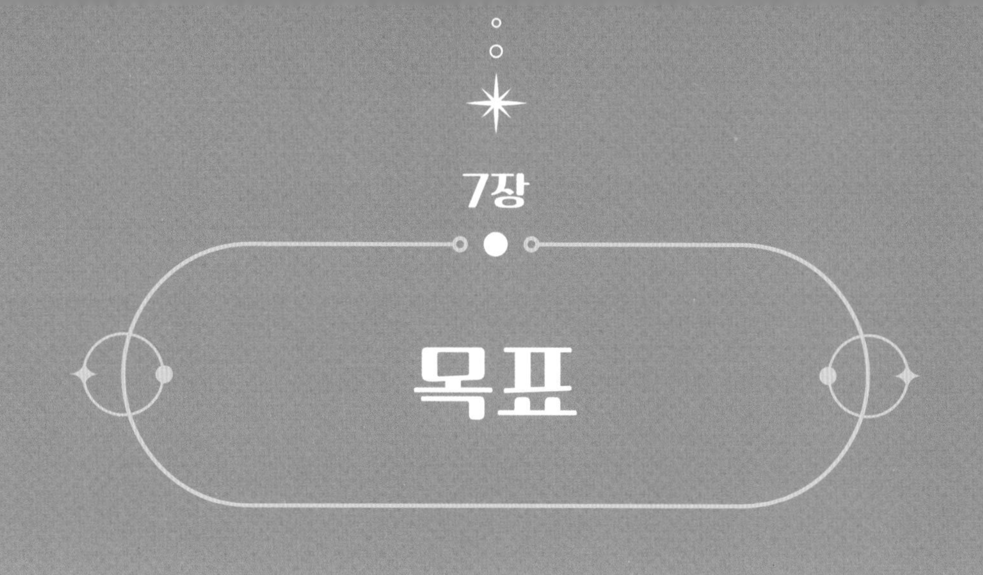

폐경기 및 중년기 이후의 목표
약어 **GOALS**

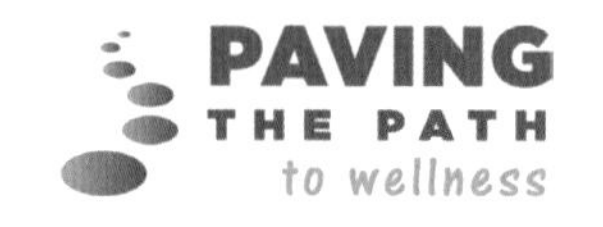

Greatness
Opportunities
Attitude
Learn
Smart

- **GREATNESS(위대함)** 목표 설정은 당신의 위대함을 발휘하도록 돕는다. 목표를 설정하면 새로운 경지에 도달하기 위해 노력할 때 성공할 가능성이 높아진다. 그러므로 당신만의 북극성(목표)을 향해 나아가기를 두려워하지 말고, 당신의 목적에 부합하는 목표를 향해 노력하라.
- **OPPORTUNITIES(기회)** 목표를 설정할 기회를 찾아보라. 행동을 바꾸고 싶을 때마다 목표를 설정하라. 행동 변화를 위해서는 사소한 목표

라도 좋다.

- **ATTITUDE(태도)** 행동 변화에 대해 긍정적인 태도를 가지면 목표를 성공적으로 달성할 가능성이 높아진다. 긍정적인 자기대화를 하고, 성장형 사고방식을 가지면 당신의 웰빙을 지원하는 태도를 갖는 데 도움이 될 것이다.
- **LEARN(배움)** 목표를 달성하든, 달성하지 못하든 모든 경험을 통해 배울 수 있다. 목표를 달성했다면, 성공에 도움이 된 것은 무엇인지 생각해 보라. 목표를 달성하지 못했다면, 장애물을 마주한 경험에서 배울 점을 찾고 앞으로 비슷한 어려움을 극복할 아이디어를 떠올려 보라.
- **SMART(스마트)** 목표를 세울 때는 '스마트(SMART)' 목표 형식을 따르라. 목표는 구체적이고(**s**pecific), 측정할 수 있으며(**m**easurable), 행동 지향적

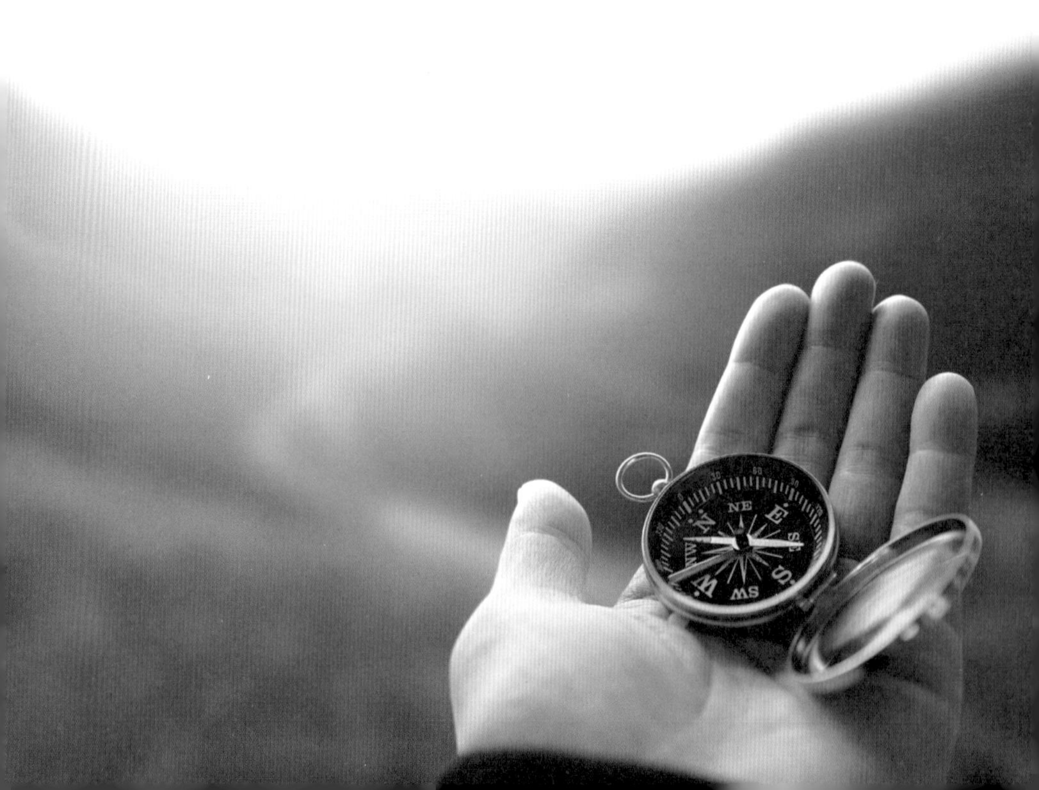

이고(action-oriented), 현실적이며(realistic), 기한이 있어야(time-sensitive) 한다. 이 형식을 따르면 성공할 가능성이 높아진다.

목표가 있으면 에너지를 집중하고, 보다 목적에 충실한 삶을 살 수 있다. 목표가 없으면 마치 숲속에서 길을 잃고 헤매는 것처럼 여러 방향으로 이끄는 다양한 활동에 에너지를 낭비할 수 있다. 목표는 올바른 방향을 향해 그 길을 따라 계속 나아가게 한다. 비록 특정 목표에 도달하는 데 실패한다 해도, 목표를 향한 길을 따라 앞으로 나아가는 데 에너지를 쏟게 한다. 당신에게는 밤하늘의 길잡이인 북극성처럼 미래에 대한 비전이라는 길잡이가 필요하다. 즉, 비전 설정은 목표 설정을 위한 필수 조건이다.

당신의 북극성, 비전 설정하기

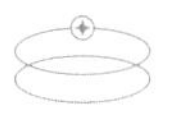

비전 설정은 5년, 10년, 20년 후 당신의 삶이 어떤 모습일지 생각하게 한다. 선택은 당신의 몫이다. 당신의 모든 감각을 사용하여 그때의 당신을 마음속에 그려 보라. 당신이 무엇을 하고 있는지, 어떤 프로젝트를 추진하고 있는지, 당신이 맺고 있는 관계에서 느끼는 감정, 몸을 움직이는 방식, 당신에게 영양을 공급하는 음식, 당신의 에너지 수준을 회복시키는 수면, 특히 당신을 가장 설레게 하는 것들에 대해 생각해 보라. 이런 방식으로 자신의 미래에 대해 생각해 보라고 하면, 어떤 사람들은 즉시 직책이나 직함, 심지어 체중과 옷 사이즈를 떠올리기도 하지만, 당신은 이러한 것에 초점을 맞추지 않길 바란다. 지금으로부터 5년, 10년, 20년 후 어떤 모습으로 이 세상에 존재하기를 원하는지 상상해 보라.

◐ 당신의 미래 비전을 작성해 보세요.

◐ 그러한 사람이 되려면 어떤 단계를 거쳐야 할까요?

비전은 당신의 북극성이다. 당신이 되고 싶은 사람이 되고, 당신이 관심 있는 것에 대해 이야기하고, 물리적 공간을 편안하게 이동하고, 주변 사람들을 진심으로 사랑하고, 평화를 가져오는 행위를 하고, 더 높은 곳에 도달하기 위해 한 걸음 한 걸음 조심스럽게 걸어가면서 더 나은 세상을 만들기 위해 노력하는 것이다.

당신의 북극성은 무엇인가? 아마도 당신은 중년이 될 때까지 다른 사람들이 목표를 달성하도록 도와주는 것에 상당한 시간과 에너지를 쏟았을 가능성이 크다. 만약 당신이 부모라면, 자녀가 걸음마를 배우는 것부터 고등학교를 졸업하기까지 다양한 목표를 달성할 수 있도록 도왔을 것이다. 당신이 직장인이었다면, 당신의 지원 없이는 달성할 수 없었을 회사의 연간 목표를 달성하도록 도왔을 것이다. 심지어 사회는 여성에게 명랑함과 여성스러운 외모 갖추기, 매일 저녁 가족을 위해 저녁 식사 준비하기 등과 같은 목표를 기대한다. 안타깝게도 당신은 이 모든 것들 속에서 자신을 잃어버렸을 수도 있다. 비전을 설정하고 목표를 세우는 것은 당신이 다시 당신만의 길을 찾도록 도와준다.

중년 이후 지루함에서 벗어나기

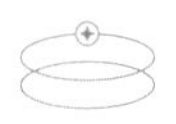

일어나고, 먹고, 자고를 반복한다. 만약 당신이 이 말에 공감한다면, 당신은 매일 같은 활동을 반복하는 단조로운 일상에 갇혀 있을 수도 있다. 이것은 무관심, 지루함, 그리고 아무도 원하지 않는 "그저 그런 삶"으로 이어질 수 있다. 가끔 지루함을 느끼는 것은 자연스러운 일이지만, 지루함이 삶의 모든 측면에 스며드는 것은 원치 않을 것이다. 양치질이나 설거지처럼 매일 하는 평범한 활동조차도 목표 설정을 통해 더욱 흥미롭게 만들 수 있다. 예를 들어, 이번 주에 설거지를 하면서 마음챙김을 연습하기, 양치질을 하는 동안 감사한 일 세 가지를 떠올리기 등과 같은 목표를 설정할 수 있다. 목표 설정을 통해 지루함에서 벗어나 삶의 활력을 되찾을 수 있다.

◆ 당신의 삶에서 지루하다고 느끼는 영역은 무엇인가요? 이러한 활동은 단조로워 보이거나, 현재 당신에게 즐거움을 주지 않기 때문에 피하는 활동일 수 있습니다.

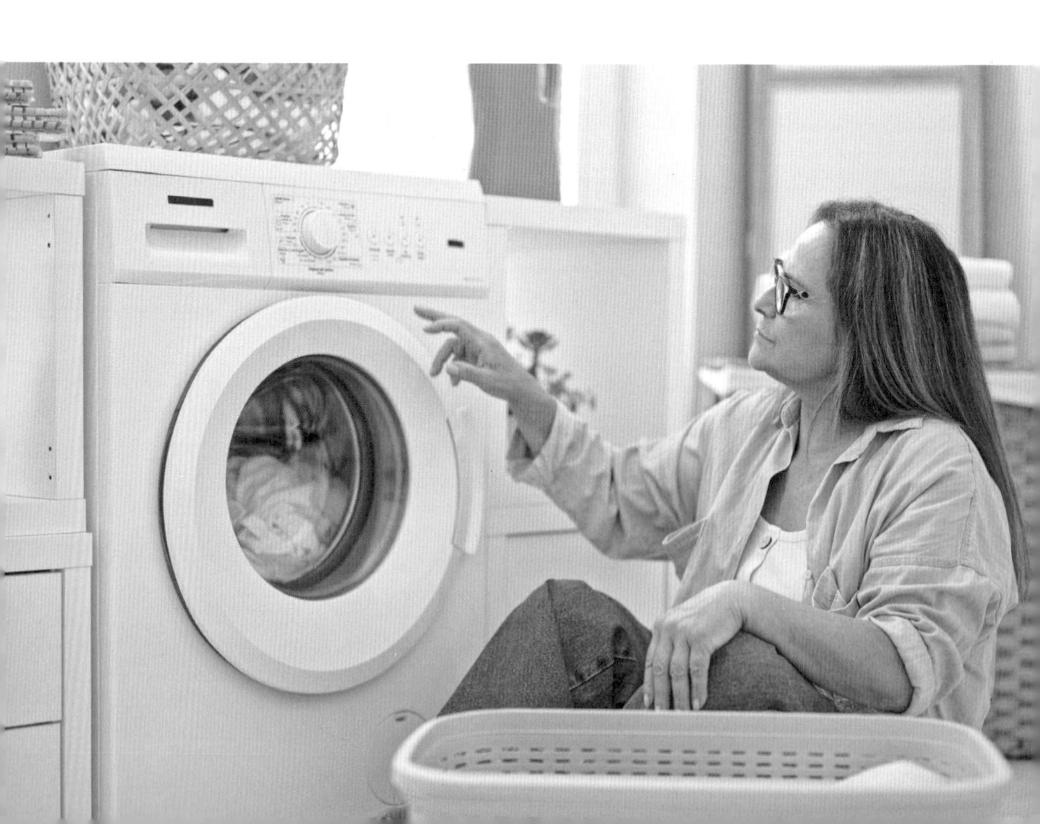

벗어나기

◆ 이전 질문에서 언급한, 당신의 삶에서 지루함을 느끼는 영역에 당신의 에너지를 투자할 만한 가치가 있는지 평가해 보세요. 예를 들어, 더 이상 할 필요가 없거나 다른 사람에게 맡겨도 되는 일들이 있습니다. 만약, 이러한 일들이 당신이 꼭 해야 할 일이거나 주의 깊게 신경 써야 할 영역이라면, 더 즐겁게 할 수 있도록 목표를 설정하여 에너지를 쏟을 만한 가치가 있는지 생각해 보세요.

◆ 위에 작성한 영역 중 한 가지에 대하여 지루함에서 벗어나는 데 도움이 될 만한 목표를 세워 보세요. "이번 주에 매일 5분 동안 좋아하는 라디오 방송을 들으면서 옷장 정리하기"와 같은 소소한 목표가 될 수도 있습니다.

옷장을 정리하거나 양치질을 하는 것이 당신이 좋아하는 활동이 아닐지라도, 목표를 설정하면 이러한 일들을 수행하는 데 활력을 불어넣고 일상에 즐거움을 더할 수 있다.

중년기로의 전환과 목표

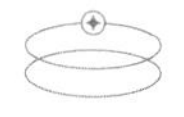

의학적 관점에서 폐경기는 에스트로겐 수치가 높은 상태에서 낮은 상태로 전환되는 시기이다. 많은 중년 여성에게 폐경기는 호르몬 수치 변화를 훨씬 넘어서는 전환의 시기이기도 하다.

여성의 삶에서 중년 전환기에는 흔히 다음과 같은 변화가 일어난다.

- 집에서 돌보던 자녀가 대학 진학을 위해 집을 떠나감
- 미혼이던 자녀가 결혼함
- 독립적이던 부모가 나이 듦에 따라 고령의 부모를 돌봐야 함
- 조부모가 됨
- 사랑하는 사람의 사망
- 반려동물의 죽음
- 비교적 건강한 상태로 지내다가 만성질환을 관리해야 하거나, 예상치 못한 의학적 진단을 받음
- 실직
- 근무지 또는 직업 변경
- 20년 이상 육아를 하다가 갑자기 재취업함
- 연인과 결혼함
- 배우자와 별거하거나 이혼함
- 오랜 기간 독신으로 지내다가 혹은 다시 혼자가 되어 인생의 동반

자를 찾음

- 생리를 규칙적으로 하다가 생리가 멈추거나 안면홍조와 같은 폐경기 증상을 경험함
- 집에서 독립적으로 살다가 새로운 주거 환경으로 이사함

전환기에는 불확실성과 불안감이 가득할 수 있지만, 동시에 위대한 잠재력을 발휘할 수 있는 시기이기도 하다. 인생의 한 단계에서 다른 단계로 넘어갈 때, 특히 그것이 원하지 않는 전환이라면 수동적인 태도를 유지하거나 피해자가 된 것처럼 느끼기 쉽다. 하지만 변화의 시기에 목표를 설정하면 앞으로 나아갈 방향을 결정할 수 있다. 시간은 계속해서 흘러갈 것이고 당신의 여정은 계속될 것이지만, 당신은 어떤 길을 갈지,

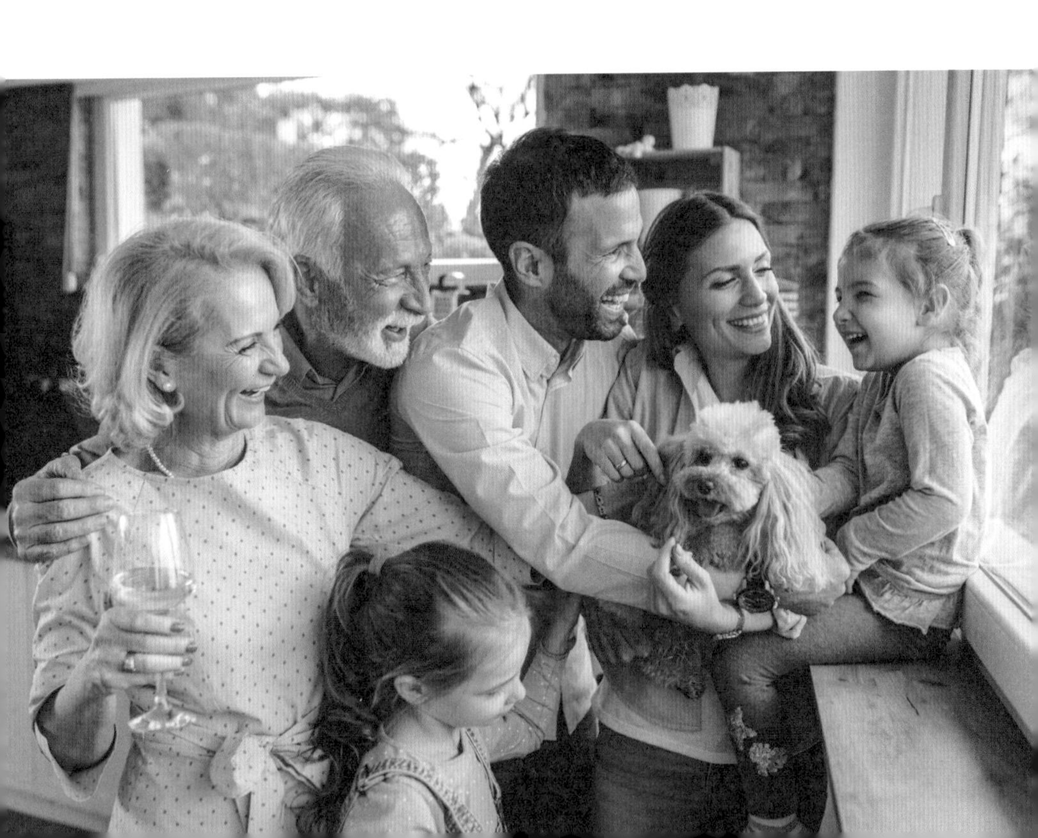

그 길에서 무엇을 할 것인지, 얼마나 많은 기쁨을 경험할 것인지를 얼마든지 통제할 수 있다.

◆ 지금 어떤 전환기를 겪고 있나요? 당신의 변화는 앞의 목록에 나열된 것만큼 눈에 띄는 변화가 아닐 수도 있습니다. 예를 들어 새로운 반려동물을 입양하거나, 새로운 피트니스 트레이너 자격증을 취득하거나, 가족 구성원이 줄어들거나, 집을 리모델링하는 등의 변화를 겪고 있을 수 있습니다.

◆ 목표를 설정함으로써 이 전환 과정에 더 적극적으로 참여할 수 있나요? 이 전환기에 도움이 될 만한 목표를 설정할 수 있다면, 그 목표를 작성해 보세요.

목표 설정을 통한 즐거움

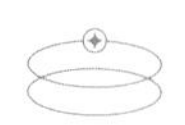

당신은 삶을 즐기거나 새로운 모험을 시작하기에 결코 늦지 않았다.

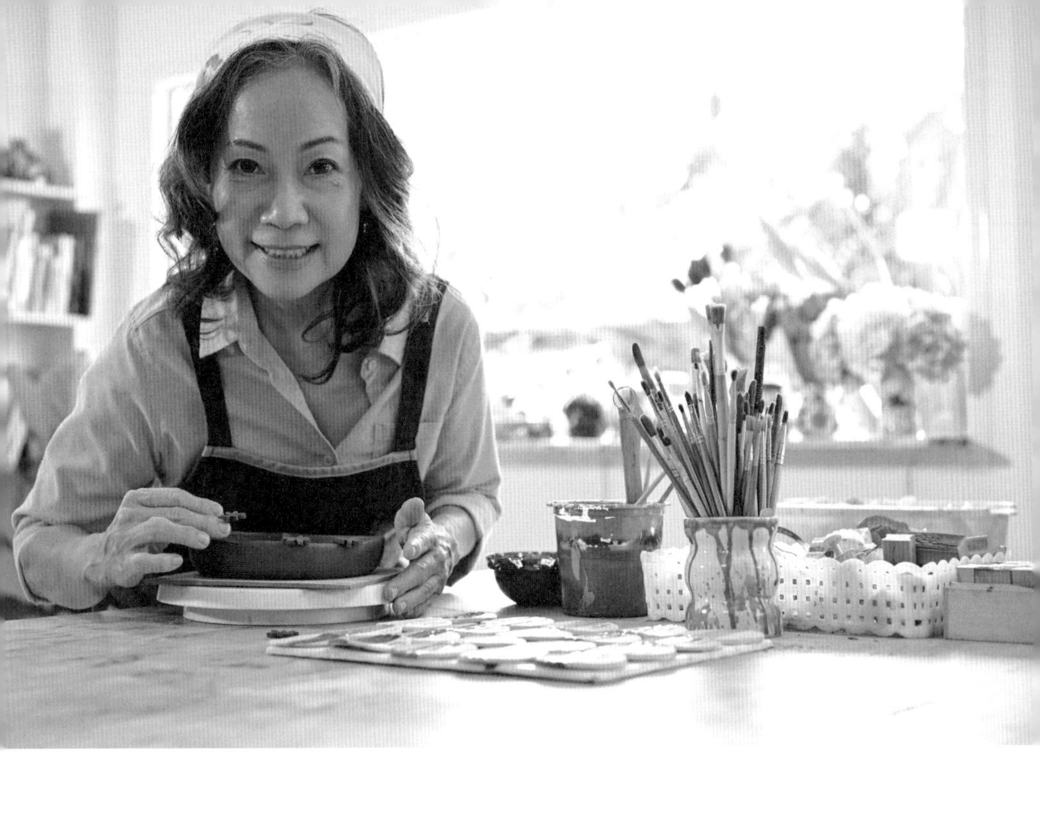

당신은 인생에서 기쁨과 설렘, 재미를 누릴 자격이 있다. 목표를 설정하면 이 모든 것을 누릴 수 있다. 여성들은 이미 어느 정도 전문 지식을 갖고 있는 분야에서 목표를 설정하려는 경향이 있다. 중년기는 전문 지식이 없는 분야에서 목표를 설정하기에 좋은 시기이다. 예를 들어, 말을 한 번도 타 본 적이 없거나, 제2 외국어를 구사해 본 적이 없거나, 특정 악기를 연주해 본 적이 없거나, 스테인드글라스 제작 수업을 들어 본 적이 없다면, 이러한 분야는 목표를 설정하기에 좋은 분야가 될 수 있다(물론, 당신이 재밌겠다고 생각할 경우).

◐ 재미, 기쁨, 설렘을 생각하면 어떤 단어가 떠오르나요? 스스로 검열하거나 제한하지 말고 브레인스토밍을 해 보세요. 가능한 한 빨리 떠오르는 단어들을 최대한 많이 적어 보세요.

전문 지식이 없는 분야에서 목표를 설정할 수도 있다. 여행하기, 공원에 가기, 비눗방울 불기, 훌라후프 돌리기, 낮잠 자기, 역사 소설 읽기, 좋아하는 라디오 방송 듣기, 친구들과 영화 보기, 공원 산책하기, 손자와 놀기, 배우자와 차 마시기, 동물원에 가서 동물 보기, 극장에 가기, 스카

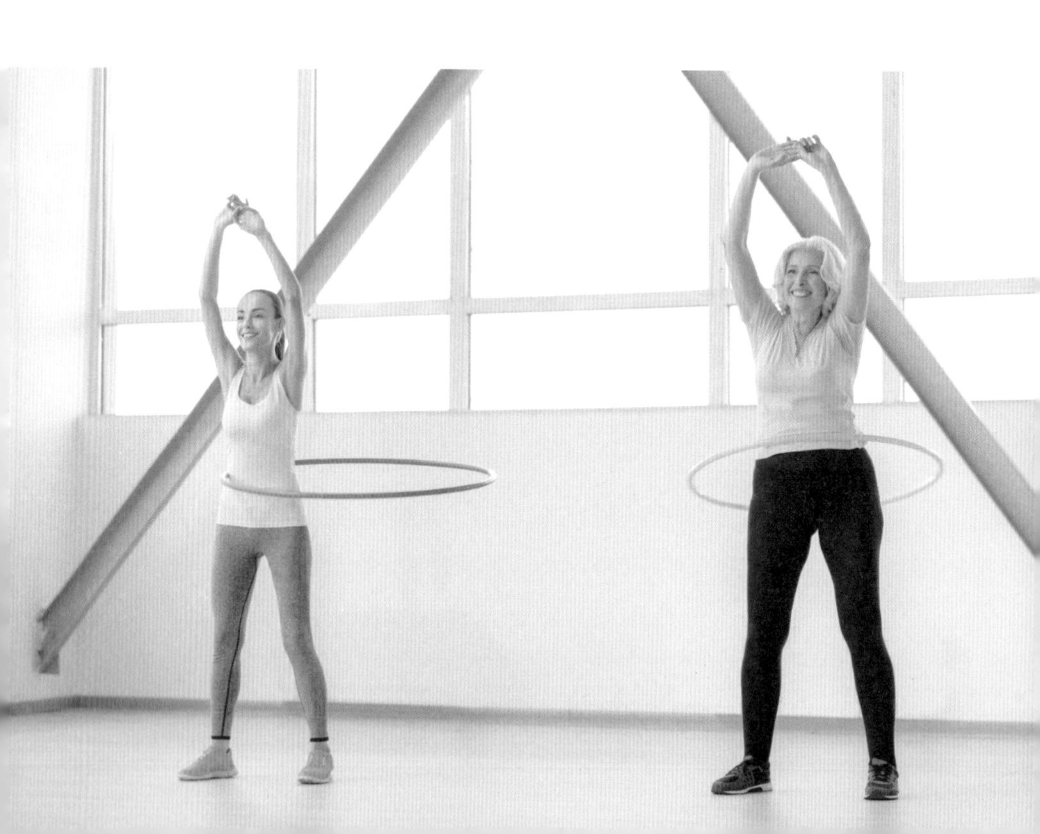

이다이빙 하기, 롤러 스케이트 타기, 초콜릿 먹기, 낱말 퍼즐 맞추기, 유리 공예 수업 듣기, 좋아하는 가게에서 쇼핑하기, 친구와 허브차 마시기, 등산하기, 모래성 만들기, 스키 타기, 놀이터에서 아이들과 놀기, 꽃 사진 찍기, 반려견과 산책하기, 애완동물 가게에서 물고기 구경하기, 새로운 요리에 도전하기, 옷장 정리하기, 지역 도서관에서 자원봉사하기, 비영리 단체에 헌 옷 기부하기 등은 시작하기에 좋은 아이디어들이다.

◈ 위에 언급한 아이디어들 중 가장 마음에 드는 세 가지 아이디어를 적어 보거나 당신만의 아이디어를 추가해 보세요.

목표를 향해 가는 과정은 목표를 달성하는 것만큼이나 (때로는 그보다 더) 중요하다는 사실을 기억하라. 예를 들어, 유리 공예 수업을 들으면서 똑바로 세워지지 않는 꽃병을 만들었다고 할지라도, 새로운 기술을 배우는 경험을 즐기며 즐거운 시간을 보낼 수 있다.

◈ 앞서 언급한 목록을 살펴본 후, 당신이 재미있게 도전할 수 있는 목표나 삶에 모험을 더할 수 있는 목표를 세우도록 영감을 주는 단어 세 가지(예: 창의성, 가족, 야외 활동)를 선택하여 적어 보세요. 이 단어들 중 적어도 한 가지는 전문 지식이나 경험이 없는 분야와 관련된 것이어야 합니다.

◐ 당신을 설레게 하는 초기 목표 세 가지(각 단어당 하나씩)를 적어 보세요. 지금은 목표 달성의 성공 여부를 걱정하지 말고, 그저 당신의 삶에 재미와 모험을 더한다고 생각하세요.

◐ 이제 이 세 가지 목표 중 적어도 한 가지를 골라 '스마트(SMART) 목표'로 만들어 보세요. 아주 거창하거나 장기적인 계획을 선택했다면, 중요한 목표를 더 작게 나누어서 생각해 보세요.

구체적인
명확성, 간결성, 실질적. 무엇을, 누가, 언제, 왜, 어디서?
S
시간, 비용, 규모. 얼마나 많이?
측정 가능한
M
달성 가능한
목표는 도전적이어야 하지만 불가능해서는 안 된다.
A
목표는 다른 장기적 목표와 일관성이 있어야 한다.
관련성 있는
R
기한이 있는
기한을 정한다. 언제 결과를 달성할 수 있나?
T

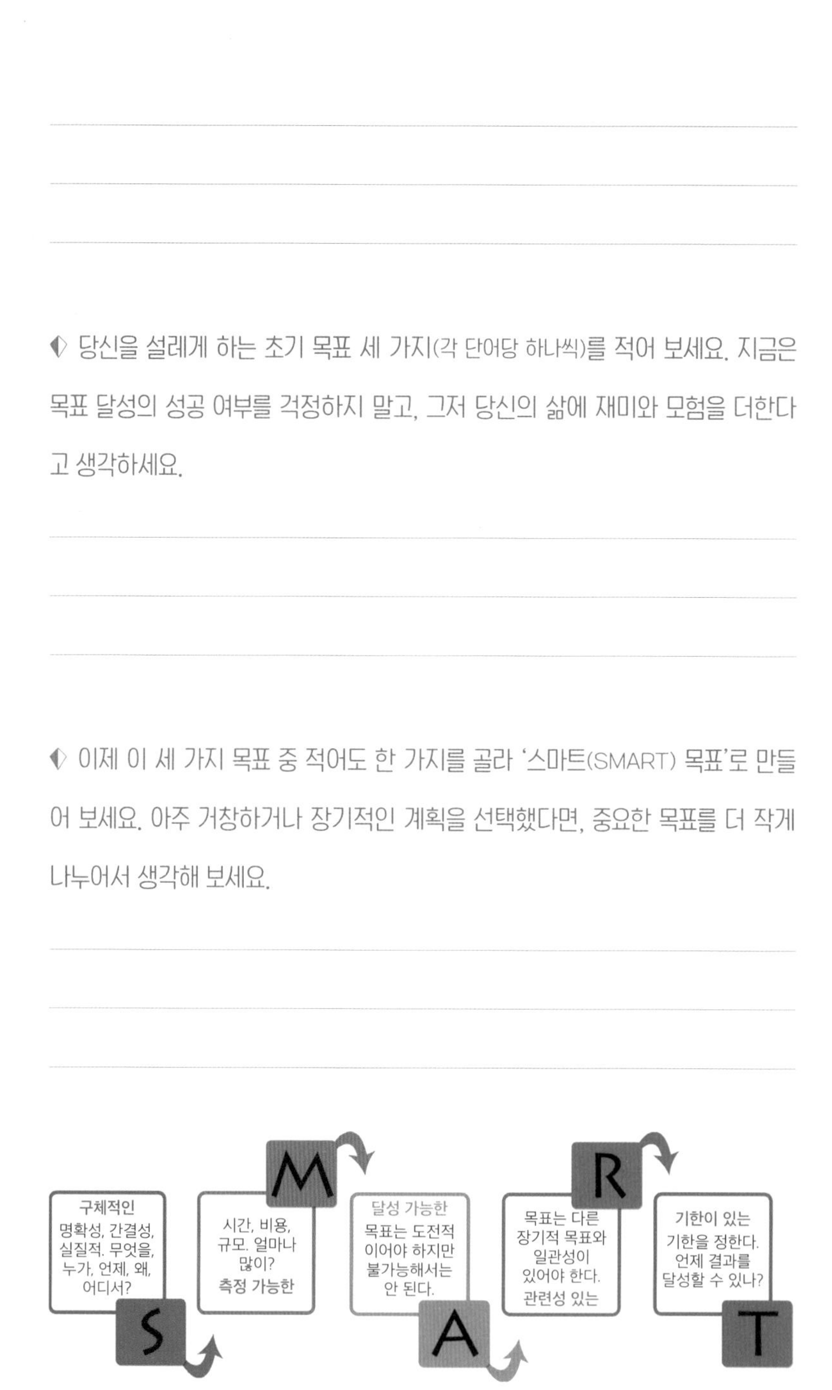

앞서 언급했듯이 목표를 '스마트(SMART) 목표'로 만들면 성공 가능성이 높아진다. 스마트 목표는 구체적이고, 측정할 수 있으며, 행동 지향적이고, 현실적이며, 기한이 있다. 예를 들어 "다음 주 화요일 아침에 친구와 함께 지역 식물원을 방문한다"와 같은 목표는 스마트 목표이다.

목표와 목적 연결

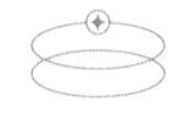

이 책의 후반부에서는 목적에 대해 심도 있게 다루며, 당신의 삶에서 목적이 필요한 영역을 탐구할 기회를 가질 것이다. 목표를 통해 목적을 달성할 수 있기에, 이 장에서 목적에 대해 논의하는 것은 필수적이다. 목표가 없는 상태에서 목적을 아는 것은 여행의 최종 목적지는 알지만 현재 위치에서 목적지까지 가는 데 도움을 주는 지도가 없는 것과 같다. 목표는 올바른 방향을 제시하고 목적에 더 가까이 다가갈 수 있는 단계를 밟도록 도와준다. 계획한 목표를 성공적으로 달성하지 못했더라도, 원하는 목적지에 좀 더 가까이 다가갔고, 그 과정에서 귀중한 정보를 얻었을 것이다.

◐ 다음 중 가장 공감이 가는 문장에 동그라미를 치거나, 당신의 목적의식과 연결되는 또 다른 문장을 작성해 보세요.

- 가족 또는 다른 사람들과 깊은 유대감 형성하기
- 지역사회 또는 다른 곳에서 타인을 위해 봉사하기
- 불우한 사람들을 옹호하기
- 특정 영역에서 정의를 위해 싸우기
- 영적 신념에 따라 행동하기
- ________에서 성공하기
- 기쁨을 경험하기
- 다른 사람을 깊이 사랑하기
- 잠재력을 최대한 발휘하며 살기
- 더 나은 세상을 만들기
- 창의적인 재능을 다른 사람들과 나누기
- 음악이나 미술로 창의력을 발휘하여 세상을 아름답게 가꾸기
- 다른 사람을 위로하고 격려하기
- 진실성, 동정, 사랑의 본보기가 되기
- 젊은 세대의 멘토가 되기
- 식품 사막(food desert, 신선하고 건강에 좋은 식품을 구하기가 어려운 지역을 말한다 - 역자 주)에 건강한 식품을 공급하는 방법 찾기
- 텃밭을 가꿔서 가족과 주변 사람들에게 신선한 농산물 제공하기
- 자신과 가족, 다른 사람들을 위한 영양이 풍부한 음식 요리하기
- 영적 또는 종교적 활동에 참여하면서 지역 사람들과 교류하기
- 자신의 여정을 타인과 공유하여 그들의 여정에 힘을 실어 주기
- 과거의 어려움을 통해 배우고, 배운 것을 바탕으로 다른 사람을 도

울 방법 찾기

- 사회에 긍정적인 방식으로 기여할 수 있도록 자녀 양육하기
- 반려동물을 돌보고 반려동물과의 교감을 즐기기
- 활동적인 몸, 평온한 정신, 즐거운 마음으로 건강을 유지하여 자신만의 방식으로 계속 사회에 기여하기
- 주변 세계에 대해 배우고, 새로운 문화를 경험하고, 새로운 언어를 구사하고, 모두가 하나로 화합할 수 있도록 전 세계 사람들과 소통하기

동그라미를 친 영역 중 목표 작성을 통해 이루고 싶은 영역 하나를 선택해 보라. 동그라미를 친 내용이 너무 야심적이거나 거창해서 현실적인 목표와 맞지 않을 수도 있지만, 계획은 당신이 원하는 방향으로 나아가는 데 도움이 된다는 점을 기억하라. 예를 들어, "더 나은 세상을 만들기"에 동그라미를 쳤다면, 집 밖으로 나갈 수 없는 친구에게 전화를 하거나, 지역의 푸드 팬트리(food pantry)에 연락하여 자원봉사를 할 수 있는지 알아볼 수 있다.

◐ 앞서 동그라미를 친 영역과 일치하는 목표를 작성해 보세요. 스마트(SMART) 목표인지 확인하세요.

웰니스의 차원

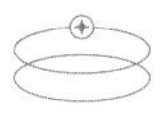

바쁜 여성들은 웰빙의 한 영역에 너무 집중하다 보면 또 다른 중요한 웰니스 영역을 소홀히 하기가 쉽다. 예를 들어 신체적, 재정적 건강에 매우 집중한 나머지 성건강, 정신건강을 소홀히 했을 수 있다. 목표 설정은 주의를 기울여야 할 웰빙의 한 차원을 신중하고 세심하게 다룰 수 있도록 도와준다.

실제로 건강과 웰빙에는 다음과 같은 여러 차원이 존재한다.

- 신체적 건강
- 정서적 및 정신적 건강
- 영적 건강
- 직업 건강
- 재정적 건강
- 성건강
- 환경적 건강
- 사회적 건강
- 지적 건강

위에 언급한 목록에서 소홀히 했거나 목표를 세워 집중하고 싶은 영역에 동그라미를 친다. 그런 다음, 목표 설정을 통해 다룰 수 있는 또 다른 영역들을 제시한 다음 목록을 읽고, 이번 달 또는 올해에 집중하고 싶은 항목에 동그라미를 친다.

- 운동
- 영양
- 수면
- 스트레스
- 뇌건강(예: 치매 예방, 기분, 인지 능력, 기억력)
- 체성분 또는 체중(예: 근력 운동으로 근육량을 유지하거나 더 늘리기)
- 폐경기 증상(예: 안면홍조 또는 질 건조증 해결)
- 성건강(예: 산부인과 의사와 함께 문제를 해결하거나 자세한 내용을 알아보기 위해 책 읽기)
- 중년 여성으로서 자신에 대한 자신감과 자부심 갖기
- 자기돌봄 시간을 우선시하기
- 사회적 연결 및 네트워크(예: 다른 사람과 교류하거나 공동의 목표 세우기)
- 가족, 배우자, 연인, 자녀 등에 집중하기
- 환경(예: 집 안 청소, 숙면을 취하기에 더 좋은 침실 환경으로 만들기)
- 경계를 정하고 지키며, 필요한 경우 "아니오"라고 말하기
- 요리
- 정원 가꾸기
- 음악 듣기
- 명상과 마음챙김

- 즐거움을 위한 독서
- 혼자 또는 사랑하는 사람과 휴양지 여행하기

◐ 앞서 제시한 목록에서 동그라미를 표시한 영역과 연결되는 목표 세 가지를 적어 보세요. 스마트(SMART) 목표로 세우는 것을 잊지 마세요.

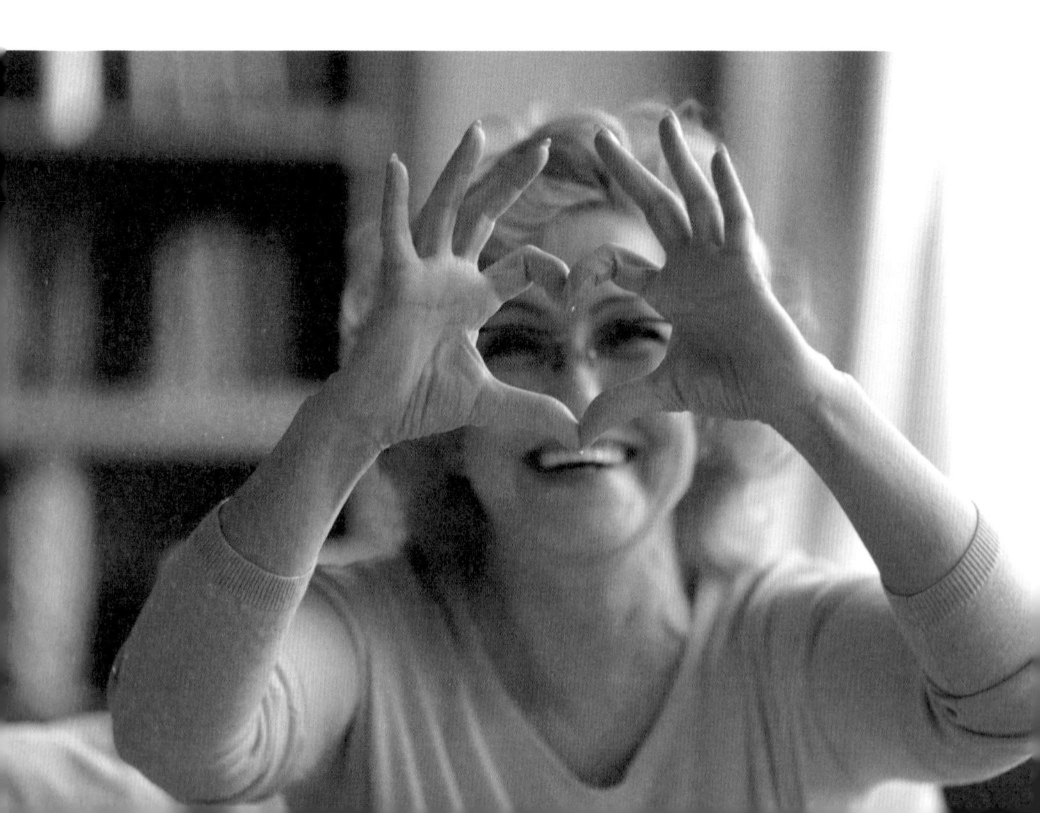

습관 추적하기

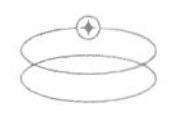

당신이 바꾸려고 하는 건강 습관을 추적하면 변화의 성공 가능성을 높일 수 있다. 〈그림 7-1〉에 있는 미국생활습관의학회의 건강 습관 추적기를 사용하여 건강 습관을 추적할 수 있다. 또한 비영리 단체 뉴트리션팩츠(NutritionFacts.org)의 '데일리 더즌(Daily Dozen)' 애플리케이션 등 건강 행동을 추적하는 데 사용할 수 있는 수많은 휴대폰 애플리케이션이 있다.

코치(COACH) 접근법으로 목표 설정 코치하기

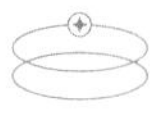

당신의 목표를 설정하고 성공적으로 달성하기 위해 '코치(COACH)' 접근법을 사용할 수 있다.

호기심(CURIOSITY)

이 장을 통해 당신이 목표를 설정할 때 집중해야 할 영역을 살펴보았다. 또한 당신의 인생에서 이러한 중점 영역과 일치하는 목표를 작성해 보았다.

이유 발견하기

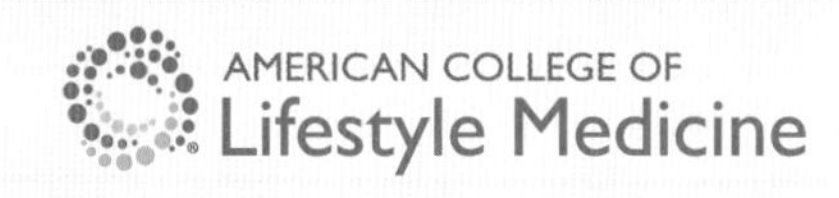

재능 • 열정 • 이익 • 업적

당신이 잘하는 일 • 당신이 즐기는 일 • 돈을 버는 일 • 가치를 더하는 일

월:

목표 / 습관 / 열정

1 2 3 4 5 6 7 8 9 10 11 12 13 14 15 16 17 18 19 20 21 22 23 24 25 26 27 28 29 30 31

lifestyleblmedicine.org ©20201 American College of Lifestyle Medicine.

그림 7-1. 미국생활습관의학회의 건강 습관 추적기

◐ 이제 호기심을 가질 때입니다. 당신이 작성한 목표들을 다시 살펴보고, 흥미를 느끼거나 이번 주에 달성하고 싶은 목표 세 가지를 선택하세요. 그 목표들을 아래에 다시 적어 보세요.

◐ 이 목표들이 흥미롭거나 가장 달성하고 싶은 이유는 무엇인가요?

◐ 이 영역의 어떤 점이 당신에게 어린아이 같은 호기심과 탐구하고 싶은 욕구를 불러일으키나요?

개방성(OPENNESS)

사회는 여성들에게 목표와 관련하여 여러 가지 "해야 할 일"을 제시한다. 그래서 여성들은 타인의 목적에 부합하거나, 자신이 "해야만 한다"고 느끼는 계획을 세우는 경우가 많다. 어쩌면 당신이 과거에 세웠던 목표들은 당신의 진정한 자아보다는 다른 사람들이 당신에게 원하는 것에 더 부합하는 목표였는지도 모른다.

앞서 작성한 세 가지 목표가 당신이 진정으로 달성하고 싶은 목표인지 열린 마음으로 생각해 보라. 솔직하게 성찰한 후, 세 가지 목표 중에서 당신이 진정으로 하고 싶은 일이나 당신을 설레게 하는 일에 부합하도록 수정하고 싶은 목표가 있는가? 그렇다면 아래의 공란에 수정한 목표를 적어 보라. 다시 말하지만, 이 공간은 부끄러움이나 자책감, 죄책감을 느끼지 않아도 되는 곳이다.

◐ 당신이 진심으로 하고 싶은 것은 무엇인가요?

감사(APPRECIATION)

목표를 세웠다고 해서 반드시 목표를 성공적으로 달성할 수 있는 것은 아니지만, 그렇게 되도록 나아갈 수 있다.

◐ 앞서 호기심 섹션에서 선택한 세 가지 목표를 생각해 보세요. 1부터 10까지의 척도를 기준으로, 각각의 목표를 성공적으로 달성할 가능성은 얼마나 된다고 생각

하나요? 10점은 성공할 가능성이 매우 높다는 뜻이고, 1점은 성공할 가능성이 거의 없다는 뜻입니다. 목표별로 점수를 매겨 보세요.

7점 미만의 점수를 받은 목표가 있다면, 성공 가능성을 높이기 위해 계획을 수정하는 것이 좋다. 목표를 성공적으로 달성하기 위해 더 많은 정보를 수집하거나 전문가와 연결해야 할 수도 있다. 어쩌면 이 중요한 목표를 더 작게 나눠야 할 수도 있다.

◆ 수정된 목표를 적어 보세요.

◆ 목표를 성공적으로 달성했던 때를 떠올려 보고, 그때 목표 달성을 위해 어떤 강점을 사용했는지 파악해 보세요. 그런 다음, 이 목표들을 달성하기 위해 그 강점을 어떻게 활용할 것인지 적어 보세요.

연민(COMPASSION)

중년 이후가 되면 완벽한 목표와 완벽한 계획이 있더라도 때로는 상황이 성공을 방해한다는 사실을 알게 된다. 직면할 수 있는 잠재적인 장애물을 고려한다고 해도, 이를 피하거나 극복할 수 있다고 장담할 수는 없다. 그러나 잠재적인 장애물과 이를 해결할 수 있는 가능한 방법을 미리 고려하면 성공 가능성이 높아진다.

◐ 당신이 작성한 목표들을 성공적으로 달성하는 데 방해가 될 수 있는 잠재적 장애물은 무엇인가요?

◐ 이러한 잠재적 장애물을 미리 차단하거나, 장애물을 마주쳤을 때 해결할 수 있는 방법은 무엇인가요?

스스로에게 연민을 갖는다. 당신이 극복할 수 없거나, 해결하기 위해서는 다른 사람의 도움이 필요한 장애물이 있을 수 있다. 이것은 나약함의 표시가 아니다. 즉, 설정한 목표가 "좋은" 목표가 아니었거나, 당신이 실패했음을 의미하는 것이 아니다. 오히려 인생을 살아가다 보면 때로는 길을 가로막는 거대한 바위처럼 너무 무거워서 움직이기 힘든 장애물을 만나기도 한다. 그런 장애물을 만난다면 스스로에게 연민을 가져야 한다는 사실을 잊지 말라. 다시 말해서 좋은 친구를 대할 때처럼 자신을 대하고, 좋은 친구에게 말하는 것처럼 자신에게 말해야 한다는 것을 기억하라. 당신 자신에게 하는 말은 힘이 있으므로 자비로운 마음을 갖도록 하라.

정직(HONESTY)

모든 사람에게는 관심을 기울이면 이점을 얻을 수 있는데도 무시하는 삶의 영역이 있다. 때로는 부끄러움, 자책감 또는 죄책감 때문에 무시하기도 하고, 때로는 고통스러운 기억을 떠올리게 하기 때문에 무시하기도 한다. 다루기에는 너무 부담스럽거나 지쳐버려서 그 영역을 해결해도 의미 있는 변화가 일어나지 않을 것 같아서 무시하는 경우도 있다.

◐ 솔직하게 성찰해 본 결과, 위에서 언급한 이유로 인해 소홀히 하거나 무시하고 있는 삶의 영역이 있나요? 있다면 어떤 영역인가요?

◐ 관심이 필요한 이러한 영역 중 하나를 중심으로 목표를 설정하는 것이 당신의 전반적인 건강과 웰빙에 도움이 될까요? 문제 전체를 다루거나, 완벽하게 해결할 필요는 없다는 점을 기억하세요. 그러나 목표를 설정함으로써 올바른 방향으로 한 걸음씩 나아가고 있다는 사실을 아는 것은 시작을 위해 필요한 일입니다.

인생 여정의 어떤 부분에서 불편함을 느낀다면, 솔직하게 인정하고 잠시 멈추어서 휴식을 취하며 되돌아보라. 편안하게 앞으로 나아가기

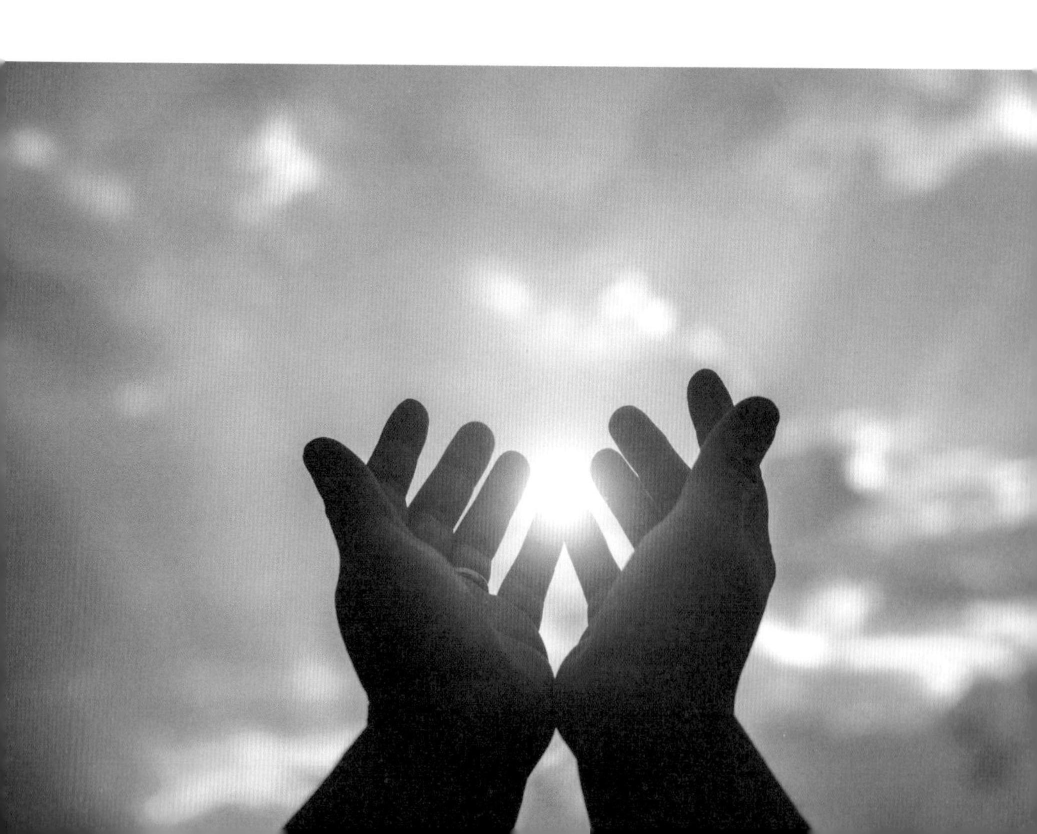

위해 무엇을 준비해야 하는지 파악하라. 예를 들어 중독 전문가와의 상담을 예약하고 집중 재활 시설에 갈 준비가 필요할 수 있다. 오랜 기간 극심한 슬픔을 겪고 있으면서도 회피하고 있었다면, 정신건강 전문가의 진료를 받는 것이 필요할 수도 있다. 오른쪽 유방에 만져지는 몽우리를 진찰받기 위해 외래 진료 예약도 고려해 볼 수 있다. 미루고 있던 일들을 해결할 수 있는 시간과 여유를 갖도록 한다. 지금은 자신에게 솔직해질 때이다. 당신을 힘들게 하거나 괴롭히는 비밀은 오직 당신 자신만이 알고 있다.

미셸 톨레프슨 박사가 전하는 지혜의 말

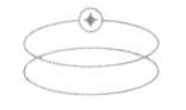

나는 목표를 세우고 목표를 달성해 본 적이 있는 중년 이후의 여성들과 만나 그들의 성공에 대해 이야기를 나눠 보면서 한 가지 공통점을 발견했다. 여성들은 대부분 목표를 향해 나아가고 목표를 달성하는 데 필요했던 용기와 인내, 노력, 결단력을 과소평가한다. 내가 그들의 노고를 인정하고 축하해 주면, 그들은 보통 그다지 힘들지 않았다거나(실제로는 힘들었지만), 진작에 해냈어야 했다거나, 칭찬받을 만큼 큰 목표가 아니었다는 등의 이야기를 한다.

나는 우리 사회가 여성들에게 "당연히" 건강하게 먹어야 하고, 매일 운동해야 하고, 모든 책임을 다하기 위해 분주해야 하고, 밝은 태도와 미

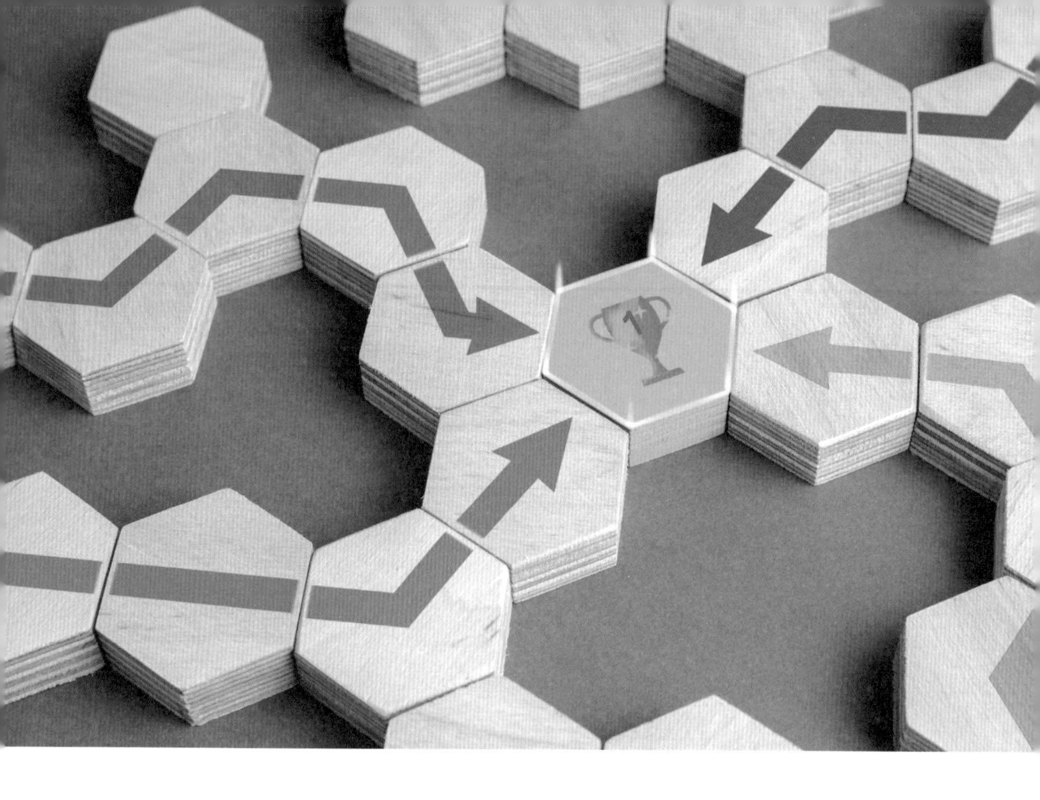

소를 유지하면서 다른 사람의 필요를 충족시켜야 한다고 가르치고 있다고 생각한다. 사회적 기대는 그 누구도 완벽하게 충족시킬 수 없다.

나는 중년 이후의 여성들과 함께 일하면서 그들이 자신의 성취에 대해 자부심을 갖도록 격려한다. 그들이 목표를 완전히 달성하지 못했더라도, 그들이 얼마나 멀리 나아갔는지 함께 살펴보려고 노력한다. 나는 환자들이 삶의 여정과 그들의 길을 따라 내딛는 모든 발걸음과 달성한 모든 목표를 축하하기를 바란다. 크든 작든 모든 성취는 축하하고 자랑스러워하기에 마땅하다.

당신의 목표를 세우고 그 목표를 달성하려고 노력할 때, 그 과정에서 이룬 성취를 어떻게 축하할지 생각해 보라. 당신 자신의 성공을 높이 평가하고 축하하는 것은 다른 여성들에게도 자신의 성취가 칭찬받을 만한 가치가 있다는 사실을 일깨워 주는 데 도움이 될 것이다.

◆ 당신의 목표 달성을 어떻게 축하할 것인가요?

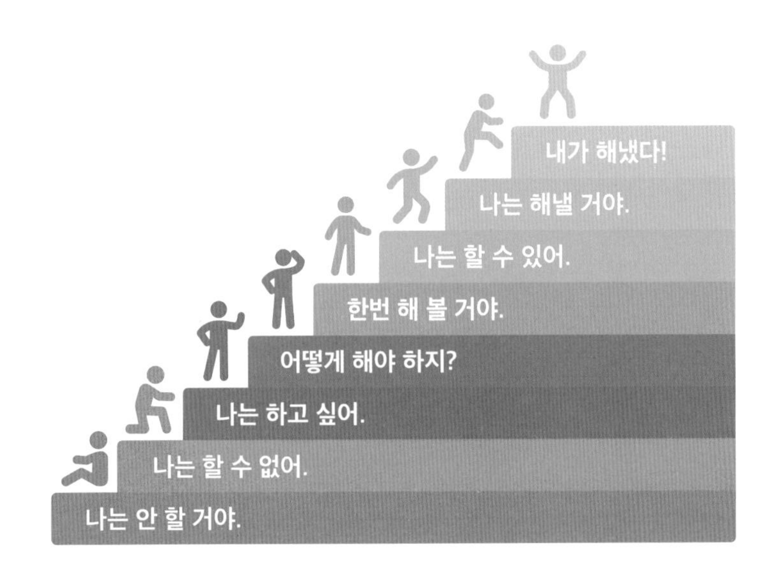

목표 마무리

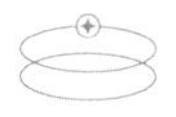

목표 설정을 통해 당신의 말과 행동에 주의를 기울이면 보다 목적에 충실한 삶으로 나아갈 수 있다. 장기적인 목표를 세우기에는 너무 스트레스가 많거나 부담스러울 때는 올바른 방향으로 다음 단계를 밟는 데 집중한다. 길을 벗어났다고 해도 걱정하지 말라. 매일, 매시간, 매 순간은 새로운 시작을 위한 또 다른 기회이다. 새로운 목표를 세우고 당신의 북극성(목표)을 향해 한 번에 한 걸음씩 나아가면 된다.

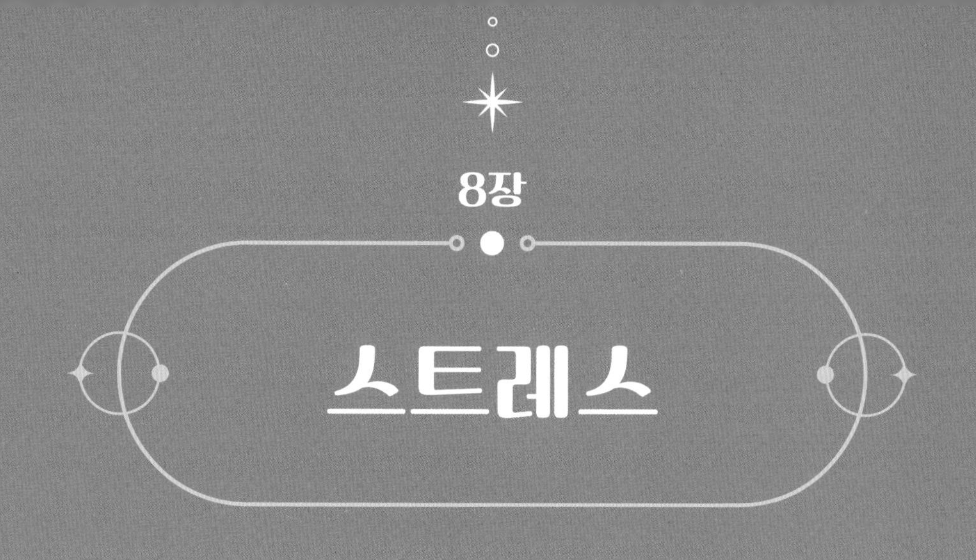

폐경기 및 중년기 이후의 스트레스
약어 STRESS

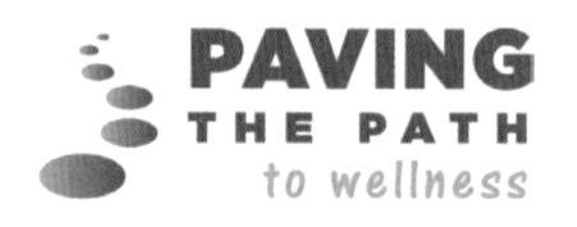

Savor	Environment
Talk	Silly
Reduce	Spiritual

- **SAVOR(음미하기)** 소중한 순간들을 천천히 음미하는 시간을 보내 보라. 마음챙김을 실천하면 스트레스가 줄어들고, 당신 자신과 당신을 둘러싼 아름다움을 감상하는 데 도움이 될 것이다.
- **TALK(대화하기)** 스트레스를 받으면 잠시 멈춰 심호흡을 하고 누군가와 대화해 보라. 사랑하는 사람, 소중한 친구, 정신건강 전문가 등 다른 사람과 소통하면서 당신의 이야기를 나누면 스트레스가 줄어들 것이다.

- **REDUCE(덜어 내기)** 불필요한 책무를 줄여라. 당신의 달력과 일정표를 확인하고 어떤 것들이 스트레스를 주는지 깊이 생각해 보라. 당신의 할 일 목록에서 위임할 수 있는 항목이 있다면 그렇게 하라. 장시간의 회의를 단축할 수 있다면 그렇게 하라. 새로운 프로젝트나 약속을 수락할 때는 당신의 우선순위에 맞추어 조정할 수 있을지 확인하라.
- **ENVIRONMENT(환경 조성하기)** 당신의 집 안 환경에 웰빙을 위한 평온한 공간을 조성하라. 자연의 요소, 차분한 조명, 이완에 도움이 되는 음악, 아름다운 그림, 일기장 등 스트레스를 줄이는 데 도움이 되는 것들을 집 안 곳곳에 배치해 보라.
- **SILLY(어린아이처럼 즐기기)** 조금은 유치하게 놀거나 장난스럽게 즐길 수 있는 기회를 만들면 스트레스가 줄어들 것이다. 친구들과 함께 웃고 즐기다 보면 좀처럼 스트레스를 느끼기가 어려울 것이다. 재미있는 동영상을 보거나, 훌라후프를 돌리거나, 비눗방울을 불거나, 코미디 영화를 보라. 당신의 삶에 재미를 더할 방법은 무궁무진하다.
- **SPIRITUAL(영적인 활동하기)** 당신의 신념과 일치하는 영적 활동에 정기적으로 참여하면 스트레스를 해소하는 데 도움이 될 수 있다. 영적 웰빙을 소홀히 하지 말라. 이는 전인적 건강을 위해 매우 중요하다.

중년 이상의 여성이라면 스트레스가 인생의 한 부분이라는 사실을 잘 알고 있을 것이다. 안타깝게도 모든 스트레스를 한 번에 날려 버릴 수 있

는 알약이나 마법의 요가 자세 같은 것은 없다. 당신은 최소 반세기 이상 살아오면서 매일 다양한 스트레스 요인에 직면했을 것이고, 스트레스 상황에 맞서 앞으로 나아갈 수 있는 지식을 어느 정도 터득했을 것이다.

갱년기는 당신이 스트레스를 어떻게 바라보고, 경험하고, 대처하는지 점검하기 위한 최적의 시기이다. 사회는 여성들에게 스트레스란 피하거나 정복해야 하는 것이라고 가르친다. 하지만 항상 그래야만 하는 것인지 생각해 보라. 켈리 맥고니걸(Kelly McGonigal) 박사는 그녀의 저서 《스트레스의 힘(The Upside of Stress)》✚에서 스트레스는 "자신이 중요하게 여기는 무언가가 위태로울 때 발생하는 것"이라고 말한다. 스트레스에 대한 이러한 관점을 받아들이면 스트레스를 다르게 바라볼 수 있다. 즉, 스트레스를 우리 몸이 행동할 준비가 되어 있고, 일을 완수할 준비가 되어 있으며, 요구 사항을 충족시킬 준비가 되어 있다는 신호로서 반갑게 받아들일 수 있다.

스트레스는 몸과 마음에 유익한 정도를 넘어서지 않는 한, 동기를 부여하고 집중력과 수행 능력을 향상시킨다. 당신이 직면한 도전들은 그것들이 너무 과도하지만 않다면 당신의 기억력과 면역력, 주의력, 생산성에 도움이 될 수 있다. 또한 회복탄력성을 높여 미래의 스트레스 요인들을 더 잘 다룰 수 있게 한다.

스트레스를 경험하면 "포옹 호르몬"이라고도 불리는 옥시토신이라는

✚ McGonigal K. *The Upside of Stress: Why Stress Is Good for You, and How to Get Good at It*. New York: Penguin; 2016.

호르몬이 분비되어 다른 사람과 소통하고 유대감을 형성하도록 유도한다. 다음번에 스트레스를 받게 된다면, 그 스트레스를 무조건 피해야 하는 것으로 생각하는 대신, 당신이 무언가를 신경 쓰고 있거나, 어떠한 변화가 일어나고 있거나, 또는 인간 경험의 일부인 어떤 일이 일어나고 있다는 신호라고 생각해 보라.

맥고니걸 박사가 권장한 대로 스트레스의 긍정적인 면에 집중하기를 바란다. 그러나 스트레스의 부정적인 면을 인식하는 것도 중요하다. 불안 지수가 높게 유지되고 만성화된다면 스트레스는 건강에 해로울 수 있다. 약간의 압박감은 정신적, 신체적 수행 능력을 높일 수 있지만, 과도한 스트레스는 정신건강 문제와 신체 질환으로 이어질 수 있다.

스트레스가 질병을 일으킬 가능성을 높이는 대신 최고의 성과를 달성하는 데 도움이 되도록 스트레스를 관리하는 전략을 탐색하기 전에, 먼저 중년 이후의 여성으로서 스트레스 수준을 인식하는 것이 왜 중요한지 이해해야 한다. 또한 스트레스의 부정적인 측면을 검토하는 동안 낙심하지 않아도 된다. 스트레스가 건강에 미치는 부정적인 영향을 검토한 다음, 지금 당장 시작할 수 있는 근거기반의 스트레스 해소 방법을 배우게 될 것이다.

◆ 현재 당신에게 스트레스를 주는 요인들은 무엇인가요?

◐ 그 중 당신이 통제할 수 있는 요인과 통제할 수 없는 요인은 무엇인가요?

◐ 당신의 현재 스트레스 수준은 어느 정도인지 설명해 보세요. 스트레스가 너무 많나요, 너무 적나요, 아니면 신체적 및 정신적 웰빙을 유지하기에 적당한 수준인가요?

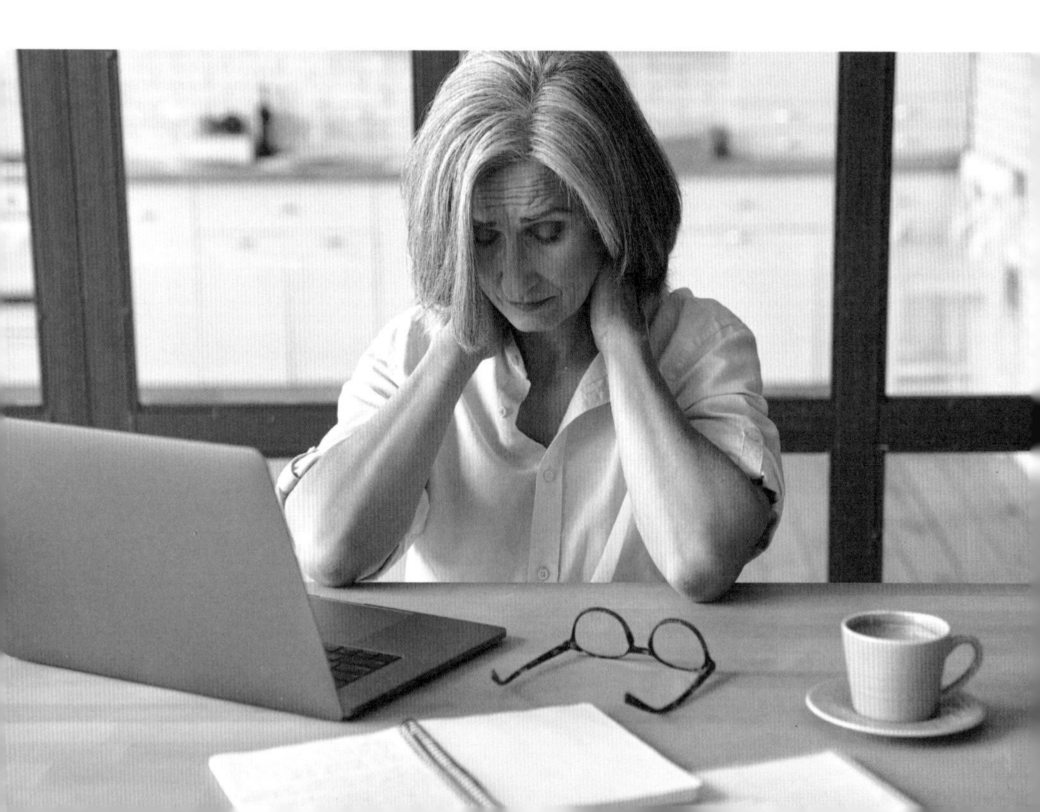

폐경 이후의 스트레스

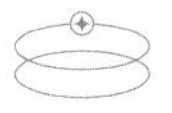

당신이 스스로 스트레스 대처에 능숙하다고 생각할지라도, 폐경은 아주 평온한 여성조차 혼란스럽게 만들 수 있다. 폐경기에 접어들었다고 해서 다른 스트레스 요인들이 사라지는 것은 아니다. 오히려 폐경기에는 이미 바쁜 일상에 추가적인 스트레스 요인이 가중된다. 폐경기는 경력, 재정, 가족, 인간관계, 몸과 마음, 건강, 호르몬 등을 포함한 모든 것이 변하고, 그대로인 것은 아무것도 없는 시기처럼 느껴질 수 있다.

많은 중년 이후의 여성들이 연로하신 부모님을 보살피거나, 손주를 돌보거나, 아직 집에서 함께 살고 있는 자녀를 챙기거나, 대학 진학을 위해 집에서 독립한 자녀로 인한 상실감을 경험하고 있다. 이러한 상황에서는 쉽게 부담감과 불안감을 느끼고 지쳐 버릴 수 있다. 많은 문화권에서 폐경 이후 여성들이 경험하는 연령차별과 성차별은 이러한 전환기를 더욱 힘들게 만든다.

폐경기에는 반가운 변화를 맞이하기도 한다. 많은 폐경기 여성은 더 이상 매달 월경으로 고생하거나 피임에 대해 걱정하지 않아도 된다는 사실에 기뻐한다. 중년기에는 커리어가 한창 발전하게 되는 경우가 많지만, 리더 역할을 맡는 등 사회의 기대치가 높아지기도 한다. 자녀가 대학 진학을 위해 독립했거나, 최근 직장에서 승진했거나, 중년 또는 노년 여성으로서 자신을 위한 시간이 더 많아져 기쁘더라도, 이 모든 것은 변화이며, 좋은 스트레스도 여전히 스트레스가 될 수 있다.

폐경기 스트레스는 실제로 존재한다. 폐경 전후의 호르몬 변화는 폐경기 스트레스의 원인이 된다. 폐경이행기(월경이 완전히 중단되기 몇 년 전부터 시작될 수 있음) 동안 에스트로겐 수치는 대개 큰 폭으로 변동한다. 이러한 에스트로겐 수치 변화는 특히 뇌의 호르몬 수치 변화로 이어지기 때문에 폐경기 여성들은 스트레스의 해로운 영향에 더 취약해진다. 또한 폐경기에는 평온함을 유지하는 호르몬인 프로게스테론의 수치가 감소하기 때문에 스트레스 상황에 대처하기가 더욱 어려워진다.

그뿐 아니라 폐경기 여성이 스트레스를 받게 되면, 부신은 에스트로겐과 프로게스테론을 생성하는 대신 코르티솔(스트레스 호르몬)을 생성하게 된다. 이 역시 갱년기 증상과 기분장애를 악화시킬 수 있다. 폐경기 스트레스는 호르몬 문제를 증가시킬 수 있으며, 폐경기의 호르몬 변화는

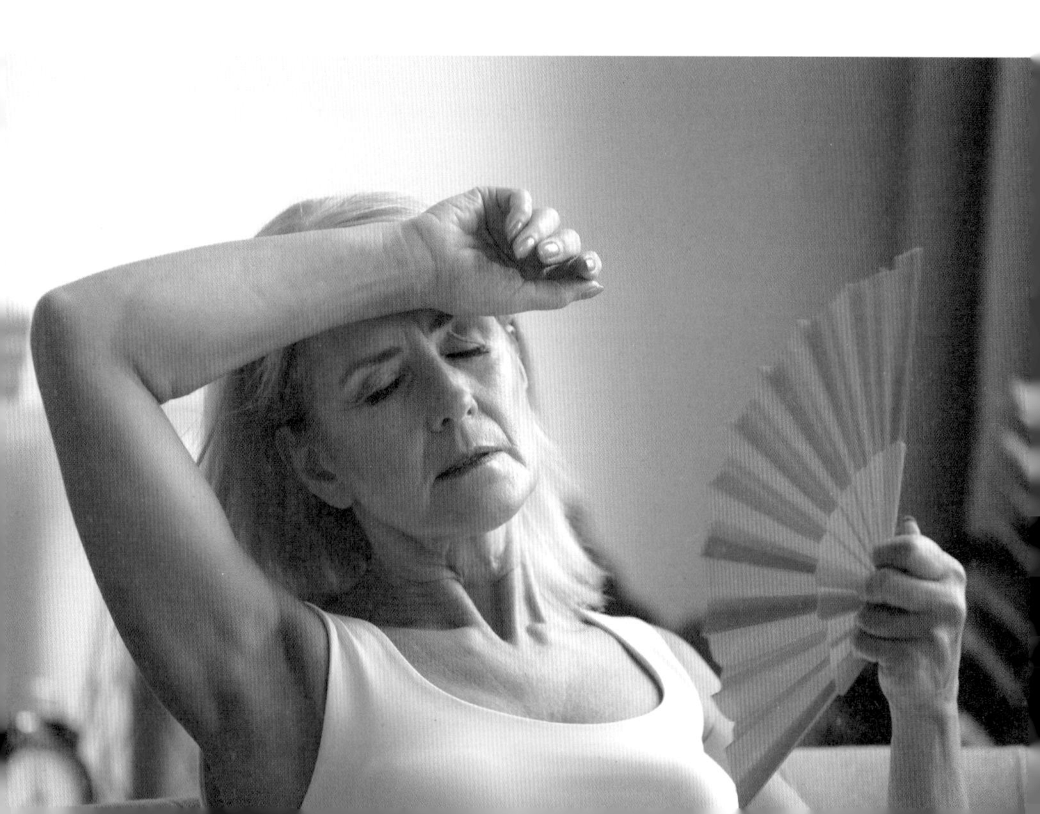

스트레스를 증가시킬 수 있다. 그렇기에 여성들은 이러한 전환기에 스트레스 회복탄력성을 최적화할 필요가 있다.

미셸 톨레프슨 박사가 전하는 지혜의 말

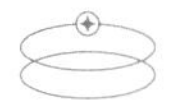

폐경기에 가까워지거나 최근에 폐경을 겪은 여성들은 나의 진료실에 찾아와 비슷한 이야기를 들려준다. 폐경 전에는 별로 스트레스를 받지 않았던 일들이 폐경 후에는 마치 하늘이 무너지는 것처럼 느껴질 때가 있다는 것이다. 일상적인 스트레스 요인을 쉽게 극복하던 여성들도 삶이 엄청나게 격변하는 시기에는 자신의 기분이 마치 롤러코스터를 탄 것처럼 통제가 되지 않는다고 느낄 수 있다.

나의 환자들은 종종 일상적인 스트레스 요인 때문에 밤잠을 이루지 못하고 뜬눈으로 지새우는 경우가 있다고 말한다. 또한 안면홍조로 인해 잠에서 깨는 바람에 다음 날 아침 수면 부족으로 피로감이 커지고 부정적인 영향에 더 민감해지기도 한다.

늦은 밤, 많은 사람이 스트레스와 불면증, 피로를 해소하기 위해 야식을 찾지만, 그럴 때 과일이나 채소를 먹는 경우는 드물다. 일부 환자들은 온종일 피곤하거나 스트레스를 받은 경우 당분이 많은 음식을 먹어 에너지를 보충하려 하거나, 끝없는 할 일 목록을 잠시 잊기 위해 음식을 감정적으로 섭취하기도 한다. 이는 원치 않는 체중 증가로 이어져 또 다른 스트레스 요인이 될 수 있다. 운동이 스트레스를 관리하는 가장 좋은 방법 중 하나임에도 불구하고, 이들은 운동할 에너지가 거의 없는 경우가 많다. 또 어떤 여성들은 긴장을 풀고 잠들기 위해 와인 한 잔을 마시기도 하는데, 이는 수면과 전반적인 건강에 부정적인 영향을 미칠 수 있다.

폐경기 스트레스로 인해 신체적, 정서적으로 어려움을 겪고 있는 많은 여성들이 자신의 삶에 대한 통제력을 되찾을 방법을 고민하고 있다. 나의 환자들은 폐경 후 시간이 지나면서 호르몬이 안정되면, 극심한 감정적 동요 없이도 인생의 폭풍우 같은 스트레스를 잘 견뎌 낼 수 있다는 것을 깨닫곤 한다. 나는 환자들에게 폐경과 호르몬 변화는 50세 이상의 여성이라면 누구나 겪는 인생 여정의 일부라는 점을 기억하고, 이 전환기에 자기 자신에게 친절하게 대하라고 격려한다. 그들은 혼자가 아니며, 비정상이 아니다. 여성들이 느끼고 경험하는 것은 단지 "그들의 머릿속에만 있는 것"이 아니다. 폐경기 스트레스는 실제로 존재한다!

나는 항상 건강한 생활습관을 옹호하지만, 폐경기 스트레스를 경험하는 여성들에게는 특히 더 중요하다. 나는 환자들이 건강한 생활습관을 성공적으로 채택할 수 있도록 각종 자원을 제공하고, 전문가를 소개해 주며, 필요한 준비를 갖출 수 있도록 돕고자 노력한다. 폐경이행기에 건강한 생활습관을 받아들이는 환자들은 건강한 음식 섭취, 규칙적인 운동, 수면과 사회적 관계 우선시, 위험한 물질 회피 및 정기적인 스트레스 관리 활동 참여가 신체적, 정서적 웰빙을 향상시킨다는 사실을 알게 된다. 이러한 활동은 모든 폐경기 증상에 대한 만병통치약도 아니고, 인생의 스트레스 요인들을 완전히 없애 주지도 않지만, 하루하루, 한 걸음 한 걸음의 여정을 조금씩 더 수월하게 보낼 수 있도록 도와준다.

스트레스와 폐경기 및 중년기의 증상

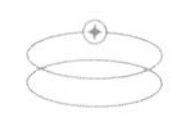

높은 수준의 만성 스트레스는 다음과 같은 갱년기 증상들을 유발하거나 악화시킬 수 있다.

- 불면증과 기타 수면 문제
- 피로
- 체중 증가, 특히 복부 지방 증가
- 성욕 감소
- 감정 기복 및 짜증
- 우울, 불안
- 통증
- 안면홍조, 야간발한
- 집중력 저하
- 기억력 감퇴
- 자신감 감소
- 부정적인 신체 이미지
- 관계의 문제

- 해로운 물질 사용 및 남용
- 위험 부담이 있는 행동
- 비효율적인 의사소통으로 인한 인간관계의 갈등(수동-공격적 행동, 협박, 트집 잡기, 소리 지르기, 회피, 험담, 대화 단절 등)
- 혈당 조절 장애(대사증후군 및 2형당뇨병 위험 증가)
- 심장질환, 고혈압
- 과민대장증후군
- 염증
- 텔로미어(DNA를 보호하는 역할을 하는 염색체 말단의 구조) 손상

장기간 극심한 스트레스를 받을 때, 위의 증상들 중 하나라도 경험한 적이 있다면, 해당 증상에 동그라미를 표시해 보라.

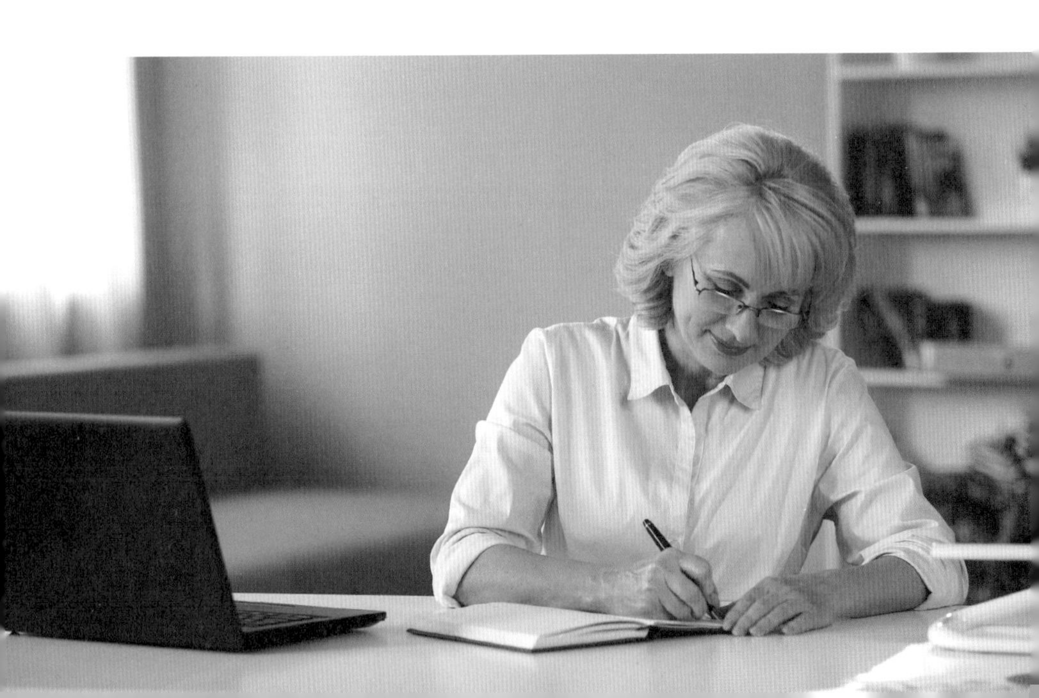

스트레스 일지

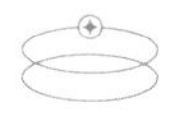

일주일 동안 당신에게 스트레스를 주는 요인들을 알아차리는 연습을 해 보라. 이것은 아주 사소한 골칫거리(예를 들어 일시적으로 열쇠를 잃어버린 것)가 될 수도 있고, 중대한 스트레스 요인이 될 수도 있다. 그리고 스트레스를 받을 때 당신의 몸에 느껴지는 모든 증상(소화 불량, 이 악물기, 어깨 결림, 두통 등)을 적어 보라. 또한 '이런 기분이 들면 안 되는데', '___ 때문에 너무 화가 나', '내가 ___ 했다면 이런 일은 일어나지 않았을 거야', '나는 ___ 문제에 대해서는 영영 익숙해지지 못할 것 같아', '나는 재촉당하는 게 싫어' 등등 당신의 머릿속을 스치는 생각들을 메모하고, <표 8-1>을 참고하여 스트레스 일지에 기록해 보라.

일시	스트레스 요인	신체적 증상	생각, 감정	이완 방법

표 8-1. 스트레스 일지 예시

◆ 스트레스를 해소하거나 긴장을 푸는 데 도움이 된 것이 있다면 무엇인가요?

◆ 당신의 스트레스 일지를 작성하면서 어떤 깨달음을 얻었나요?

다음 질문들에 답할 때는 일지에 쓴 내용을 활용하는 동시에, 지금까지 살아오면서 겪었던 또 다른 스트레스 경험들도 고려해 보라.

◆ 요즘 당신에게 가장 스트레스를 주는 요인은 무엇인가요?

◆ 스트레스를 받을 때 어떤 신체적 증상이 나타나나요?

◆ 어떻게 하면 이러한 증상을 더 잘 알아차려서 스스로에게 스트레스 감소/이완 활동에 참여하라는 신호를 보낼 수 있을까요?

◆ 스트레스를 받을 때 했던 생각이 당신에게 도움이 되었나요, 해가 되었나요?

◆ 해가 되었다면, 당신의 건강과 정서적 웰빙을 위해 그러한 생각을 어떤 생각으로 대체할 수 있을까요?

◆ 스트레스를 받을 때 어떤 유형의 이완 활동이 도움이 되나요? 일지에 기록한 내용과 과거에 해 봤던 활동을 떠올려 적어 보세요.

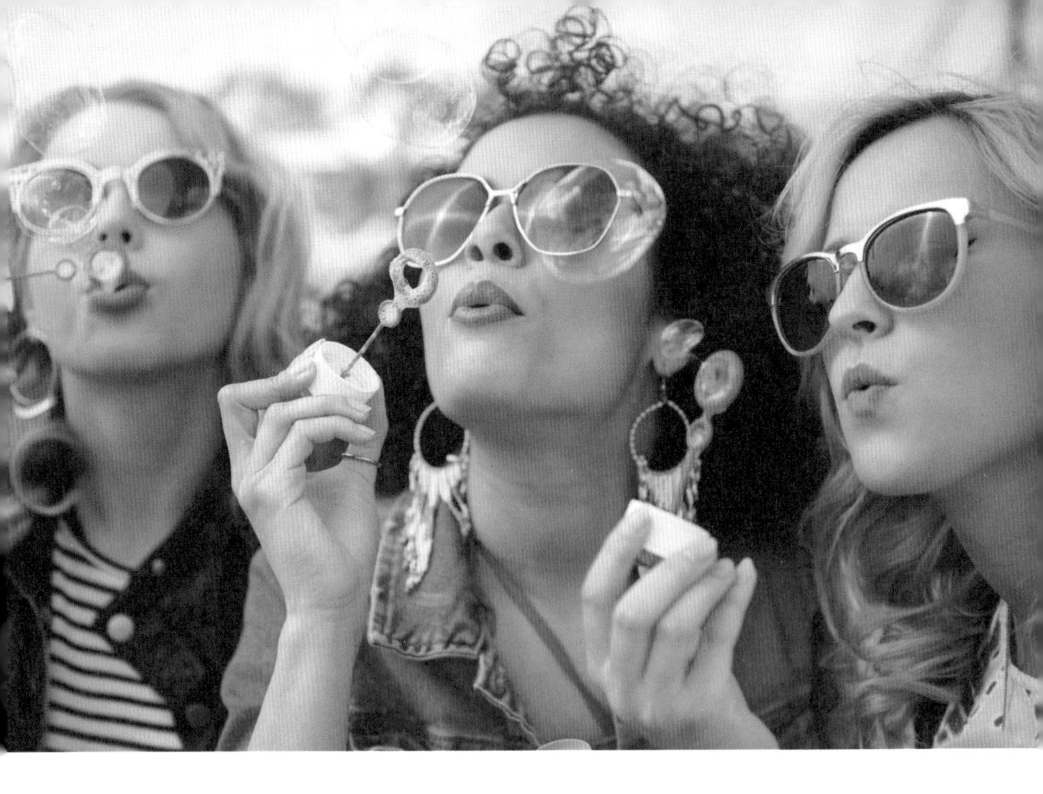

성건강과 스트레스

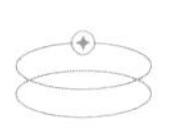

성건강은 갱년기 여성의 전반적인 건강의 중요한 일부분이다. 스트레스는 성건강에 부정적인 영향을 미칠 수 있으므로 스트레스를 잘 관리해야 한다. 만성 스트레스는 성적인 생각과 환상, 욕구를 감소시키며, 여성 생식기의 성적 흥분을 감소시킨다. 성적 흥분이 감소하면 성적 쾌감을 얻거나 오르가슴을 느끼기 어렵다. 여성들은 폐경 이전에도 육아 및 기타 스트레스가 많은 시기에 이러한 증상을 경험했을 수 있다.

스트레스를 받으면 주의가 산만해지기 쉽고, 그럴수록 성적 흥분도 감소한다. 스트레스가 심하면 기분이 나빠지고 불안감이 증가한다. 여성 생식기에 혈액을 공급하는 혈관 또한 만성 스트레스로 인해 부정적인 영향을 받아 질 윤활이 감소하고 질 건조증이 생길 수 있다. 질 건조증은 스트레스 수준과 상관없이 폐경에 따른 에스트로겐 감소로 인하여 흔히 발생할 수 있다는 점도 중요하다. 스트레스는 골반 내의 혈관 건강에 부정적인 영향을 미쳐 이러한 증상을 더 악화시킬 수 있다.

스트레스를 받은 여성의 뇌에서는 편도체라는 부분이 활성화된다. 편도체가 활성화되면 성욕이 줄어든다. 또한 여성이 오르가슴을 느끼려면 (몸이 이완될 때 나타나는 것처럼) 편도체 활성화가 억제되어야 한다. 이러한 이유로 연구자들은 스트레스, 불안, 분노, 두려움이 여성들에게 오르가슴을 느끼기 어렵게 만든다고 본다.

스트레스와 성을 둘러싼 연구 결과가 조금 암울해 보일 수 있지만, 희망이 있다. 주의 산만이 성적 관심과 쾌감을 감소시킨다는 사실을 알게 된 연구자들은 주의 산만을 줄이고 마음챙김을 늘리면 성건강에 도움이 될 수 있다는 사실을 밝혀냈다. 예를 들어, 마음챙김 요법에 참여하면 성적 흥분, 성욕, 성적 만족감이 향상되는 것으로 나타났다. 또한 점진적 근육 이완 요법, 유도된 심상(guided imagery) 또는 복식 호흡(횡격막 호흡)이 도움이 된다는 연구 결과도 있다. 일부 여성들은 마음챙김에 기반한 인지행동 성치료 또는 마음챙김에 기반한 성 관련 스트레스 완화 프로그램에 참여하여 효과를 경험하기도 했다.

당신이 성건강 문제로 어려움을 겪고 있든, 성건강에 만족하고 있지만 더 향상시키고 싶든, 주의 산만을 줄이고 마음챙김과 이완을 늘리는 것은 훌륭한 출발점이 될 수 있다.

스트레스 관리

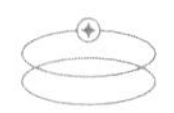

지금까지 당신은 높은 수준의 만성 스트레스가 미칠 수 있는 부정적인 영향에 대해 살펴보면서 더 스트레스를 받았을 수 있다. 이제부터는 스트레스에 대한 회복탄력성을 높이기 위해 할 수 있는 일들을 이야기하고자 한다.

경험

당신은 원숙한 중년 여성으로서 하루하루 당신의 삶에 던져진 스트레스 요인에 대처해 온 오랜 경험이 있을 것이다. 스트레스를 줄이기 위해 건강한 행동(운동이나 마음을 다스리는 책 읽기 등)은 물론, 건강에 해로운 행동(과식이나 과음 등)도 해 봤을 것이다. 또한 나이가 들면서 스트레스로 가득한 세상을 헤쳐 나가는 데 도움이 될 만한 새로운 행동을 배우게 되기도 한다. 다른 사람들로부터, 또는 이와 같은 책을 통해 새로운 스트레스 관리법을 배우면, 스트레스를 건강하게 다스리는 데 더 능숙해질 수 있다.

당신의 유년기와 청년기, 그리고 그 시기에 사용했던 스트레스 관리법을 떠올려 보라. 과거에 스트레스에 대처했던 방법으로부터 지금 스트레스를 더 잘 다스리는 데 도움이 될 만한 교훈을 얻을 수 있는가?

지금은 〈표 8-2〉의 스트레스 타임라인을 작성하기에 좋은 시기이다. 유년기부터 지금까지 당신의 인생에서 중대한 스트레스 요인이 있었던 시기를 표시해 보라.

그러한 스트레스 요인들 중 학대나 트라우마와 같은 심각한 문제가 있다면, 그리고 그에 대해 아직 정신건강 전문가와 상담해 본 적이 없거나 추가적인 지원이 필요하다면, 지금이 바로 도움을 요청할 때이다.

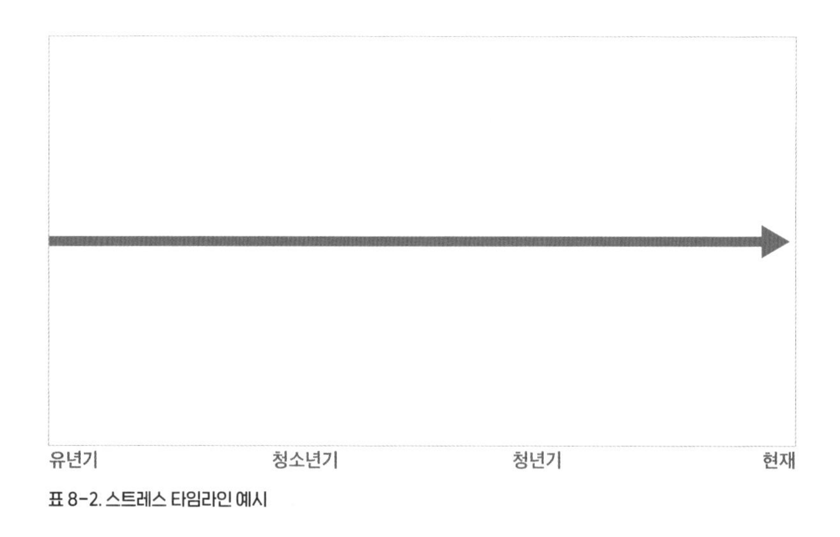

표 8-2. 스트레스 타임라인 예시

⬖ 당신이 작년 한 해 동안 겪었던 어려움을 떠올려 볼 때, 스트레스를 다루는 데 가장 도움이 되었던 것은 무엇인가요? 예를 들어, 이완요법이나 당신의 주변 사람들, 또는 당신이 스트레스에 대해 생각하는 방식 등을 고려해 보세요.

◐ 당신 자신의 경험뿐만 아니라 다른 사람의 경험을 통해서도 배울 수 있습니다. 예를 들어, 당신의 친구나 가족이 스트레스를 어떻게 관리하는지 생각해 보세요. 그들이 사용하는 방법 중 시도해 보고 싶은 것이 있다면 무엇인가요?

◐ 유방암을 진단받았던 조안 런든(Joan Lunden), 체중 문제와 씨름한 오프라 윈프리(Oprah Winfrey), 비극적인 사건으로 가족 구성원을 잃은 제니퍼 허드슨(Jennifer Hudson) 등등 스트레스가 많은 사건을 겪었으나 어려움을 딛고 성공한 여성 유명 인사들을 생각해 보세요. 그들 또는 다른 사람들의 고난 극복을 거울삼아 당신에게 닥친 시련을 극복하고 앞으로 나아가는 데 어떤 영감을 얻을 수 있을까요?

◐ 주변에 당신과 나이가 같거나 더 많은 사람 중 스트레스를 잘 다루는 사람이 있나요? 있다면 그들의 이름을 적어 보세요. 그들에게 연락을 취해 그들의 스트레스

경험과 스트레스를 건강하게 관리하는 법을 배워 보세요.

◆ 당신 주변에 스트레스에 잘 대처하지 못하는 사람이 있나요? 그들의 행동에서 무엇을 배울 수 있나요?

◆ 개인적으로 알지 못하는 사람들의 경험을 통해서도 배울 수 있습니다. 예를 들어 신나고 재미있어 보이거나, 당신에게 효과가 있을 것 같은 이완 활동을 하는 사람들을 본 적 있나요? 있다면 아래에 적어 보세요. 스트레스 관리를 위해 이러한 방법을 사용하려면 무엇을 배우거나 실천해야 할까요?

생각과 행동

다음은 신학자 라인홀드 니부어(Reinhold Niebuhr)가 쓴 기도문 〈평온을 비는 기도(serenity prayer) >이다.

"주여, 제가 바꿀 수 없는 것들은 받아들이는 평온함을, 제가 바꿀 수 있는 것들은 바꾸는 용기를, 그리고 이 두 가지를 분별할 줄 아는 지혜를 허락해 주소서."

당신의 영적, 종교적 믿음을 떠나서 이 기도문은 당신이 스트레스를 더 잘 다루는 법을 배우는 데 도움이 될 수 있다. 당신의 인생에는 당신이 바꿀 수 없는 명백한 스트레스 요인들이 있다. 예를 들어, 당신은 바꿀 수 없는 의학적 진단을 받을 수도 있고, 기대했던 공연이 당신의 통제 밖의 상황으로 인해 취소되는 일을 겪을 수도 있다. 바꿀 수 없는 것을 받아들이면 스트레스가 줄어들고, 바꿀 수 있는 일을 해결하는 데 당신의 정신적 에너지를 쓸 수 있다. 트라우마 이력, 사랑하는 사람의 죽음, 최근의 이혼 등 당신이 바꿀 수 없는 상황을 받아들이기 힘들다면 정신 건강 전문가의 도움을 받는 것도 좋다.

◐ 당신의 삶에서 당신이 바꿀 수는 없지만 받아들이기 어려운 스트레스 요인들은 무엇인가요?

◐ 이러한 스트레스 요인들에 잘 대처하기 위해 어떤 노력을 할 수 있나요? 다른 사람, 가능하다면 전문 상담사와 소통하는 것이 도움이 될 것 같나요?

기도문에서는 "내가 바꿀 수 있는 것들을 바꾸는 용기"를 달라고 한다. 많은 여성이 스트레스 요인을 바꿀 수 있는지 없는지를 생각해 보지 않은 채, 같거나 유사한 스트레스를 반복적으로 경험한다. 예를 들어, 열쇠를 자주 잃어버려서 열쇠를 찾느라 스트레스를 받을 수 있다. 문을 열고 들어올 때 항상 열쇠를 놓는 장소를 마련하면 이 스트레스 요인을 없앨 수 있다. 또는 매년 추수감사절 저녁 식사를 위해 대가족이 당신의 집에 방문하는 것에 스트레스를 받을 수도 있다. 다음번에는 다른 가족 구성원에게 저녁 식사 자리를 마련해 달라고 부탁하거나, 자신이 저녁 식사 자리를 주최하되 모두에게 각자 음식을 가져오라고 요청하여 요리에 대한 부담을 덜 수 있다. 처음에는 다른 사람에게 저녁 모임을 주최해 달라고 부탁하거나, 모든 식구에게 음식을 가져오라고 요청하는 것이 불편하게 느껴질 수 있지만, 그렇게 하여 스트레스를 해소하거나 줄일 수 있다면 그만한 가치가 있을 것이다.

◐ 당신의 삶에서 스트레스를 줄이거나 해소하기 위해 당신이 바꿀 수 있는 스트레스 요인은 무엇인가요? 예를 들어, 일을 누군가에게 위임하거나, 스트레스의 원인을 제거하거나, 다른 사람에게 도움을 요청하는 등의 방법을 고려해 보세요.

◈ 그러한 스트레스 요인들을 해결하기 위해 위임하기, 스트레스 원인 제거하기, 도움 요청하기 등의 방법을 어떻게 활용할 수 있을까요?

당신이 지금쯤이면 자신의 한계를 설정하고 도움을 요청하는 법을 배웠기를 바라지만, 여전히 많은 여성들이 이 문제로 어려움을 겪고 있다. 한계를 설정하고 도움을 요청하는 것은 이기적인 행동이 아니며, 게으르거나 의무를 소홀히 한다는 뜻이 아니다. 그렇다고 해서 당신의 가치가 떨어지는 것도 아니다. 보다 적극적으로 도움을 요청하여 당신의 시간과 에너지를 보호해도 괜찮다.

만약 당신이 한계를 설정하고 도움을 요청하는 데 어려움을 겪고 있다면, 당신만 그런 것이 아니다. 대개 이런 행동은 연습할수록 더 쉬워진다. 당신이 도움을 요청하여 누군가가 당신을 도울 수 있게 하는 것은 그들에게 좋은 기분을 느끼게 할 기회를 주는 것임을 기억하라. 당신이 도움을 요청하지 않는다면, 그들이 마음속으로 뿌듯함을 느낄 기회를 빼앗는 것이다.

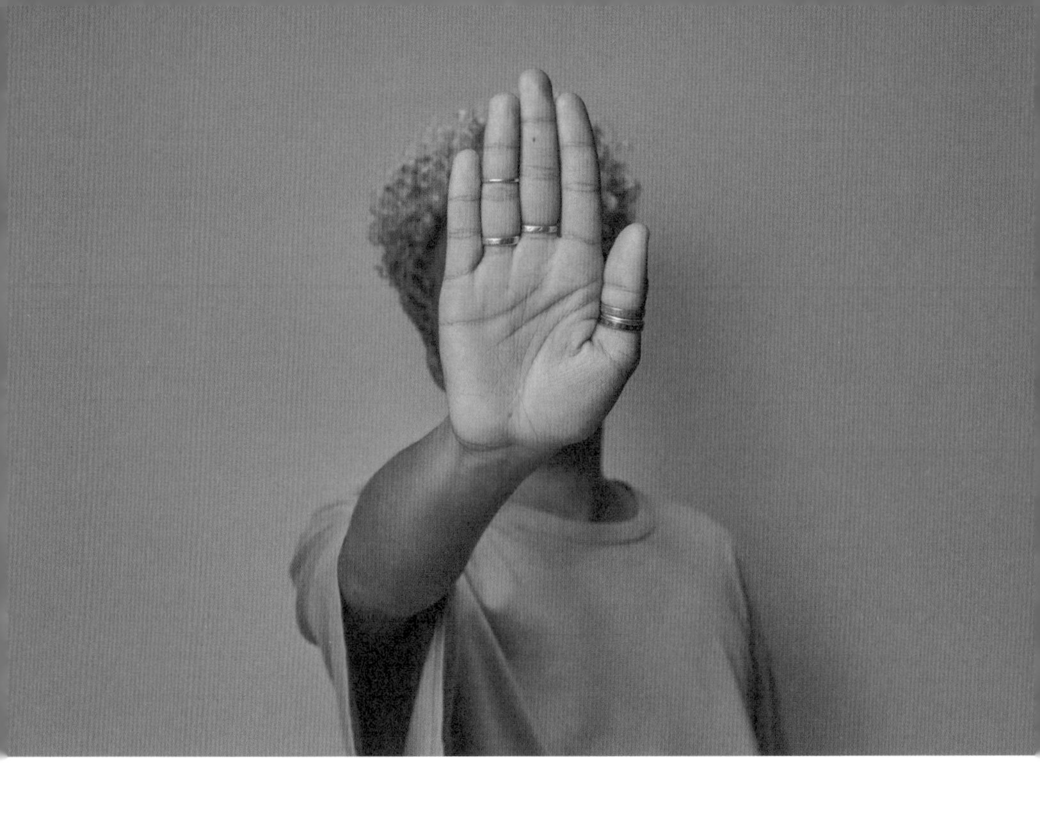

◐ 당신의 시간과 에너지를 보호하기 위해 한계를 설정한다면 당신의 전반적인 웰빙을 개선하고 스트레스를 줄이는 데 도움이 될까요? 설명해 보세요.

생각

많은 여성들은 스트레스라는 단어를 들으면, 피해야 할 무언가로 생각한다. 그러나 스트레스에 대한 생각을 바꾸면 건강에 도움이 될 수 있다. 앞서 언급한 것처럼, 켈리 맥고니걸 박사는 어느 정도의 (그러나 과하지 않은) 스트레스는 집중력을 높이고, 동기를 부여하며, 삶에서 가장 중요한 것이 무엇인지 이해하도록 도와준다고 말한다.

상황을 매번 바꿀 수는 없지만, 인생에서 경험하는 것들에 대해 생각하는 방식은 바꿀 수 있다. 중년 이상의 여성이라면 수십 년 동안 자기대화를 해 온 경험이 있을 것이다. 스스로에게 하는 말은 기분, 태도, 행동 그리고 타인과의 상호작용에 영향을 미친다.

◆ 스트레스를 받을 때 주로 어떤 생각이 떠오르나요? 스스로에게 어떤 말을 하나요?

◆ 그런 자기대화가 당신에게 도움이 되나요, 아니면 해가 되나요? 만약 스스로에게 해로운 영향을 끼치는 부정적인 말을 많이 한다면, 어떤 말로 대체할 수 있을까요? 예를 들어, 이 스트레스 요인은 일시적인 것임을 상기시킬 수 있을 것입니다. 지금 겪는 일이 몇 년 후에도 여전히 문제가 될지를 고려해 볼 수도 있습니다. 모든 사람은 스트레스, 상처, 분노, 슬픔, 두려움을 경험하며 이는 정상적인 감정이라는 것을 스스로에게 상기시킬 수도 있습니다.

어떤 여성들은 유년기 또는 성인기에 트라우마를 겪은 적이 있다. 또 전문가의 도움이 필요할 정도로 극심한 스트레스를 경험하고 있는 여성들도 있다. 또 어떤 여성들은 부정적인 신체 이미지, 부부 생활의 문제, 갱년기 증상 등과 같은 스트레스 요인 때문에 힘들어하기도 한다. 만약 당신이 이러한 여성들 중 하나이며, 건강한 중년 또는 노년 여성이 되기 위해 필요한 도움을 받아 본 적이 없다면, 도움의 손길을 요청하라.

갱년기와 그 이후는 진정한 건강을 누리지 못하게 방해하는 정신건강 문제들을 해결하기에 이상적인 시기이다. 연구에 따르면 인지행동치료

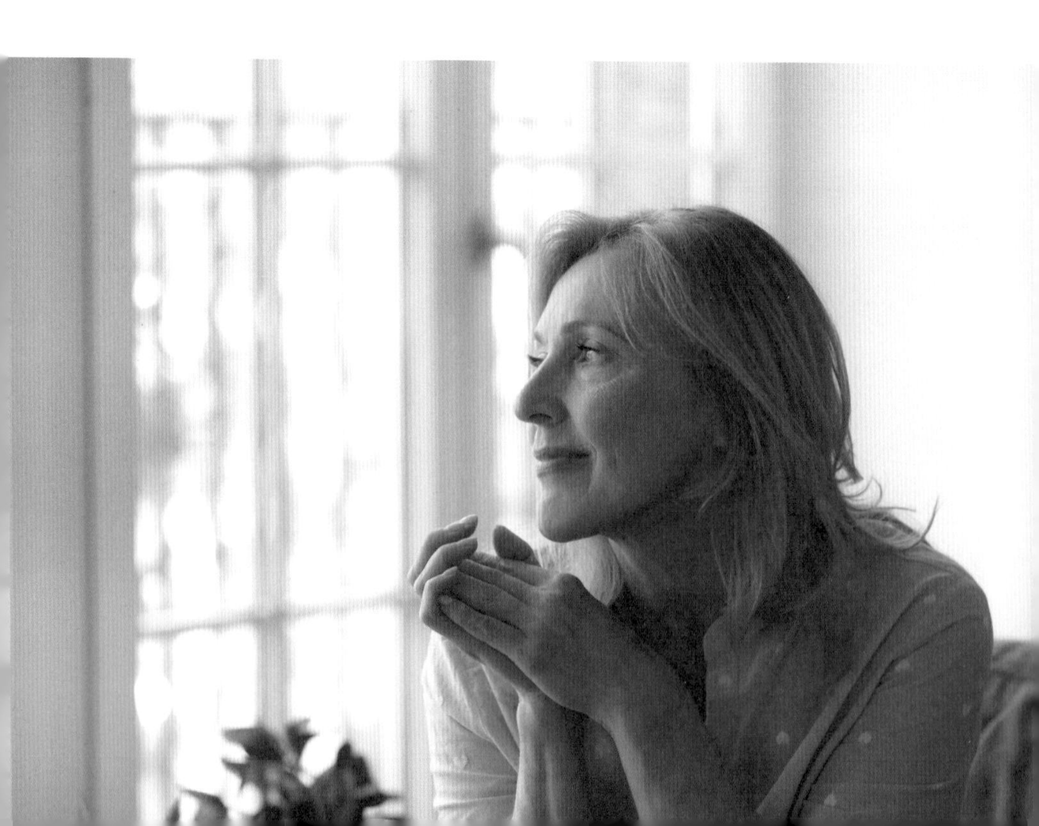

(cognitive behavioral therapy)는 이러한 문제에 도움이 되는 것으로 밝혀졌다. 정신건강 전문가는 이러한 상황을 도울 수 있도록 훈련된 사람들이다. 당신의 주치의에게 정신건강 전문가를 소개해 달라고 요청해도 되고, 그들에게 직접 연락해도 된다. 전문가와 협력하여 필요한 도움을 받는다면 새로운 에너지와 관점을 얻고 건강을 되찾아 앞으로 나아갈 수 있다.

당신은 중년 이후의 여성으로서 당신의 삶에 부정적인 영향을 주는 인간관계를 맺어 본 적이 있을 것이다. 다행히도 인생의 폭풍우 같은 스트레스가 많은 시기를 무사히 헤쳐 나가는 데 도움을 준 사람들과의 관계도 있을 것이다. 이 책의 뒷부분에서 사회적 연결에 대해 다루겠지만, 당신이 살면서 맺은 관계들이 당신의 건강에 도움을 주었는지, 해가 되었는지 돌아볼 필요가 있다. 걱정되거나 슬프거나 스트레스를 받을 때 당신의 감정을 자유롭게 표현할 수 있는 사랑하는 사람이나 믿을 수 있는 친구가 있다면 이러한 감정을 건강하게 처리할 수 있다. 스트레스 요인에 대해 혼자 고민하기보다는 의미 있는 대화를 나누면 문제를 객관적으로 바라볼 수 있고, 혼자서는 생각하지 못했을 접근 방식을 고려할 수 있다. 만약 당신을 괴롭히는 문제에 대해 이야기할 때 오히려 부정적인 스트레스를 더하거나 기분이 더 나빠지게 만드는 사람들이 있다면, 그들과의 관계를 어떻게 이어 갈지 고려해 봐야 한다.

절대 혼자서 걱정하지 말라. 걱정이 5분 넘게 지속된다고 느껴지면 신뢰하고 존경하는 사람에게 도움을 요청하라. 그 시점에 꼭 누군가에게 연락하여 당신의 문제를 상의하라.

◐ 당신이 굉장한 스트레스에 시달릴 때 의지할 수 있는 사람을 적어 보세요.

◐ 그들은 당신이 스트레스를 건강하게 다스리는 데 어떻게 도움이 되나요?

◐ 현재 스트레스를 받거나 걱정하고 있는 문제가 있나요?

◐ 그 문제에 대해 이야기를 나누고 싶은 사람이 있나요?

◐ 당신의 부정적인 스트레스를 증가시키거나, 당신이 스트레스에 대처하기 더 어렵게 만드는 사람을 적어 보세요.

◆ 스트레스를 받을 때 당신의 정서적 건강을 지키기 위해 그들과의 상호작용을 어떻게 바꿀 수 있을까요?

환경

당신을 둘러싼 물리적 환경은 긍정적이거나 부정적인 방식으로 당신의 스트레스에 영향을 미친다. 여성들은 나이가 들면서, 그리고 코로나19로 인해 최소 주 2회 이상 재택근무로 근무 방식이 바뀌면서 집에서 보내는 시간이 더 많아지는 경향이 있다. 따라서 집 안 환경이 스트레스를 유발하는지 아니면 줄여 주는지 고려해 보아야 한다.

스트레스를 유발하는 환경적 요소에는 지나치게 시끄러운 소음, 너무 밝은 조명, 너무 덥거나 추운 온도, 불편한 의자 등이 있을 수 있다. 반면 은은한 조명, 부드러운 담요, 식물, 듣기 편한 기악곡 등의 환경적 요소는 긴장을 완화하는 데 도움이 될 수 있다. 환경의 모든 측면을 통제할 수는 없지만, 편안하게 휴식할 수 있도록 몇 가지 변화를 줄 수 있다.

◐ 집에서 가장 편안함을 느끼는 공간을 떠올려 보세요. 어떤 환경적 요소가 편안함을 느끼게 하나요?

◐ 이러한 요소를 더 강화하거나, 집 안의 다른 공간 또는 작업 공간을 더욱 편안하게 만들기 위해 사용할 수 있는 방법이 있을까요? 설명해 보세요.

◐ 집에서 어느 공간에 있을 때 스트레스를 가장 많이 받나요? 어떤 환경적 요소가 부정적인 스트레스를 증가시키나요?

◐ 당신의 집 안 환경에서 이러한 스트레스를 유발하는 요소들을 줄이기 위해 할 수 있는 일이 있나요?

◐ 테라스처럼 자주 이용할 수 있는 야외 공간이 있나요?

영적 건강

중년기 이후는 여성들이 자신의 영적 건강을 점검하기에 적합한 시기이다. 영적 신념은 균형과도 연결되므로 여성들이 스트레스 상황을 잘 다스리는 데 도움이 되는 경우가 많다. 자신보다 더 큰 힘과의 연결은 스트레스 상황을 받아들이는 방식과 삶의 맥락 속에서 그런 상황을 바라보는 관점에 영향을 미친다. 자신의 인생을 더 큰 무언가의 일부로 바라보며, 과거 그리고 앞으로 다가올 미래와 연결되는 것으로 바라보는 관점은 스트레스를 극복하는 방식에 영향을 줄 수 있다. 또한 당신의 웰빙을 지지하는 영적 공동체가 있으면 스트레스를 보다 긍정적으로 다스리는 데 도움이 된다. 꼭 종교를 갖지 않고도 영적인 사람이 될 수 있지만, 여성들은 주로 조직화된 종교를 통해 영성을 경험하는 경우가 많다. 많은 종교 활동에는 노래와 율동, 명상과 기도가 포함되는데, 이는 여성들의 스트레스 관리에 도움을 줄 수 있다.

◐ 극심한 스트레스를 경험할 때 당신의 영적 신념은 당신을 어떻게 도와주나요?

◐ 당신의 영적 건강이 당신의 스트레스 대처 능력을 향상시키는 데 도움이 되도록 시도할 수 있는 일이 있나요? 예를 들어, 스트레스가 심할 때 명상을 시도하거나, 교회의 여성 모임에 가입하여 마음의 안정을 찾을 수도 있습니다.

많은 여성들이 힘든 시기를 겪으며 누군가와의 대화가 필요할 때, 영적 지도자(목사, 신부, 랍비 등)가 자신을 지지해 줄 수 있다고 여긴다. 영적 건강을 증진하고 더 평온한 기분을 느끼게 해 주는 활동들을 고려해 보라. 그런 다음, 이러한 활동들을 정기적으로 실천하라.

음식

당신이 먹는 음식은 당신의 몸에 부정적인 스트레스를 줄 수도 있고,

당신의 몸이 스트레스 요인에 더 잘 대처할 수 있게 도울 수도 있다. 예를 들어, 초가공식품(사탕, 케이크, 페이스트리, 감자칩, 아이스크림, 가공육 등)에 탐닉하면 염증과 산화 스트레스가 증가하여 세포에 부정적인 영향을 준다. 산화 스트레스는 체내에 자유 라디칼(free radical)이 너무 많고 항산화 물질이 부족할 때 발생한다. 이는 뇌, 심장, 간, 장, 신장에 악영향을 미칠 수 있으며 생활습관병(2형당뇨병, 고콜레스테롤혈증, 뇌졸중 등)의 위험을 증가시킨다. 산화 스트레스를 줄이려면 첨가당과 가공육(베이컨, 햄, 핫도그 등)을 포함한 초가공식품의 섭취를 줄여야 한다.

첨가당과 포화지방이 많이 포함된 식단은 스트레스와 일반적인 갱년기 증상을 악화시킨다. 또한 초가공식품과 단순 탄수화물(흰 빵, 파스타, 페이스트리, 케이크, 프레첼 등)은 혈당이 급격히 치솟았다가 급감하는 '슈거 크래시'를 유발하며, 스트레스 호르몬인 코르티솔 분비를 증가시킨다. 카페인 역시 심박수를 증가시키고, 과민 반응을 일으키며, 과도한 스트레스의 해로운 영향에 더 취약한 상태로 만들 수 있다.

이와 반대로, 과일과 채소 등 항산화 성분이 풍부한 식품의 섭취를 늘리면 신체가 스트레스에 잘 대처하고 전반적인 건강을 증진하는 데 도움이 된다. 또한 자연식물식이나 지중해식 식단과 같은 항염증 식단을 섭취하면 염증을 줄이고, 산화 스트레스를 낮추며, 일상 속 스트레스를 보다 잘 다루는 데 도움이 된다. 이에 더해 기분이 좋아지고 에너지가 더 많아질 것이다.

식이섬유와 발효 식품(김치, 템페, 케피르, 요거트, 사워크라우트)을 적절히 섭취하면 장내 미생물 건강에 도움이 된다. 이는 기분 조절을 위해서도 중요한데, 기분 조절 역할을 하는 세로토닌은 대부분 장에서 생성되며 장내 미생물의 번성에 의존하기 때문이다. 또한 세로토닌은 뇌가 스트레스를 처리하는 방식에도 영향을 미친다. 따라서 식이섬유가 풍부한 음식과 발효 식품을 규칙적으로 즐기길 바란다.

적절한 마그네슘 섭취도 코르티솔 대사에 굉장히 중요하다. 스트레스를 받고 이완에 도움이 되는 음식을 먹고 싶을 때는 녹색 잎채소, 연어, 아보카도, 바나나, 다크 초콜릿 등 마그네슘이 풍부한 음식을 섭취한다.

페퍼민트차, 캐모마일차, 녹차 등 일부 허브차에는 긴장 완화를 돕는 L-테아닌이 함유되어 있다. L-테아닌 성분 외에도, 시간을 들여 차를 우리고 음미하는 과정 자체가 긴장을 푸는 데 도움이 될 수 있다.

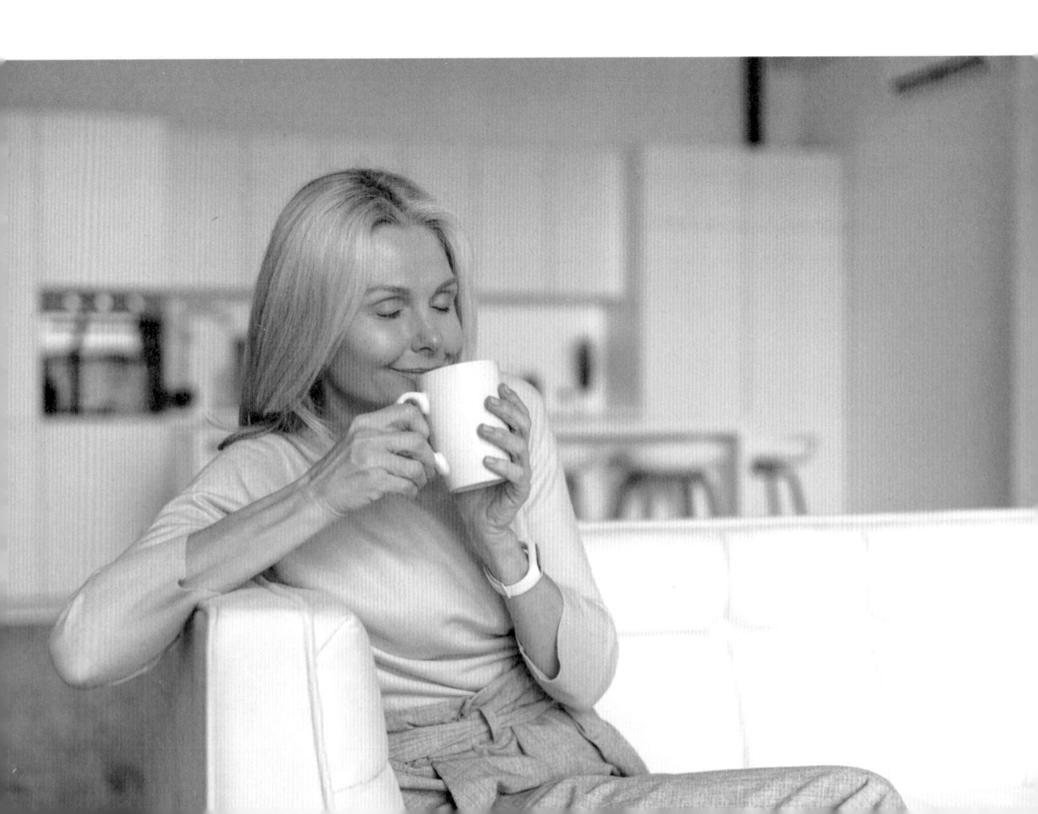

◐ 당신이 먹는 음식은 당신의 몸이 스트레스에 잘 대처하는 능력에 어떻게 도움이 될까요?

◐ 일상적인 스트레스에 대처하는 신체의 능력을 돕기 위해 당신의 식단을 어떻게 바꿀 수 있을까요?

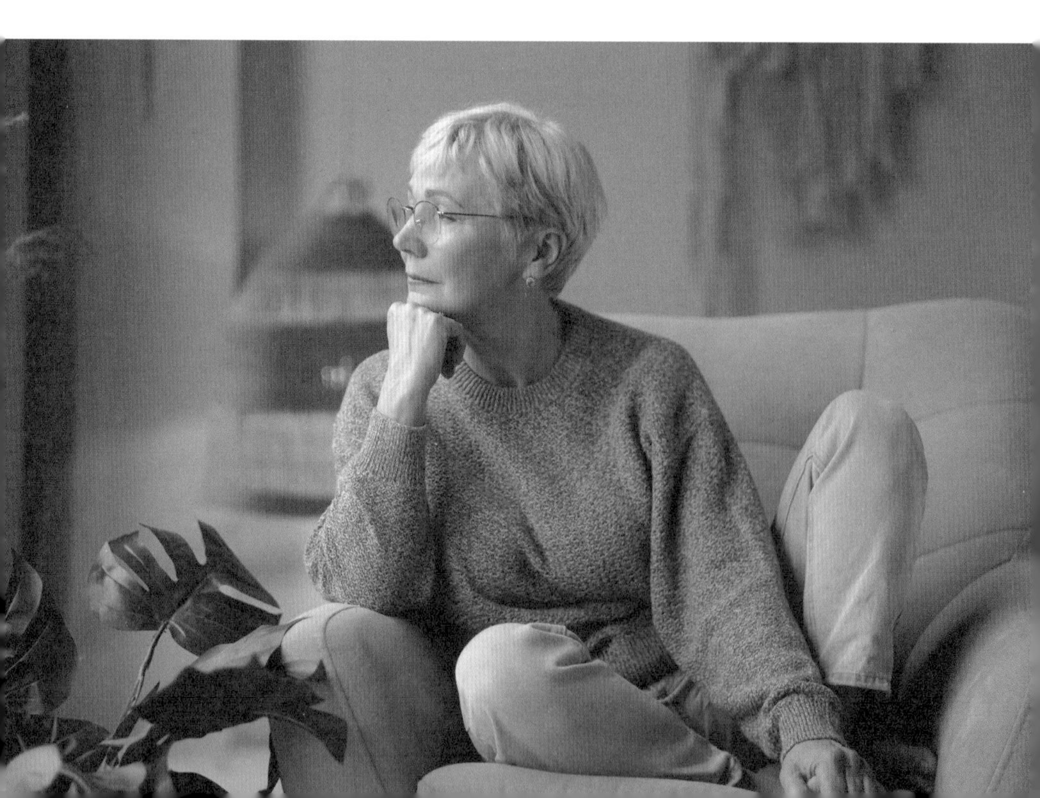

◐ 앞서 스트레스 관리에 도움이 되는 여러 가지 방법을 살펴보았는데, 이 외에도 더 많은 방법이 있습니다. 또 다른 스트레스 관리법을 떠올려 적어 보세요.

실제로 다음과 같이 스트레스를 완화하기 위한 다양한 방법이 있다.

- 4-7-8 호흡(4초 동안 코로 숨을 들이쉬고, 7초 동안 숨을 참았다가, 8초 동안 입으로 숨을 내쉬는 호흡법 - 역자 주)
- 베이킹 또는 요리하기
- 자전거 타기
- 바디 스캔 명상(body scanning, 머리끝부터 발끝까지 신체의 여러 부위에 대한 감각을 알아차리는 마음챙김에 기반한 명상법의 하나 - 역자 주)
- 라디오 음악에 맞춰 춤추기
- 방해 요소 줄이기(핸드폰 멀리 두기)
- 심호흡
- 복식 호흡(횡격막 호흡)
- 그림 그리기
- 스트레스를 줄여 주는 자기대화 하기
- 긴장을 풀어 주는 향 즐기기
- 운동(유산소 운동 및 스트레칭)

- 집중적인 이완 활동
- 자신이 통제할 수 있는 것에 집중하기
- 삼림욕(자연에서 시간 보내기)
- 정원 또는 텃밭 가꾸기
- 창문 밖에 새 모이통 걸어 두기
- 훌라후프 돌리기
- 일기 쓰기
- 스트레스를 유발하는 요인 기록하기
- 웃음과 유머
- 소셜미디어와 뉴스(TV, 라디오 등)의 과부하를 제한하거나 유의하기
- 기술 사용 제한하기
- 편안한 음악 듣기
- 마사지 받기
- 명상하기(명상이 모두 영적인 것은 아니며, 다양한 유형이 있다.)
- 패들보드 타기
- 강아지나 고양이 쓰다듬기
- 악기(첼로, 피아노, 기타, 플루트, 드럼 등) 연주하기
- 피젯 장난감(손을 꼼지락거리면서 가지고 노는 장난감 - 역자 주)이나 지점토를 가지고 놀기
- 감사 표현 연습하기
- 마음챙김 연습하기
- 점진적 근육 이완

- 책 읽기
- 노래 부르기
- 자연에서 시간 보내기
- 영적 건강
- 스트레칭
- 따뜻한 물로 목욕하기, 사우나 또는 반신욕 하기
- 자신에게 스트레스를 주는 영역의 전문가와 대화하기
- 걷기
- 반려견 또는 친구의 반려견과 산책하기
- 시간 관리를 위해 노력하기
- 책이나 회고록 쓰기
- 요가

위에 언급한 활동들 중 현재 스트레스를 받을 때 하는 활동 옆에 체크 표시를 해 보라. 스트레스를 줄이는 데 도움이 될 만한 또 다른 활동이 떠오르는가? 스트레스 관리를 위해 시도해 보고 싶은 활동에 동그라미를 표시해 보라.

◐ 위에 나열된 활동들 외에 스트레스 관리를 위해 해 보고 싶은 활동이 있나요?

◐ 이번 주에 당신이 스트레스를 받을 때 이러한 새로운 활동을 시도해 보기 위해 어떤 목표를 세울 수 있나요?

코치(COACH) 접근법으로 스트레스 코치하기

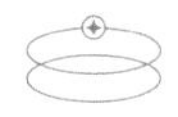

이 장에서는 스트레스를 줄일 수 있는 건강한 방법들을 탐구해 보았다. 그러나 당신은 중년 이상의 여성으로서, 아마도 부정적인 스트레스를 경험할 때 습관적으로 사용하는 건강하지 않은 대처 행동을 가지고 있을 것이다. 그러한 행동은 당신이 건강 목표를 달성하고 기쁨이 넘치는 삶을 사는 데 방해가 될 수 있다.

호기심(CURIOSITY)

호기심을 가지고 스트레스를 더 건강한 방식으로 관리하는 방법을 배우면서, 스트레스를 줄이기 위해 건강에 해로운 중독적인 행동(과도한 음주, 흡연, 불법 약물 사용 등)을 하고 있지는 않은지 생각해 보라. 도움이 필요하다면 중독관리통합지원센터 등에 연락해 보라.

◐ 당신이 스트레스를 많이 받을 때 하는 행동 중, 적당히 또는 가끔 하는 경우는 괜찮지만 지나치면 건강에 해로운 행동들이 있나요? 예를 들어, 과도한 음주, 도박, 과소비, 과도한 운동, 과식, 신경성 폭식 등의 행동을 하나요?

◐ 이 문제를 누구와 상의하고 싶나요? 친구, 가족, 치료 전문가, 의사 중 누군가가 될 수 있습니다. 지금 바로 연락을 취해 보세요.

◐ 스트레스를 받을 때 부정적인 자기대화를 하거나, 비관하거나, 최악의 상황을 상상하는 등 정서적 건강에 도움이 되지 않는 방식으로 생각하지는 않나요?

이 페이빙(PAVING) 프로그램을 진행할 때는 부끄러움, 자책감, 죄책감을 느낄 필요가 없음을 기억하라. 대신, 당신이 느끼는 감정적 신호를 보다 건강한 방향으로 나아가기 위한 신호로 받아들여야 한다.

개방성(OPENNESS)

사람들은 만성 스트레스가 심할 때 스스로 치료하기 위해 중독성이 있는 물질을 사용하려는 경우가 있다. 그러나 안타깝게도 이러한 중독성 물질을 반복적으로 사용하면 장기적 스트레스가 증가한다.

지금 이 순간, 마음을 열고 당신의 일상 속 스트레스 요인(사람, 프로젝트, 직무, 가족, 임무 등)을 인정하라. 이러한 다양한 영역에서 문제를 인식하고, 해결책을 마련하기 위해 필요한 사람들과 대화를 나누는 것에 마음을 열어라. 도움을 받는 것에 마음을 열어라. 당신은 원더우먼이 아니며, 그렇게 될 필요도 없다. 극심한 스트레스를 받고 있거나, 조금이라도 신경 쓰이는 불안감이 느껴진다면 지금이 바로 도움을 요청해야 할 때이다.

◐ 어떤 스트레스 요인을 해결하고 싶나요?

◐ 그러한 스트레스 요인을 해결하기 위한 다음 단계는 무엇인가요?

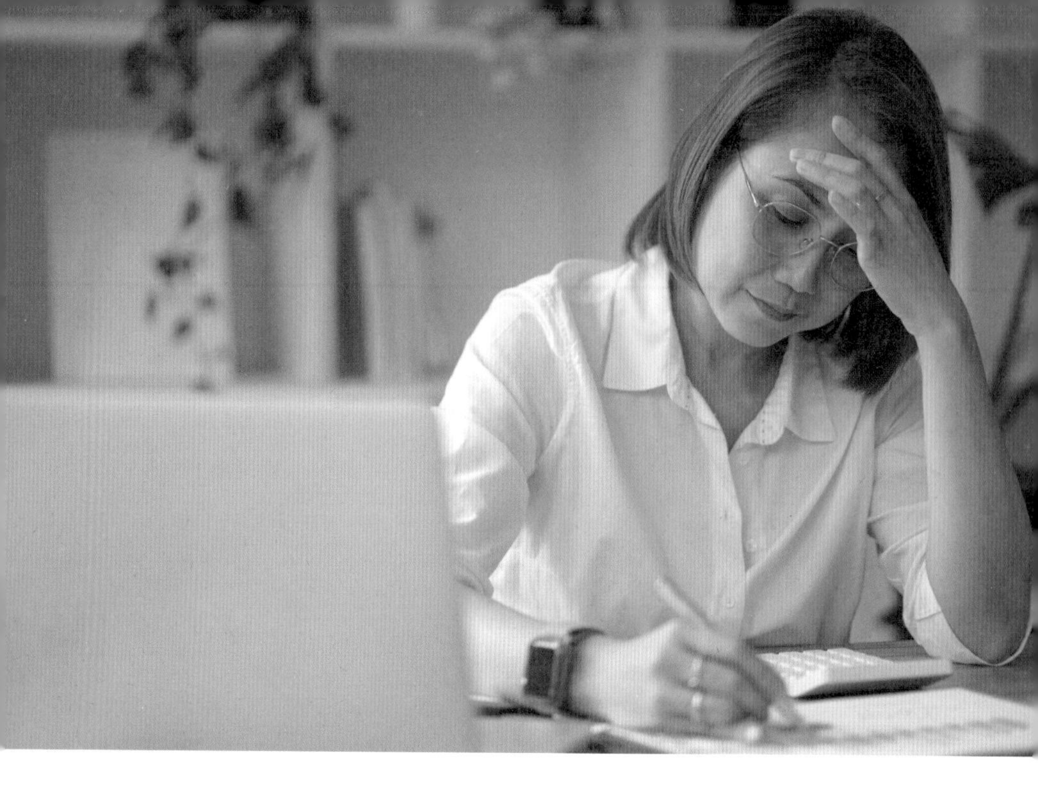

감사(APPRECIATION)

당신은 중년 이후의 여성으로서 지금까지 여러 가지 어려운 일들을 해 왔을 것이다. 건강에 해로운 행동을 중단하고 건강한 행동을 시작하거나, 웰빙을 증진하기 위해 사고방식을 바꾼 경험이 있을 것이다. 질병을 진단받거나 사랑하는 사람을 잃는 등 굉장히 힘겨운 상황에 대처한 경험이 있을 수도 있다.

◆ 과거에 역경과 스트레스에 긍정적으로 대처하는 데 도움이 되었던 당신의 자질

또는 특성은 무엇인가요?

◆ 당신이 파악한 건강하지 않은 행동이나 사고방식을 해결하기 위해 그러한 자질이나 특성을 어떻게 활용할 수 있을까요?

◆ 당신 주변에서 혼돈의 시기를 겪은 누군가를 떠올려 보세요. 그들은 그때 어떻게 행동했나요?

◆ 그들의 경험에서 무엇을 배울 수 있나요?

연민(COMPASSION)

스트레스에 직면했을 때는 당신이 하는 행동이 중독적인 행동인지, 당신이 하는 생각이 건강하지 못한 사고방식인지 고려하기가 어려울 수 있다. 또한 이러한 행동이나 사고 패턴을 바꾼다는 것은 쉽지 않은 일이며 성공하기까지 여러 번 시도해야 할 수도 있다.

◈ 부정적인 행동이나 자기대화를 고치는 것이 전반적인 웰빙에 어떻게 도움이 될 수 있는지에 대해 스스로에게 자비롭게 이야기해 줄 수 있는 말은 무엇인가요?

◈ 현재의 행동을 대체하기 위해 사용할 수 있는 더 건강한 행동이나 자기대화 방식에는 어떤 것이 있을까요?

◈ 가장 친한 친구가 현재 당신이 겪고 있는 일을 겪게 된다면, 그 친구에게 어떤 말을 해 주고 싶나요?

◐ 앞으로 며칠 동안 자신을 자비롭게 대할 수 있는 다섯 가지 방법을 나열해 보세요.

정직(HONESTY)

당신의 행동이나 부정적인 생각과 자기대화 방식을 바꾸기 위해 어떤 도움이 필요한가? 이러한 문제를 다루기 위해 '익명의 알코올중독자들(Alcoholics Anonymous)' 또는 '익명의 폭식자들(Overeaters Anonymous)'과 같은 모임이나, 보건의료제공자(예: 금연 처방을 위해), 핫라인(예: 금연 상담 전화), 책, 웹 사이트, 전문 기관 등을 알아볼 수 있다.

자신에게 솔직해지고 도움을 요청하는 것은 결코 약점이 아니다. 그러나 힘든 시기에는 스스로 약해졌다고 느낄 수 있으며, 앞으로 나아가고 문제를 극복할 힘을 얻기 위해 다른 사람에게 의지해야 할 수도 있다. 당신이 그 반대의 입장이 된다면, 다른 누군가가 힘든 시기를 겪을 때 힘이 되어 줄 수 있다는 사실을 항상 기억하라.

◆ 당신은 누구에게 가장 솔직하게 마음을 터놓을 수 있나요?

◆ 부정적인 행동이나 사고방식을 버리고 앞으로 더 건강한 방식으로 스트레스 상황에 대처하기 위해 어떤 목표를 세울 수 있나요?

스트레스 마무리

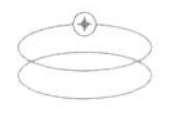

폐경기와 그 이후의 만성 스트레스가 건강에 미치는 부정적인 영향에 대해 배우는 것이 또 하나의 스트레스로 느껴질 수도 있겠지만, 이를 계기로 당신의 삶에서 휴식과 건강한 스트레스 관리 방법을 우선순위에 둘 수 있도록 동기부여가 되었기를 바란다. 신체적, 정신적 건강을 우선시하려면 잠시 멈추고 이완할 수 있는 시간을 가져야 한다. 스트레스 관리 활동은 지금 그리고 앞으로 수십 년 동안 당신의 웰빙을 최적화하는 데 꼭 필요한 일이다.

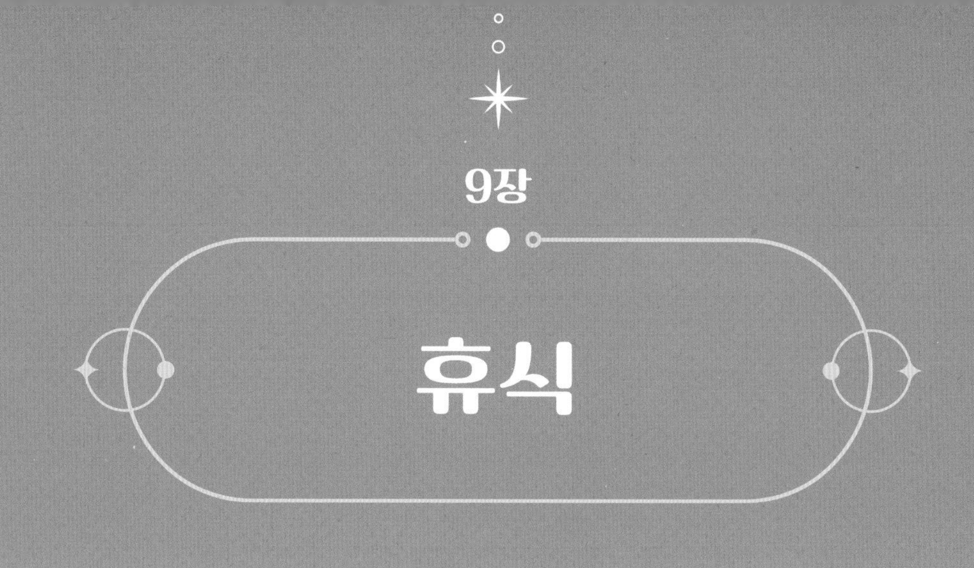

폐경기 및 중년기 이후의 휴식

약어 TIME-OUTS

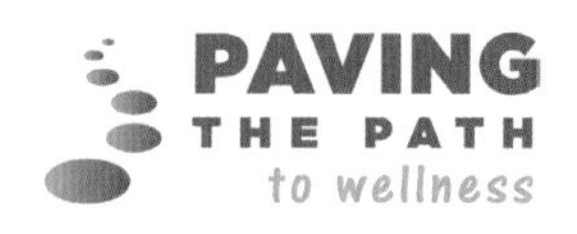

Teach	Others
Inward	Understanding
Meaning	Turning down the noise
Energy	Spiritual

- **TEACH(가르침 받기)** 휴식 시간은 새로운 것을 배우기에 이상적인 시간이다. 당신은 새로운 악기 연주법, 새로운 언어 구사법, 새로운 활동에 참여하는 법 등을 배우고 싶을 수도 있다. 선택지는 무궁무진하다.
- **INWARD(내면을 돌아보기)** 휴식을 통해 당신의 사고를 내면으로 돌리면 자신에 대해 더 많이 알아 갈 수 있다. 삶이 너무 바쁘면 내면을 탐구할 시간을 갖지 못할 수 있다. 휴식은 자신에 대해 더 잘 알 수 있는 시

간을 제공한다.

- **MEANING(의미를 찾기)** 휴식은 삶에 더 큰 의미를 가져다준다. 하루의 시간을 무의미하게 보내는 대신, 의도적이고 의식적으로 시간을 사용하라.
- **ENERGY(에너지 얻기)** 휴식은 당신의 에너지를 되찾아 주고 재충전할 수 있게 한다. 또한 당신의 시간과 에너지를 어디에 쏟을지 신중하게 결정할 수 있는 시간을 제공한다.
- **OTHERS(다른 사람과 소통하기)** 혼자만의 휴식 시간을 가질 수도 있고, 당신이 의미 있는 관계를 맺고 있는 다른 사람들과 함께 휴식 시간을 보낼 수도 있다. 휴식은 일상적인 일과로부터 잠시 벗어나 다른 사람들과 더 깊이 있게 소통하는 데 도움이 된다.
- **UNDERSTANDING(이해하기)** 휴식을 취하면 자신에게 필요한 것이 무엇인지 더 잘 이해할 수 있다. 신체적, 정서적 건강을 위해 무엇이 필요한지 이해하는 것은 삶의 필수적인 부분이다.
- **TURNING DOWN THE NOISE(소음 줄이기)** 휴식을 취할 때는 소음을 줄이고 조용히 시간을 보내는 것이 좋다. 이 조용한 멈춤 상태는 당신이 재충전하고 활력을 되찾은 후 다시 일상으로 복귀할 수 있도록 도와준다.
- **SPIRITUAL(영적인 활동하기)** 일정이 바쁠 때는 영적 웰빙을 소홀히 하기 쉽다. 휴식 시간을 활용해 영적 건강을 챙기도록 하라. 당신의 영적 신념에 부합하는 책을 읽거나 기도를 해 보라. 휴식 시간에 명상을 하거나 자연에서 시간을 보내는 것도 좋은 방법이다.

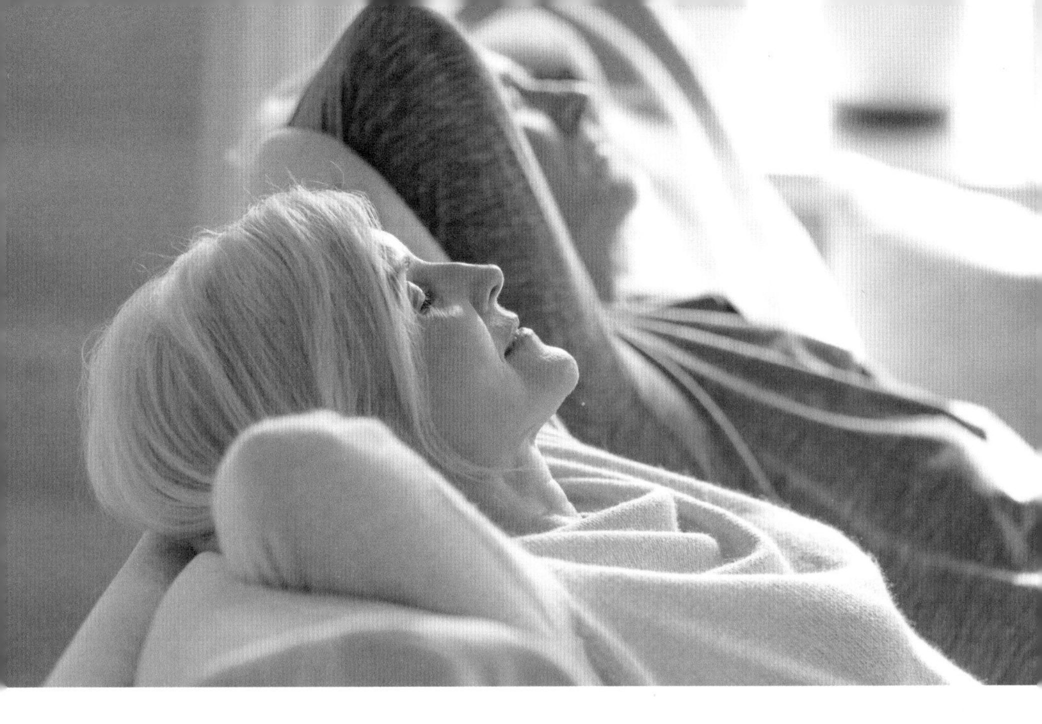

✳

시간은 가장 소중한 선물이다. 스스로를 무한하고 막강하다고 여기는 청소년과 달리, 갱년기를 겪고 있거나 이미 겪은 여성으로서 당신은 지구에서의 시간이 유한하다는 것을 알고 있다. 나이가 들수록 당신의 소중한 시간을 더 지혜롭고 사려 깊게 그리고 의식적으로 보내고 싶을 것이다. 시간을 의도적으로 활용하고, 성찰과 재충전을 위한 휴식 시간을 가져야만 목적이 충만한 삶을 살 수 있다.

'페이빙(PAVING)' 프로그램에서 휴식은 힘을 얻는 시간이자 도구와 같은 의미로 쓰인다. 휴식을 부정적으로 생각하지 말라. 휴식의 개념을 성찰, 재정비, 재편성, 재충전의 시간으로 재정의하라. 휴식은 당신이 어려운 상황을 잘 극복하고, 혼란이 닥쳤을 때 인내심을 가지고 더 높은 곳을 향해 나아갈 수 있도록 도와준다.

◐ 나이가 들면서 시간에 대한 관점이 어떻게 달라졌나요? 시간이 점점 더 빠르게 흐르는 것 같나요? 사랑하는 사람과의 시간을 더 소중히 여기게 되었나요?

◐ 당신은 시간을 얼마나 의도적으로 사용하나요?

◐ 당신은 첫 번째, 두 번째, 세 번째 우선순위에 대해 얼마나 많은 시간을 할애하고 있나요?

너무 적은 시간

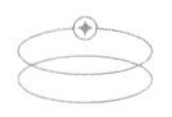

대다수의 여성들은 빠르게 변화하고, 생산성을 최우선 가치로 여기며, 기술이 넘쳐나는 정보 과부화 사회에 살면서 시간이 부족하다고 느낀다. 폐경기에 접어든 여성들은 대개 자신보다는 자녀, 배우자, 직장이나 단체의 요구에 집중하며 살아왔다. 전통적으로 가정과 지역사회를 보살피는 역할을 했던 여성들은 다른 사람을 위해 시간을 할애하는 데 너무 익숙한 나머지, 자신의 필요를 충족시키기 위해 투자하는 시간이 얼마나 적은지 인지하지 못하는 경우가 많다. 휴식을 취하지 않는다면 결국 당신의 기력은 소진될 것이다.

폐경기 전후의 시기는 잠시 멈춰서 당신이 시간을 어떻게 보내고 있는지 되돌아보기에 이상적인 시기이다. 당신이 하루하루 매 순간을 살아감에 있어 세상이 당신의 일정을 채우도록 허용하면, 스스로와의 연결이 끊기고 자신의 목적으로 향하는 길에서 벗어날 수 있다. 한 걸음 물러서서 더 큰 그림을 볼 기회를 가져 보라. 이는 당신에게 큰 힘을 불어넣어 줄 것이다. 만약 성찰을 위해 휴식 시간을 갖는 것에 저항감이 느껴진다면, 이는 당신에게 더욱 중요한 일일 것이다.

◐ 당신이 휴식을 취하고 시간을 보다 의도적으로 사용하는 데 방해가 되는 요인은 무엇인가요?

◆ 그 요인을 바꾸고 싶나요? 그렇다면, 다음 단계는 무엇일까요?

휴식은 정신없이 바쁘게 돌아가는 일상에서 잠시 멈추게 하며, 휴식을 취하고 돌아왔을 때 더 집중할 수 있게 한다.

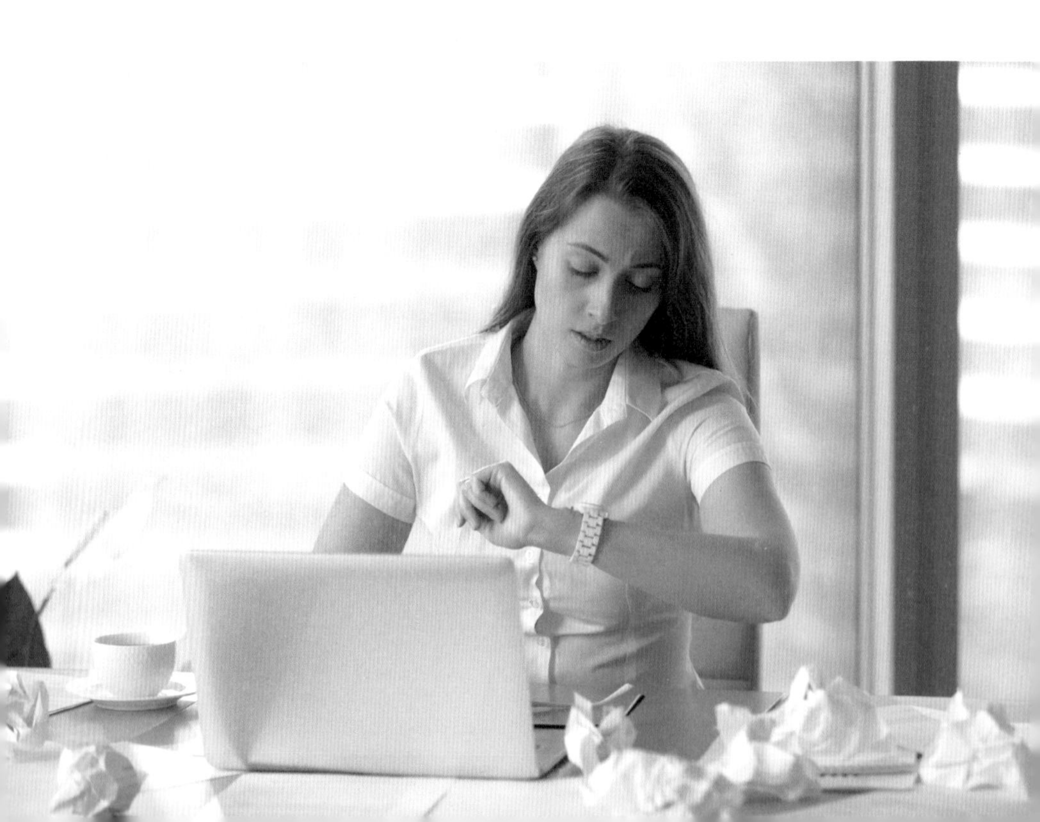

◆ 휴식을 취하고 돌아와 다시 활동을 시작했을 때 어떤 느낌이 드나요? 에너지 수준, 기분, 태도 등을 고려해 보세요.

너무 많은 시간

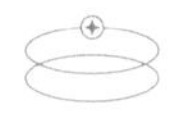

많은 여성, 특히 갱년기를 겪고 있는 여성들은 휴식을 취하거나 할 일 목록에 있는 모든 것을 수행하기에 시간이 부족하다고 느끼지만, 반대로 시간이 너무 많아서 힘들어 하는 여성들도 있다. 은퇴 후의 여성은 갑자기 늘어난 자유 시간으로 힘들어 하는 경우가 많으며, 특히 배우자가 집에 있거나 은퇴했다면 각자의 역할과 공간, 기대치를 다시 논의할 필요가 있다. 풀타임으로 일했던 여성에게 급격히 늘어난 자유 시간은 불안하게 느껴질 수 있다. 체계적이지 않은 시간이 많아졌더라도, 시간을 좀 더 목적에 맞게 사용할 수 있는 방법을 고찰해 보는 마음챙김의 휴식 시간을 가지면 도움이 될 수 있다. 자녀, 배우자 또는 현재 직업과 상관없이, 당신의 목적에 충실한 길을 가기 위해서는 시간을 투자해야 한다.

◆ 자유 시간이 너무 많아서 힘든가요? 그렇다면, 당신의 목적에 맞게 시간을 더

의미 있게 사용할 방법을 생각해 보기 위해 휴식을 어떻게 활용할 수 있을까요?

어떤 사람들은 휴식을 외로움이나 지루함과 연관 짓기도 한다. 당신의 건강과 웰빙에 도움이 되는 휴식의 유형은 스스로 결정할 수 있다. 혼자 있는 시간이 너무 많다고 느껴진다면, 커뮤니티 구성원들과 소통하는 시간을 갖는 것이 휴식이 될 수 있다. 일상의 지루함과 씨름하고 있다면, 새로운 취미를 배우는 시간을 갖는 것이 당신에게 맞는 휴식이 될 수 있다. 휴식은 당신이 주어진 시간에 무엇을 할지 결정할 수 있는 성찰의 기회를 제공하며, 당신의 필요와 선호에 맞는 방식으로 소중한 시간을 최적으로 사용할 수 있도록 의도적으로 하루를 설계할 수 있게 해 준다.

시간 일지

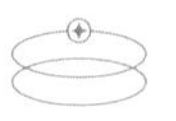

시간을 어떻게 보내고 있는지 되돌아보지 않은 상태로 매 순간, 매일, 매주, 매월, 매년을 보내기 쉽다. 하루를 어떻게 활용하고 있는지, 그리고 의미 있는 휴식 시간을 보내고 있는지 주의 깊게 살펴보고 싶다면, 무엇이 당신의 시간을 채우고 있는지 더 깊이 이해해야 한다.

달력을 보고 당신의 지난 몇 주를 되돌아보라(당신의 지난 몇 주가 평소와 달랐다면, 다른 주간을 선택하라). 그 후 다음 질문에 답해 보라. 일부 활동은 여러 영역에 속할 수 있다. 예를 들어, 배우자와 함께 요리 수업을 들었다면 음식, 연결, 학습 영역에 해당할 수 있다.

◈ 당신의 시간 활용을 되돌아본 뒤 어떤 통찰력을 얻었나요? 어떤 점이 놀라웠나요?

◈ 평균적으로, 당신은 다음의 활동을 하는 데 주당 몇 시간을 소비하나요?

- 보건의료 시스템을 통한 건강 관리(예: 외래 진료, 보험회사와의 상담, 처방약을 받기 위해 약국 방문하기) ____
- 음식 관련 활동(예: 식단 계획, 식재료 쇼핑, 요리, 식사, 그릇 치우고 설거지하기) ____
- 계획적인 신체활동(예: 유산소 운동, 근력 운동, 요가 수업, 레저 활동) ____
- 비활동적으로 시간 보내기 또는 앉아 있기 ____
- 수면 ____
- 소셜미디어 이용 또는 TV 시청 ____
- 화면이 있는 전자기기 사용 ____
- 출퇴근 ____
- 스트레스 관리 및 이완 활동 참여 ____

- 영적인 건강을 위한 활동 수행 ___
- 자연을 즐기기 ___
- 재미를 느끼거나, 기쁨을 경험하거나, 웃기 ___
- 새로운 것 배우기 ___
- 창의력 발휘하기 ___
- 사랑하거나 아끼는 사람들과 소통하거나 교류하기 ___
- 걱정하기 ___
- 온라인 또는 매장에서 쇼핑하기 ___
- 취미 활동 ___

당신이 시간을 어떻게 보냈는지 돌아보면서 무엇을 배웠는가?

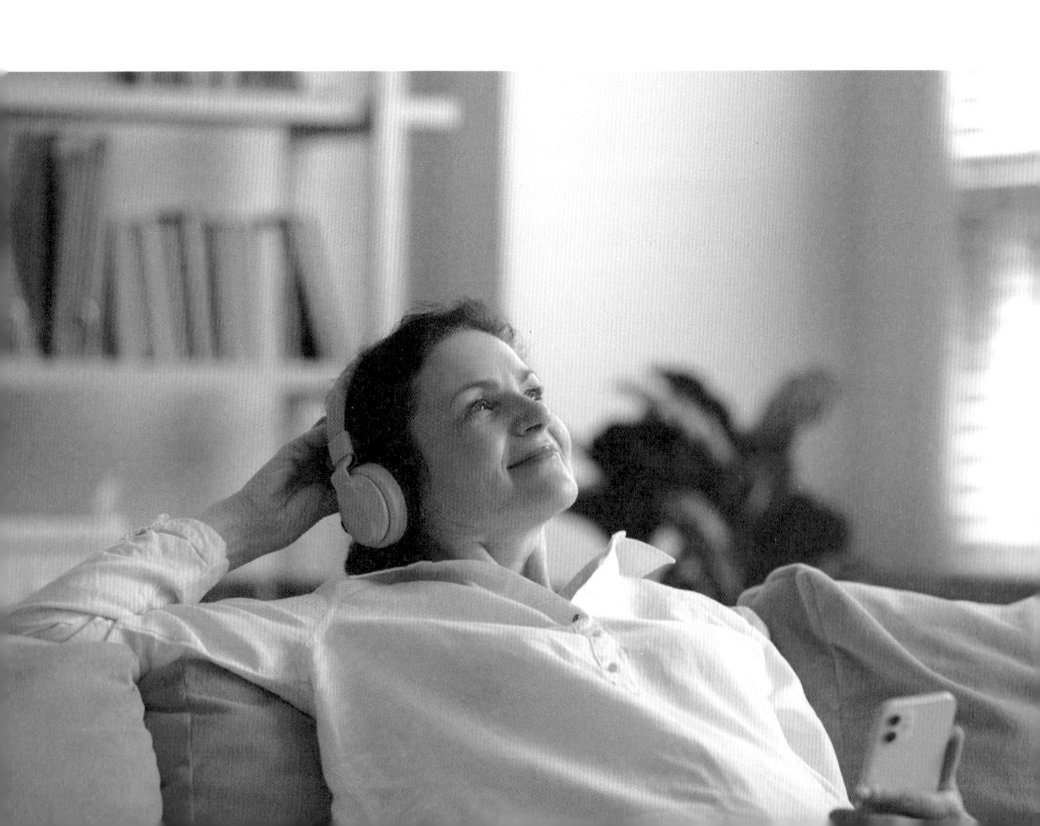

◐ 지금보다 더 많은 시간을 할애하고 싶은 영역이 있나요?

◐ 지금보다 시간을 적게 쓰고 싶은 영역이 있나요?

◐ 시간 사용 방식에 변화를 주고 싶나요? 그렇다면, 다음 단계로 어떤 조치를 취할 것인가요?

휴식을 위한 시간

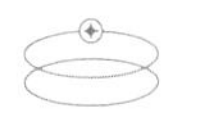

휴식의 이점을 얻기 위해 하루 온종일 자유 시간을 가질 필요는 없다. 단 몇 초 동안의 휴식만으로도 활력을 얻고, 남은 하루를 잘 보낼 준비를

할 수 있다. <표 9-1>에 나와 있는 휴식 스펙트럼을 살펴보고, 현재 휴식을 위해 무엇을 하고 있는지 생각해 보라.

휴식 스펙트럼							
짧은 휴식							긴 휴식
10초간 심호흡	만트라 명상	5분간 기도	10분간 걷기, 조깅, 수영	20분간 친구와 대화	마사지	반나절 휴양	휴가

표 9-1. 휴식 스펙트럼 예시

◐ 짧은 휴식이 더 많이 필요한가요, 긴 휴식이 더 많이 필요한가요?

짧은 휴식과 긴 휴식 모두 가치가 있다. 하루하루 짧은 휴식을 즐기면서, 좀 더 많은 시간을 투자해야 하는 긴 휴식을 계획하는 것이 가장 이상적이다.

당신의 일상은 복잡하므로 다양한 휴식 옵션을 가지는 것이 제일 좋다. 예를 들어, 어려운 대화 중 잠시 머리를 식히고 싶을 때는 심호흡이나 간단한 스트레칭으로 짧은 휴식을 취할 수 있다. 며칠 동안 집에 머무르며 휴식을 취하고 재정비하는 스테이케이션(staycation) 또는 해변에 가거나 가족이나 친구들과 시간을 보내는 휴가를 가는 등 더 긴 휴식을 취할 수도 있다. 기억해야 할 점은 휴식에는 여러 가지가 수반될 수 있다는 것이다.

휴식 타임라인

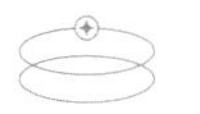

당신은 유년기, 청년기 그리고 지난해에 휴식을 위해 어떤 활동을 했는가? 아주 짧은 휴식부터 긴 휴식까지 당신이 취했던 모든 휴식 활동을 생각해 보라. 어린 시절의 휴식을 고려할 때는 벌을 받을 때의 타임아웃이 아니라 즐거웠던 휴식 활동에 초점을 맞춘다.

◐ 유년기, 청소년기, 청년기에 했던 휴식 활동들을 나열해 보세요.

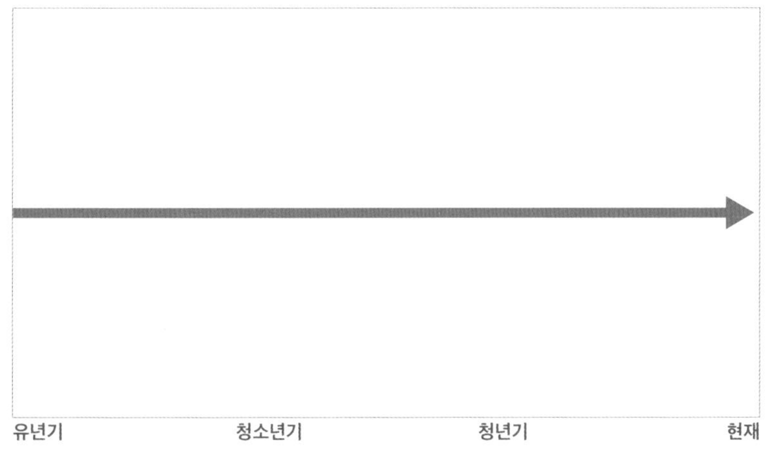

표 9-2. 휴식 타임라인

◆ 당신이 과거에 사용했던 휴식 방법 중에서 지금 일상에 다시 도입하고 싶은 방법이 있나요?

건강을 위한 시간과 페이빙 스텝스(PAVING STEPSS)

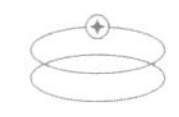

휴식을 취하면 소중한 시간을 더 잘 활용할 수 있게 된다. 휴식을 통해 에너지(다음 10장에서 다룰 내용)를 보충하고, 인생의 목적(이 책의 11장에서 다루는 내용)에 맞게 시간을 더 잘 활용하고, 사회적 연결('페이빙 스텝스' 프로그램의 12단계 중 마지막 단계)을 개선할 수 있다. 페이빙 스텝스 프로그램의 모든 단계로부터 이점을 얻고, 그것을 실천하기 위한 에너지를 얻으려면 자신을 위한 휴식 시간을 가져야 한다. 또한 건강한 식사와 적절한 신체활동, 스트레스 해소 기술 연습, 수면 등에 의도적으로 시간을 할애해야 한다. 당신은 자기관리에 투자하는 시간을 가질 자격이 있다. 기내에서 듣는 안내 멘트처럼, 비상 상황에는 먼저 자신의 산소마스크(즉, 자기관리를 위한 시간)를 착용해야 다른 사람을 돌볼 수 있다.

페이빙 스텝스의 여러 구성 요소를 잘 살펴서 각 요소에 충분한 시간을 할애하고 있는지, 더 많은 관심과 시간이 필요한 영역이 있는지를 더 잘 이해해야 한다. 먼저, 다음의 다섯 가지 영역의 활동들에 매일 또는 매주 얼마나 많은 시간을 할애하고 있는지 생각해 보라.

◆ 다음 영역의 활동들에 충분한 시간을 할애하고 있다고 생각하나요? 아니면 바쁜 일정 속에서 시간을 내어 이 영역들에 더 많은 시간을 할애하고 싶나요?

- 신체활동:

- 영양:

- 스트레스 관리:

- 수면:

• 사회적 연결:

자기관리를 위한 휴식 시간을 갖는 일을 소홀히 하면 에너지 수준이 저하된다. '웰니스로 가는 길(PAVING the Path to Wellness)' 프로그램의 모든 정보를 배울 수 있지만, 생활 속에서 시간을 내어 이 단계들을 실천하지 않는다면 프로그램의 최대 잠재력을 경험할 수 없다.

지금 이 순간 당신이 이 책을 읽고 있다는 사실을 잠시 음미해 보라. 당신은 자기관리를 위해 시간을 할애한 것이다. 이를 인식하고, 당신의 삶을 더 풍요롭고 의미 있게 만들었던 긍정적인 행동들을 되돌아보라.

안타깝게도 어떤 여성들은 너무 바쁜 나머지, 실제로 자기관리나 성찰을 위해 시간을 낸다면 진정으로 무엇을 하고 싶은지조차 모르는 경우도 있다.

◐ 오늘 당신에게 예정된 일정이 없고, 해야 할 일이 없는 상태로 1시간이 더 주어진다면 가장 하고 싶은 것은 무엇인가요?

◆ 신체적, 정서적, 정신적, 영적 건강을 고려할 때, 지금 당신에게 가장 필요한 자기관리 유형은 무엇인가요?

◆ 자기관리를 위한 휴식 시간을 실제로 확보하기 위해 구체적으로 어떤 조치를 취할 수 있나요?

◆ 당신이 좋아하는 자기관리 활동들을 나열해 보세요. 그런 다음, 각 활동 옆에 해당 활동을 마지막으로 경험한 지 대략 얼마나 되었는지 적어 보세요.

즐거움을 위한 시간

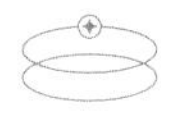

놀이가 주된 "일"이었던 어린 시절을 기억하는가? 어린 시절의 놀이에는 목적이 있다. 놀이는 아이들에게 다른 사람들과 상호작용하는 방법을 배우게 하고, 창의력을 증가시키며, 뇌 발달을 돕고, 문제 해결 능력을 향상시키며, 정서적 안녕을 증진시킨다. 숙제, 따분한 일, 책임감이 놀이를 대체하면서, 어렸을 때 놀이를 통해 얻은 것을 잊어버리기 쉽다. 유년기와 청소년기에 즐겼던 놀이를 떠올려 보고, 놀이와 즐거움을 경험할 기회를 만드는 것은 중년 이후에도 웰빙에 도움이 된다. 〈표 9-3〉을 활용하여 각각의 시기에 즐겼던 놀이나 재미있는 활동의 유형을 보여 주는 타임라인을 만들어 보라.

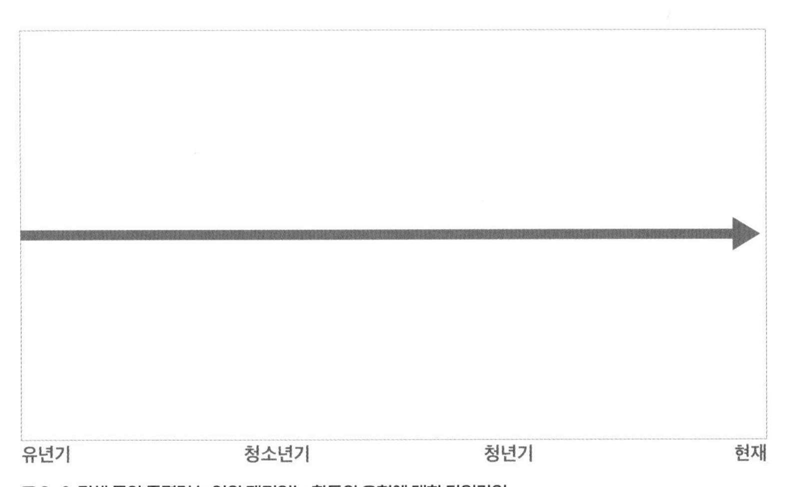

표 9-3. 평생 동안 즐겼던 놀이와 재미있는 활동의 유형에 대한 타임라인

◐ 이러한 활동들의 어떤 점이 당신에게 즐거움을 주었나요?

◐ 지금도 그와 같은 즐거움을 느낄 수 있는 비슷한 경험이나 활동을 하고 있나요?

나이가 들고 상실을 경험하면서, 삶이 매우 심각하고 슬프게 느껴질 수 있다. 시간을 내어 삶에 즐거움과 재미를 더한다고 해서 상실감이 사라지지는 않겠지만, 힘든 시기에 도움이 될 수는 있다. 웃고, 즐기고, 기쁨을 느끼기에 결코 늦은 나이는 없다는 사실을 기억하라. 그러므로 당신이 기쁨을 느낄 수 있는 기회를 만들고 찾는 일을 우선순위로 삼아야 한다. 이러한 경험들, 특히 다른 사람들과 연결되는 동안의 즐거운 경험은 정신적, 정서적, 신체적 웰빙에 도움이 된다.

◐ 과거에 해 봤거나, 현재 하고 있거나, 앞으로 하고 싶은 재미있는 창작 활동이나 취미 또는 여가 활동에는 어떤 것들이 있나요? 보드게임, 체스, 카드놀이, 골프, 정원 가꾸기, 하이킹, 요리, 스크랩북 만들기, 사진 찍기, 그림 그리기, 도자기 만들기, 음악 듣기, 조류 관찰 등 다양한 활동을 생각해 보세요.

◐ 일상 속에서 이러한 재미있는 활동들을 더 자주 경험하기 위한 시간을 어떻게 마련할 수 있을까요? 구체적인 계획을 세워 보세요.

◐ 이러한 활동을 함께 즐길 수 있는 사람들이 있나요? 있다면 여기에 그들을 나열하고, 조만간 함께 하자고 제안해 보세요.

영적 건강을 위한 시간

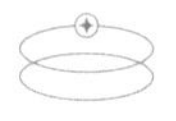

영적 건강은 일반적으로 건강 및 웰니스 관련 서적에서 잘 다루지 않는 주제이다. 하지만 대부분의 여성은 영적 건강을 전반적인 웰니스의

중요한 부분으로 여긴다. 그들은 영적 건강이 웰빙에 꼭 필요하다는 데 동의하지만, 그들이 "영적으로 건강하다"고 느끼는 기준은 크게 다를 수 있다. 일부 여성에게는 그들의 영성이 공식적인 종교적 전통과 직접적으로 연결된다. 많은 여성에게 기도는 일상의 스트레스에서 한 발 물러나 위안과 힘을 주는 무언가로 빠져들 수 있는 아름다운 방법이다. 영성을 종교적 전통과 동일시하지 않는 다른 여성들에게는 영성이 자신보다 더 위대한 무언가 또는 누군가와 연결되는 것일 수 있다. 그런 사람들에게 영적 웰빙은 다른 이들을 섬기거나 자연과의 연결을 통해 이루어질 수 있다. 당신의 영적인 길이 무엇이든 상관없이 영성을 기르면, 갱년기와 여생 동안 당신의 웰니스에 도움이 될 수 있다.

영적 웰빙은 종종 삶의 목적과 연결된다. 많은 여성에게 영성은 그들 정체성의 중요한 부분이다. 영성은 여성들이 건강 문제나 원치 않는 중대한 삶의 변화, 슬픔을 겪을 때 어려운 시기를 극복하는 데 도움이 될 수 있다. 영성은 항상 정답이 없는 듯한 세상을 이해하는 데 도움을 주고, 더 밝은 미래에 대한 희망을 준다. 상황을 바꿀 수 없을 때, 당신의 영적 신념은 삶의 여정에서 당신의 감정을 받아들이고 처리하는 데 도움이 될 수 있다.

◐ 당신에게 영적 건강이란 어떤 의미인가요?

◐ 영적 건강, 영성, 종교에 대해 어떻게 생각하나요? 어느 것이 가장 와닿나요?

◐ 당신에게 영성은 왜 중요한가요? 힘든 시기를 헤쳐 나가는 데 있어 영성이 어떻게 도움이 되나요?

◐ 영적 건강을 증진하기 위해 원하는 만큼의 시간을 할애하고 있나요?

◐ 당신의 영성과 삶의 목적은 어떻게 연결되어 있나요?

삶이 너무 바빠서 영적 건강을 살펴볼 시간이 없을 수도 있다. 신체적 건강과 달리, 의사로부터 연례 영적 건강 검진을 받을 시기가 되었다는 얘기를 듣는 일은 거의 없다. 그러나 영적 건강에 주의를 기울이지 않으면 전반적인 웰니스가 저하될 수 있다.

기술과 소셜미디어에서 벗어나 조용히 침묵하는 시간을 가지면 자신의 영적 건강을 돌아볼 수 있다. 침묵, 기도, 명상으로 보내는 시간은 결코 낭비되는 시간이 아니다. 오히려 이러한 고요한 시간은 자신이 누구인지, 이 세상에서 자신의 위치가 어디인지 더 잘 이해하고 자신의 내면과 연결하는 데 필요한 시간일 수 있다.

◆ 당신이 원하는 만큼 영적 건강에 집중하지 못하고 있다면, 영적 웰빙을 위한 휴식 시간을 마련하기 위해 무엇을 할 수 있을까요?

◆ 당신의 주변에서 영적인 사람은 누구인가요?

◆ 그 사람에게 연락해 보면 도움이 될까요?

⬖ 영적인 휴식 시간을 갖는 동안 무엇을 하고 싶나요? 어떤 여성에게는 예배에 참석하거나 종교 지도자와 소통하는 것이 포함될 수 있고, 또 다른 여성에게는 영적으로 같은 생각을 가진 여성 그룹과 교류하는 것이 포함될 수 있습니다. 조용한 기도나 명상 시간 갖기, 영적 건강에 관한 팟캐스트 청취하기, 성서 읽기, 지역 내 비영리 단체에서 자원봉사 하기 등도 좋은 방법입니다. 또 다른 여성들은 하이킹을 하며 자연을 즐기는 시간을 보내고 싶어 할 수도 있습니다.

이 기회에 〈표 9-4〉를 참고하여 영적 건강에 집중할 시간을 적어 두고 이를 실천해 보라. 그런 다음, 그 순간을 음미하고 그 활동이 전반적인 행복감을 어떻게 향상시키는지 살펴보라.

요일 및 시간	활동

표 9-4. 영적 건강에 집중하기 위한 타임라인

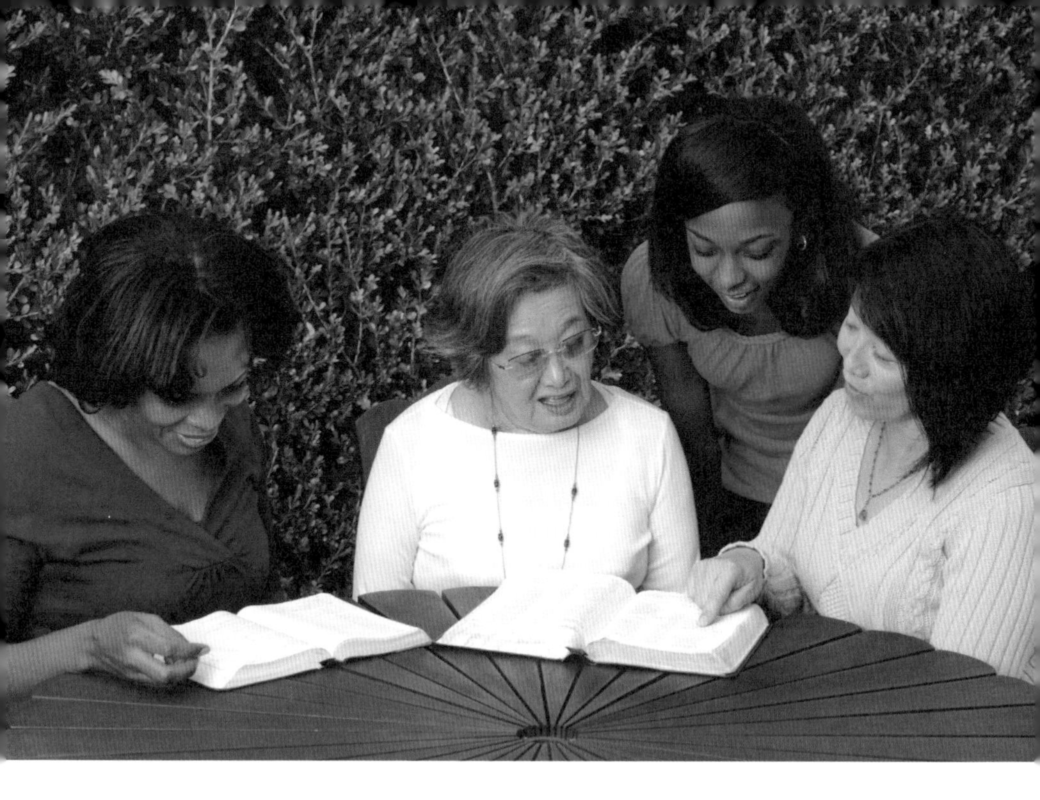

멀티태스킹 함정 피하기

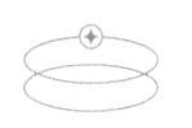

멀티태스킹은 삶의 한 방식처럼 보일 수 있다. 여성들은 엄마, 아내, 직장 여성, 위원회 의장, 활동가 등등 여러 가지 역할을 수행해 내야 한다. 일정이 바빠지면 동시에 여러 가지 일을 처리하려고 하는 경우가 흔하다.

지금 당신이 자주 하는 여섯 가지 일을 상징하는 모자들을 한꺼번에 쓰고 있는 모습을 상상해 보라. 우스꽝스러워 보일 것이다. 요리사 모자를 쓰고 저녁 식사를 요리하면서 친구 모자를 쓰고 친구와 대화하는 동시에 업무용 모자를 쓰고 업무 관련 문자 메시지를 확인하는 것은 저녁을 준비하는 합리적인 방법처럼 보일 수 있으나, 한꺼번에 균형을 잡으려고 애쓰는 모자들을 보게 된다면 그렇지 않음을 깨닫게 될 것이다.

사람들이 흔히 생각하는 멀티태스킹은 존재하지 않는다. 대신, 집중력이 여러 작업 사이를 왔다 갔다 하며, 각 작업의 특정 측면에만 주의를 기울이게 되어 그 어느 것에도 온전히 집중하지 못한다. 생산성이 더 높아지는 것이 아니라, 오히려 생산성과 효율성이 떨어진다. 또한 멀티태스킹은 창의성과 행복감을 떨어트리고 스트레스, 좌절감, 불안을 증가시킨다. 여러 작업을 하면서 여러 번 다시 집중해야 하므로 에너지가 소모된다.

시간을 보다 목적에 맞게 사용하려면 멀티태스킹을 제한하려고 노력하는 것이 좋다. 이 건강하지 않은 습관을 바꾸는 첫 번째 단계는 멀티태스킹을 하려고 할 때 그것을 더 잘 알아차리는 것이다. 그런 다음, 그 순간에 어떤 작업에 집중하는 것이 가장 중요한지 생각해 본다. 작업 중 하나를 잠시 보류하거나, 다른 사람에게 위임하거나, 아예 피할 수 있는가? 예를 들어, 저녁 식사를 만들면서 뉴스를 본다면, 요리에만 온전히 집중하고 뉴스는 나중에 볼 수 있는가? 아마 오늘 밤 뉴스를 전혀 볼 필요가 없을 수도 있다.

멀티태스킹은 주변에 방해 요소가 많을 때 더 자주 발생한다. 따라서 작업 중에는 문에 "방해 금지" 표시를 붙이거나, 북적이는 커피숍보다는 조용한 공간에서 책을 읽거나, 중요한 프로젝트에 집중하는 동안에는 휴

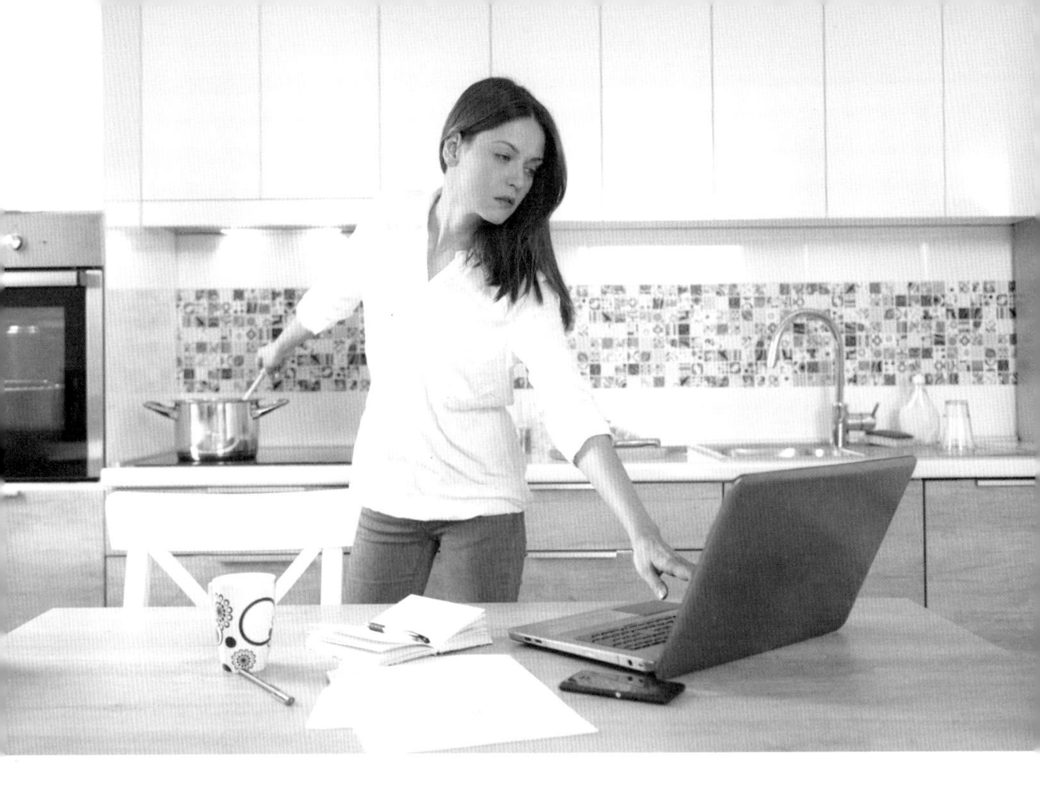

대전화를 무음으로 설정하는 것을 고려해 보라.

당신의 멀티태스킹 습관을 인식하고 나면, 방해 요소를 제한하고 한 번에 하나의 활동에 집중할 수 있다. 그러면 스트레스를 덜 받고 더 행복해질 것이다.

◐ 언제 주로 멀티태스킹을 하나요?

◆ 멀티태스킹을 할 때 또는 완료한 후에 어떤 기분이 드나요?

◆ 멀티태스킹 습관을 바꾸고 싶나요? 그렇다면, 어떻게 바꿀 수 있을지 설명해 보세요.

휴식을 실천으로 옮기기

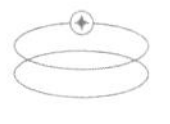

당신이 시간을 어떻게 활용하는지에 주의를 기울이는 동시에, 건강을 위해 휴식 시간을 갖는 것도 잊지 말라. 할 일 목록에 더 많은 일을 추가하고, 짧은 시간에 더 많은 일을 처리하는 것이 중요한 것이 아니다. 그 대신 당신의 삶 속에서, 매일의 일과 속에서 스스로 재충전하고 번성할 수 있게 하는 휴식 시간을 마련하는 연습을 하라. 다음은 휴식을 실천하기 위한 몇 가지 제안이다.

◈ 어디에서나 휴식을 취할 수 있지만, 집 안에 휴식을 취할 수 있는 특정 공간을 마련해 보세요. 어떻게 하면 이 공간을 특별하고, 편안하며, 자신을 위한 힐링 공간으로 만들 수 있을까요?

◈ 바쁘게 살다 보면 휴식을 취하는 것을 잊어버리기 쉽습니다. 휴대폰, 시계 또는 기타 가정용 스마트 장치에 알람을 설정해 두면, 잠시 멈춰서 자신을 위한 시간을 갖도록 떠올릴 수 있습니다. 자신에게 휴식 시간을 갖도록 상기시키기 위해 어떤 방법을 사용할 수 있나요?

달력에 휴식을 위한 시간을 미리 잡아 둘 수도 있다. 다른 사람과의 중요한 회의 시간을 예약해 두는 것처럼, 자신을 위한 휴식 시간을 정해 두는 것도 중요하다.

◈ 달력에 자기관리나 영적 웰빙을 위한 휴식 시간을 정해 둔다면 도움이 될까요? 그렇다면, 이를 어떻게 구상하고 있나요?

당신이 쉬는 시간, 자기관리를 위한 시간, 또는 영적 건강에 집중하는 시간을 가지려고 할 때, 종종 당신이 이 시간 동안 경험하고자 했던 것을 방해하는 요소들이 있을 수 있다. 그러나 평소에 당신이 휴식을 취하려는 의도를 방해하는 요소를 파악한다면, 미리 이러한 요소를 피하거나 제한할 수 있다.

◐ 평소 당신이 휴식을 취하려고 할 때 방해가 되는 요소는 무엇인가요? 그러한 방해 요소를 없애거나 제한하기 위해 무엇을 할 수 있나요?

당신의 일정에 포함되는 어떤 일에 대해서 "예"라고 말하는 것은 그 시간에 일어날 수 있었던 다른 일에 대해서 "아니오"라고 말하는 것과 같다는 사실을 기억하라. 1시간짜리 회의를 50분으로 줄이고, 다음 약속 전에 10분간의 자기관리 시간을 확보할 수도 있다. 새로운 일을 맡아 달라는 요청을 받았을 때는 그 일에 소요되는 시간과 에너지 비용을 고려해 보고, 자기관리를 위한 휴식에 어떤 영향을 미칠지 신중히 생각해 보라. 다른 사람과의 경계를 설정하고, "할 일" 목록뿐만 아니라 "하지 않을 일" 목록을 만들고, 타인에게 일을 위임하거나, 재정적으로 여유가 있다면 청소나 음식 준비 같은 일을 외부 기관에 위탁하는 등 더 나은 방법을 모색해야 할 수도 있다.

◐ 당신의 일정 중 휴식을 위한 충분한 시간을 확보하기 위해 무엇을 할 수 있나요? 당신은 휴식 시간을 가질 자격이 있음을 기억하세요.

◐ 당신의 '하지 않을 일' 목록은 무엇인가요? 이는 적어도 지금 당장은 어떤 상황에서도 하지 않기로 정한 일들입니다. 예를 들어, 새로운 프로젝트를 맡지 않기, 좋아하지 않는 사교 모임에 나가지 않기, 관심이 없거나 참석할 필요가 없는 회의 초대에 응하지 않기, 이번 주에만 네 번씩이나 자신의 아이를 데리고 와 달라고 부탁하는 이웃에게 "예"라고 대답하지 않기 등이 있습니다.

사회는 여성에게 "다른 사람을 기쁘게 해 주는 사람"이 되기를 기대한다. 어쩌면 수십 년 동안 이러한 역할을 맡아 온 여성에게는 자기 자신을 위한 시간을 갖는다는 것이 매우 어려운 일일 수 있다. 휴식을 취하는 것

에 불편함이나 죄책감을 느낄 수도 있고, 다른 사람들이 그런 자신을 비난할지도 모른다고 생각한다. 그런 생각이 든다면, 당신은 자기관리를 위한 휴식 시간을 가질 자격이 있다는 사실을 스스로에게 상기시켜야 한다. 당신이 일을 하고 있는지 아니면 휴식을 취하고 있는지를 다른 사람이 알 필요는 없다. 당신은 자신을 위해 일을 하고 휴식을 취하는 것이다. 자신을 위한 휴식 시간을 가지면 이후 더 큰 집중력, 에너지, 창의력, 명확성을 가지고 일상으로 복귀할 수 있다. 또한 당신이 휴식 시간을 가지면, 다른 사람에게도 자신을 위한 시간을 갖는 것이 중요하다는 사실을 가르쳐 주게 된다.

그러므로 자기관리를 위한 시간을 즐기고 있다는 사실을 다른 사람들과 공유하는 것이 좋다. 자기관리를 위한 휴식 시간을 갖는 것에 부끄러움이나 자책감, 죄책감을 느껴서는 안 된다. 휴식 시간을 갖는다고 해서 당신의 의무를 소홀히 하는 것은 아니다. 오히려 휴식을 취하면 다시 할 일 목록으로 돌아갈 때 다시 집중하는 데 도움이 된다.

◐ 자신을 위한 휴식 시간을 갖는 것에 대한 부담감 때문에 휴식을 취하기가 어렵나요? 그렇다면, 그렇게 느끼는 이유는 무엇이라고 생각하나요?

◐ 자기관리를 위한 시간을 갖는 것에 대한 생각을 바꾸기 위해 무엇을 할 수 있나

요? 예를 들어, 죄책감을 느낄 때 긍정적인 자기대화를 통해 스스로에게 자기관리를 위한 시간을 가질 자격이 있음을 상기시켜 보세요.

여성들이 즐겨하는 휴식 활동 중 일부는 다음과 같다.

- **수업 듣기** 지역 커뮤니티 센터, 온라인, 대학 강좌를 탐색해 보라. 많은 대학에서 시니어를 위한 무료 또는 할인된 비용의 비학점 강좌를 제공한다. 다시 학교를 다니기에는 너무 늦은 나이란 결코 없다. 학위 취득에 관심이 있다면 교육 기관에 문의하여 더 자세히 알아보라. 상당한 재정적 지원을 받을 수 있는 요건에 해당할 수도 있다.
- **글쓰기** 일기 쓰기, 자서전 쓰기, 글쓰기 수업 듣기, 시 쓰기, 출판할 책 쓰기 등을 고려해 보라. 많은 사람에게 글쓰기는 매우 이완되는 활동이며, 다른 일상적 활동에서 잠시 벗어날 수 있게 도와준다.
- **악기 연주** 악기를 다뤄 본 적이 있거나 새로운 악기를 배우는 것이 재미있을 것 같다면, 음악적 휴식을 취할 수 있는 좋은 기회이다. 악기를 구매해야 할지 망설여진다면, 우선 대여를 고려해 보라. 대면 수업이나 온라인 수업을 들을 수도 있다. 이미 악기를 연주하고 있다면, 휴식을 위해 악기 연주를 어떻게 활용할 수 있을지 생각해

보라. 악기를 연주하지 않는다면, 휴식 시간에 노래를 부르거나 음악을 듣는 것도 좋다.

- **예술적 표현** 여성들은 대부분 일상 속에서 자신을 예술적으로 표현하는 데 시간을 보내지 않는다. 그림 그리기, 색칠하기, 스테인드글라스 작업, 도자기 만들기 등 예술적 활동을 하는 시간을 갖는 것은 일상에서 벗어나는 창의적인 방법이 될 수 있다. 꼭 갤러리에 전시할 정도의 수준이 아니어도, 예술적 표현 활동을 통해 휴식의 이점을 얻을 수 있다. 성인용 컬러링북에 색칠을 하거나 낙서를 하는 것도 훌륭한 휴식 활동이 될 수 있다.
- **독서** 즐거움을 위해서든, 새로운 것을 배우기 위해서든, 독서 모임을 위해 읽는 것이든, 독서는 휴식을 취하는 일반적인 방법이다. 독서를 통해 이전에 하던 일에서 벗어나 다른 세계로 빠져들 수 있다. 어떤 종류의 책이 가장 재미있고 휴식에 도움이 되는지 실험해 보라.
- **이완 활동** 명상, 마음챙김 연습, 점진적 근육 이완, 유도된 심상, 집중 호흡 등은 모두 휴식을 위해 할 수 있는 이완 활동이다. 이러한 활동들에 익숙하지 않다면, 이완을 위한 스트레스 관리 수업을 들으며 휴식을 취하거나, 공신력 있는 웹 사이트를 탐색하여 안내를 받아 보라.
- **운동** 오랜 시간 동안 앉아서 생활한다면, 운동할 시간을 갖는 것이 신체적, 정신적 건강에 도움이 될 수 있다. 시간을 내서 스트레칭을 하거나, 집 주변을 산책하거나, 비교적 가벼운 역기를 들어 보거나, 간단한 요가 자세를 취해 보라. 발레나 필라테스 수업을 들어 보는

것도 좋다.

- **취미** 많은 여성들은 수년간 해 왔거나 해 보고 싶었던 취미를 가지고 있다. 공예나 정원 가꾸기 등 취미 활동은 할 일 목록에서 벗어나 다른 일을 하며 시간을 보낼 수 있게 한다. 바느질, 뜨개질, 사진 찍기, 스크랩북 만들기, 콜라주 만들기, 성인용 컬러링북, 단어 찾기, 꽃꽂이 등은 좋은 취미가 될 수 있다.
- **자연** 중년 이후의 여성들은 주로 대부분의 시간을 실내에서 보낸다. 잠시 시간을 내어 밖으로 나가 자연을 즐겨 보라. 자연공원에서 하이킹을 하거나, 문밖으로 나가 간단한 스트레칭을 하거나, 집 주변을 산책하는 등 자연 속에서 시간을 보내면 재정비하고 재충전하는 데 도움이 된다.
- **셀프케어** 시간을 내어 마사지, 손발톱 관리, 피부 관리 등을 받는 것도 자신을 가꾸고 휴식을 취할 수 있는 좋은 방법이다. 전문가에게 가지 않고도 몇 분 동안 직접 손 마사지를 하거나, 발톱에 매니큐어를 칠하거나, 스스로 얼굴 마사지를 할 수 있다. 자신을 가꾸는 데 많은 비용을 들이지 않아도 된다. 당신은 자신을 가꿀 자격이 있음을 기억하라. 무엇을 하면 기분이 좋아질 것 같은가?
- **여행** 산, 해변 또는 다른 흥미로운 장소로의 짧은 여행을 계획해 보라. 관심 있는 유적지나 국립 공원 또는 아직 가 보지 않은 하이킹 코스를 방문해 보라. 시간과 여유가 있다면 다른 나라로 휴가를 떠나 보는 것도 좋다.

휴식을 위한 또 다른 아이디어에는 어떤 것이 있을까? 먼저, 다른 사람들이 즐기는 활동이나 당신이 몇 년 전에 즐겼던 활동을 고려해 보라. 그런 다음, 즐겨하는 휴식 활동 목록에 없거나 현재 하고 있지 않은 새로운 활동을 생각해 보라.

◈ 즐겨하는 휴식 활동 목록에 있는 아이디어와 당신이 방금 생각한 아이디어 중 다음 달에 시도해 보고 싶은 것은 무엇인가요?

미셸 톨레프슨 박사가 전하는 지혜의 말

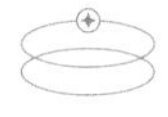

여성들과 갱년기 증상에 대해 이야기를 나눠 보면, 그들은 공공장소에서 안면홍조 증상이 나타날 때 신체적, 정서적으로 불편함을 느낀다고 호소하는 경우가 많다. 혼자 있을 때 안면홍조 증상이 나타나면 불안감 없이 긴장을 풀고 증상이 지나가도록 기다릴 수 있지만, 원치 않는 사회적 장소에서 안면홍조가 나타나면 어색함, 당혹감, 불안감, 좌절감, 때로는 메스꺼움까지 느낀다고 말한다.

우리 사회는 여성들이 갱년기를 겪는 과정을 존중하지 않는다. 대신,

사회의 연령차별주의는 많은 여성이 갱년기와 그로 인한 증상을 숨겨야 한다고 느끼게 만든다. 나의 환자들 중 일부는 공공장소에서 안면홍조 증상이 나타났을 때 느끼는 불편한 감정 때문에 공개 회의, 사교 모임, 심지어는 직장에서의 승진까지 기피한다고 말했다.

나는 환자들로부터 이런 이야기를 들으면, 그들이 노화와 갱년기, 안면홍조를 바라보는 근본적인 관점에 대해 더 알아보려고 한다. 일부 환자는 다른 사람들이 자신이 안면홍조 증상을 겪고 있다는 것을 알게 되면, 자신을 직장에서 덜 유능한 사람으로 보거나 나이 든 여성으로서 덜 가치 있게 볼까 봐 걱정한다. 나를 제외한 다른 사람들에게는 자신의 증상에 대해 이야기하고 싶지 않다는 환자들도 있다. 나는 주변 동료들이 안면홍조에 대해 이야기하는 것을 들어 본 기억이 없다고 말하는 사람들이 너무도 많다는 사실에 놀랐다.

나는 환자들에게 안면홍조 증상이 나타나면 자신의 감정을 존중하고 잠시 휴식을 취하라고 조언한다. 안면홍조가 나타나는 즉시 숨기려고 하기보다는, 의식적으로 잠시 시간을 갖고 특정 방식으로 행동해야 한다는 압박감 없이 다음과 같은 몇 가지 질문을 자신에게 던지면서 무엇이 가장 좋은 방법인지 결정하기를 바란다.

- 안면홍조를 겪고 있다는 사실을 주변 사람들과 공유하고 싶은가, 아니면 지금 당장은 공유하고 싶지 않은가?
- 현재 환경을 떠나고 싶은가, 아니면 지금 있는 곳에 머무르고 싶은가?
- 안면홍조 증상이 지나가기를 기다리는 동안 가장 편안함을 느낄 수

있는 방법은 무엇인가? (천천히 심호흡하기, 스웨터 벗기, 선풍기 사용하기, 시원한 음료를 마시기, 잠시 밖으로 나가서 걷기, 화장실에서 얼굴에 물을 뿌리기 등)

당신에게 가장 좋은 방법을 선택하는 것에 대해 부끄러워하거나 죄책감을 느낄 필요가 없다. 안면홍조는 그 순간 당신에게 가장 좋은 것이 무엇인지 생각할 시간을 가지라는 신호일 수 있다. 안면홍조는 일시적인 증상이며, 여성으로서 지극히 정상적인 부분이고, 숨길 필요가 없으며, 당신이 원하는 것을 존중하는 것이 당신에게 힘을 주고 당신을 돌보는 방법이라는 점을 상기하라.

대부분의 환자들이 안면홍조 증상을 겪고 싶지는 않다고 말하지만, 그런 증상이 있을 때 의식적으로 휴식을 취하며 자신에게 가장 좋은 것이 무엇인지 생각해 보는 시간을 갖는 것이 갱년기 증상을 더 잘 통제하는 데 도움이 되었다고 말한다.

코치(COACH) 접근법으로 휴식 코치하기

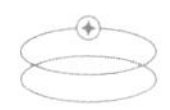

호기심(CURIOSITY)

대다수의 여성은 잠시 멈춰 서서 자신이 시간을 어떻게 보내고 있는지 생각해 보는 일이 거의 없다. 이 장의 앞부분에서 작성했던 시간 일지를 다시 검토해 보라.

◐ 일상적인 하루 중, 그리고 일주일 중 언제 휴식 시간을 갖는 것이 유익할까요?

◐ 휴식을 취하지 못하거나 시간을 원하는 대로 사용하지 못하는 이유는 무엇인가요?

◐ 휴식의 이점은 무엇이라고 생각하나요?

◐ 휴식을 통해 얻고 싶은 것은 무엇인가요?

개방성(OPENNESS)

휴식을 통해 웰빙을 개선하려면 일정 변경에 대하여 열린 마음을 가져야 한다.

◆ 현재 일정을 변경할 의향이 있나요, 아니면 현재 상태를 계속 유지할 생각인가요? 설명해 보세요.

◆ 휴식 시간 동안 혼자만의 시간을 보내는 것에 열려 있나요, 아니면 혼자 있는 시간이 불편하거나 비생산적이라고 느끼나요? 설명해 보세요.

◆ 휴식을 취하는 것에 죄책감을 느낀 적이 있나요? 있다면, 그런 기분이 들었던 이유는 무엇이라고 생각하나요?

◐ 죄책감에 초점을 맞춘 자기대화 대신 어떤 자기대화를 할 수 있을까요?

감사(APPRECIATION)

자신의 웰빙을 돌보는 시간을 가짐으로써 자신에게 주는 선물에 대해 진정으로 감사하는 마음이 없이 휴식 시간을 보낼 수도 있다. 휴식을 취할 때는 감사함과 고마움에 집중해 보라.

◐ 최근에 즐겼던 휴식 활동을 생각해 보세요. 이 휴식에서 가장 즐거웠던 점은 무엇인가요?

◐ 휴식을 개선하기 위하여 감사하는 마음을 어떻게 활용할 수 있을까요?

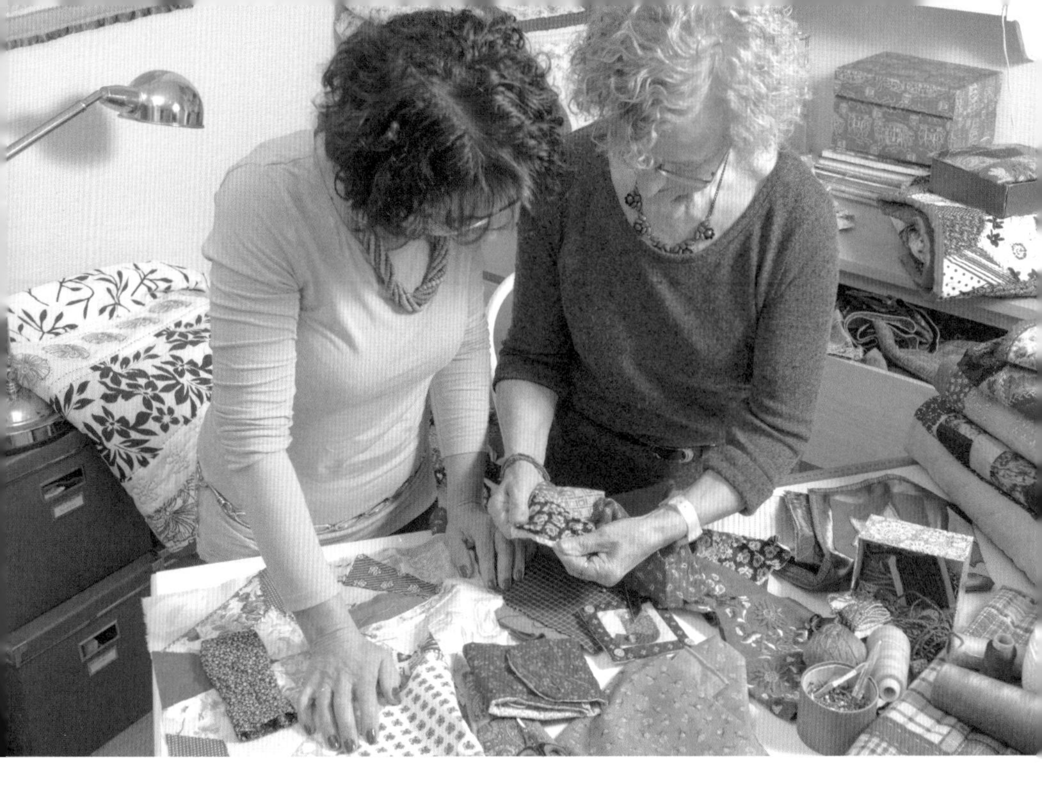

오늘 이 책을 읽으면서 시간을 보내는 것은 자기관리를 위한 휴식 시간을 갖는 것이다. 이 순간을 의식하고 음미하라. 우리는 당신과 함께하며 당신이 이 프로그램에 참여하고 자신을 우선시해 준 것에 감사하는 마음을 나누고 싶다. 어쩌면 언젠가 우리 모두가 직접 만나게 될지도 모른다!

연민(COMPASSION)

많은 여성이 할 일 목록에 너무 많은 일이 있어서 휴식 시간을 내기가 불가능해 보일 정도로 바쁘게 지낸다. 휴식은 아마도 매우 바쁜 사람들에게 가장 중요할 것이며, 비록 시간을 내기가 어렵더라도 꼭 필요한 것이다. 일정에서 1시간을 할애할 수는 없더라도, 몇 분간 짧은 휴식 시간을 갖는 것만으로도 이점을 얻을 수 있다.

◐ 만약 당신의 친구가 자신을 위한 시간을 갖기에는 너무 바쁘다고 말한다면, 그 친구에게 어떤 말을 해 주고 싶나요?

많은 여성이 자애로운 마음을 느끼고, 그것을 다른 이들에게 표현한다. 자애는 주변 사람들의 내적인 아름다움과 진정한 지혜를 알아차리고 감사하는 것을 포함한다. 자애는 다른 사람의 이야기에 귀를 기울이고, 다른 사람을 안아 주고, 그들을 있는 그대로 받아들이고, 사람들이 자신의 빛을 발견하고 빛날 수 있도록 도와주는 방식으로 표현된다.

자기 자신에게 자애로운 마음을 가지면 번성할 수 있는 힘을 얻게 된다. 이는 당신 내면의 지혜와 진정한 아름다움에 감사하는 것, 즉 당신의 몸에 귀를 기울이고, 당신의 감정을 존중하고, 순간을 음미하고, 당신의 강점을 축하함으로써 실천할 수 있다.

◐ 마지막으로 당신 자신에게 자애로운 마음을 가진 적은 언제인가요? 그때 무엇

을 하고 있었나요?

◆ 그때의 감정을 어떻게 재현할 수 있을까요?

◆ 자애를 나누는 것은 연민을 나누는 것입니다. 당신은 매일 어떤 방식으로 자신에게 자애를 베풀고(또는 베풀 수) 있나요?

정직(HONESTY)

당신이 자기관리의 필요성을 인식하고 휴식 시간을 갖기 시작하더라도, 또 다시 일정을 너무 빡빡하게 잡는 바람에 휴식 시간을 갖지 못하는 옛 습관으로 돌아가기 쉽다. 신뢰할 수 있는 친구, 가족 또는 정신건강 전문가와 협력하여 스스로 책임감을 갖고 자기관리의 필요성에 대해 스스로에게 솔직해진다면 계획을 잘 지키는 데 도움이 될 수 있다.

◐ 당신이 계속해서 책임감을 갖고 일상생활에 휴식을 포함시킬 수 있도록 도와줄 수 있는 사람이 있나요?

◐ 어떻게 스스로 책임감을 유지할 수 있을까요?

◐ 휴식 시간을 가질 의향이 있나요? 솔직하게 답변해 보세요. 그렇게 생각하는 이유는 무엇인가요?

휴식 마무리

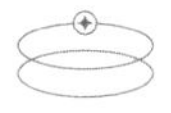

시간이 얼마나 빨리 지나가는지 생각하면 낙담하기 쉽다. 과거를 어떻게 "보냈어야 했는지", 또는 미래에 무엇을 "해야 할지" 생각하기보다는 현재 주어진 시간에 집중해 보라. 지금 당장 주어진 시간과 하루하루에 감사하는 마음을 가지고, 당신에게 가장 의미 있는 일에 시간을 보내도록 노력해 보라. 당신의 목적에 맞게 시간을 조정하라. 당신의 몸과 마음이 필요로 하고, 당신에게 기쁨을 주며, 영적으로 충족시켜 주는 일에 시간을 할애하라. 시간을 의식적으로 사용하고 자기관리를 위한 휴식 시간을 활용한다면, 당신은 진정으로 웰니스로 가는 길을 걷고 있는 것이다.

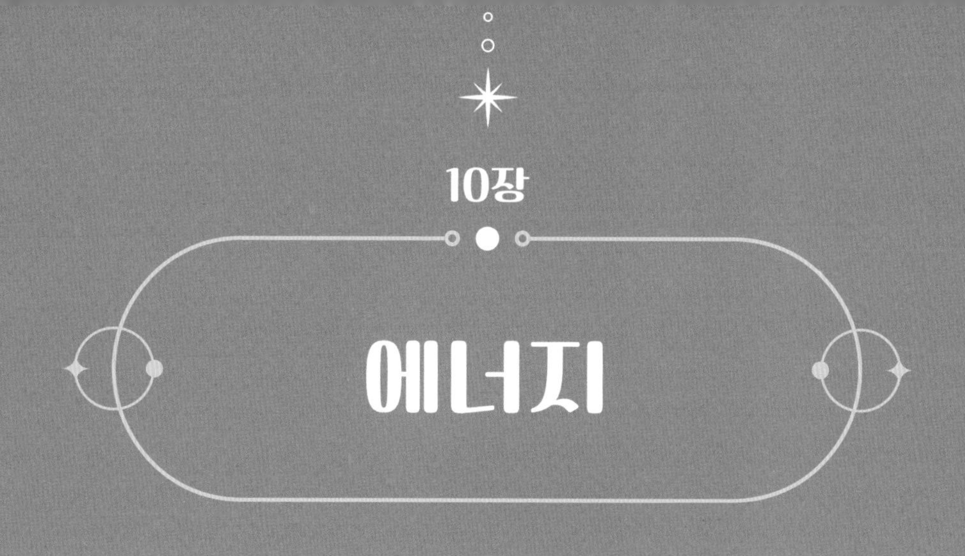

10장

에너지

폐경기 및 중년기 이후의 에너지

약어 ENERGY

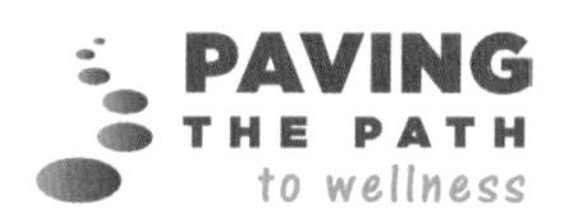

Environment	Regulate
Natural	Generate
Exercise	You

- ENVIRONMENT(환경) 환경은 에너지에 영향을 미치므로 당신을 격려하는 사람들, 정돈된 집, 당신을 자극할 수 있는 활동들로 자신을 둘러싸라. 당신의 주변 환경이 에너지를 소진하게 만든다면, 조치를 취하고 환경을 바꿔서 활기를 얻을 수 있게 만들어라.
- NATURAL(자연적) 영양이 풍부한 음식, 적절한 수분 섭취, 회복적인 숙면, 자연 속에서 보내는 시간 등 자연스럽고 건강한 에너지 증진 방법

을 사용하라. 중독성이 있고 위험한 물질의 사용은 피해야 한다.

- **EXERCISE(운동)** 규칙적으로 운동하라. 규칙적으로 신체활동을 하고 앉아서 보내는 시간을 줄여 에너지 수준을 최적화하라. 여러 가지 신체활동을 시도해 보고 가장 즐거운 것을 찾아보라.
- **REGULATE(조절)** 활동의 우선순위를 정하고 의식적으로 휴식 시간을 할애하여 하루 동안 에너지를 잘 조절해야 한다. 필요에 따라 잠시 쉬면서 잠자리에 들 때까지 하루를 버틸 수 있는 에너지를 확보하라.
- **GENERATE(생성)** 삶에 에너지를 불어넣고 영적 웰빙에 도움이 되는 활동에 참여하라. 어떤 활동은 당신에게 긍정적인 에너지를 더 많이 생성해 주는 반면, 어떤 활동은 에너지를 고갈시킨다. 매일 에너지를 생성해 주는 재미있는 활동을 시도해 보라.
- **YOU(당신 자신)** 다른 사람들과 자신을 비교하지 말라. 대신, 자신의 고유한 에너지 수준, 에너지 소모 요인, 에너지 증진 요인에 집중하라. 그런 다음, 정기적으로 자신의 에너지 수준을 확인하라.

✳

나이가 들수록 지혜는 점점 깊어진다. 그러나 안타깝게도, 에너지는 그렇지 않다. 피로는 실제로 존재하며, 일상 활동에 지장을 주고, 졸지 않고서는 하루를 버티기 어렵게 만들 수 있다. 피로는 당신이 번성하는 데 방해가 될 수 있다. 하지만 피로한 삶을 받아들이고 안주할 필요는 없다. 희망은 있다. 이 장에서는 무엇이 당신에게 에너지를 공급하는지, 당신의 에너지를 소모시키는 것은 무엇인지 이해하는 데 도움을 주고자 한다. 에너지를 관리하여 최적의 삶을 영위하는 방법을 알고 싶은가? 그렇다면 이 장은 당신을 위한 것이다.

미셸 톨레프슨 박사가 전하는 지혜의 말

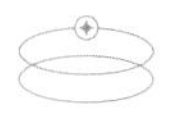

이 이야기는 일반적인 삶과 경험은 아니지만, 중요하다고 생각하여 공유하고자 한다. 나는 유방암 진단을 받고 항암 치료를 받던 당시, 아이들과 함께 시간을 보낼 에너지가 부족하다는 사실에 슬픔과 좌절감을 느꼈다. 특히 아이들이 학교에서 돌아온 후 잠자리에 들 때까지는 더더욱 그러했다. 나의 소중한 아이들이 잠들기 전에 입맞춤을 해 주고 싶었지만, 너무 지쳐서 계단을 올라갈 힘조차 없던 때가 많았다. 암은 나에게 삶의 취약함과 시간과 에너지의 한계를 절실하게, 때로는 고통스럽게 깨닫게 해 주었다.

나는 종양 전문 상담사를 만나 에너지 부족과 스트레스 문제를 이야기했다. 그녀는 나에게 "스푼 이론(spoon theory)"에 대해 설명해 주었는데, 그 덕분에 이 어려운 시기에 에너지를 관리하는 방법을 더 잘 이해할 수 있었다. 또한 주변 사람들에게 내 기분이 어떤지, 내가 왜 나의 웰빙을 위해 활동과 자기관리 방식에 변화를 주고 있는지를 설명할 수 있는 방법도 알게 되었다.

스푼 이론은 크리스틴 미제랑디노(Christine Miserandino)가 고안하였다. 그녀는 이 개념을 사용해 만성질환으로 인한 에너지 부족에 따른 고충을 설명했다. 그녀는 만성질환을 앓고 있거나 그렇지 않은 모든 사람이 에너지를 더 잘 관리하여 삶을 더 온전히 살아갈 수 있도록 돕고 있다.

스푼 이론에 따르면, 모든 사람은 매일 한정된 양의 "스푼"을 가지고 있으며, 이는 하루 동안 사용할 수 있는 한정된 에너지를 나타낸다. 만성질환이 있거나 나이가 많은 사람은 하루를 시작할 때 다른 사람들보다 가지고 있는 "스푼"이 더 적을 수 있다. 부족한 수면, 과도한 스트레스, 사회적 연결 부족, 건강하지 않은 식습관, 신체활동 부족 등도 개인의 "스푼" 보유량을 감소시킬 수 있다.

일상적인 활동과 스트레스는 하루에 할당된 스푼을 소모한다. 옷을 입고, 식사를 준비하고, 병원을 방문할 때도 스푼을 사용한다. 스푼을 적절하게 관리하지 못하면 하루가 끝날 무렵에는 남아 있는 스푼이 없어 하루를 마무리할 에너지가 없을 수 있다. 이는 항암 치료를 받는 동안 나에게 일어난 일이다. 무리해서 다음 날의 스푼을 빌려 쓸 수는 있지만, 이렇게 하면 다음 날 사용할 스푼이 줄어들어 내일이 더 힘들어질 것이다.

하루가 끝날 때 스푼이나 에너지가 다 떨어졌다고 해서 그것이 잘못이라거나, 생활습관의 변화를 통해 피로를 예방할 수 있었다는 의미는 아니다. 내가 어떻게 했어도 아무 소용이 없을 것 같은 날들이 있었다. 그저 휴식을 취하며 몸을 돌봐야 했고, 일상적인 활동과 상관없이 저녁 식사 시간이 되면 스푼이 다 떨어졌다. 그럴 때는 내 몸이 필요로 하는 것을 할 수 있도록 스스로에게 관대해지고 그것을 허용하면서 싸우지 않는 자세가 필요했다.

그러나 어떤 날에는 스푼을 전략적으로 사용하여 항암 치료를 받는 중에도 계단을 올라가 아이들에게 잘 자라고 입맞춤할 수 있었다. 친구와 가족들이 나에게 식사를 가져다줄 수 있도록 내 여동생이 미리 연락해 두었기에 나는 요리를 할 필요가 없었다. 부모님은 아이들을 더 각별히 돌봐 주셨고 가능한 모든 방법으로 나를 도와주려 하셨다. 평소에도 많은 도움을 주고 있던 남편은 나의 스푼 관리를 돕기 위해 집안일을 더 많이 맡았다. 특히 남편이 도와주겠다고 제안할 때 내가 거절하거나, 지쳐서 힘들어도 계속 밀어붙이려고 할 때면 남편은 나에게 스푼을 신중히 사용할 것을 상기시켜 준다. 도움을 요청하고 받는 법을 배우는 것이 필수인데, 나도 여전히 이 기술을 완벽하게 익히려고 노력 중이다. 항암 치료를 받을 때보다 현재 더 많은 에너지를 갖게 된 것에 감사하지만, 사실 예전만큼 에너지가 넘치지는 않는다. 특히 감기에 걸리거나, 잠을 잘 못 자거나, 스트레스를 많이 받을 때는 에너지를 신중하게 사용해야 한다.

양질의 음식을 먹고, 적절한(과도하지 않은) 신체활동을 하며, 웰빙에 도움이 되는 사람들과 어울리고, 충분한 수면을 취하고, 스트레스 관리 기술을 연습하며, 위험한 물질 사용을 피하는 등 자신을 돌봄으로써 스푼을 잘 관리하고 너무 빨리 소모되지 않도록 예방할 수 있다. 또한 친구에게 말하듯이 자신에게 친절하게 말함으로써 스스로를 도울 수도 있다.

당신의 일상적 활동, 소원, 목적을 달성하기 위한 에너지를 더 잘 관리하는 데 미제랑디노의 스푼 이론이 도움이 되기를 바란다.

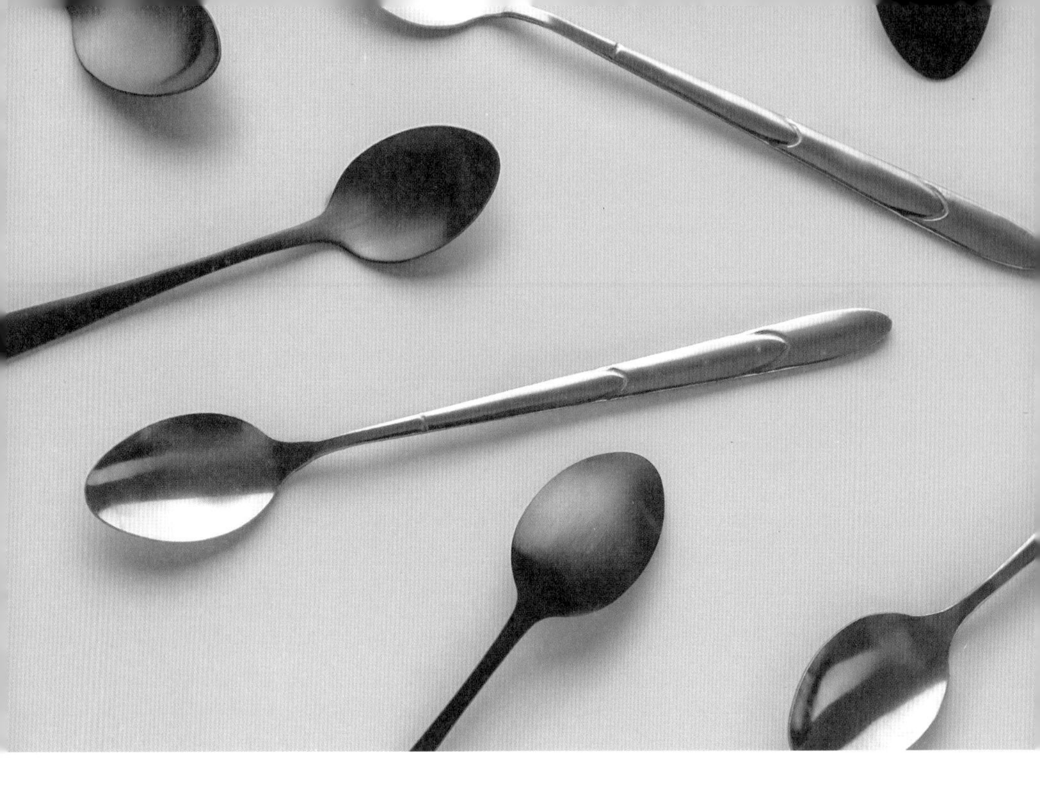

당신의 삶을 돌아보며

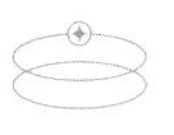

인생을 되돌아보면 에너지가 넘쳤던 때를 떠올릴 수 있을 것이다. 이는 지난 달 혹은 5년 전일 수도 있고, 어렸을 때일 수도 있다. 당신의 열정을 자극했던 것이 무엇이었는지 생각해 보라. 어린 시절에 경험했던 주변 세상에 대한 단순한 호기심이었나? 새로운 직업이나 기회에 대한 흥분이었나? 사랑에 빠지거나, 사랑하는 사람과 함께 휴가를 계획할 때였나? 읽고 있던 책에서 건강한 삶을 위한 새로운 팁과 전략을 배운 것이었나? 새로운 운동을 시작했거나 필라테스 수업을 시도해 본 것이었나? 텃밭 가꾸기 취미에 빠져 씨앗이 자라는 모습을 지켜본 것이었나? 흥미로운 정보를 얻고 사람들을 만날 수 있는 새로운 수업을 들었던 때였나?

◆ 당신의 인생에서 가장 에너지가 넘쳤던 시기를 묘사해 보세요.

◆ 에너지가 넘치고 활기차게 생활했던 최근의 경험이나, 마지막으로 그런 감정을 느꼈던 순간에 대해 적어 보세요.

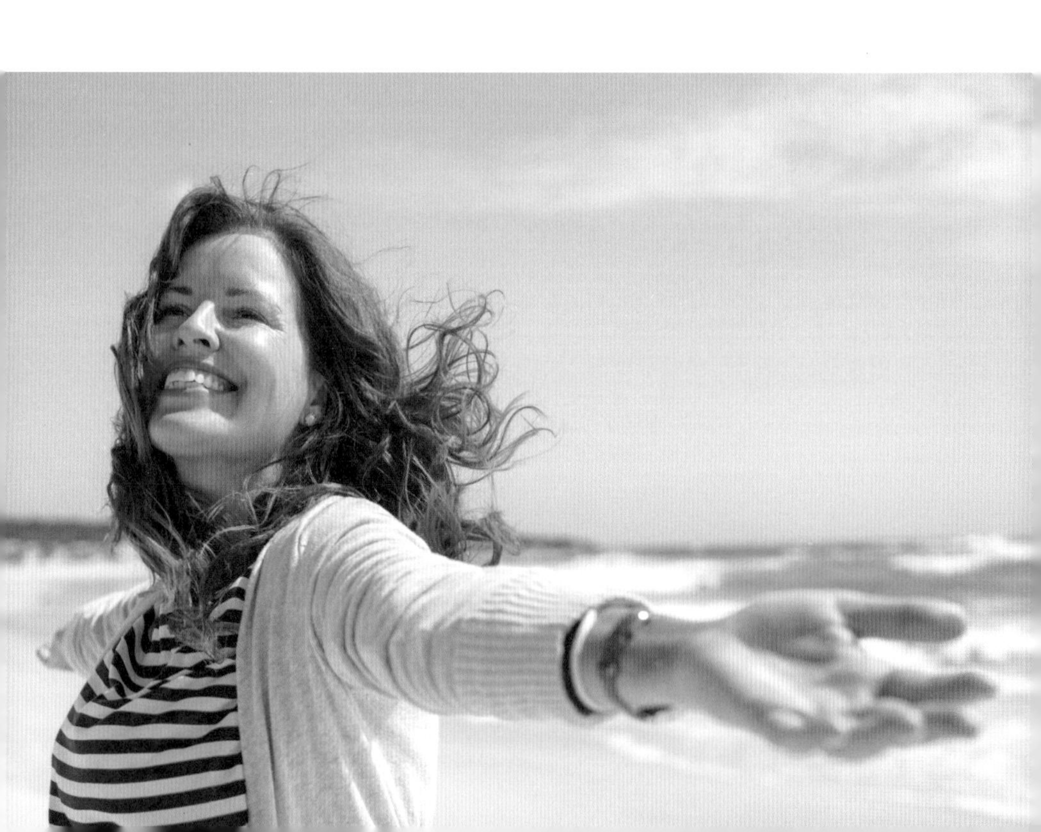

〈표 10-1〉을 참고하여 에너지 타임라인을 만들어 보라. 가장 에너지가 넘쳤던 시기를 표시하고, 그때 무슨 일이 있었는지 파악해 보라.

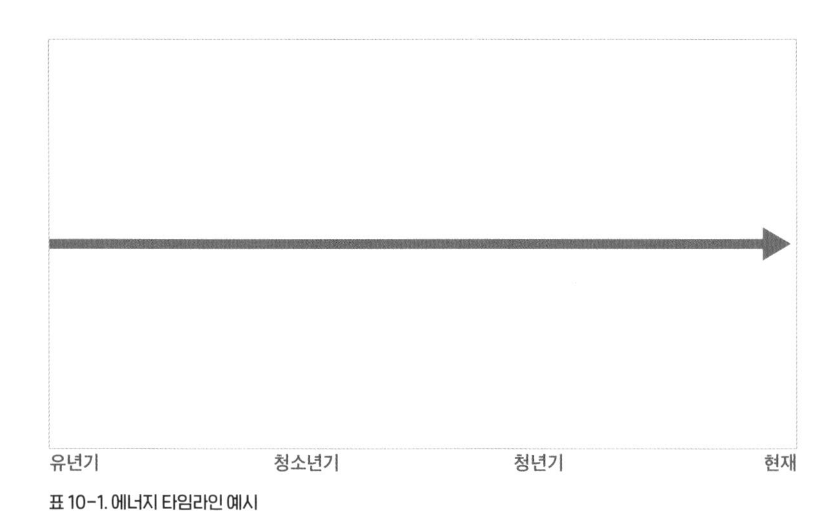

표 10-1. 에너지 타임라인 예시

살다 보면 한 번쯤 당신의 에너지가 매우 부족했던 때가 있었을 것이다. 예를 들어, 밤에 자주 깨는 신생아를 돌보거나, 항암 치료를 받거나, 사랑하는 사람의 질병에 대한 불안감으로 잠을 이루지 못했을 때처럼 말이다. 많은 여성들은 갱년기 동안 에너지가 저하되고, 야간발한과 호르몬 변화가 수면을 방해할 때 발생하는 '브레인 포그'를 경험한다. 다행인 것은 야간발한이 멈추고 호르몬 수치가 안정되면서 폐경 전후 몇 년 동안 겪었던 피로가 해소되는 경우가 많다는 것이다. 그러나 코로나19 또는 항암 치료가 필요한 상황처럼, 이전보다 에너지가 부족한 상태가 지속되는 경우도 있다. 에너지를 빼앗아 가는 무언가가 있다고 해도 절망하지 말라. 매일 에너지를 극대화하고 최대한 활용할 수 있는 방법이 아직 남아 있다.

인생의 특정 사건이나 질병으로 인해 갑자기 에너지가 줄어든 경험이 있다면, 원하는 것을 할 수 있는 충분한 활력이 있다는 것이 얼마나 멋진 일인지 새삼 깨닫게 될 것이다. 에너지 상태가 급격히 변하게 되면 에너지 관리 방법을 배울 필요가 생기는 경우가 많다. 질병이나 큰 사건이 없었더라도, 에너지 관리는 여전히 배울 가치가 있는 기술이다. 이 장을 통해 활력을 높이고 하루 동안 에너지를 현명하게 사용할 수 있는 전략을 배우게 될 것이다.

에너지 일지

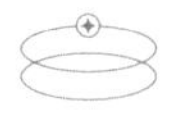

앞으로 며칠 동안, 하루 종일 당신의 에너지 수준에 주의를 기울이고 〈표 10-2〉에 있는 타임라인을 작성해 보라. 아침에 일어났을 때의 에너지 수준을 기록하고, 밤에 잠자리에 들 때까지 하루 종일 에너지가 어떻게 변하는지 기록하라. 에너지가 가장 많을 때와 가장 적을 때를 기록하고, 하루 동안 에너지가 어떻게 오르내리는지 주의 깊게 관찰해 보라. 또

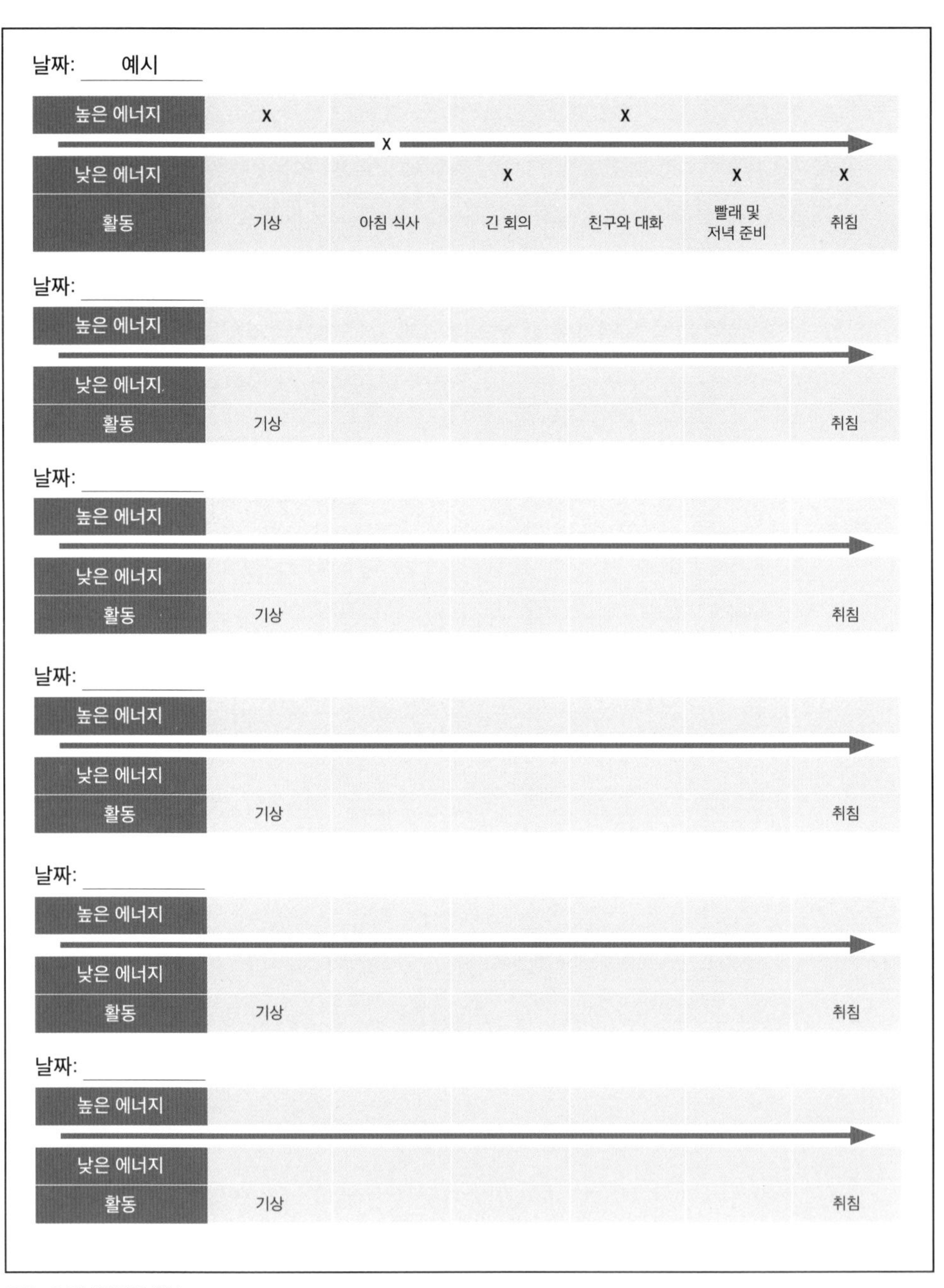
날짜: 예시

높은 에너지	X			X		
		X				
낮은 에너지			X		X	X
활동	기상	아침 식사	긴 회의	친구와 대화	빨래 및 저녁 준비	취침

날짜:

높은 에너지						
낮은 에너지						
활동	기상					취침

날짜:

높은 에너지						
낮은 에너지						
활동	기상					취침

날짜:

높은 에너지						
낮은 에너지						
활동	기상					취침

날짜:

높은 에너지						
낮은 에너지						
활동	기상					취침

날짜:

높은 에너지						
낮은 에너지						
활동	기상					취침

표 10-2. 에너지 일지 예시

한 에너지를 증가시키거나 감소시키는 특정 활동, 장소 또는 사람이 있는지 주의를 기울여 보라. 예를 들어, 아침 식사 후나 친한 친구와 이야기를 나눈 후에는 에너지가 증가할 수 있지만, 빨래를 하거나 스트레스가 많은 회의에 참석한 후에는 에너지가 감소할 수 있다.

◐ 에너지 일지를 통해 무엇을 알게 되었나요?

◐ 보통 언제 가장 에너지가 넘치나요?

◐ 보통 언제 가장 에너지가 부족한가요?

◐ 에너지 증진 요인: 어떤 활동, 장소, 사람들이 당신의 에너지를 증가시키나요? 〈표 10-1〉의 타임라인과 그 외에 다른 항목들도 고려해 보세요.

◐ 에너지 소모 요인: 어떤 활동, 장소, 사람들이 당신의 에너지를 감소시키나요? 〈표 10-1〉의 타임라인과 인생에서 에너지가 고갈되었던 다른 시기들도 고려해 보세요.

에너지와 목적의 연결

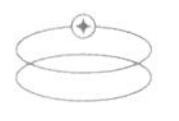

에너지가 있으면 목적을 이루며 즐겁게 살아갈 수 있다. 적절한 에너지가 없으면 일상생활의 기본적인 활동을 하는 것조차 힘들 수 있다. 활력이 부족하면 인생에서 원하는 바를 이룰 수 없을 것 같은 기분이 들기도 한다. 피로 역시 인생의 목적을 달성하는 데 방해가 될 수 있다. 이 책의 다음 장에서 목적에 대해 더 자세히 다루겠지만, 지금 에너지와 목적 사이의 연관성을 알아 두면 유익할 것이다. 목적에 부합하는 일을 하면 에너지가 넘치고 기쁨을 느낄 가능성이 높다. 마찬가지로, 에너지가 충분하면 목적을 이루는 데 도움이 된다. 두 요소는 아름답게 얽혀 있으며, 어느 하나만으로는 번성할 수 없다. 일반적인 목적의 영역에는 다음과 같은 것들이 있다.

- 더 나은 세상을 만드는 데 기여하기
- 다른 사람들을 돕기
- 자신의 재능을 세상과 공유하기
- 영적 신념 실천하기
- 가족이나 친구 돌보기
- 예술 또는 아름다운 작품을 창조하기
- 자원봉사
- 반려동물 돌보기
- 텃밭을 가꾸고 필요한 사람들에게 신선한 농산물 제공하기
- 당신의 경험을 통해 배울 수 있는 사람들을 멘토링하기

◈ 위에 제시된 일반적인 목적의 영역들과 관련된 활동에 참여했던 때를 생각해 보고, 몇 가지 예를 들어 보세요.

◈ 이러한 활동을 준비하고, 참여하고, 완료한 후의 에너지 수준은 어떠했나요?

에너지의 종류

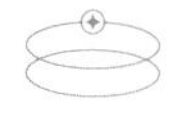

모든 에너지가 같은 것은 아니다. 예를 들어, 장시간의 하이킹이나 격렬한 운동을 한 후에 신체적으로는 지쳤지만 정신적, 정서적으로는 에너지가 넘치는 것을 느낄 수 있다. 또는 아침에 일어났을 때 신체적으로는 에너지가 넘치지만, 잠에서 깨자마자 어젯밤 친구와 다퉜던 일이 떠올라 감정적으로 지친 기분이 들 수도 있다. 따라서 신체적, 정서적, 영적 에너지와 관련하여 당신의 에너지 탱크가 비어 있는지 아니면 가득 차 있는지를 알아차리는 것이 중요하다.

◆ 다음 영역들과 관련하여 현재 당신의 에너지 수준은 어느 정도인가요?

신체적 에너지	정서적 에너지	영적 에너지

표 10-3. 에너지 수준 평가

◆ 당신이 앞선 질문에서 평가한 정도의 에너지 수준을 유지할 수 있게 하는 요인은 무엇인가요?

◆ 각 영역에서 에너지 수준이 더 높아지지 못하게 만드는 요인은 무엇인가요? 에너지를 소모하게 만든 상황, 갈등, 사람, 장소, 책임, 업무량 등을 고려해 보세요.

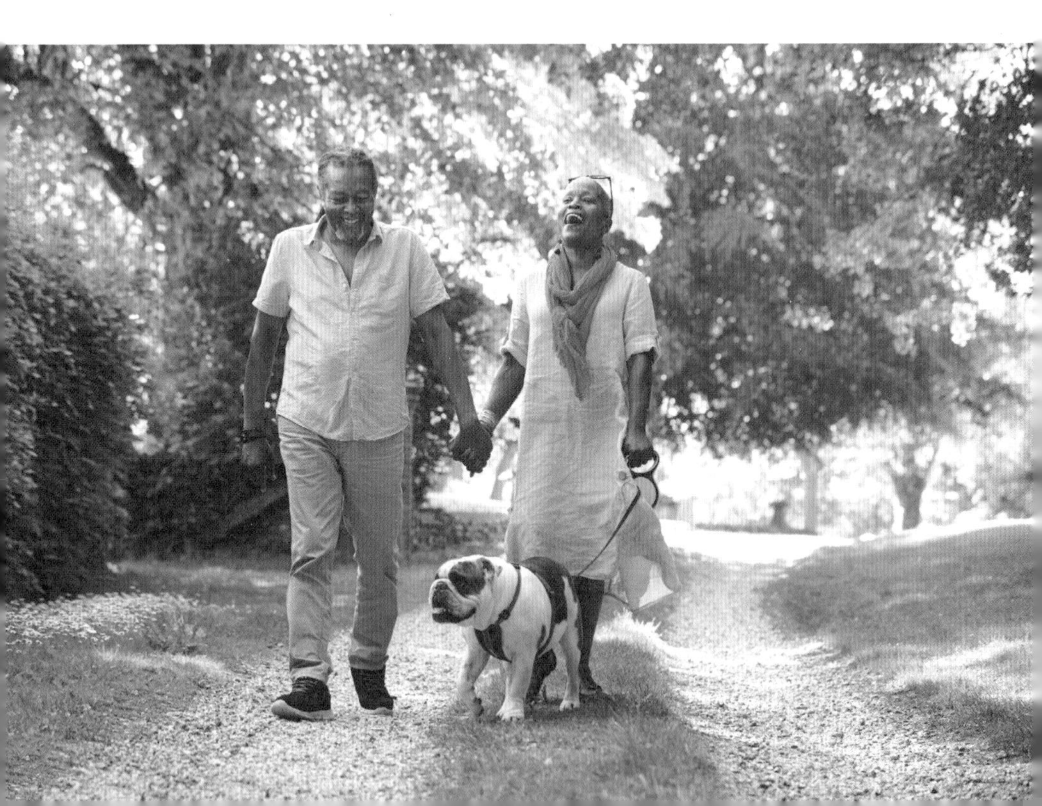

◐ 각 영역에서 에너지 수준을 높여 주는 요인은 무엇인가요? 과거에 활력을 높여 주었던 요인들을 고려해 보세요. 예를 들어, 당신을 지지해 주는 사람들, 에너지를 북돋아 주는 활동이나 장소 등을 생각해 볼 수 있습니다.

정서적 에너지

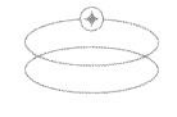

특정 활동, 사람, 장소는 긍정적인 정서적 에너지를 증가시킨다. 예를 들어, 놀이공원에 가거나 하이킹을 하면 신체적 에너지가 감소할 수 있지만 정서적으로는 활력이 생길 수 있다. 높은 수준의 정서적 에너지는 기쁨과 흥분 같은 긍정적인 감정으로 이어질 수 있다.

반대로 두려움, 분노, 좌절과 같은 부정적인 정서적 에너지가 높아질 수도 있다. 이러한 부정적인 감정이 지속되면 정서적 에너지는 물론이고, 결국 신체적 에너지까지 고갈될 수 있다. 부정적인 감정을 강하게 경험할 때 이를 인식하면, 잠시 멈춰서 근본적인 문제를 해결하거나 자기 관리를 통해 웰빙을 유지할 수 있으며, 이는 인생의 폭풍우를 이겨 내는 데 도움이 될 수 있다. 이전 장에서 살펴본 것처럼, 지금은 휴식을 취하거나 힘을 충전할 시간을 갖기에 완벽한 시기이다.

◐ 어떤 활동, 사람, 장소가 당신의 긍정적인 정서적 에너지를 증가시키나요?

◐ 어떻게 하면 당신의 일상에서 긍정적인 정서적 에너지를 증진할 수 있을까요? 구체적인 활동과 이 활동에 참여할 수 있는 요일, 시간을 정해 보세요.

◐ 당신의 정서적 에너지를 소모시키거나 부정적인 정서적 에너지를 유발하는 것은 무엇인가요? 더 이상 이 행동을 하지 않기 위해 취할 수 있는 구체적인 조치를 적어 보세요.

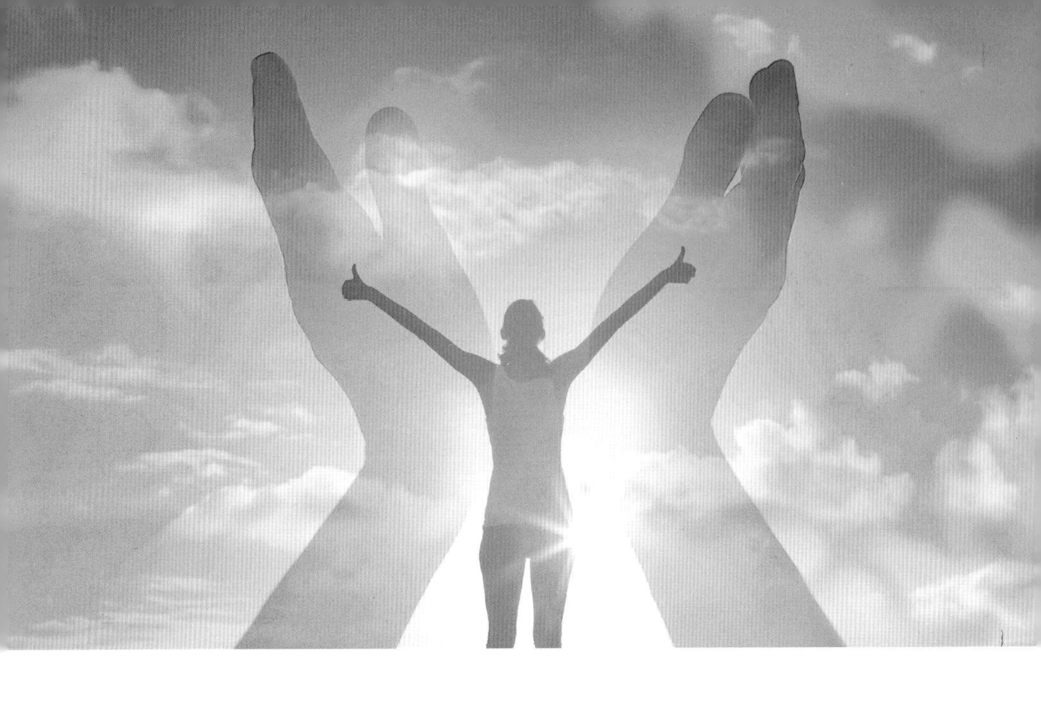

영적 에너지

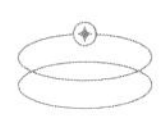

당신이 영적으로 열정적일 때 느끼는 감정과 그런 감정을 느끼게 하는 요인은 지문만큼이나 아름답게 개인화되어 있다. 영적으로 에너지가 넘칠 때는 자신보다 위대한 무언가와 연결되면서 경외감이나 경이로움을 느낄 수 있다. 예를 들어 모스크, 사원, 교회 또는 예배당에서 종교적 행사에 참여함으로써 영적 에너지를 느낄 수 있다. 다른 신자들과 함께 찬송과 찬양 같은 종교 의식에 참여함으로써 영적 에너지가 높아질 수도 있다.

어떤 사람들은 혼자 기도하거나 성찰적 사색을 할 때 더 많은 영적 에너지를 얻기도 한다. 또 어떤 사람들은 자연에 나가 밤하늘의 무수한 별을 올려다보거나 나뭇잎의 아름다움을 관조하며 그 기원을 생각할 때 영적 에너지가 높아진다. 손주의 눈을 바라보거나 사랑하는 사람을 안아줄 때 영적 에너지 탱크가 채워질 수도 있다.

일상적인 임무에 너무 집중하다 보면 영적 에너지를 높이는 것에 소홀해지기 쉽다. 이 프로그램은 건강한 몸, 평온한 정신, 즐거운 마음을 가질 수 있도록 돕고자 한다. 즐거운 마음을 유지하기 위해 필요한 것을 존중한다면, 당신이 번성하고 목적을 달성하는 데 도움이 될 것이다.

◐ 언제 가장 영적으로 에너지가 넘친다고 느끼나요?

◐ 돌아오는 주에 영적 에너지를 북돋우기 위해 무엇을 할 수 있나요? 특정 요일, 특정 시간에 완료할 구체적인 행동을 정해 보세요. '스마트(SMART) 목표'를 설정하는 일은 웰니스 여정에서 필수라는 것을 기억하세요.

에너지 소모 요인

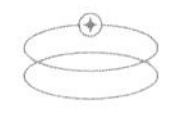

에너지가 부족할 때는 에너지를 높이기 위해 무언가를 하고 싶어지는 것이 자연스러운 일이다. 하지만 안타깝게도 세상의 요구는 단지 당신이 피곤하다고 해서 멈추지 않는다. 스트레스와 불충분한 수면은 피로와 중독성 행동으로 이어진다. 또한 중독성 물질 사용을 중단한 사람들의 재발 위험도 높일 수 있다. 더욱이 사람들은 때때로 에너지 수준을 변화시키기 위해 카페인, 알코올, 담배, 약물을 사용하기도 한다. 예를 들어, 당신이 수면 문제를 겪고 있지 않다면 카페인이 함유된 커피나 차를 마시는 것이 해롭지 않을 수 있지만, 과도한 카페인 섭취는 결국 카페인이 소진되었을 때 더 피로하게 만들 수 있다. 마찬가지로 알코올, 담배, 기타 약물들도 수면에 부정적인 영향을 미쳐 다음 날 더 피곤하게 만들 수 있다.

건강한 에너지 증진 방법을 사용하면 에너지를 유지하거나 심지어 증가시킬 수도 있다. 그러나 에너지 향상에 집중하기 전에, 먼저 당신이 느끼는 피로의 원인과 유형(신체적, 정신적/정서적, 영적)을 고려하면 보다 신중하게 피로를 해결하는 방법을 선택할 수 있다.

일반적인 에너지 소모 요인의 예는 다음과 같다.

- 중독
- 알코올

- 누군가(사랑하는 사람, 가족, 친구 또는 낯선 사람)와의 다툼
- 부정적인 사람들과 함께 있는 경우
- 모든 종류의 배신
- 카페인 부작용
- 아프거나 연로한 가족 또는 자녀 돌보기
- 탈수
- 차별
- 무질서
- 무례함
- 과도한 스트레스
- 소외감
- 충분하지 않다는 느낌
- 기대에 부응하지 못하는 것 같은 느낌
- 오해를 받는다는 느낌
- 당연하게 여겨지거나 이용당하는 느낌
- 진짜 감정이나 진정한 자아를 숨김
- 질병, 화학요법 또는 일부 약물 치료
- 가면증후군
- 수면 부족
- 정크 푸드
- 운동 부족
- 충성심 부족

- 목적의식 부족
- 시간 부족
- 외로움
- 실직
- 지저분한 집이나 사무실
- 대화할 사람이 없는 것
- 과도한 일정
- 과로
- 완벽주의
- 지연
- 좌식 생활습관
- 성희롱
- 정체성에 대한 고민
- 슈거 크래시
- 가족, 반려동물 또는 연인의 죽음
- 흡연
- 독이 되는 관계
- 트라우마 병력 또는 목격
- 난폭 운전 목격 또는 연루

◐ 위의 예시 목록을 보고 공감되는 항목 옆에 체크 표시를 해 보세요. 항목 옆에 체크 표시가 많을수록 공감하는 부분이 많다는 뜻입니다. 여러 개의 체크 표시가 있는

항목에는 동그라미를 쳐 보세요. 그런 다음, 가장 공감이 가는 항목들이 당신에게 영향을 미친다고 생각하는 이유를 적어 보세요.

정신적 고통을 유발하는 트라우마나 사건을 경험한 적이 있었음을 인지했다면, 지금이 바로 도움을 요청하기에 좋은 시기이다.

◐ 동그라미를 친 항목에 대해 이야기할 수 있는, 당신의 지원군이 되어 주는 사람은 누구인가요?

과거는 당신에게 영향을 미친다. 현재는 당신에게 주어진 선물이다. 미래는 당신이 만들어 가는 것이다. 앞으로 며칠 동안 에너지 수준이 낮을 때 이를 인식하고 다음 질문에 답해 보라.

◐ 당신의 에너지가 낮은 이유는 무엇인가요?

◆ 당신은 어떤 유형의 피로를 느끼고 있나요? 여러 유형의 피로(신체적, 정신적/정서적, 영적)가 동시에 나타날 수도 있습니다.

◆ 에너지를 높이기 위해 지금 당장 당신의 몸과 마음, 영혼이 원하는 것은 무엇인가요?

◆ 당신의 몸과 마음, 영혼이 필요로 하는 것을 제공하기 위해 어떤 조치를 취할 수 있나요?

당신의 몸과 마음, 영혼이 필요로 하는 것을 존중한 후의 기분에 주의를 기울여 보라. 여성들은 종종 자신의 몸과 마음, 영혼에 귀를 기울이지 않고 피로를 무릅쓰고 모든 일을 해내려고 한다. '웰니스로 가는 길(PAVING the Path to Wellness)' 프로그램은 당신이 번성하는 데 필요한 것이 무엇인지 주의를 기울이도록 독려한다. 당신은 그럴 자격이 있다.

에너지 증진 요인

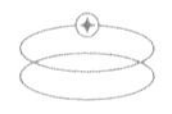

에너지를 증진하기 위한 건강한 방법에는 여러 가지가 있다. 이 장에서는 에너지가 부족할 때 에너지를 높여 줄 수 있는 영양, 신체활동, 수면, 연결, 일정 조정 및 여가 활동 등에 대해 살펴본다.

에너지 증진을 위한 영양

몸이 충분한 수분과 영양을 공급받으면, 세포는 필요한 연료를 얻어 제 기능을 발휘할 수 있다. 양질의 연료가 없으면 에너지 수준이 떨어지고 피로를 느끼게 된다. 다음은 영양 섭취를 통해 체력을 증진할 수 있는 몇 가지 제안이다.

- 에너지 음료나 카페인이 과도하게 함유된 음료와 같은 인공 에너지원에 의존하지 않는다. 이를 과도하게 섭취하면 건강에 해로울 수

있다. 카페인이 함유된 차나 커피를 즐겨 마신다면, 하루 중 이른 시간에 마시도록 한다.

- 첨가당이 들어간 음식과 음료를 피한다. 과일 속의 천연 당분은 건강에 좋지만, 첨가당은 혈당을 급격히 상승시켰다가 급격히 떨어지게 한다. 대신, 식이섬유와 단백질이 포함된 소량의 식사를 더 자주 섭취한다. 또한 흰 빵, 파스타, 쌀, 베이글, 머핀, 케이크, 쿠키와 같은 정제된 탄수화물이 들어간 초가공식품도 피한다.
- 과도한 음주를 피한다. 알코올은 에너지를 감소시키고 수면을 방해할 수 있다. 술을 마시지 않는다면 아예 시작도 하지 않는 것이 좋다. 미국심장협회에서는 여성의 경우 하루에 한 잔 이상 마시지 않을 것을 권장한다.
- 식물성 단백질과 철분, 과일, 채소, 통곡물, 콩류, 씨앗류, 견과류 등 에너지를 보충하는 음식을 즐긴다.
- 페퍼민트 껌을 씹는다.
- 요리할 때 향신료를 사용한다.
- 식사를 거르지 않는다. 식사를 거르면 혈당이 저하되어 에너지가 고갈될 수 있다.
- 마그네슘을 충분히 섭취한다. 통곡물과 견과류는 마그네슘 함량이 높고 맛과 영양이 풍부한 식품이다.
- 당근이나 블루베리를 간식으로 섭취한다.
- 탈수는 피로를 유발할 수 있으므로 적절한 수분을 유지한다. 어디를 가든 물병을 가지고 다닌다.

◐ 에너지를 증진하기 위해 영양 섭취에 어떤 변화를 줄 수 있을지 설명해 보세요.

에너지 증진을 위한 신체활동

비록 움직이는 데는 에너지가 필요하지만, 규칙적으로 신체활동을 하면 활력을 더 많이 느끼게 되고, 장기적으로 생기를 불어넣을 수 있다. 무리하게 운동하지 않는 한, 운동은 매일 에너지를 최적화하는 데 필요할 수 있다. 이와 관련하여 다음 제안들을 고려해 보라.

- 남은 하루 동안 에너지를 유지할 수 있는 수준에서 운동을 한다. 유산소 운동은 직관적으로는 그렇게 보이지 않을지라도 에너지를 증가시킨다. 아직 규칙적으로 운동하고 있지 않다면, 운동을 시작해도 될지 담당 의료진과 상의한다. 운동을 시작할 때는 개인 트레이너나 물리치료사의 도움을 받거나, 낮은 강도부터 천천히 시작하여 무리하거나 부상을 입지 않도록 한다. 점차적으로 더 많은 신체활동을 할 수 있게 될 것이다.
- 태극권, 요가, 필라테스나 스트레칭을 해 본다.
- 줄넘기, 놀이터에서 놀기, 시소 타기, 그네 타기, 훌라후프 등 재미있는 유형의 신체활동에 참여해 본다.

- 무리하지 않는다. 몸의 신호에 귀를 기울이고, 쉬어야 하거나 에너지를 소모하는 활동에서 벗어날 필요가 있을 때는 부끄러움이나 자책감, 죄책감 없이 그렇게 하라.
- 자주 휴식을 취한다. 프로젝트에 몰두하여 몇 시간 동안 앉아 있거나 작업하고 있다면, 일어나서 스트레칭을 하도록 스스로 상기시키기 위한 알람을 설정한다. 정신적, 신체적 휴식을 취한다. 휴식의 중요성을 기억해야 한다.
- 신체적, 정서적 에너지가 많이 필요한 활동을 하는 경우, 충분히 회복할 수 있는 시간을 계획한다. 우리는 에너지 소모 활동 후 몸과 마음이 회복될 시간을 갖지 못할 때가 많다.
- 반려동물과 함께 논다.
- 하루 동안 더 많이 움직이고 앉아 있는 시간을 줄일 방법을 찾아본다. 예를 들어, 차가 우러나는 동안 계단을 뛰어 올라가거나 몇 차례 팔 벌려 뛰기를 한다.
- 놀이터에서 놀면서 내면의 아이 같은 모습을 표현해 본다.
- 새로운 춤 동작을 배운 다음 음악을 틀고 춤을 춰 본다.
- 에너지를 소모하는 신체적 증상을 방치하지 말고 주치의에게 도움을 요청한다.
- 운동 볼 위에서 몸을 움직여 본다.
- 플랭크를 해 본다.
- 한쪽 다리로 서서 가능한 한 오래 균형을 유지해 본다.
- 몇 번의 팔 굽혀 펴기나 윗몸 일으키기를 해 본다.

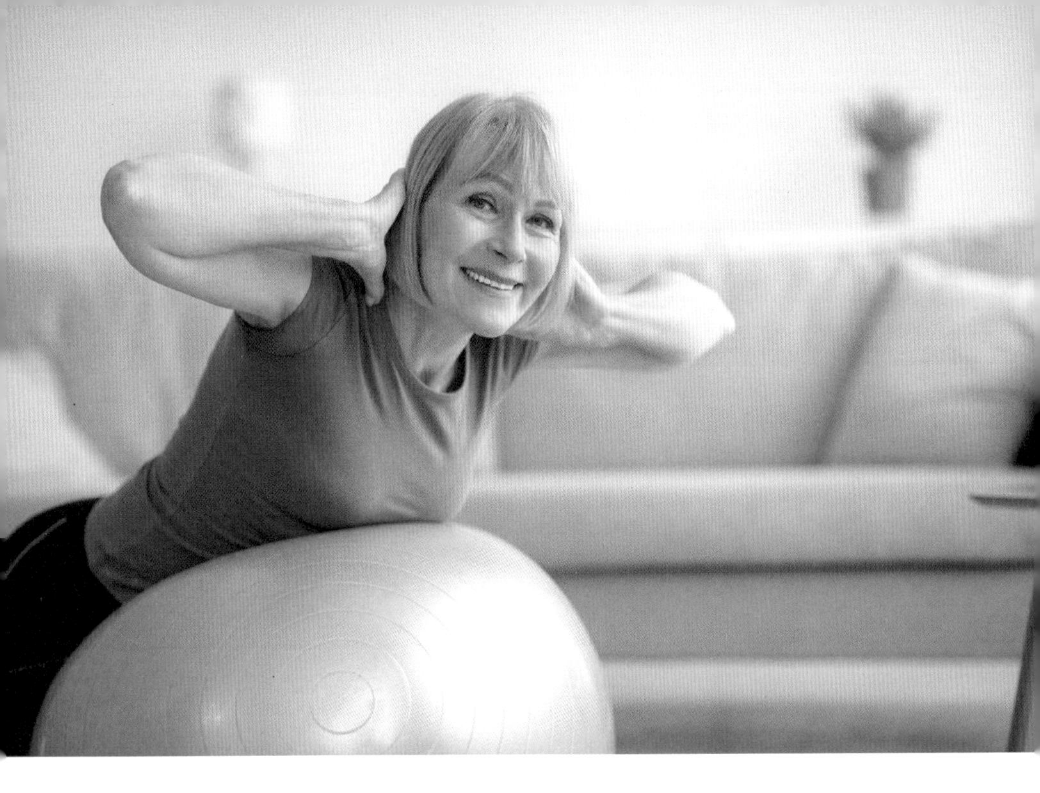

- 제자리 뛰기를 하거나 계단을 오르내린다.
- 동네 주변을 산책한다.
- 친구와 함께 10분간 걷는다.
- 워블 의자(wobble chair)나 볼 의자 같은 움직이는 의자를 사용해 본다.

◆ 에너지를 증진하기 위해 어떤 운동을 시도해 보고 싶나요?

에너지 증진을 위한 일정 조정

해가 뜰 때부터 질 때까지 일정을 꽉 채우면, 잠자리에 들 시간이 되기 전에 이미 에너지가 고갈될 것이다. 하지만 휴식과 몰입을 위한 시간을 의식적으로 계획한다면 아침부터 밤까지 에너지를 유지할 수 있다. 이와 관련하여 다음 제안들이 도움이 될 것이다.

- 당신의 에너지 수준에 맞는 루틴을 만든다. 에너지를 가장 많이 느낄 때와 가장 적게 느낄 때의 패턴을 찾아본다. 예를 들어, 아침에 가장 에너지가 넘친다면, 신체적으로나 감정적으로 가장 많은 에너지가 요구되는 일을 아침에 하도록 일정을 계획한다. 당신의 에너지 "스푼"을 어떻게 사용하는지 주의를 기울인다.
- 프로젝트의 우선순위를 정한다. 가장 중요한 일은 에너지가 가장 많을 때나 하루 중 가장 이른 시간에 한다.
- 하루를 기분 좋게 마무리할 수 있을 만큼의 에너지를 확보할 수 있도록 스스로 페이스를 조절한다.
- 식사 시간과 운동 시간을 정해 둔다.
- 도움을 요청한다. 다른 사람들이 당신을 도울 수 있도록 하는 것은 그들에게 주는 선물이다. 모든 것을 혼자 하려고 하지 말라. 도움을 요청하는 것에는 힘이 있다.
- 누군가를 돌보고 있다면, 휴식을 취하라.
- 너무 많은 약속으로 하루를 꽉 채워서 하루가 끝나기도 전에 에너

지가 고갈되지 않도록 한다.

- 자기관리와 휴식을 우선순위에 두기가 어렵다면, 매일 달력에 자유 시간 또는 혼자만의 시간을 정해 둔다.
- 에너지 수준을 유지할 수 있도록 생활습관과 일정을 수정한다.
- 미리 계획한다. 예를 들어, 일주일간의 식단, 여행 일정, 옷장 청소 방법 등을 미리 계획해 보라.
- 회의를 연달아 잡지 않는다. 대신 회의 사이에 스트레칭을 하거나, 필요하다면 화장실에서 휴식을 취하고, 물 한 잔을 마실 수 있는 시간을 갖도록 한다.
- 작업을 관리 가능한 크기로 나눈다. 한 번에 모두 끝내야 할 필요는 없다는 것을 기억한다.
- 할 일 목록을 작성한다.
- 할 일 목록에 있는 간단한 일부터 처리해 나가다 보면 더 큰 일을 처리할 에너지가 생길 것이다.
- 에너지를 고갈시키는 작업이나 사람과의 시간을 제한한다. 피할 수 없는 경우도 있겠지만, 자기관리를 실천하는 동안 에너지를 소모하는 상호작용이나 작업을 최대한 제한한다.
- 경계를 설정한다.
- 달력을 사용하여 활동 일정을 계획하고 지킨다.
- 자신에 대한 기분이 좋아지게 하는 활동에 참여한다. 예를 들어, 새로운 헤어스타일을 시도하거나 매니큐어를 칠해 본다.

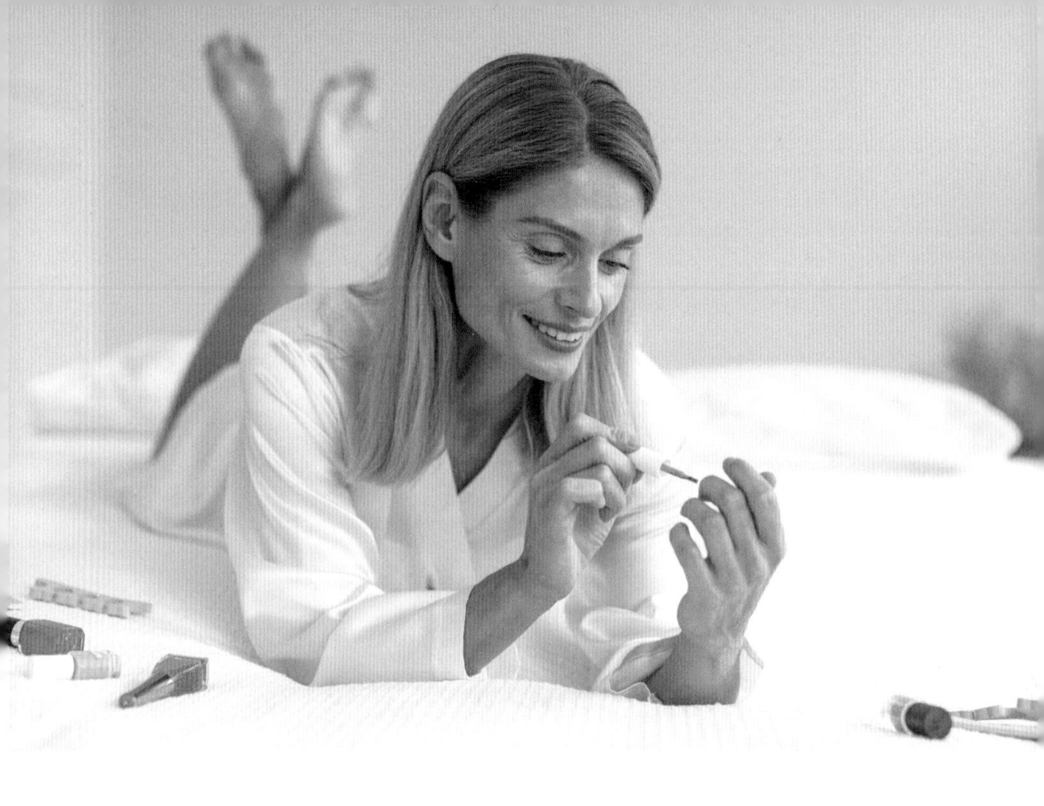

◐ 에너지를 유지하기 위해 일정을 변경할 수 있는 방법은 무엇인가요?

에너지 증진을 위한 활동과 취미

여가 활동이나 취미에 참여하면 에너지가 충전되고 하루 종일 활기찬 기분을 느낄 수 있다. 다음은 여가 활동을 통해 에너지를 보충할 수 있는 몇 가지 아이디어다.

- 매일 자연 속에서 시간을 보낸다. 식물, 돌, 꽃, 나뭇가지 등등 집 안으로 자연을 가져올 수 있는 방법을 찾아본다.
- 기분을 고양시키는 음악을 듣는다. 영적으로 연결되는 느낌을 주는 음악은 영적 에너지 수준을 높여 줄 수 있다.
- 마사지를 받거나 스스로 손 마사지를 해 본다.
- 명상, 점진적 근육 이완, 마음챙김, 마음챙김 호흡과 같은 스트레스 관리 기법을 연습한다.
- 하루 동안의 에너지 수준에 주의를 기울이고 자연스럽게 에너지를 높일 수 있는 기회를 찾아본다.
- 하루 일과에 다양성을 더한다. 같은 일을 반복해서 하면 에너지가 소진될 수 있다.
- 혼자 또는 다른 사람들과 함께 즐길 수 있는 취미에 정기적으로 참여한다. 새로운 취미를 찾아본다.
- 바디 스캔 명상을 통해 긴장된 부분을 찾고, 의식적으로 이완하려고 노력한다.
- 자신에게 가장 효과적인 에너지 증진 방법을 탐구하고 주기적으로 실행한다.
- 매일 새로운 것을 배우려고 노력한다. 예를 들어, 수업을 듣거나 책을 읽거나 온라인 동영상을 시청해 본다. 평생 학습하는 습관을 들이면 정신적 민첩성을 높일 수 있다.

- 죄책감이나 의무감 때문에 활동이나 사회적 상호작용에 참여하지 않도록 한다. 대신, 초대를 받으면 시간과 에너지가 얼마나 소요될지 신중하게 고려한다.
- 두뇌 활동을 꾸준하게 유지한다. 예를 들어, 스도쿠나 십자말풀이를 해 본다.
- 다른 사람들과 게임을 해 본다. 대개 지역 커뮤니티 센터에는 카드놀이 등 함께 게임을 하는 사람들의 모임이 있어 가입할 수 있다.
- 조각 퍼즐을 맞춰 본다.
- 스크린(텔레비전, 휴대폰, 컴퓨터, 태블릿)을 멀리하는 휴식을 취한다.
- 소셜미디어 이용 시간을 제한하거나 1시간, 하루, 일주일, 또는 한 달 동안 소셜미디어를 중단해 본다.
- 유튜브에서 재미있는 영상을 보거나 코미디 영화를 시청해 본다.
- 관심 있는 새로운 팟캐스트를 찾아서 들어 본다.
- 그림 그리기, 색칠하기, 낙서하기, 노래 부르기, 춤추기, 악기 연주하기 등 예술적 활동을 해 본다.
- 일기를 써 본다. 글쓰기가 귀찮다면 그림으로 그려도 된다.
- 피젯 장난감이나 스트레스 해소 볼을 가지고 놀아 본다. 이는 어린이만을 위한 것이 아니라 어른도 즐길 수 있다.
- 창의적인 활동을 해 본다. 예를 들어, 새집을 만들거나 스크랩북을 만들거나 공원에서 사진을 찍어 본다.
- 요리나 베이킹을 즐겨 본다. 직접 만든 음식을 친구에게 깜짝 선물할 수도 있다.

- 쇼핑하러 가서 새 옷을 사는 재미를 느껴 본다.
- 시를 써 본다.
- 동물원이나 놀이공원에 가 본다.
- 신문을 통해 당신이 사는 지역에서 어떤 활동이 진행되고 있는지 살펴보고 새로운 것을 시도해 본다.
- 고무 찰흙, 점토로 무언가를 만들어 본다.
- 휴대폰에서 새로운 앱을 사용해 본다.
- 새로운 헤어스타일을 시도해 본다.
- 웃으면서 양치질을 해 본다.
- 오른손잡이라면 왼손으로 글씨를 써 본다.

◐ 에너지를 증진하기 위해 어떤 여가 활동과 취미를 시도할 수 있나요?

에너지 증진을 위한 수면과 휴식

피곤함을 느낀다면 내 몸이 무엇을 필요로 하는지 확인해 보라. 수면이나 휴식이 필요하다면, 참고 이겨 내려고 애쓰지 말라. 몸이 보내는 신호에 귀를 기울이라. 수면 및 에너지와 관련하여 도움이 될 수 있는 제안은 다음과 같다.

- 피곤하면 낮잠을 잔다. 낮잠은 30분 이내로 하고, 오후 2~4시 이전에 마치는 것이 좋다.
- 매일 밤 충분한 수면을 취한다. 수면을 우선시하는 것은 에너지를 증진하는 가장 좋은 방법 중 하나이다.
- 끊임없이 자신을 밀어붙이지 말라. 몸은 때로는 가만히 있고 싶어 한다.
- 수면에 대한 자세한 내용은 이 책의 12장을 참고하라.

◐ 에너지를 보충하기 위해 수면이나 휴식을 활용하는 방식을 바꾸고 싶나요?

에너지 증진을 위한 연결

당신은 당신에게 에너지를 주는 사람과 에너지를 빼앗는 사람을 알고 있을 것이다. 다른 사람들과 의식적으로 관계를 맺으면 하루 종일 긍정적이고 활기찬 에너지를 유지할 수 있다. 이와 관련하여 다음의 제안들을 고려해 보라.

- 당신은 슈퍼우먼이 아니며, 슈퍼히어로가 되기 위해 태어난 것도 아니라는 사실을 기억하라. 다른 이들을 돌보기 전에 자신과 자신

의 에너지를 먼저 돌봐야 한다.

- 갱년기 증상을 겪고 있는 다른 여성이나, 당신과 비슷한 상태(유방암 또는 뇌졸중) 또는 상황(치매 환자의 간병인 또는 이혼)을 경험한 다른 여성들과 소통한다. 당신이 겪고 있는 것을 이해하는 사람들과 함께 있으면 정신적으로 에너지를 얻을 수 있다.
- 에너지를 고갈시킬 수 있는 가십이나 부정적인 자기대화를 피한다. 대신, 타인의 좋은 점을 찾고 긍정적인 자기대화를 한다.
- 영적 커뮤니티 리더나 다른 회원 등 영적 공동체 내의 사람들과 소통한다.
- 걱정과 불안은 에너지를 소진시킬 수 있다. 혼자 걱정하지 말고 다른 사람과 고민을 나눈다. 필요한 경우 불안에 대해 전문가의 도움을 받는다.
- 페이빙(PAVING) 프로그램 그룹 또는 동료 지원 그룹에 가입한다.
- 자신을 지지해 줄 수 있는 지인에게 연락한다.
- 친척, 소꿉친구 또는 오랫동안 연락하지 않았던 사람에게 연락해 본다.
- 옛날 방식으로 종이 편지를 쓰거나 카드를 보내 본다.
- 당신의 웰빙을 지지하고 당신을 기분 좋게 만들어 주는 사람들과의 관계를 유지한다.
- 에너지가 부족한 삶의 영역에서 도움을 얻을 수 있는 자원을 찾아본다. 사회복지사, 지역 사회단체, 친구, 전문 의료제공자가 도움을 줄 수 있다.

- 정기적으로 자원봉사를 하고 다른 사람들을 돕는다. 다른 사람을 돕는 것은 에너지를 내주는 것처럼 보일 수 있지만, 오히려 활력을 얻을 수 있다.

◐ 에너지를 얻기 위해 사회적 연결을 어떻게 활용할 수 있나요?

에너지 증진을 위한 환경

지저분한 방에 들어가면 불안감이 증가하고 에너지가 소모될 수 있다. 반대로, 밝고 깔끔하며 머무르고 싶은 공간은 기분이 좋아지게 해 줄 수 있다. 다음은 에너지 수준을 높이기 위해 환경을 활용하는 몇 가지 방법이다.

- 공간을 정돈한다. 무질서와 어수선함은 에너지를 빼앗아 갈 수 있다.
- 직접 고른 꽃을 집에 들여놓는다.
- 사무실에 식물을 놓는다.
- 편안하거나 기분을 고양시키는 음악을 틀어 놓는다.
- 부드러운 담요 위에 앉거나 담요로 몸을 감싼다.
- 창문이나 문을 열어 신선한 공기가 실내로 들어오게 한다.

- 집을 밝고 아름답게 꾸밀 방법을 찾아본다.
- 자연광을 받는다. 햇볕을 쬐는 것 외에도 자연 속에서 시간을 보내며 신선한 공기를 마실 수 있다.
- 특히 밤에는 방의 온도를 약간 낮춘다.
- 촛불을 켜 둔다.
- 오렌지, 페퍼민트, 로즈메리, 시나몬 등 활력을 주는 향이나 아로마테라피를 사용해 본다.
- 샤워나 목욕을 하거나, 얼굴에 물을 살짝 뿌려 본다. 특히 약간 차가운 물은 상쾌한 에너지를 줄 수 있다.

◐ 에너지를 더 잘 유지하기 위해 당신의 환경에서 바꾸고 싶은 점이 있나요?

에너지 증진을 위한 영적 건강

영적 건강을 잊지 말아야 한다. 영적 건강을 소홀히 하면 신체적으로 충분한 에너지가 있더라도 지치는 느낌을 받을 수 있다. 영적 에너지를 증진하는 것은 당신에게 영성이 어떤 의미인지에 따라 크게 달라진다. 영적 에너지를 높이기 위한 다음의 아이디어를 고려하고, 당신만의 방법을 추가로 적어 보라.

- 회당, 교회, 모스크, 사원 또는 기타 예배 장소에서 예배에 참석한다.
- 성경, 토라, 코란, 경전 또는 기타 성서를 읽어 본다.
- 달라이 라마, 데스몬드 투투, 틱낫한과 같은 영적 지도자들의 저작을 읽어 본다.
- 당신의 영성에 울림을 주는 활동에 정기적으로 참여한다.
- 고요한 침묵의 시간을 갖는다.
- 만트라를 사용하거나 묵주 기도를 한다(당신의 영적 신념과 일치한다면).
- 감사 일기를 써 보거나, 차를 운전하거나 이를 닦을 때 감사한 일을 떠올리는 연습을 해 본다.
- 하루 종일 마음챙김을 실천한다.
- 목사, 사제 또는 다른 영적 지도자와 소통한다.

◐ 당신의 영적 에너지를 증가시킬 수 있는 몇 가지 방법을 적어 보세요.

피로

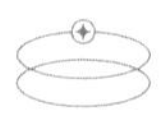

갱년기에 피로를 느끼는 것은 흔한 일이지만, 새로운 유형의 피로감

을 느끼거나 에너지 수준에 변화가 있다면 의료진과 상의해야 한다. 피로는 만성피로증후군, 낮은 비타민 B12 수치, 철분 부족, 갑상선기능저하증, 질병, 우울증, 약물 사용 및 기타 의학적 문제로 인해 발생할 수 있다. 이러한 상태라면 의료제공자에게 치료를 받아야 한다. 모든 에너지 감소가 폐경이나 노화로 인한 것이라고 가정하지 말라.

또한 오랜 질병, 코로나19, 항암 치료, 수술 또는 기타 중대한 삶의 변화로 인해 피로를 느낀다면, 재활에 대한 전문성을 갖춘 운동생리학자나 물리치료사와 협력하여 체력을 키울 수 있다. 개인 맞춤형 운동 프로그램을 원한다면 주치의나 다른 의료제공자에게 의뢰해 보라.

코치(COACH) 접근법으로 에너지 코치하기

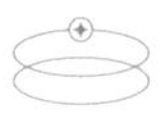

호기심(CURIOSITY)

중년 및 노년 여성들은 대부분 더 많은 에너지를 원하지만, 왜 더 많은 에너지를 원하는지, 더 많은 에너지가 생기면 무엇을 할 것인지 생각해 본 적이 없는 경우가 많다. 호기심을 가지고 이를 탐구해 보라.

◐ 더 많은 에너지를 갖게 된다면 그 에너지로 무엇을 하고 싶나요?

◐ 더 많은 에너지를 갖게 된다면 당신의 목적을 더 잘 추구할 수 있을까요?

◐ 사람들은 당신에게 에너지를 줄 수도 있고 빼앗을 수도 있습니다. 당신이 번성할 때 다른 사람들에게도 에너지를 줄 수 있습니다. 당신을 긍정적인 에너지로 채워 주는 사람들을 생각해 보세요. 그들이 지닌 어떤 특성이 당신에게 활력을 주나요? (예: 긍정성, 경청하는 태도, 공감, 새로운 아이디어에 대한 열린 마음 등)

개방성(OPENNESS)

대부분의 여성들은 에너지를 빼앗는 사람이 아니라 채워 주는 사람이 되기를 원한다. 에너지를 주는 사람이 되려면 다른 사람과 상호작용하는 방식을 바꾸는 데 마음을 열어야 한다. 또한, 에너지 부스터가 된다는 것은 슬플 때 행복한 척하거나 쾌활한 척하는 것이 아니다. 때로는 스스로의 에너지를 끌어올려야 하며, 반드시 다른 사람을 도울 수 없는 경우도 있다. 에너지 부스터가 된다는 것은 자신의 감정에 솔직하면서도, 다른 사람을 깎아내리는 가십, 부정적인 말, 과도한 경쟁을 피하는 것이다. 다른 사람의 에너지를 북돋아 줄 방법을 찾고, 다른 사람을 일으켜 세워 줄 기회를 찾는 것이 중요하다.

◐ 친구, 가족, 주변 사람들에게 긍정적인 에너지를 주기 위해 무엇을 할 수 있나요?

◐ 에너지를 소진시키는 사람이 되었던 적은 언제였나요? 왜 그렇게 되었다고 생각하나요?

◐ 앞으로 에너지를 소진시키는 사람이 되지 않기 위해 달라지고 싶은 점이 있나요?

페이빙(PAVING) 프로그램에는 부끄러움, 자책감, 죄책감이 없다는 것을 기억하라. 휴식을 취할 필요가 있을 때는 변명이나 설명, 이유를 제시할 필요가 없다. 마찬가지로, 다른 사람이 휴식을 취해야 할 때도 그 이유를 알 필요가 없다. 자기 자신을 포함하여 각기 다른 삶의 형태, 처한 환경, 단계에 있는 모든 사람을 존중하는 것이 중요하다.

감사(APPRECIATION)

우리 사회는 여성들이 슈퍼우먼이 되기를 기대한다. 직장부터 가정에 이르기까지, 여성들은 웃는 얼굴로 모든 것을 해내야 한다는 기대를 받곤 한다. 하지만 에너지를 관리하기 위해서는 자신의 한계를 알고, 경계를 설정하며, 멈출 때를 아는 것이 중요하다.

◐ 당신의 한계를 인식하고, 시간과 에너지를 보호하기 위해 도움을 요청하거나, 업무를 위임하거나, 경계를 설정해야 할 때를 알고 있나요?

◐ 당신의 에너지를 더 잘 보호하기 위해 바꾸고 싶은 점이 있나요?

◆ 이러한 변화를 실천한다면, 당신의 삶과 에너지 수준이 어떻게 달라질까요?

◆ 당신 자신에 대한 긍정적인 확언 한 가지를 여기에 공유해 주세요. 지금 이 순간 자신에게 감사한 점은 무엇인가요?

연민(COMPASSION)

피로한 상태는 힘들다. 피곤할 때는 굉장히 사소한 일도 벅차게 느껴질 수 있다. 중년 이후의 여성들은 대개 어린 시절만큼 에너지가 넘치지 않는데, 세월과 질병, 생활 환경이 에너지에 영향을 미치기 때문이다.

◐ 피로할 때 스스로에게 연민을 느끼나요? 피로할 때 어떤 자기대화를 하나요?

◐ 어떻게 하면 자기 자신과 에너지의 한계에 대해 스스로에게 더 자비로워질 수 있을까요? 무리하지 않고, 자신의 한계에 대해 자책감을 느끼지 않으며, 에너지를 보존하기 위해 활동을 조정할 필요가 있음을 다른 사람들에게 더 명확하게 전달하려고 노력하고 있나요?

◐ 다음 문장을 완성해 보세요. "나는 나 자신에게 연민을 느낀다. 왜냐하면 ……." 이에 관해서는 정답도, 오답도 없습니다. 이 책에 담긴 질문들을 통해 배우고 성장해 보세요.

정직(HONESTY)

피로를 관리하기 위해 건강에 해로운 에너지원에 의존하기 쉽다. 카페인과 같은 일부 물질은 적당히 사용하면 위험하지 않지만, 과도하게 사용하면 해로울 수 있다.

◐ 에너지를 얻기 위해 건강하지 않거나 중독성이 있는 에너지원에 의존하고 있나요? (예: 흡연, 음주, 처방약 오남용, 카페인 과다 복용, 에너지 음료 과다 섭취 등)

◐ 하루에 한 잔 이상의 알코올성 음료를 마시나요? 담배를 피우나요? 처방전 없이 아편이 든 약이나 기타 처방 약물을 복용하나요? 이 중 하나라도 "예"라고 답했다면, 지금이 바로 도움을 요청할 때입니다.

에너지 마무리

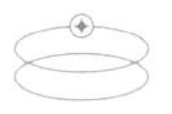

폐경기 및 중년기의 피로는 당신만 겪는 문제가 아니라는 사실을 기억하라. 폐경 전 여성의 약 20%가 신체적, 정신적 피로 증상을 보고하지만, 폐경이행기에는 그 비율이 두 배로 증가하고, 폐경 후 여성의 경우에는 85%까지 증가한다.✦ 당신은 피해자가 아니다. 하루 종일 주의 깊게 에너지를 관리하고, 에너지를 높이는 생활습관 행동을 통해 웰빙을 유지할 수 있다. 어렸을 때만큼의 에너지를 갖지는 못하더라도 건강한 생활습관을 통해 원하는 일을 할 수 있는 평온한 에너지를 가질 수 있다.

에너지를 관리하고, 도움을 요청하고, 약속을 신중하게 고려하고, 영양이 풍부한 음식을 섭취하고, 신체활동을 유지하고, 수면을 우선시하고, 스트레스 조절에 힘쓴다면 에너지가 고갈되지 않은 상태로 하루를 마무리할 수 있다. 당신은 하고 싶은 일을 하고, 순간에 집중하며, 즐겁게 살 수 있도록 해 주는 평화로운 에너지를 가지고 번성할 수 있다. 내일은 새로운 하루이다.

과거는 우리에게 영향을 미치고, 현재는 우리에게 주어진 선물이며, 미래는 우리가 만들어 가는 것이다.

✦ Chedraui P, et al. Assessing Menopausal Symptoms Among Healthy Middle-Aged Women With the Menopause Rating Scale. *Maturitas*. 2007;57(3):271–278.

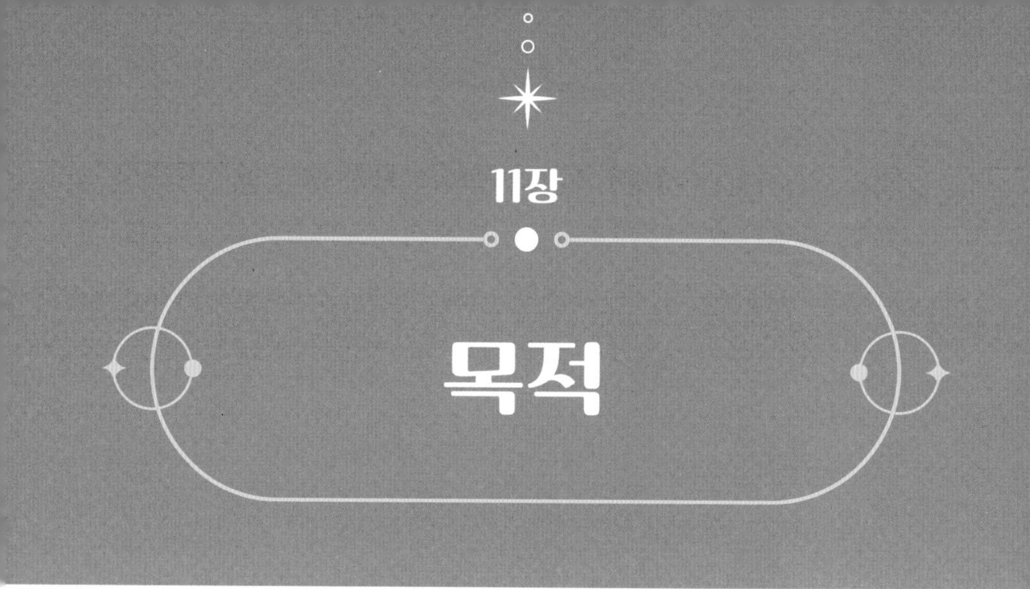

폐경기 및 중년기 이후의 목적
약어 PURPOSE

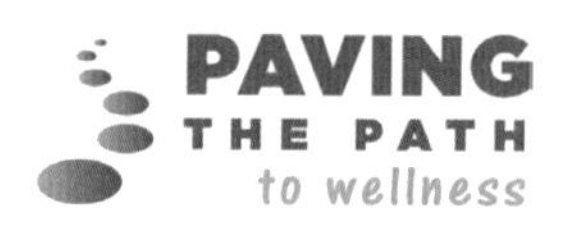

Personal
Understanding
Reflection
Potential
Others
Spirituality
Evolves

- PERSONAL(개인적) 목적은 개인마다 다르다. 모든 여성은 고유한 재주, 재능, 가치관, 전문성, 열정, 관심사, 소명을 가지고 있으며, 각자 고유한 방식으로 의미 있고 목적이 있는 삶을 살기 위해 노력하기 때문에 목적은 사람마다 다르다.
- UNDERSTANDING(이해) 의미 있는 삶을 산다는 것은 자신의 목적과 그것을 실천할 수 있는 기회가 어떻게 연결되는지 이해하는 것을 뜻한

다. 다른 사람에게 봉사할 수 있는 방법을 찾고, 어떻게 도울 수 있을지 질문하고, 자신의 목적이 세상에서 어떻게 드러나는지 이해하면서 계속해서 성장하라.

- **REFLECTION(성찰)** 당신의 목적이 무엇인지, 그 목적을 최대한 실현하고 있는지 성찰하라. 지금 잠시 시간을 내 보라. 바로 지금이 절호의 기회이다.
- **POTENTIAL(잠재력)** 의미 있고 목적이 충만한 삶을 살면 활기차고 기쁨이 넘치며, 정신적으로나 육체적으로 건강한 삶을 살 수 있는 잠재력이 높아진다.
- **OTHERS(다른 사람들)** 다른 사람들과 연결하여 목적을 실천할 수 있는 방법을 찾아보라. 당신의 목표를 달성하기 위해 누구에게 봉사할 수 있는지, 누구와 협력할 수 있는지 생각해 보라.
- **SPIRITUALITY(영성)** 당신의 삶의 목적과 영성이 어떻게 연결되어 있는지 고려해 보라. 영성은 종교적일 수도 있고 아닐 수도 있으며, 단체 내에서 실천될 수도 있고 아닐 수도 있으며, 명상을 포함할 수도 있고 아닐 수도 있다. 당신의 영성은 당신 자신처럼 고유하다. 따라서 당신의 영성이 당신의 목적과 어떻게 연결되는지는 오직 당신만이 정의할 수 있다.
- **EVOLVES(진화)** 목적은 보통 시간이 지남에 따라 진화한다. 삶의 환경이 바뀌거나 새로운 기회가 생기면 목적이 약간 달라지거나 완전히 바뀔 수 있다. 당신의 목적이 어떻게 진화해 왔는지 인식한다면, 앞으로 당신의 목적을 온전히 실천하는 데 도움이 될 것이다.

"의미는 주어지는 것이 아니라 찾아야 하는 것이다."

- 빅터 프랭클(정신과 의사이자 홀로코스트 생존자)

목적의 중요성

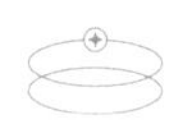

누구나 목적이 충만한 삶을 살기를 원한다. 목적은 에너지를 주고, 활동하게 하며, 영감을 준다. 삶에 의미를 불어넣고, 온전히 살아 있다고 느끼도록 도와준다. 또한 행동을 유도하며 의미 있는 목표를 설정할 수 있게 한다. 연구에 따르면 목적이 충만한 삶은 수명을 늘리고, 만성질환

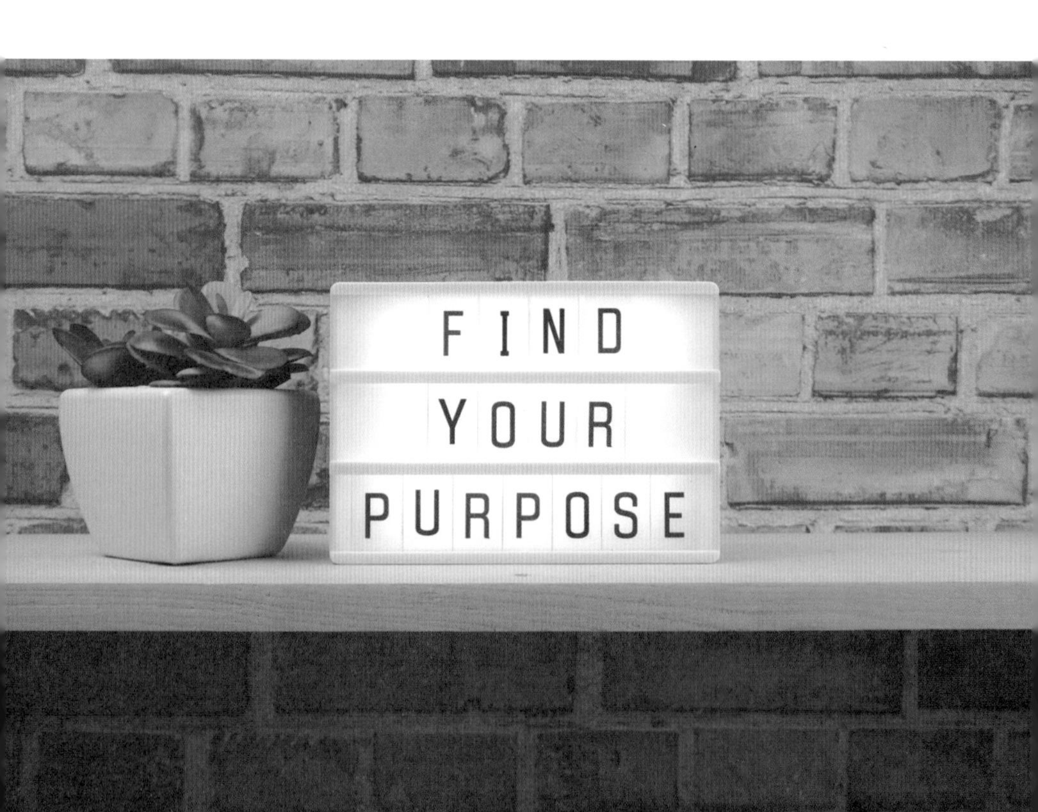

으로 고생하는 사람들의 치료 결과를 개선하며, 행복감을 높인다고 밝혀졌다. 또한 뇌건강과 정신건강을 개선하고, 통증에 대한 내성을 높이며, 심지어는 심장질환에 걸릴 위험도 감소시킨다.

일반적인 웰니스 프로그램에서는 목적에 대해 거의 언급하지 않지만, '웰니스로 가는 길(PAVING the Path to Wellness)' 프로그램에서 목적은 중요한 단계 중 하나이다. 목적 없이도 건강하게 먹고, 운동하고, 스트레스를 관리하고, 충분한 수면을 취할 수 있지만, 목적이 없다면 그것이 다 무슨 소용이 있을까? 건강을 증진하는 행동에 참여하는 것이 자신의 목적과 일치한다면, 이러한 건강한 습관은 신체를 넘어 인생에 의미가 있기 때문에 그런 습관을 지속할 가능성이 더 높아진다.

인생의 목적을 성찰하는 것은 모두에게 유익하지만, 특히 중년 이후의 여성에게는 필수적이다. 갱년기 및 중년기 여성은 "샌드위치 세대"에 속해 자녀와 노부모를 돌보느라 자기 자신을 돌볼 시간이 거의 없다. 중년기 이전에는 많은 여성이 자녀를 양육하고, 배우자 또는 연인과의 관계를 유지하며, 노부모를 돌보고, 경력을 쌓는 일에 전념한다.

갱년기 및 중년기에 접어들면 이러한 책임 중 상당 부분이 급격하게 변화하는 경우가 많다. 자녀가 성장하여 대학에 진학함에 따라 집을 떠나기도 한다. 직무 책임이나 경력 기회에도 변화가 생긴다. 의미 있는 관계도 때로는 더 좋은 방향으로, 때로는 더 나쁜 방향으로 변화한다. 중년기는 이혼의 시기일 수도 있다. 누군가에게는 집의 규모를 축소하는 시기이기도 하다. 만약 당신의 목적이 자녀의 대학 진학을 준비하는 것이었다면, 자녀가 대학에 진학하고 난 뒤 공허함을 느낄 수 있다. 마찬가지로, 일상적으로 돌봐드려야 했던 부모님이 돌아가시고 나면 공허함을 느낄 것이다.

특히 원치 않는 변화는 허무함, 심지어는 목적을 상실한 느낌을 초래하기도 한다. 이는 공허함을 유발한다. 의미 있는 일로 대체하지 않는다면, 과로나 지나친 쇼핑, 험담, 도박, 무의미한 활동, 음주, 감정적 폭식, 흡연, 불법 약물 사용 또는 기타 물질 남용 등으로 그 공허함을 채울 수 있다. 목적이 없으면 외로움, 심란함, 지루함을 느낄 수 있다. 불안하고, 우울하고, 무관심하고, 혼란스러운 기분이 들며 평온함을 상실할 수 있다.

당신이 이미 인생의 의미 있는 목적에 대해 깊이 이해하고 있는 사람이라면 이 장을 계속 읽어 보길 바란다. 당신의 중요한 목적에 포함시키고 싶은 다른 열망의 영역이 있는지, 아니면 새롭게 받아들이고 싶은 것이 있는지 생각해 볼 수 있다. 이 장은 목적의 다양한 측면을 이해하는 데도 도움이 될 수 있다. 당신은 일상생활에서 그 목적을 어떻게 실천할지 선택할 수 있으며, 이 장이 그 방법을 더 깊이 이해하는 데 도움이 되길 바란다.

만약 당신이 의욕 저하와 관련된 감정을 느낀다면, 당신만 그런 것이 아니라는 사실을 알아 두길 바란다. 안타깝게도 이는 흔한 일이다. 그러니 절망하지 말라. 이러한 공허함과 허전함은 의미 있고 목적으로 충만한 활동으로 채우길 갈망하는 공간을 만들어 낸다. 당신은 생애 모든 나이와 인생 단계에서 아름다운 삶을 누릴 자격이 있다. 이 장에서는 당신 자신의 이야기와 고유함을 탐색하고, (만약 당신이 목적을 잃었다고 느낀다면) 목적을 찾거나, (이미 목적을 알고 있으나 실천하고 싶다면) 목적을 위해 에너지를 재충전할 수 있도록 당신의 여정을 밟아 나갈 방법을 알아볼 것이다. 지금이 바로 새 출발을 할 시점이다. 당신에게는 당신이 남길 삶의 흔적을 좌우할 힘이 있다. 이제 시작해 보자.

목적 타임라인

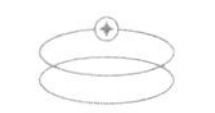

인생의 시기별로 자신의 목적이 무엇이라고 생각했는지 〈표 11-1〉의 목적 타임라인에 쓰거나 그려 보라.

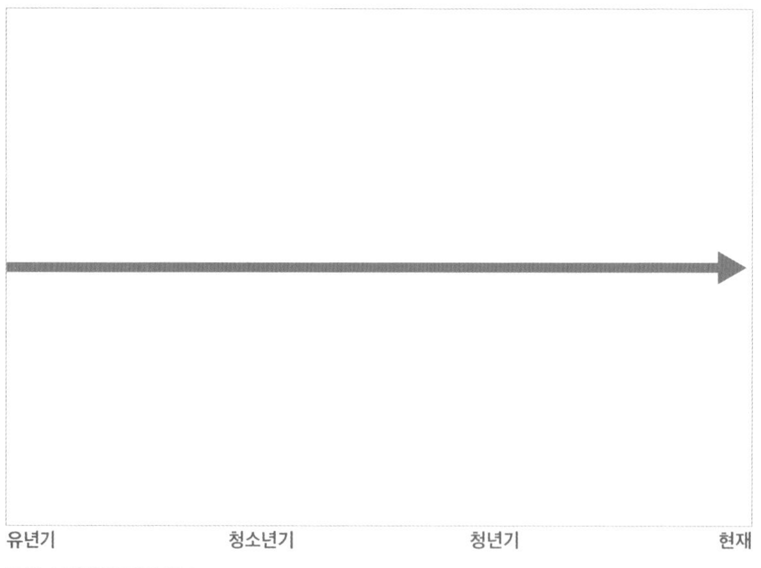

표 11-1. 목적 타임라인 예시

◆ 시간이 흐르면서 당신의 목적은 어떻게 바뀌었나요?

◆ 지난 몇 년 동안 당신의 목적은 어떻게 변했나요?

◆ 인생에서 목적의 부재를 느끼고 있나요? 설명해 보세요.

◆ 당신의 소중한 친구가 이런 감정을 느끼고 있다면 어떤 말을 해 주고 싶나요?

당신의 고유성

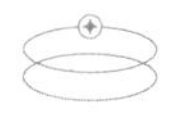

당신은 고유하다. 당신과 똑같은 경험, 관심사, 재능, 가치관, 강점, 지식을 가진 사람은 아무도 없다. 당신은 눈송이나 지문처럼 유일무이한 존재이다. 당신은 오직 당신만이 채울 수 있는 목적을 위해 창조되었다. 누군가가 당신의 시그니처 샐러드를 만들 수 있다고 해도, 오직 당신만이 당신만의 방식으로 만들 수 있다. 다른 누군가가 당신의 손주를 안아 줄 수 있다 해도, 오직 당신만이 당신만의 방식으로 안아 줄 수 있다. 다른 누군가가 친구에게 격려의 말을 건넬 수 있다 해도, 오직 당신만이 당신만의 방식으로 친구를 격려할 수 있다.

당신은 다른 사람의 목적이나, 다른 사람이 당신의 목적이라고 생각하는 것을 달성하기 위해 존재하는 것이 아니다. 세상은 당신이 살아오면서 얻은 모든 경험과 재능, 가치, 힘을 필요로 한다. 당신의 목적은 세상과 공유할 때 더욱 빛을 발하는 귀중한 보석이다. 이를 통해 다른 누구도 할 수 없는 방식으로 세상에 당신의 흔적을 남길 수 있다.

다음의 질문들은 당신의 고유성을 더 잘 이해하는 데 도움이 될 것이다. 이를 통해 당신의 이야기를 표현하고, 당신의 목적을 더 명확하게 정의하고 실행할 수 있다.

◆ 당신은 누구를 사랑하나요?

◆ 무엇이 당신에게 기쁨을 주나요?

◆ 당신에게 가장 중요한 가치는 무엇인가요? 전형적인 가치에는 친절, 정직, 연민, 영성, 성실, 존중, 책임감, 충성심, 관대함, 공감, 이타주의 등이 포함되며, 이 외에 다른 가치를 중요시할 수도 있습니다.

◆ 당신의 강점은 무엇인가요?

자신의 강점을 잘 모르겠다면, 다른 사람들에게 당신의 강점이 무엇이라고 생각하는지 물어보라. 또는 VIA 성격연구소(VIA Institute on

Character) 웹 사이트(www.viacharacter.org)에서 제공하는 'VIA 성격 강점 검사'를 해 볼 수도 있다. 대표적인 강점의 세 가지 주요 특징은 그것이 당신 개인의 정체성에 필수적인 요소이고, 그것을 사용할 때 힘이 들지 않고 쉽게 느껴지며, 그것이 당신에게 긍정적인 에너지를 준다는 점이다. 미국의 심리학자 크리스토퍼 피터슨(Christopher Peterson) 박사와 마틴 셀리그먼(Martin Seligman) 박사가 저서 《성격 강점과 덕목의 분류(Character Strengths and Virtues)》+에서 제시한 24가지 강점은 다음과 같다.

- 창의성
- 열정
- 공정성
- 자기조절
- 호기심
- 배움에 대한 열의
- 신중함
- 용기
- 사랑
- 정직성
- 팀워크
- 겸손
- 판단력
- 사회적 지능
- 감사
- 희망
- 인내
- 리더십
- 용서
- 아름다움과 우수함에 대한 감사
- 균형감
- 친절
- 영성
- 유머

+ Peterson, C., & Seligman, M. E. P. (2004). *Character Strengths and Virtues: A Handbook and Classification*. New York: Oxford University Press and Washington, DC: American Psychological Association.

◐ 앞서 언급한 24가지 강점 중 당신의 핵심 강점은 무엇인가요?

◐ 당신의 재능, 취미, 좋아하는 것은 무엇인가요? 일반적인 관심 분야에는 텃밭 가꾸기, 이야기 들려주기, 상처받은 사람 위로하기, 목공, 경청하기, 뜨개질, 사진 찍기, 다른 사람 가르쳐 주기, 글쓰기, 요리하기, 배드민턴 치기, 여행 등이 있습니다.

◐ 당신이 갖추고 있는 전문성이나 지식과 관련한 분야 및 주제는 무엇인가요? 예를 들어, 당신의 경력 및 정규 교육을 통해 배운 내용과 다년간의 경험을 통해 비공식적으로 배운 내용들을 고려해 보세요.

◐ 당신은 무엇에 열정을 가지고 있나요? 어떤 문제를 해결해야 한다고 생각하나요? 관심 있는 사회 정의 문제 또는 지구상에서 무언가를 바꿀 수 있다면 무엇을 바꾸고 싶은지 생각해 보세요. 동네에서 건강한 음식을 쉽게 구할 수 없는 지역사

회의 문제 또는 전 세계 기아 문제나 지구의 건강과 같은 글로벌 문제가 될 수도 있습니다. 참여하고 싶거나 이미 참여하고 있는 비영리 단체를 생각해 보세요. 당신이 존경하는 사람이나 단체를 생각해 보고, 그들의 노력에 동참하거나 비슷한 일을 하고 싶을 수도 있습니다.

◐ 당신이 한 사람으로서 성장하는 데 도움이 되었거나, 인생의 교훈을 얻었거나, 도전이 되었거나, 영감을 주었거나, 스스로를 자랑스럽게 느끼게 해 준 경험 또는 당신 인생의 하이라이트는 무엇인가요?

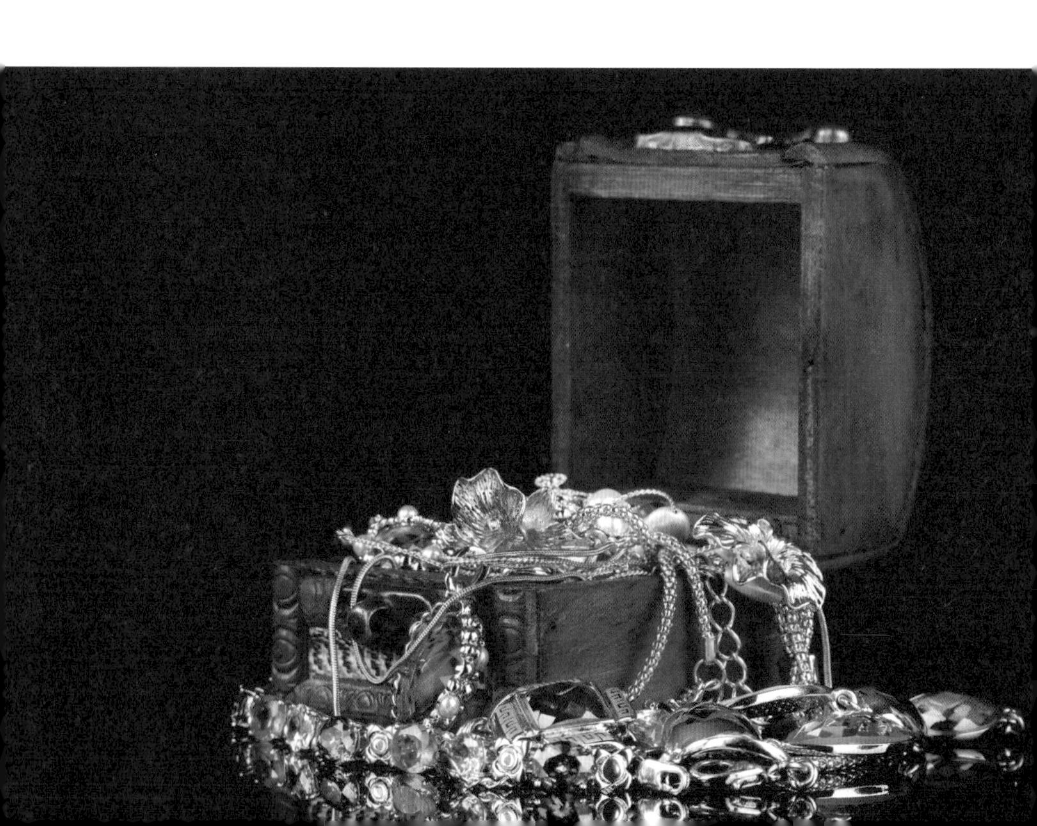

당신의 강점, 재능, 관심사, 경험, 축복, 가치관은 보석으로 가득한 보물 상자와 같다. 이를 세상과 공유하라. 그 보물 상자 안에는 이 책에서 볼 수 있는 주제와 맥락 또는 집중 영역이 있을 것이다.

◐ 당신의 핵심 주제는 무엇인가요?

◐ 앞서 언급한 질문들에 대한 답변으로 작성한 단어와 아이디어들을 검토해 보세요. 아직 다른 사람들과 공유하지 않고 있지만, 공유해야 할 필요가 있다고 생각되는 것이 있나요?

◐ 이 목록을 작성하면서 새롭게 알게 된 사실이 있나요?

당신이 이미 인지하고 있든 그렇지 않든, 당신의 목적은 당신이 위에 작성한 단어들과 연결된다. 이 장의 뒷부분에서 목적 선언문을 작성할 때 이 목록을 다시 참고하게 될 것이다.

영성과 목적

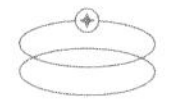

많은 중년 이후의 여성들에게 있어서 영적 신념과 가치관은 삶의 목적과 복잡하게 연결되어 있다. 이 책의 앞부분에서 설명한 것처럼, 영적 건강은 여성마다 다른 의미를 갖는다. 연구에 따르면, 영적 발달이 갱년기 여성의 신체적 증상 호소를 감소시키는 것으로 나타났다. 신앙이나 영적 신념을 가지면 정신건강에도 도움이 되는 것으로 밝혀졌다. 일상적 활동과 영적 발달, 의미 있는 목적 사이의 연관성을 인식하고 강화하면 몸과 마음, 정신 모두에 도움이 된다.

영적 건강은 흔히 다른 사람을 섬기고 사랑하는 것과 연관된다. 영성과 의미 있는 목적은 모두 당신의 삶에 의미를 더하고 다른 사람과의 연결을 강화할 수 있다.

당신이 일상적으로 하는 활동을 생각해 보라. 직장인이라면 직업에 대해 고려해 보라. 커뮤니티에서 활동한다면 어떤 방식으로 소통하는지 생각해 보라. 당신의 일상적 행동이 세상을 더 나은 곳으로 만들 수 있으며, 당신의 영적 신념과도 일치할 수 있다. 예를 들어, 편의점에서 사람들을 맞이하고 절도를 방지하는 일을 하는 사람은 자신의 직업을 다른 사람의 행복을 증진시키고, 세상을 더 안전하게 만들며, 정직의 가치를 지키는 일과 연결시킬 수 있다. 매일 반려견과 산책하고 길을 지나가는 사람들에게 인사를 건네는 사람은 이러한 활동을 자신의 반려동물을 돌보는 것과 반려견의 미소와 장난기 넘치는 모습을 보는 다른 사람들의 삶에 기쁨을 더해 주는 의미 있는 목적과 연결시킬 수 있다. 화물 배달 트럭을 운전하는 사람은 자신이 배달한 물건을 받은 사람들의 하루를 즐겁게 만들 수 있고, 배달하는 동안 마주치는 사람들에게 친절한 말 한마디를 건넴으로써 배송 이상의 의미 있는 일을 할 수도 있다. 의식적으로 하루를 보내면서 다른 사람의 삶에 기쁨을 더하거나 세상을 더 나은 곳으로 만들 방법을 찾는 것은 당신의 영성 및 목적과 연결될 수 있다.

◐ 당신이 일상적으로 하는 행동을 의미 있는 목적이나 당신의 영적 신념과 어떻게 연결할 수 있나요?

◐ (영적 신념이 있다면) 당신의 영적 신념은 삶의 목적과 어떻게 연결되어 있나요?

여러 가지 목적이 있을 수도 있다는 점을 기억하세요.

당신의 이야기와 목적

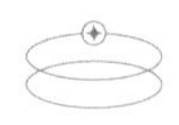

당신은 갱년기를 겪고 있거나 이미 겪은 여성으로서 고통을 경험하기에 충분한 세월을 살아왔다. 고통, 슬픔, 비통, 고충은 인간 경험의 일부이다. 고통으로 자신을 정의하고 싶지는 않겠지만, 힘든 시기는 고유한 개인으로서의 정체성을 형성하는 데 도움이 된다. 모든 여성에게는 고난과 기복, 또는 극복한 어려움과 관련된 저마다의 이야기가 있다. 고난은 여성이 더 현명해지고 강해지며, 가치관을 형성하고 강점을 개발하는 데 도움이 된다. 즐거웠든 불쾌했든, 모든 경험은 지금의 당신을 만드는 데 도움이 되었다.

당신의 인생 여정을 성찰하고 그에 관해 글을 써 보면 세상과 당신의 고난, 그리고 그것이 어떻게 당신을 고유한 개인으로 형성했는지 이해하는 데 도움이 될 수 있다. 다음의 제안들이 도움이 되지 않거나, 또는 당신의 이야기를 쓰는 방식을 다듬고 싶다면, 다른 사람의 전기를 읽거나, 실제 개인의 이야기를 담은 영화를 보거나, 다른 사람들에게 그들 자신의 이야기를 공유해 달라고 요청해도 좋다.

〈표 11-2〉의 타임라인에 당신 인생의 최고점과 가장 자랑스러웠던 일, 당신이 이뤄 낸 성취들을 표시해 보라. 그런 다음, 중요한 이정표와 인생의 전환점들을 추가하라. 졸업이나 자녀의 탄생과 같은 행복한 순간일 수도 있고, 부모님이나 반려동물과의 이별, 연애의 시작이나 끝, 이직과 같이 슬픈 순간일 수도 있다.

다음으로, 타임라인에 아직 추가하지 않은 다른 저점들을 추가하라. 이는 고난, 고통, 갈등, 질병, 극심한 스트레스나 슬픔을 겪었던 시기일 수 있다.

인생의 최저점을 되돌아보면서 과거의 트라우마나 아직 해결되지 않은 부정적인 감정이 떠올라 그것을 처리하는 데 도움이 필요하다면, 정신건강 전문가에게 도움을 요청하라. 이 연습은 당신의 목적에 대한 이

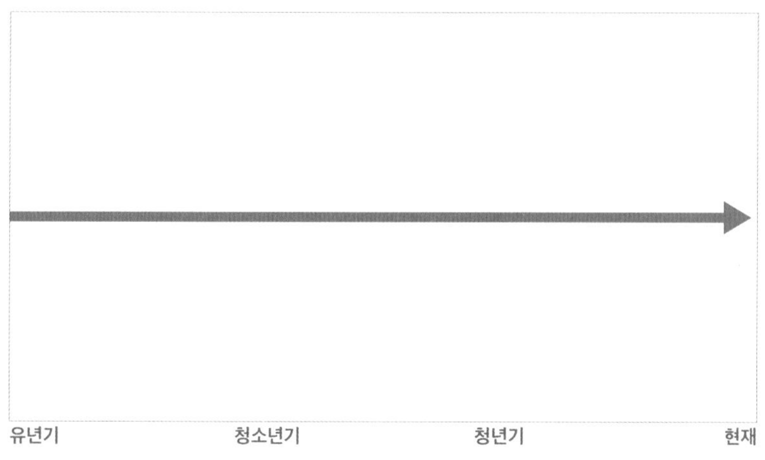

표 11-2. 최고점, 가장 자랑스러운 성과, 이정표, 인생의 전환점, 최저점 타임라인 예시

해를 확인하거나 재정립하는 데 도움이 될 수 있다. 하지만 추가적인 고통을 유발해서는 안 된다.

◆ 앞서 언급한 타임라인을 되돌아볼 때, 개인으로서 가장 많이 성장한 시기는 언제인가요?

◆ 타임라인상에서 지금의 고유한 당신이 되는 데 도움을 준 것은 무엇인가요?

◆ 고난이나 고통을 통해 얻은 좋은 점이 있나요? 그로 인해 어떤 긍정적인 변화가 있었나요? 타임라인상에 이 성장 영역을 꽃 모양으로 표시해 보세요.

◆ 인생에서 얻은 중요한 교훈이 있나요? 예를 들어, 항암 치료를 받으면서 자신이 생각보다 강하다는 것을 깨달았다거나, 어머니를 잃고 슬퍼하는 동안 영성이 깊어

졌음을 깨달았을 수도 있습니다.

◐ 타임라인을 생각해 볼 때, 당신의 인생에서 지금의 당신이 있기까지 도움을 준 중요한 사람들이 떠올랐나요? 그렇다면 여기에 적어 보세요. 그들이 어떤 도움을 주었나요? 그들이 끼친 영향을 타임라인상에 하트 모양으로 표시해 보세요.

◐ 타임라인을 돌아볼 때 가장 자랑스러운 점은 무엇인가요? 타임라인상에서 그러한 부분에 별 모양을 표시해 보세요.

◐ 타임라인을 보면서 어떤 의미 있는 맥락을 발견할 수 있나요?

당신과 비슷한 타임라인과 경험을 가진 친한 친구에 대해 글을 쓴다고 상상해 보라. 그 친구의 인생 이야기를 어떻게 쓸 것인가? 3인칭 시점으로 당신의 인생 이야기를 써 보라. 이 뒷 부분에 당신이 쓸 수 있는 내용에 관한 몇 가지 예시가 나와 있지만, 당신이 표현하고 싶은 것이 있다면 무엇이든 써 보라.

당신이 원하는 분량만큼 써도 된다. 이 연습에 단 몇 분만 투자할 수도 있고, 이것이 당신에게 영감을 주어 자서전 전체를 작성할 수도 있다. 당신은 보석과도 같다는 사실을 기억하라. 석탄이 극도의 압력을 통해 다이아몬드로 변하듯, 당신이 인생의 도전을 통해 경험한 압력이 당신을 빛나는 다이아몬드로 만들어 주었다.

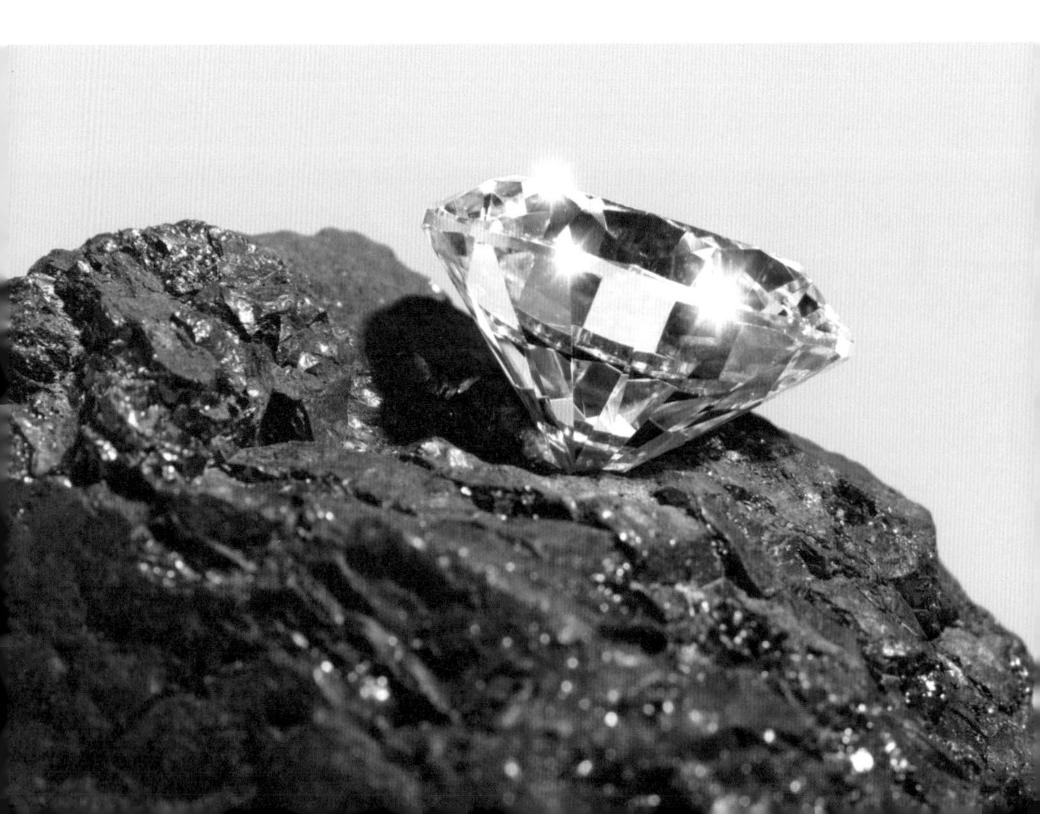

자신의 이야기를 써 보면 자신을 더 잘 이해하는 데 도움이 된다. 이 과정을 통해 삶의 여정에서 고통의 시기가 어떤 역할을 했는지 더 잘 이해할 수 있다. 자세히 들여다보면 자신이 극복한 어려움과 상처, 그리고 자신을 더 현명하고 강하게 만들어 준 경험에서 아름다움을 발견할 수 있다. 불완전함과 살아온 여정에는 아름다움이 있다. 정신과 의사이자 홀로코스트 생존자인 빅터 프랭클은 절망을 "의미가 없는 고통"으로 묘사했다. 누구나 고통을 겪지만, 고통에서 의미를 찾으려고 노력하면 절망을 피할 수 있다.

유년기

(당신의 이름)은 (당신이 태어난 연도)에 태어났다. 그녀의 어린 시절은 ______________이었다. 그녀는 ______________을 즐겼다. 그녀는 유년기에 ______________ 때문에 힘들었다. 어린 시절 (누군가의 이름)로부터 가장 중요한 교훈 몇 가지를 배웠는데, 그 사람은 그녀에게 ______________에 대해 알려 주었고, ______________을 하도록 가르쳐 주었다.

청소년기

십 대 시절에 (당신의 이름)은 ______________을 경험했다. 그때 그녀는 ______________ 하는 것을 좋아했다. 그녀는 ______________로 인해 고군분투했다. 이 힘든 시기에 그녀는 ______________와 같은 자신의 강점을 인식하게 되었다. 또한 ________에 대한 열정을 깨닫기 시작했다.

청년기

청년 시절 (당신의 이름)은 ________에서 (해당되는 경우, 당신의 직업)이 되고자 관련 교육을 받았다. 그녀는 ________에서 만족감을 느꼈다. 그녀는 ________을 만나 ________을 이해하는 데 도움을 받았다. 이 시기에 그녀는 ________을 겪으며 인생이 ________임을 깨달았다. 이는 ________에 대한 재능을 갈고닦는 데도 도움이 되었다. 그녀는 ________ 문제로 힘든 시기를 보냈다.

성인기

성인이 된 후 (당신의 이름)은 ________에 매우 적극적으로 참여했다. 그녀는 항상 자신이 ________을 돌보라는 부름을 받았다고 느꼈다. ________에 대한 사회적 불평등이 그녀에게 중요했던 이유는 ________ 때문이었다. 이 기간 동안 그녀는 ________와 의미 있는 관계를 발전시켰고, 그 사람은 그녀가 ________을 깨닫는 데 도움을 주었다. 그녀는 ________ 동안 극심한 스트레스와 고통을 겪었지만, 그 시간을 돌이켜보면서 ________의 중요성과 ________을 배웠다는 사실을 깨달았다.

요약

요약하자면, (당신의 이름)은 __________ 동안 어려움을 겪으면서 더 큰 힘을 갖게 된 여성이다. 그녀는 __________ 덕분에 다른 사람들에 대해 더 깊은 연민을 갖게 되었다. 그녀는 __________의 중요성을 가르쳐 준 주변 사람들에게 감사하고 있다. 그녀는 __________ 동안 경험한 것 덕분에 __________에 대한 지혜를 가지고 있다. 그녀는 __________에 대한 지식과 __________ 같은 기술을 가진 것에 자부심을 가지고 있다. 앞으로 그녀는 __________을 통해 자신의 재능을 다른 사람들과 나누기를 희망한다. 그녀는 __________ 하기 위하여, 자신과 같이 __________ 때문에 어려움을 겪은 다른 사람들과 연결되기를 원한다. 그녀는 __________에 대해 자신이 지닌 강점과 가치를 활용할 수 있다. 그녀는 __________에 감사한다.

당신의 이야기(또는 그 일부)를 다른 사람들과 공유할 수 있는 방법을 생각해 보라. 회고록이나 자서전을 쓸 수도 있다. 휴대폰으로 자신의 경험과 교훈에 대해 이야기하는 동영상을 녹화할 수도 있다. 모든 고통을 피할 수는 없지만, 당신의 인생 이야기를 구성하고 앞으로 나아가는 데 도움을 줄 수 있다. 당신의 이야기를 받아들이고, 그 이야기를 통해 도움을 받을 수 있는 사람들과 공유함으로써 당신의 이야기와 당신의 여정에 자부심을 가질 수 있다. 당신은 역경을 재구성할 수 있고, 당신의 이야기를 활용하여 더 높은 곳으로 나아갈 수 있다. 스토리텔링은 당신의 고난

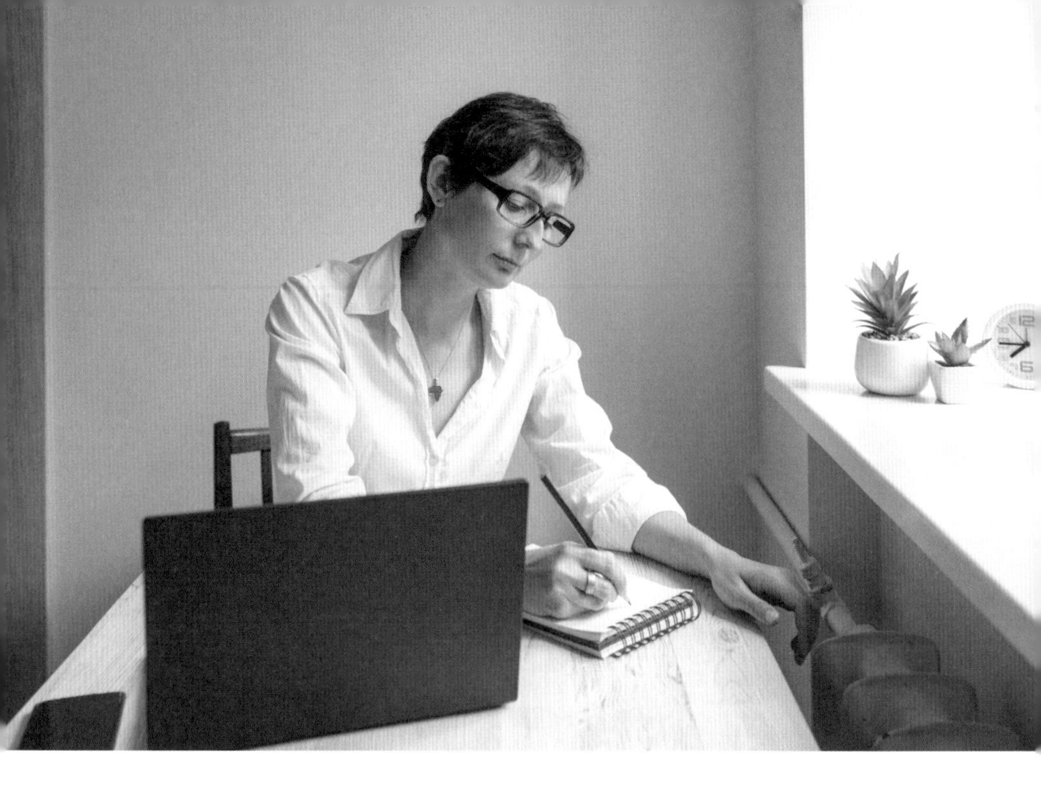

에 의미를 부여하고, 당신이 인생의 목적을 향해 나아가도록 도울 수 있는 잠재력을 가지고 있다.

코치(COACH) 접근법으로 목적 코치하기

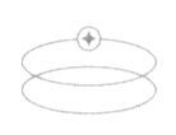

어떤 사람들은 매일 자신의 목적을 되새기며 그것을 일상 행동의 지침으로 삼는다. 하지만 어떤 사람들은 삶의 목적을 전혀 고려하지 않고

살아간다. 대부분의 여성은 그 중간 어디쯤에 있다. 목적의 개념에 대해 생각하는 것이 어렵거나, 자신의 목적이 무엇인지 모르겠다면, 당신만 그런 것이 아니다. 많은 중년 이후 여성들이 당신과 같은 처지에 놓여 있으며, 의미를 찾고 있다. 이 섹션에서는 '코치' 접근법을 사용하여 목적을 다듬거나, 명확히 하거나, 목적을 찾는 데 도움을 줄 것이다.

여성의 목적은 종종 나이에 따라 변화하거나 달라진다. 한 가지 이상의 목적이 있을 수도 있고, 여러 측면을 가진 하나의 중요한 목적이 있을 수도 있다. 여성들이 일상적으로 표명하는 목적을 살펴보면 한 가지 공통점을 발견할 수 있는데, 그것은 대개 다른 사람들, 누군가, 또는 자신을 넘어서는 무언가와 연결된다는 것이다. 이러한 목적은 주로 양질의 관계, 타인에게 애정 어린 친절을 베푸는 것, 소속감, 또는 자신보다 더 큰 무언가의 일부가 되는 것과 관련이 있다.

이 책을 읽고 있는 당신은 당신 자신보다 더 큰 무언가의 일부이다. 당신은 '웰니스로 가는 길' 그룹의 일원이다. 당신은 누군가에게 필요하고, 누군가가 원하는 존재이다. 당신은 사람들이 건강한 몸, 평온한 정신, 즐거운 마음을 갖도록 돕는 우리의 목적에 포함된 일원이다. 우리는 당신이 더 많은 평화와 기쁨을 필요로 하는 세상에 '웰니스로 가는 길'의 메시지를 공유하고자 하는 우리의 더 큰 목적에 함께해 주기를 바란다.

호기심(CURIOSITY)

◐ 흔히 여성들의 삶의 목적 중 일부는 일상적으로 관계를 맺는 사람들과 관련되어

있습니다. 당신은 현재 어떤 양질의 관계를 맺고 있나요?

◆ 당신이 이러한 관계에 기여하는 것이 당신의 삶에 의미를 부여하는 데 도움이 되나요? 설명해 보세요.

목적은 행복과는 다르다. 행복은 일반적으로 왔다가 사라지는 반면, 목적은 보다 지속적이다. 그러나 자신을 행복하게 하거나, 기쁘게 하거나, 몰입 상태(무아지경에 빠져 시간 감각을 잃을 수 있는 상태)로 만드는 데 도움이 되는 것이 무엇인지 탐색함으로써 당신의 목적에 대한 잠재적 단서를 찾을 수 있다. 예를 들어, 어떤 사람은 대규모 그룹을 대상으로 가르치고 발표하는 것을 좋아하지만, 어떤 사람은 이런 일을 두려워할 수 있다. 마라톤을 할 때 어떤 사람은 몰입을 경험하는 반면, 어떤 사람은 이를 고문처럼 여길 수 있다. 자신에게 기쁨과 행복을 가져다주고 몰입을 경험하게 하는 것이 무엇인지 파악한다면, 이를 당신 삶의 의미 있는 목적과 연결할 수 있을 것이다.

◐ 당신에게 활력을 주고, 재밌고, 기쁨과 행복을 가져다주는 활동은 무엇인가요?

◐ 당신은 무엇을 할 때 시간이 가는 줄 모르나요? 예를 들어 요리하기, 뜨개질하기, 정원 가꾸기, 복지 단체에서 자원봉사 하기, 환경 보호 활동에 참여하기, 그림 그리기, 손주와 놀아 주기, 뇌졸중 예방법 연구하기 등이 있습니다.

◐ 이러한 활동을 다른 사람들과 의미 있는 방식으로 공유할 방법이 있나요?

당신은 지금 다른 일을 할 수도 있었겠지만, 그 대신에 이 책을 읽고 있다. 당신은 더 건강한 몸, 더 평온한 정신, 더 즐거운 마음을 갖기 위해 노력하고 있다. 호기심을 가지고 당신이 건강한 몸, 평온한 정신, 즐거운 마음을 갖고 싶은 이유를 생각해 보고, 그것이 당신의 목적과 일치하는지 살펴보라. 예를 들어, 아이들과 놀아 줄 수 있는 에너지를 더 많이 얻기 위해, 창조주와의 더 깊은 연결(영적 웰빙)을 경험하기 위해, 몇 년 더 일을 계속하기 위해, 또는 더 나은 세상을 만드는 데 도움이 되는 활동에 참여할 수 있을 만큼 건강해지기 위해 그렇게 하고 있는 것일 수 있다.

◐ 건강한 몸, 평온한 정신, 즐거운 마음을 갖는 것이 당신의 목적과 어떻게 일치하나요?

개방성(OPENNESS)

당신은 당신을 고유하게 만드는 가치, 강점, 재주, 경험, 지식, 재능의 특별한 조합을 가지고 있다. 이러한 특성이 있다고 해서 이를 모두 공유해야 한다는 의미는 아니다. 당신은 이 모든 것을 혼자서 간직할 선택권이 있다. 그러나 당신의 재능을 당신의 목적에 맞게 활용하려면 다른 사람들과 그 재능을 공유하는 데 열린 마음을 가져야 한다.

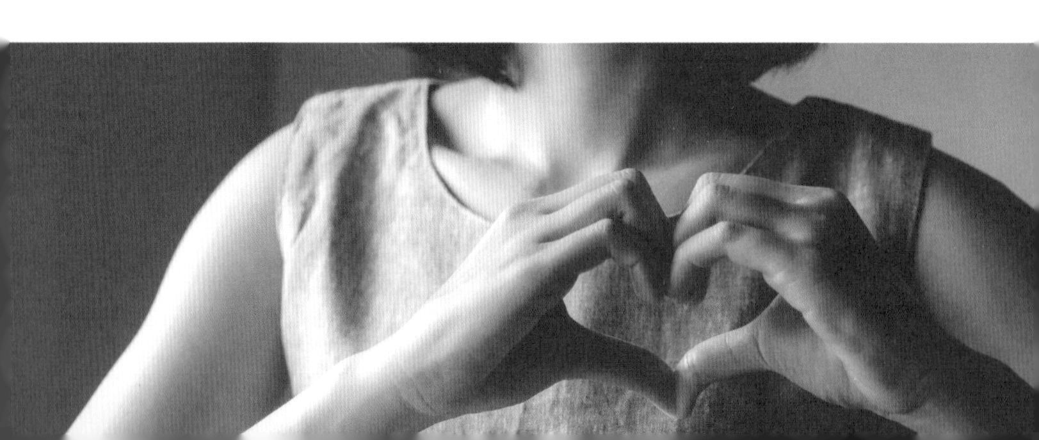

◐ 당신의 가치와 강점을 나열했던 이 장의 앞부분으로 돌아가 보세요. 당신의 가치, 강점, 재주, 경험, 지식, 재능을 다른 사람들과 공유할 마음이 있나요?

◐ 당신은 현재 그런 것들을 어떻게 공유하고 있는지, 그리고 다른 그룹과 또는 다른 방식으로 더 깊이 있게 공유하기 위해 하고 싶은 일이 있는지 설명해 보세요.

◐ 재능을 기부하고 싶은데, 다른 사람들의 시선과 평가 때문에 망설여지나요?

페이빙(PAVING) 프로그램에는 부끄러움과 자책감, 평가가 없으므로 이 옵션을 탐색하기에 안전하다. 예를 들어, 당신은 공인 요가 강사가 되고 싶은 의사이거나, 노래와 기타 연주를 배우고 싶은 변호사일 수도 있다.

◐ 그러한 망설임을 극복하는 데 도움이 되는 것은 무엇일까요? 세상은 당신만의

고유한 재능을 필요로 하며, 탐구를 다룬 5장에서 배운 것처럼 실험은 페이빙 프로그램의 일부임을 기억하세요.

◐ 아직 다른 개인이나 그룹과 소통하거나 공유하지 않은 당신의 강점, 재주, 경험, 지식, 재능을 공유할 수 있는 다른 방법이 있을까요? 어떻게 하면 이를 당신에게 의미가 있다고 느껴지는 방식으로 공유할 수 있을까요?

◐ 자신이 가진 고유한 능력을 의미 있는 방식으로 공유하고 있는 사람들을 떠올려 보세요. 그들에게서 무엇을 배울 수 있나요?

감사(APPRECIATION)

당신이 사랑하는 사람들이 당신의 목적이 될 수도 있다. 예를 들어,

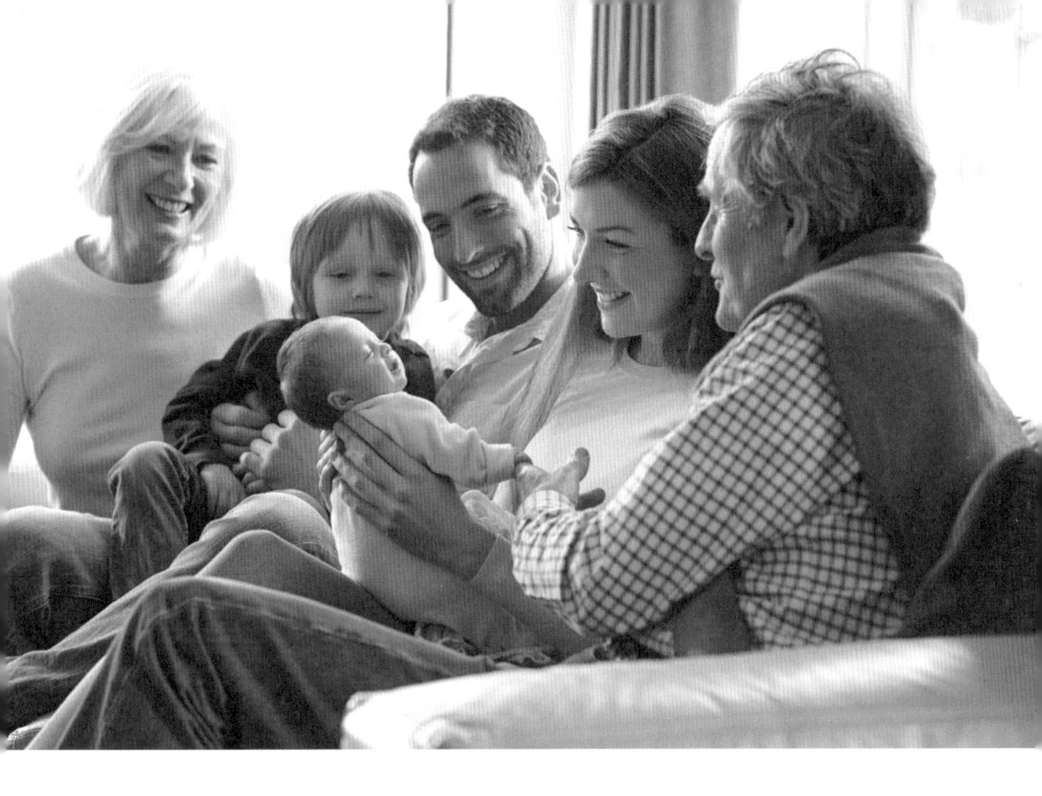

당신의 자녀, 손주, 조카, 배우자, 친한 친구 또는 동료가 당신의 삶에 목적을 부여할 수 있다.

◈ 어떻게 하면 당신이 사랑하는 사람들과 감사를 나누고, 삶을 더 의미 있게 만들 수 있을까요? 먼저, 당신의 목적과 당신의 인생에서 그들이 어떤 역할을 하는지 이야기해 보세요.

◐ 당신의 목적을 추구하거나 강점을 연마하도록 긍정적인 영향을 준 사람이 있나요? 그렇다면, 지금이 바로 그 사람에게 감사함을 느끼고, 전화나 이메일, 문자 등 당신에게 맞는 방법으로 감사의 마음을 표현하기에 좋은 때입니다.

어쩌면 당신에게 긍정적인 영향을 준 사람이 이미 세상을 떠난 할머니나 선생님 같은 사람일 수 있다. 그들이 가르쳐 준 교훈과 그들이 당신의 현재 가치관 및 목적의식에 미친 영향을 되돌아보는 시간을 가지면, 계속해서 영감을 얻을 수 있고, 이를 통해 계속해서 그들과 당신의 웰니스 여정을 함께할 수 있다.

연민(COMPASSION)

빅터 프랭클은 "양심은 의미의 기관(conscience is a meaning organ)"이라고 말한다.✚ 무언가 옳지 않다고 느껴지고, 그것을 바로잡아야 한다고 생각하면 양심을 따르게 된다.

✚ Viktor Frankl America. Meaning from a Logotherapy Perspective. https://viktorfranklamerica.com/2021/03/03/meaning-from-a-logotherapy-perspective/, accessed 5/5/2022.

◆ 양심이 이끄는 대로 행동함으로써 당신의 삶에 의미를 부여할 수 있는 일이 있나요? 설명해 보세요.

◆ 특정 사람이나 특정 집단 등 타인에 대한 연민을 갖는 것은 종종 의미 있는 목적과 연결됩니다. 당신이 연민을 표현함으로써 삶의 의미를 갖게 해 주는 사람들이 있나요?

◆ 당신이 연민을 느끼거나 연민을 베풀도록 부름을 받았다고 느끼는 특정 집단이 당신의 삶의 의미와 연관되어 있나요?

◆ 과거 또는 현재의 역사에서 당신이 알고 있거나 존경하는 사람 중, 양심에 따라 삶을 살았던 훌륭한 본보기가 되는 사람은 누구인가요?

◐ 당신의 마음을 움직이는 대의명분, 특정 집단, 특정 질환 또는 단체를 지지하는 데 도움이 될 수 있는 어떤 활동에 참여하고 싶나요?

정직(HONESTY)

때때로 여성들은 다른 사람들과 무언가를 공유하고 싶지만 거절에 대한 두려움, 불확실성, 또는 공유 방법을 모르기 때문에 자신의 재능을 혼자만 간직하게 된다. 다른 사람들과 나누고 싶지만 현재 공유하지 않고 있는 것이 무엇인지 솔직하게 생각해 보라.

◐ 당신의 재주, 지식, 재능, 전문성을 나누고 싶지만 망설이고 있다면, 그 이유는 무엇인가요?

◐ 이를 다른 사람들과 공유하기 위해 취하고 싶은 단계가 있나요? 그렇다면 다음 단계는 무엇인가요? 그렇지 않다면, 지금 당장 다음 단계로 나아가고 싶지 않은 이유는 무엇인가요?

◐ 당신의 삶에 의미를 부여하는 목적을 자유롭게 추구할 수 있다고 느끼나요, 아니면 다른 사람의 기대에 부응해야 한다고 느끼나요? 설명해 보세요.

◐ 인생을 살다 보면 당신의 삶의 목적과 일치하지 않는 약속과 활동들로 하루하루를 채우며 살아가기 쉽습니다. 당신의 캘린더 일정은 당신의 삶에서 의미 있는 일과 진정한 의도를 반영하고 있나요?

◐ 그렇지 않다면, 당신의 일상 활동을 당신의 목적에 맞게 조정하기 위해 바꾸고 싶은 점이 있나요?

◆ 스스로를 용서해야 할 일이 있나요? 지금이야말로 자신에게 솔직해지고 스스로를 용서할 수 있는 좋은 시기입니다.

◆ 다른 사람을 용서해야 할 일이 있나요? 지금이 바로 용서하고 스스로 자유로워질 수 있는 좋은 시기입니다.

사명 선언문

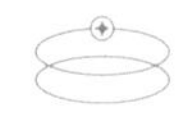

이 장에서 당신은 자신만의 고유한 특성과 그것이 어떻게 자신과 타인의 삶에 의미를 더할 수 있는지 생각해 보는 데 상당한 시간을 보냈다.

이를 통해 자신의 인생 이야기와 그동안 겪은 고난이 당신을 얼마나 멋진 여성으로 만들었는지 이해하는 데 도움이 되었기를 바란다. 이제 사명 선언문 또는 비전 선언문을 통해 당신의 목적을 명확히 할 것이다.

1년, 5년, 10년 후의 당신 모습을 생각해 보라. 당신이 지금 어디에 있고, 어디로 가고 싶은지 생각해 보라. 목적과 의미로 가득 찬 삶을 사는 다른 사람들을 생각해 보라. 당신이 남기고 싶은 흔적을 생각해 보라. 마지막으로, 어떻게 하면 더 나은 세상을 만들 수 있을지 생각해 보라. 이러한 질문에 대해 적어도 5분 이상 성찰한 후, 아래 공간에 사명 또는 목적 선언문을 작성하라. 한 가지 목적에만 국한되지 않아도 된다. 당신의 목적은 여러 개이거나, 하나의 중요한 목표에 속한 여러 측면을 포괄할 수 있다.

나의 목적은 ______________________________

____

____

____

______________________________이다.

이 질문이 어렵다면, 계속 생각해 보고 언제든지 다시 돌아와도 된다. 다음 예시 중 일부를 검토해 볼 수도 있다. 너무 거창하거나 너무 소소한 목적이란 없다는 것을 기억하라. 중요한 것은 자신에게 의미가 있는 목적이어야 한다는 것이다.

목적은 다음과 같을 수 있다.

- 다른 사람에게 친절을 베풀기
- 영성이 더 깊어지게 하기
- 가족과 친한 친구를 사랑하기
- 더 나은 세상을 만들기
- 자신이 지지하는 단체를 후원하기 위해 돈 벌기
- 자녀의 대학 진학을 위해 돈 벌기
- 직장에서 후배들을 멘토링하기
- 세상의 고통을 줄이는 데 도움을 주기
- 친근함과 유머로 다른 사람들의 삶에 기쁨을 더하기
- 외로운 사람들에게 애정 어린 친절을 표현하여 도와주기
- 취미이자 전문 분야인 사진 촬영을 다른 사람들에게 가르쳐 주기
- 지역 내 푸드 뱅크에서 자원봉사를 하며 배고픈 사람들을 도와주기
- 자녀가 일하는 동안 손주들을 돌보며 그들이 올바른 가치관을 가지고 성장할 수 있도록 도와주기
- 비영리 단체와 함께 사회 정의를 위해 일하기
- 집을 정리하고 물건을 자선단체에 기부하여 도움이 필요한 사람들에게 전하기
- 텃밭에서 일하며 수확한 농산물과 꽃을 다른 사람들과 나누기
- 배우자나 연인과 함께 안락한 가정을 꾸릴 수 있도록 서로를 응원하기
- 자신의 이야기가 다른 사람들에게 영감을 줄 수 있길 바라며 책을

써서 공유하기

- 가치 있는 대의를 지지하는 행진에 동참하기
- 지방 선거에 출마하기
- 교육이나 교통 관련 마을 위원회에 참여하기
- 학생들이 평생 학습자가 될 수 있도록 영감을 주는 수업을 진행하기

"재능+열정+가치=목적"

- 리처드 라이더(베스트셀러 작가이자 코치)+

목적에 따라 살기

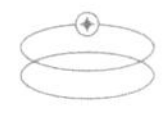

당신은 당신의 목적이 무엇인지 알면서도 그것을 온전히 실천하지 못하고 있을 수 있다. 그러나 당신은 의미 있는 목적을 꼭 실천해야 한다. 예를 들어, 더 나은 세상을 만드는 것은 흔한 목표이다. 그러나 이를 실천하는 방법은 다양하다. 손주를 생산적인 사회 구성원으로 키우는 것을 돕는 일처럼, 보다 구체적인 목적도 다양한 활동을 통해 달성할 수 있다. 그러므로 수십 년 동안 자신의 목적을 알고 있었든, 이제 막 목적을

+ Richard Leider, Three Steps to Unlocking Your Purpose, accessed 5/5/2022. https://richardleider.com/three-steps-to-unlocking-your-purpose/

깨달았든, 최근에 새로운 목적을 찾았든, 이제 당신의 목적을 어떻게 실천할지 창의적으로 결정해야 할 때이다.

당신이 발견한 목적을 온전히 실천하고 있는 미래의 당신 모습을 상상해 보라. 당신이 찾은 목적이 당신을 부르고 있는 것처럼 느껴질 수도 있다. 눈을 감고 어떤 기분일지, 어떤 말과 행동을 하고 있을지, 당신 주변에 누가 있을지, 무엇을 보고 듣게 될지 상상해 보라.

◈ 당신의 목적을 온전히 실천하는 모습은 어떤 모습일까요? (당신이 발견한 목적이 두 가지 이상인 경우, 하나 이상을 골라 탐색해 보세요.)

◈ 페이빙 프로그램의 '탐구' 원칙이 당신의 목적을 더 온전하게 실현하는 데 어떻게 도움이 될 수 있을까요? 예를 들어, 비영리 단체에 대해 더 자세히 알아보거나, 지역 극단과 연결하거나, 조카들의 학문적 성장을 가장 잘 지원할 수 있는 방법이 무엇인지 물어보거나, 푸드 뱅크에서 새로운 자원봉사자를 받고 있는지 물어볼 수 있습니다. 지금 무엇을 탐구하고 싶나요?

◈ 페이빙 프로그램의 '다양성' 원칙이 당신의 목적을 더 온전하게 실현하는 데 어떻게 도움이 될 수 있을까요? 예를 들어, 도움이 필요한 사람들에게 봉사하는 것이나, 노숙자 쉼터에서 자원봉사를 하는 것을 당신의 목적으로 가정해 보겠습니다. 여기에, 도움이 필요한 어린이를 후원하거나, 양로원에 계신 어르신들을 방문하는 등의 다양성을 접목할 수 있습니다. 또는 검정고시 시험을 준비하는 성인을 가르쳐 주는 등 여러 가지 아이디어를 떠올려 볼 수 있습니다.

◈ 페이빙 프로그램의 '사회적 연결' 원칙이 당신의 목적을 더 온전하게 실현하는 데 어떻게 도움이 될 수 있을까요? 당신과 비슷한 목표를 가진 다른 사람들과 연결될 수 있는 방법이 있나요? 예를 들어, 손주의 양육을 돕는 조부모를 위한 단체, 지구의 환경 문제를 다루는 비영리 단체, 가정 폭력을 겪는 사람들을 지원하기 위해 정기적으로 모임을 갖는 교회의 여성 단체, 또는 당신의 목적과 연결되는 또 다른 단체 등 당신이 가입할 수 있는 조직이 있나요?

◈ 당신이 의미 있는 목적을 달성할 수 있는 또 다른 기회로는 어떤 것들이 있을까요? 지역사회, 도시, 국가, 더 나아가 전 세계적으로 생각해 보세요. 스스로를 제한

하지 마세요. 너무 소소하거나 너무 거창한 목적이란 없다는 것을 기억하세요.

목적을 염두에 두고 프로젝트와 약속의 우선순위를 정하기는 쉽지만, 당신이 매일 해야 하는 일들로 인해 일정이 금방 꽉 차 버릴 수 있다. 누군가가 당신에게 새로운 위원회에 가입해 달라거나, 새로운 역할을 맡아 달라거나, 업무에 참여해 달라거나, 회의 일정을 잡아 달라고 요청할 때는 그것이 당신의 목적에 부합하는지 스스로에게 물어보라. 목적에 부합하지 않는다면 거절하라. 꼭 해야 할 필요는 없다. 시간이 걸리는 일을 하기로 결정했다면, 그 시간을 차지할 수 있는 다른 일은 거절하라. 마음챙김을 하며 목적에 충실한 삶을 살기 위해서는 목적을 달성하기 위한 시간을 확보해야 한다.

◐ 현재 당신의 목적에 전념할 수 있는 충분한 시간과 에너지가 있나요? 그렇지 않다면, 목적을 달성하기 위해 어떻게 더 많은 시간을 할애하거나 에너지를 늘릴 수 있을까요?

인생에서 의미 있는 일에 시간을 할애하지 않으면, 당신의 일정은 다른 업무로 가득 차게 되고, 목적을 이루지 못하게 된다. 지금부터라도 목적에 부합하는 프로젝트의 우선순위를 정하라. 지금만큼 좋은 시기는 없다.

◐ 사랑하는 사람이나 친구에게 연락하여 당신의 목적에 대한 생각을 공유해 보세요. 이미 이 목적을 어떻게 실천하고 있는지, 또는 앞으로 어떻게 실천할 계획인지 이야기해 보세요. 그들의 목적은 무엇인지 물어보고, 당신이 받은 소중한 피드백을 공유하세요.

◐ 공동의 목적을 함께 탐색하고 싶은 사람이 있나요? 예를 들어, 당신이 어떤 조직이나 기업의 일원이거나, 연인 또는 배우자가 있다면, 커플 또는 그룹으로서의 목적을 함께 검토해 달라고 요청해 보세요. 이 논의는 가족, 친구 그룹 또는 조직을 위한 사명 선언문으로 이어질 수 있습니다. 사명 선언문은 그룹, 조직, 가족 또는 회사의 목표와 가치를 나타냅니다. 의미 있는 사명 선언문을 작성하려면 목적을 정의하는 것이 필수입니다. 그룹이나 파트너십을 위한 공동 목적과 사명 선언문을 갖는 것에 대해 어떻게 생각하나요?

다음 질문 중 몇 가지는 지금 바로 답할 수도 있고, 목적이 더 확고해진 후에 다시 답할 수도 있다.

◐ 향후 10년 동안 당신의 목적을 실행하기 위해 어떤 목표를 세우고 싶나요?

◐ 향후 5년 동안 당신의 목적을 실행하기 위해 어떤 목표를 세우고 싶나요?

◐ 향후 1년간 당신의 목적을 실행하기 위해 어떤 목표를 세우고 싶나요?

◐ 다음 한 달 동안 당신의 목적을 실행하기 위해 어떤 목표를 세우고 싶나요?

◆ 다음 주에는 목적을 실행하기 위해 어떤 목표를 세우고 싶나요? 목표가 '스마트(SMART - 구체적이고, 측정할 수 있으며, 행동 지향적이고, 현실적이며, 기한이 있는) 목표'인지 확인해 보세요. 예를 들어, 현재 거주 지역에서 봉사할 수 있는 기회를 조사하거나, 친구 몇 명에게 전화를 걸어 인맥을 쌓는 것 등이 목표가 될 수 있습니다.

당신의 목적을 실행하고 다른 사람들에게 봉사할 수 있는 기회를 찾아보라. 목적에 충만한 삶을 살기 위해 이미 해 오던 일을 뛰어넘을 기회를 찾아보라. 스스로를 제한하지 말라. 창의력을 발휘하고 즐겨라! 당신은 목적을 이루기 위해 태어났다. 세상은 당신을 필요로 한다.

미셸 톨레프슨 박사가 전하는 지혜의 말

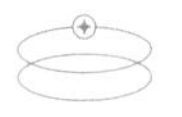

다음과 같은 일은 몇 번이고 반복된다. 이미 폐경기를 겪은 중년 이상의 여성이 피곤하고, 의욕이 없으며, 무관심한 상태로 나의 외래 진료실에 찾아온다. 그녀는 자신의 증상을 이야기하면서 딸은 대학에 진학하여 집을 떠났고, 아들은 독립해서 새로운 직장을 얻었으며, 최근에 30년 동안 일했던 직장에서 은퇴했고, 더 이상 예전에 즐기던 사회 활동을 하고 싶지 않다고 말한다. 그녀는 "늙어 버린 것 같다"고 말하며 평소의 자신처럼 느껴지지 않지만 무엇이 문제인지 모르고 있다. 늘어난 여가 시간을 즐기기는커녕 지루하기만 하다. 그녀는 자녀들이 잘 자라 독립적인 생활을 하는 것이 행복하며, 이것은 그녀가 자녀들에게 원했던 바이지만, 자녀들이 집을 떠난 후 예상치 못한 공허함을 느낀다. 배우자가 있지만 두 사람 사이에는 예전과 같은 "불꽃"이 없는 것 같다. 매일이 그저 어제와 비슷하게 느껴진다.

이러한 증상과 피로에는 여러 가지 이유가 있다. 그러나 이러한 증상의 기저에 있을 수 있는 우울증이나 다른 신체적 원인을 검사하여 배제하고 나면, 나는 그녀가 가진 문제의 근원이 목적의식의 상실이라는 것을 알게 되는 경우가 많다. 중년기에는 가족과 직업에 대한 책임이 수년 동안 해 왔던 방식과 달라지는 경우가 많기에, 목적의식이 바뀌는 것이 일반적이다. 안타깝게도 많은 여성이 현재와 미래에 자신이 원하는 목적이 무엇인지 성찰하는 시간을 가져 본 적이 없다.

지금 자신이 왜 그런 감정을 느끼는지 이해하고 나면, 앞으로 어떻게 나아갈지 결정할 수 있다. 이해 과정에는 사색, 독서, 비슷한 경험을 겪은 친구나 선배 여성과의 교류, 기도, 상담사와의 대화, 일기 쓰기, 목적에 관한 책 읽기 등이 포함될 수 있다. 때로는 매우 빠르게, 때로는 오랜 시간이 걸리기도 하는 이 과정을 통해 여성은 삶에 대한 새로운 열정을 되찾고 목적이 있는 삶을 살아가려는 동기를 얻게 된다.

나의 진료실을 찾는 여성들은 대개 몇 달 간격으로 방문하지만, 다음 외래 때 만나면 더 열정적으로 진료실에 들어와서 지난 만남 이후 자신이 얻은 통찰력과 변화된 모습을 공유할 준비가 되어 있는 경우가 많다. 그녀가 직업을 통해 배운 기술을 활용해 새로운 비영리 단체를 돕기로 했든, 지역 자선단체에서 자원봉사를 하기로 했든, 영적 커뮤니티에 참여하기로 했든, 그녀는 인생 여정의 다음 단계에서 의미 있는 목적을 어떻게 달성해 나갈지 공유하느라 들떠 있다.

목적 마무리

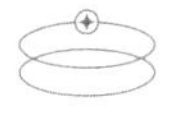

목적에 따라 사는 것의 힘을 과소평가하지 말라. 우리는 그 힘을 수없이 목격해 왔다. 의미 있는 목적에 다시 초점을 맞추면, 희미해진 불꽃으로 힘들어하던 여성들이 목적이 있고 열정적이며 의미 있는 삶을 살기 위해 다시 불타오르고 있다는 사실을 깨닫게 된다.

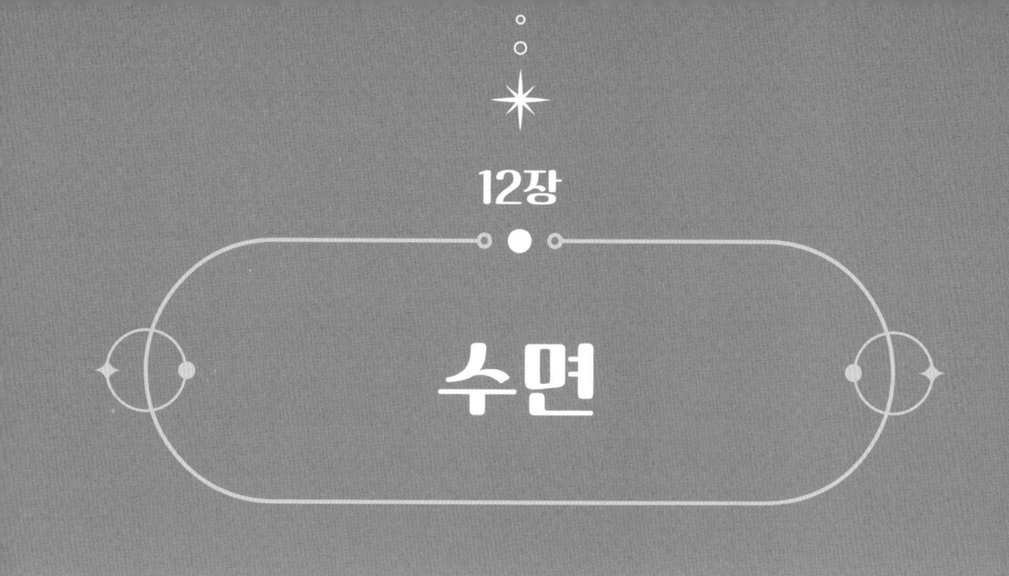

폐경기 및 중년기 이후의 수면

약어 SLEEP

PAVING THE PATH to wellness

- Silent
- Lights
- Every day
- Eight
- Prepare

- **SILENT(조용함)** 침실을 최대한 조용하게 유지하라. 원치 않는 소리를 제거할 수 없다면 '백색 소음' 기계나 귀마개를 사용하는 것이 좋다. 고요함(stillness)은 더 깊은 수면에 도움이 된다.
- **LIGHTS(조명)** 낮에는 밝은 빛에 노출되고 밤에는 조명을 어둡게 유지하라. 저녁에는 청색 파장의 빛을 방출하는 화면을 보지 않도록 하고, 안대나 암막 커튼 또는 블라인드를 사용하여 침실을 최대한 어둡게 유

지한다.

- **EVERY DAY(매일)** 매일 같은 시간에 잠자리에 들고 일어나도록 한다. 주말에 더 오래 자겠다는 계획으로 주중에 수면을 거르지 않는다. 규칙적인 일정을 지키면 최적의 수면을 취할 수 있다.
- **EIGHT(여덟)** 미국국립수면재단(National Sleep Foundation)에 따르면, 건강한 성인은 최적의 기능을 위해 매일 밤 약 7~8시간의 수면이 필요하다. 수면을 우선순위에 두면 몸과 마음이 고마워할 것이다.
- **PREPARE(준비)** 낮에 하는 활동들을 통해 밤에 숙면을 취할 수 있도록 준비하라. 늦은 오후에는 낮잠을 자지 말라. 과식, 음주, 카페인 함유 음료를 피하고, 취침 시간 가까이에는 운동을 하지 않는다. 낮에는 밖에 나가서 햇살을 즐기고, 신체활동을 하고, 영양이 풍부한 음식을 섭취하라.

수면에 어려움을 겪기 전까지는 수면을 당연하게 여길 수 있다. "숙면"을 취하면 상쾌한 기분으로 일어나 하루를 시작할 준비가 된다. 수면에 문제가 없을 때는 하루 종일 에너지를 유지할 수 있게 하고, 기분이 좋아지게 하며, 학습 능력을 향상시키는 양질의 수면에 대해 생각조차 하지 않는다.

그러나 수면에 어려움을 겪을 때는 밤이 끝없이 길게 느껴지고, 시계를 보면서 아침이 오기 전에 다시 잠들기를 간절히 바라게 된다. 수면은 신체가 다음 날을 기다리는 수동적인 활동처럼 보일 수 있지만, 사실 매우 역동적이고 꼭 필요한 행동이다. 수면의 질이 좋지 않거나 수면 시간이 충분하지 않으면 규칙적인 일상 활동을 하는 데 어려움을 겪을 수 있다. 또한 감정 기복이 심해지고, 잘 알고 있던 사실도 기억하기 어려울 수 있다. 안타깝게도 많은 여성에게 불충분한 수면은 매우 흔한 일이다. 졸리고 에너지가 부족한 상태로 생활하는 데 익숙해진 나머지, 수면 부족이 몸과 마음에 어떤 부정적인 영향을 미치는지 인식하지 못한다.

건강을 최적화하려면 수면을 우선순위에 두어야 한다. 폐경과 함께 에스트로겐 수치가 감소함에 따라 많은 여성이 잠들고 수면을 유지하기가 점점 더 어려워진다. 노화와 폐경은 모두 밤에 깨는 횟수 증가, 깊은 수면 감소, 잠들기 위해 노력하는 시간 증가로 인해 양질의 수면을 취하기 더 어렵게 만들지만, 폐경기를 겪고 있거나 이미 겪었다고 해서 수면 요구량이 감소하지는 않는다. 미국질병통제예방센터에서는 폐경기, 중년기 및 그 이후의 성인 여성에게 매일 밤 7~8시간의 수면을 취할 것을 권장한다. 회복적 수면을 취하는 것은 나이가 들수록 더 중요하다. 지금이야말로 현재의 수면 습관을 되돌아보고 앞으로 수십 년 동안 수면에 도움이 될 변화를 시도할 수 있는 이상적인 시기이다.

◐ '숙면'을 취했을 때 어떤 기분이 드나요? 기분과 감정뿐만 아니라 몸이 어떻게 느끼는지 생각해 보세요.

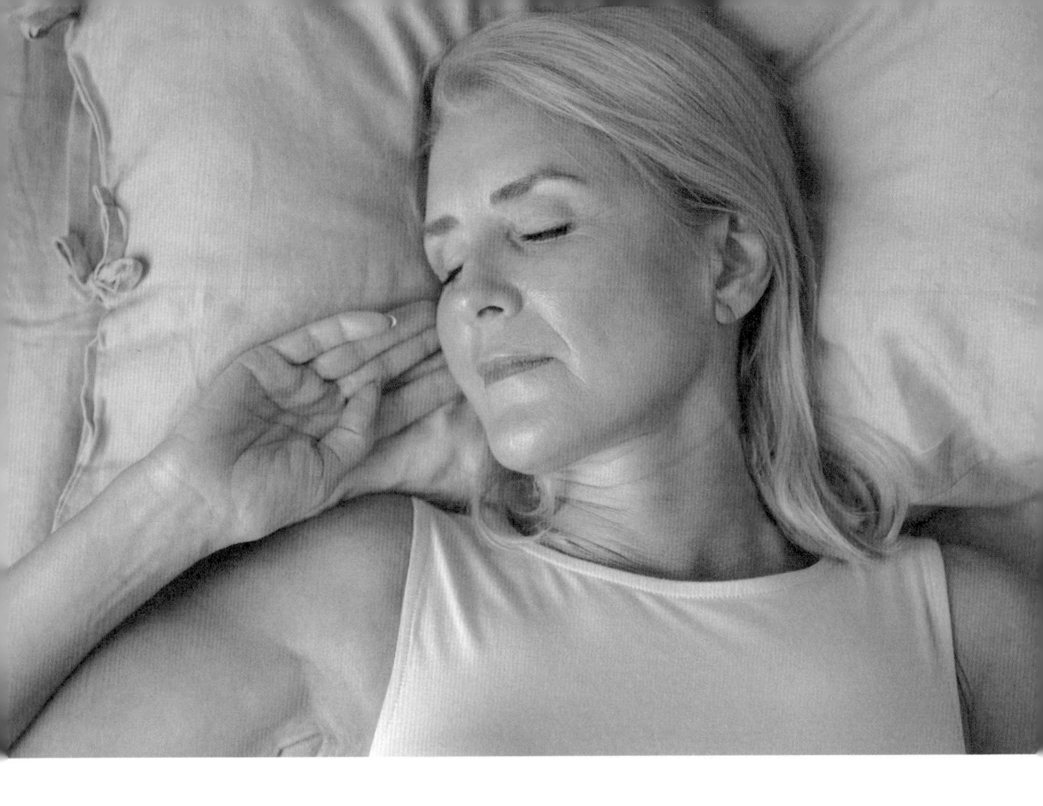

◐ 7~8시간의 수면을 취하지 못했을 때는 어떤 기분이 드나요?

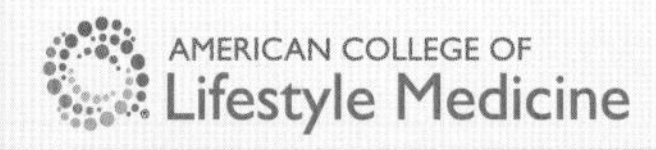

폐경과 수면

혈관운동증상(Vasomotor Symptoms, VMS): 안면홍조 및 야간발한. 머리, 목, 가슴, 등 위쪽에 땀, 홍조, 열감이 나타나는 증상

높은 난포자극호르몬(FSH) 수치

결과

잠들거나 수면을 유지하기가 어려움

에스트라디올 수치의 급격한 저하

폐경이행기는 수면에 어떤 영향을 주는가?

20% 폐쇄성 수면무호흡증 경험

40% 수면 부족 및 야간 각성 증가 경험

60% 하지불안증후군 경험

80% 혈관운동증상(VMS) 경험

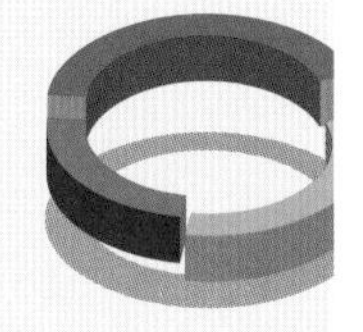

폐경이행기란 무엇인가?

- 폐경은 여성의 마지막 생리 후 12개월이 지난 시점으로 정의된다.
- 폐경이행기에는 생리 주기의 변화, 우울증이나 불안감 증가, 안면홍조, 잠들기 또는 수면 유지의 어려움 등이 나타날 수 있는 폐경이 되기 직전의 몇 년이 포함된다.
- 이러한 증상은 에스트로겐과 프로게스테론 같은 여성 호르몬의 급격한 변동으로 인해 발생한다.

무엇을 할 수 있나?

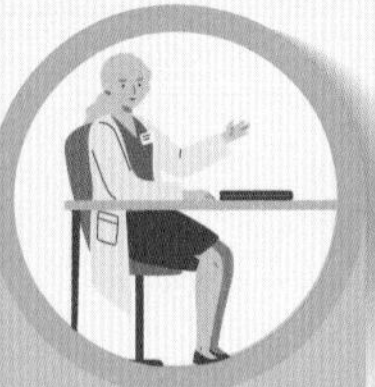

의사와 상담하기

불편한 점이나 궁금한 사항이 있으면 주치의와 상담하여 폐경이행기 동안 수면에 가장 좋은 방법이 무엇인지 알아본다.

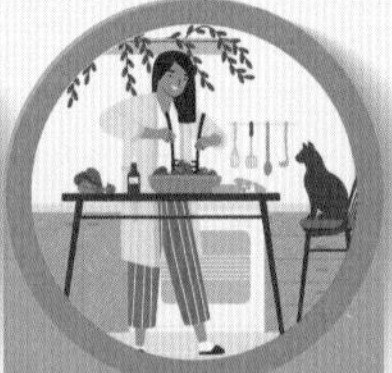

영양 섭취

자연식물식 식단은 적절한 양의 영양을 공급하는 데 도움이 될 수 있다. 다양한 색의 과일, 베리류, 녹색 잎채소, 콩, 렌틸콩을 섭취하면 수면을 개선하는 데 도움이 된다.

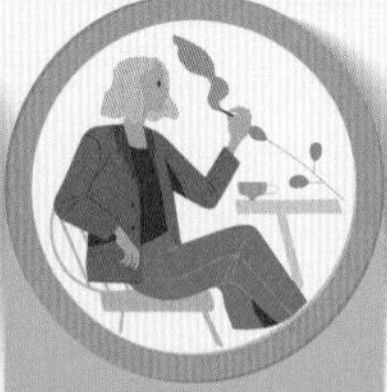

위험 물질 피하기

담배, 카페인, 알코올은 안면홍조 증가 및 수면의 질 저하와 관련이 있다.

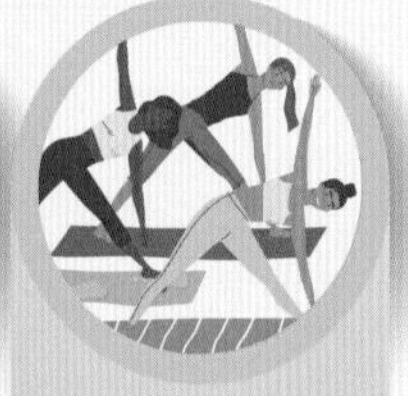

운동

일상생활에 운동을 포함하라. 걷기, 달리기, 정원 가꾸기는 스트레스를 줄이고 수면의 질을 개선하는 데 도움이 될 수 있다. 잠자리에 들기 전 스트레칭이나 가벼운 요가를 하면 VMS와 수면 모두에 도움이 된다.

폐경이행기에 알코올은 수면에 어떤 영향을 미치는가?

- 수면무호흡증을 악화시킬 수 있음
- VMS를 악화시킬 수 있음
- 비뇨기 자극을 유발할 수 있음
- 더 자주 깨게 됨
- 속 쓰림 또는 역류 증가

그림 12-1. 폐경과 수면

중년 이후 수면이 중요한 이유

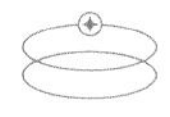

충분한 수면은 여성의 전 생애에 걸쳐 중요하지만, 나이가 들수록 더욱 필수적이다. 폐경이행기 및 폐경기에 접어든 여성은 체중 증가, 통증 증가, 피로감, 기분 변화, 기억력 문제 등으로 어려움을 겪는 경우가 많다. 불충분한 수면은 이러한 요인들을 악화시킬 수 있다. 다행인 것은 충분한 수면을 취하면 이러한 증상에도 도움이 될 수 있다는 것이다.

우리 몸은 다음과 같은 이유로 충분한 수면을 좋아한다.

- 심장건강을 개선하고 심장마비 및 뇌졸중 위험을 줄인다.
- 면역체계를 강화한다.
- 당뇨병이 발병할 가능성을 낮추고, 당뇨병이 있는 경우 혈당 조절이 더 쉬워진다.
- 신체가 부상으로부터 더 빨리 회복되고 복구되도록 돕는다.
- 통증민감도를 감소시켜 아픔과 통증을 느낄 때 도움이 된다.
- 에너지를 증가시키고 피로를 해소한다.
- 건강한 혈압과 콜레스테롤 수치를 유지하도록 돕는다.
- 장내 세균(미생물군유전체)이 더 건강해지도록 돕는다.

음식과 체중 그리고 수면

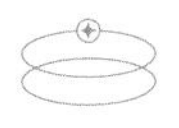

갱년기 여성이 충분한 수면을 취하면 건강하게 식사하고 건강한 체중을 유지하거나 달성하는 데 도움이 된다. 일상적으로 7~8시간 미만으로 수면을 취하면, 설탕과 지방이 많이 첨가된 에너지 밀도가 높고 건강에 해로운 음식을 섭취할 가능성이 높아진다. 또한 그렐린(배고픔 호르몬)의 증가로 감정적인 식사, 충동성, 야간 폭식, 식욕이 증가하기 때문에 건강한 음식을 선택하기가 더 어려워진다. 이에 더해 수면 부족으로 렙틴(포만감을 느끼게 하는 호르몬)이 감소하여 많은 양의 식사를 하더라도 포만감이나 만족감을 느끼지 못할 수 있다.

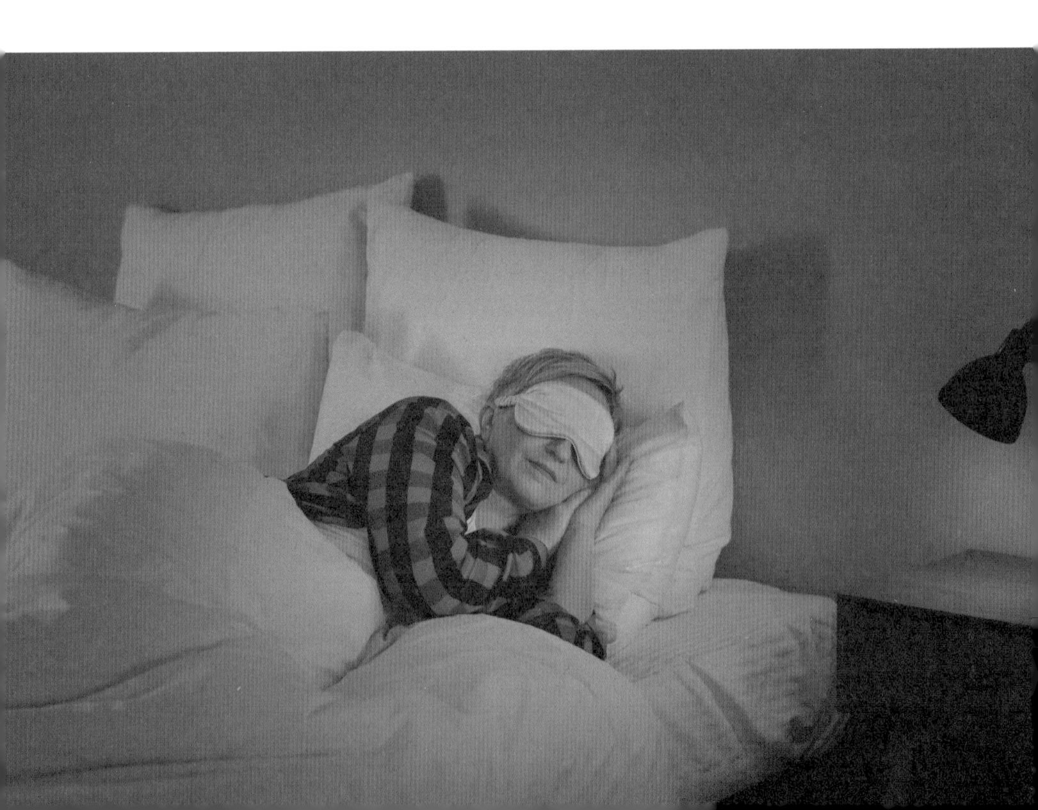

많은 여성이 폐경기 동안 원치 않는 체중 증가로 어려움을 겪는다. 수면 부족은 체중 감량을 더 어렵게 만들며 고칼로리, 저품질 식품 섭취를 늘려 체중 증가가 더 흔하게 일어난다. 게다가 수면이 부족하면 근육보다는 지방이 더 많이 축적된다. 또한 체중이 감소하더라도 지방은 유지하면서 근육량(제지방량)만 감소할 가능성이 더 높다.

수면이 부족하면 신체가 당분을 최적으로 처리하지 못하여 대사증후군(과체중, 고혈압, 당뇨병, 고콜레스테롤혈증) 및 2형당뇨병에 걸릴 위험이 높아진다. 또한 충분한 수면을 취하지 못하면 혈당 조절이 더 어려워진다.

우리 뇌는 다음과 같은 이유로 충분한 수면을 좋아한다.

- 스트레스를 더 잘 관리하도록 도와준다.
- 우울증, 불안 및 기타 정신건강 문제의 위험을 줄인다.
- 알츠하이머병을 포함한 치매의 위험을 줄인다.
- 뇌졸중 위험을 줄인다.
- 기억력을 선명하게 유지하는 데 도움이 된다.
- 새로운 기술과 정보를 학습하고, 그 정보를 저장하여 나중에 사용할 수 있다.
- 오래전의 사실과 추억을 더 잘 기억하도록 도와준다.
- 기분이 좋아지고, 더 긍정적이고 낙관적으로 생각할 가능성이 높아진다.
- 건강한 인간관계를 지원한다.
- 창의력을 향상시킨다.

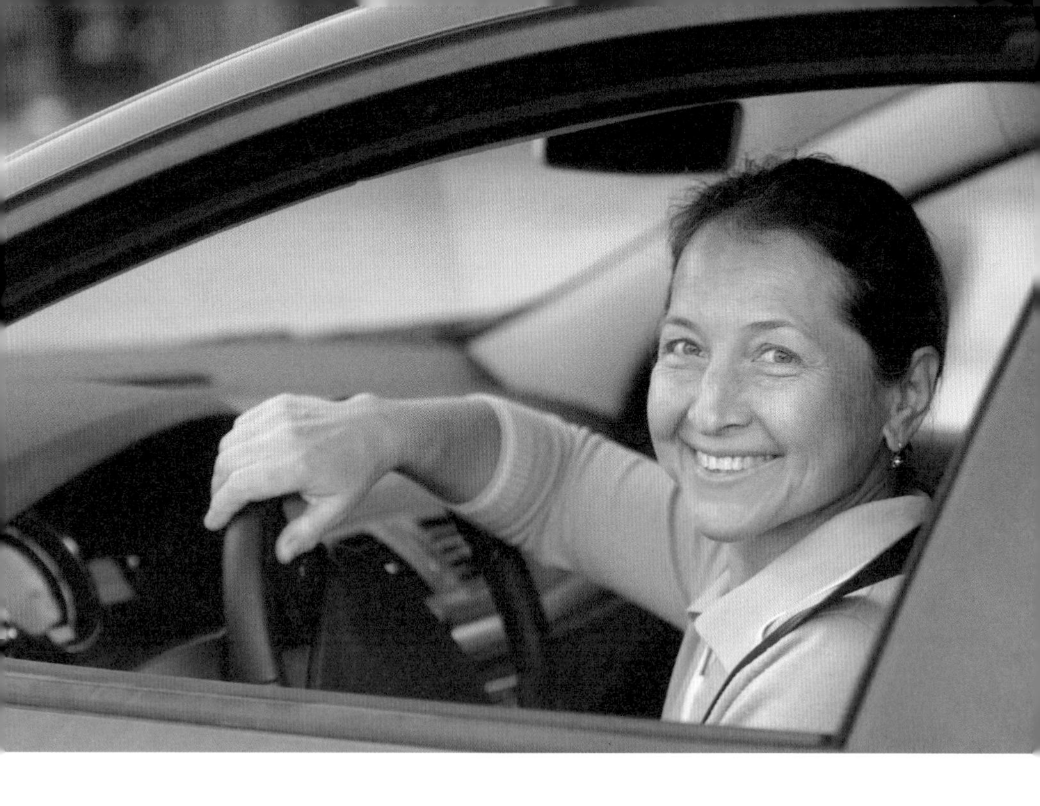

- 충동성을 감소시킨다.
- 중독성 행동을 줄이고 재발 가능성을 줄인다.
- 감정 조절 능력을 향상시킨다.
- 문제 해결에 도움이 된다.
- 다른 사람과 잘 소통할 수 있는 능력을 향상시킨다.
- 분노의 감정을 줄인다.
- 더 안전한 운전자가 될 수 있다(위험한 졸음운전을 할 가능성을 줄여 주기 때문에).

뇌는 우리가 잠자는 동안 매우 활발하게 활동한다. 수면 중 일어나는 가장 중요한 활동 중 하나는 뉴런(뇌세포)이 낮 동안 만든 노폐물을 제거하는 것이다. 글림프 시스템(glymphatic system)은 뇌의 노폐물 처리 시스템으로 생각하면 된다. 이 시스템은 알츠하이머병과 관련이 있는 아밀로이드를 비롯한 노폐물을 제거한다. 과학자들은 비록 치매의 복잡한 원인을 완전히 이해하지는 못하지만, 수면을 최적화하는 것이 뇌건강에 필수적이며, 따라서 충분한 수면이 치매에 걸릴 위험을 줄인다는 사실을 알고 있다.

앞서 언급한 목록에서 당신에게 중요한 항목에 체크 표시를 해 보라. 목록에 체크 표시가 많을수록 더 중요하다는 뜻이다. 또한 수면에 어려움을 겪고 있는 많은 폐경기 및 중년기 이후의 여성들과 마찬가지로 수면 위생을 개선하기 위해 노력해야 한다는 점을 유념하라.

◐ 충분한 수면을 통해 최적의 휴식을 취하고 싶은 이유는 무엇인가요? 앞서 언급한 목록에 있는 충분한 수면의 이점을 참고하거나 당신만의 이유를 생각해 보세요. 예를 들어, 아침 산책을 위해 더 많은 에너지를 얻고 싶거나, 더 좋은 기분으로 가족들과 대화하고 싶기 때문일 수 있습니다.

중년기 및 그 이후의 수면 문제

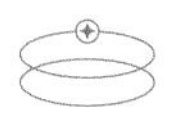

많은 여성이 폐경이행기에 수면장애를 겪으며, 이는 폐경 이후에도 지속되는 경우가 많다. 나이가 들수록 밤에 깨는 횟수가 늘어나면서 수면은 더욱 파편화된다. 일반적으로 폐경기 전후의 여성은 잠드는 데 더 많은 어려움을 겪을 뿐만 아니라 원하는 기상 시간보다 일찍 잠에서 깰 때가 많다. 수면의 양(수면 시간)이 감소할 뿐만 아니라 깊은 수면이 줄어들면서 수면의 질도 저하된다.

나이가 들면서 더 흔하게 발생하는 의학적 문제와 이러한 질환을 치료하는 데 사용되는 약물도 폐경기와 그 이후의 수면 문제를 일으킬 수 있다. 배우자나 연인과 침대를 같이 사용하는 여성들은 배우자나 연인 역시 나이가 들고, 건강상의 문제를 겪고 있으며, 수면에 부정적인 영향을 줄 수 있는 약물을 복용하고 있는 경우, 배우자나 연인의 건강 문제로 인해서도 수면에 어려움을 겪을 수 있다. 배우자나 연인이 코를 곤다면, 이는 수면무호흡증의 지표이며 뇌졸중의 위험 요인이 될 수 있다. 이것은 배우자나 연인은 물론 여성 자신을 위해서도 알아야 할 사항이다. 본인이 코를 고는지 물어보라. 본인 또는 배우자나 연인이 코를 곤다면, 수면무호흡증 선별 검사에 대해 의사와 상담하는 것이 좋다. 폐경기에는 불면증, 폐쇄성 수면무호흡증, 하지불안증후군을 비롯한 여러 가지 수면장애의 빈도나 심각도가 증가한다.

많은 폐경기 여성이 저녁 일찍 잠들기 시작하고 매우 일찍 깨는 것을 경험하게 된다. 어떤 여성들은 나이가 들면서 생기는 이러한 변화에 신경을 쓰지만, 그렇지 않은 여성들도 있다. 만약 당신이 저녁에 일찍 잠들고 아침에 일찍 깬다면, 당신만 그런 것이 아니며 나이가 들면서 나타나는 정상적인 현상이라는 것을 알아 두라.

수면 중에 발생하는 열감을 야간 땀, 야간발한이라고 한다. 어떤 여성은 야간발한이 나타나기 직전에 잠에서 깨고, 어떤 여성은 밤중에 땀을 흘리며 열이 나서 잠에서 깨기도 한다. 대부분의 여성은 보통 5년 정도 지나면 야간발한이 감소하지만, 한밤중에 화장실을 가야 해서 깨는 횟수는 줄어들지 않는 경우가 많다. 밤에 잠에서 깨는 일이 잦아지면 충분한 수면을 취하기가 어렵다. 하지만 절망하지 않아도 된다. 이 장에서는 단기간에 수면을 개선할 수 있는 근거기반의 제안을 제공하기 때문이다.

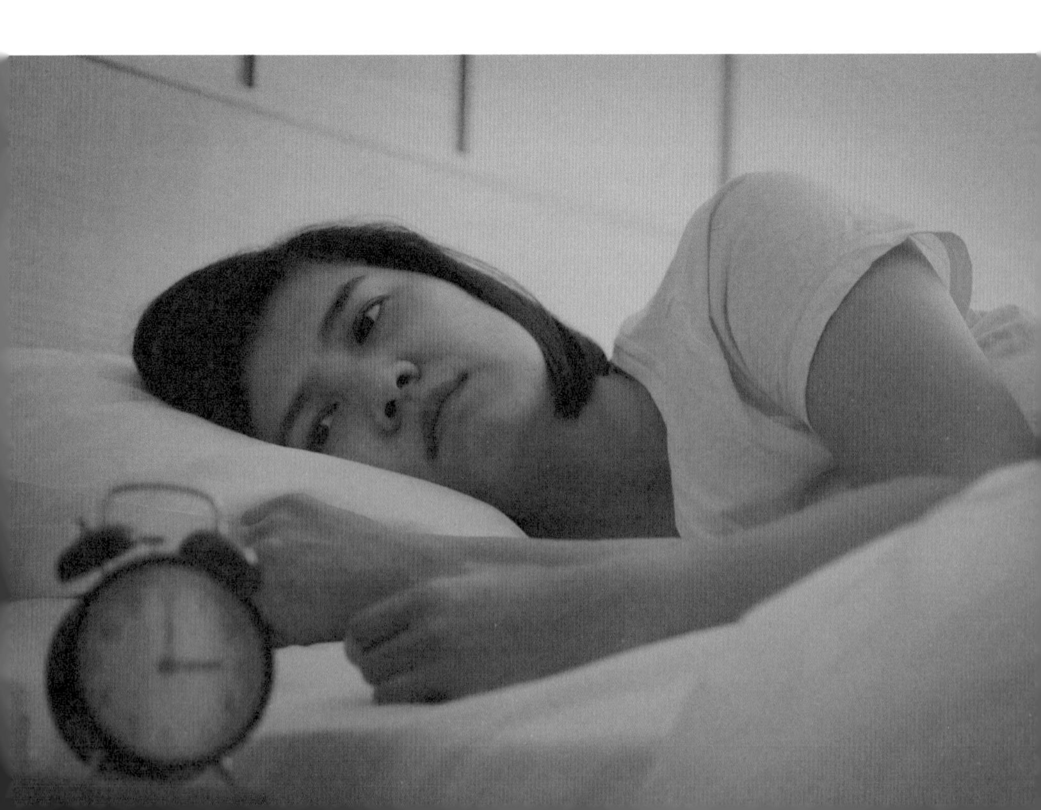

수면 일지

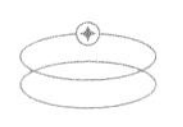

일주일 동안 수면 일지를 작성해 보면 자신의 수면 습관, 숙면을 취하게 해 주는 요소, 수면장애의 잠재적 원인을 더 잘 이해하는 데 도움이 된다. 〈표 12-1〉을 참고해 보라. 특정 날의 수면에 영향을 미쳤을 수 있는 낮 동안의 활동(예: 운동 시간, 자연광 노출 시간, 밤의 어두운 조명, 자기 전 따뜻한 물 샤워, 휴대폰이나 컴퓨터 또는 TV를 끈 시간, 자녀 또는 배우자와의 다툼)을 파악하면 도움이 된다.

날짜: ____________

잠자리에 든 시간: ____________

잠들기 어려웠는지 여부: ____________

예상되는 야간 기상 횟수 및 시간: ____________

밤에 잠에서 깨는 이유: ____________

____

____

기타 수면 문제: ____________

예상 수면 시간: ____________

잠에서 깨어 침대에서 나온 시간: ____________

아침에 느낀 기분: ____________

____

____

1~10점의 척도 중, 아침에 일어났을 때 얼마나 활력이 넘쳤나? ____________

지난밤에 대한 기타 통찰: ____________

____

____

표 12-1. 수면 일지 예시

수면 개선을 위한 실질적인 조언

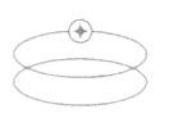

밤에 소변을 보기 위해 깨는 경우

나이가 들수록 밤에 소변을 보기 위해 깰 가능성이 높아진다. 60세 이상의 많은 여성이 밤에 적어도 한 번 이상 소변을 보기 위해 깨어난다. 나이가 들면서 방광 용적도 감소한다. 야간발한은 밤에 화장실에 가는 횟수와도 관련이 있다. 화장실을 가기 위해 밤에 한 번 깨는 것은 흔히 예상되는 일이지만, 두 번 이상 소변을 봐야 한다면 야뇨증이라고 하며, 의사와 상의할 필요가 있다. 이는 정상적인 노화의 일부일 수 있다. 반면에 야뇨증이 처음이거나, 악화되고 있거나, 배뇨 시 통증(요로 감염의 징후)이 있거나, 소변이 새는 증상(요실금), 다리가 붓는 증상(부종)과 같은 다른 증상과 동반되는 경우에는 더 심각한 질환의 징후일 수도 있다.

밤에 소변을 보기 위해 자주 깨면 수면에 방해가 될 뿐만 아니라 낙상 및 부상의 위험이 높아진다. 따라서 밤에 소변을 보고 싶은 욕구를 줄일 수 있는 생활습관 교정을 모색하는 것이 좋다. 또한, 밤에 화장실을 이용하기 위해 깨어날 때 넘어져 다칠 가능성을 줄일 수 있도록 주변 환경을 더 안전하게 만드는 것도 현명한 방법이다.

다음은 밤에 소변을 보기 위해 깨는 횟수를 줄이기 위한 몇 가지 제안이다.

- 낮 동안 수분을 충분히 섭취한다.
- 잠자리에 들기 약 2~4시간 전부터는 수분 섭취량을 제한한다(이른 아침부터 충분한 수분을 섭취하는 것을 잊지 말라).
- 취침 시간이 가까워질수록 수분이 많이 함유된 음식(예: 수박, 오이, 수프)의 섭취량을 제한한다.
- 잠자리에 들기 직전에 소변을 본다.
- 의사와 상담하여 치료가 필요한 기저질환(당뇨병, 폐쇄성 수면무호흡증, 요로 감염 등)이 있는지 확인한다.
- 알코올과 카페인은 방광을 자극하므로 특히 늦은 시간에는 피한다.
- 인공 감미료를 피한다.
- 방광을 자극할 수 있는 산성 음식과 음료를 피한다.

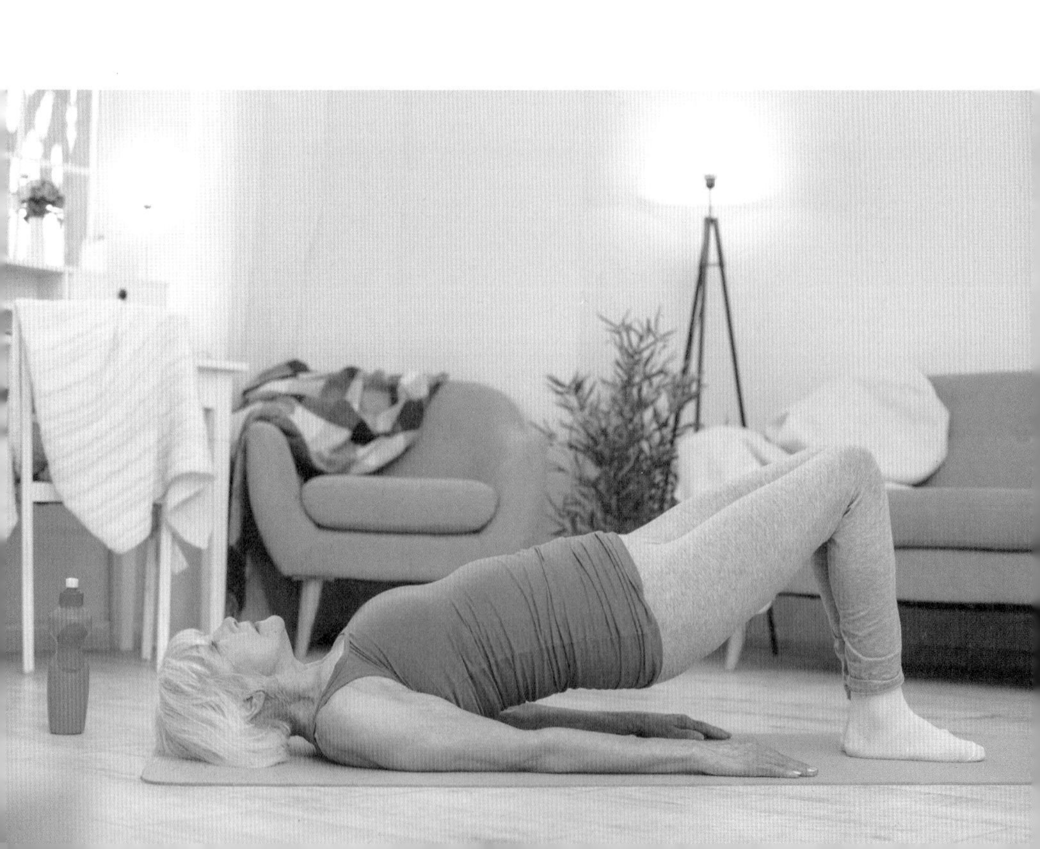

- 안면홍조와 야간발한을 줄이기 위한 조치를 취한다.
- 다리가 붓는 경우, 낮 동안에는 지지 호스를 사용하여 다리를 높게 둔다. 그리고 의사와 상담한다.
- 골반 근육을 강화하기 위해 골반저근 운동(케겔 운동)을 한다.

밤에 소변을 보기 위해 더 자주 깨기 시작했거나 두 번 이상 깬다면, 진료 예약을 잡으라. 진료를 기다리는 동안 배뇨(소변을 보는 것) 일지를 작성하여 먹고 마신 시간, 먹고 마신 음식, 마신 양, 소변을 본 횟수, 소변 양, 소변이 새는지 여부, 소변을 보고 싶은 강한 충동을 느끼는지, 기타 증상이 있는지 등을 기록해 두면 도움이 된다.

탈수 여부를 확인하는 한 가지 방법은 소변 색을 확인하는 것이다. 소변 색이 진한 노란색이면 탈수 상태일 가능성이 높다. 낮 동안 충분한 수분을 섭취하는 것이 중요하다. 물 섭취량을 제한할 필요는 없다. 자신의 음주 및 배뇨 패턴을 살펴보라.

밤에 화장실에 가기 위해 잠에서 깬다면, 집을 최대한 안전한 환경으로 만드는 것이 중요하다. 밤에 소변을 보기 위해 깨지 않더라도, 앞서 제시한 제안을 통해 집을 더 안전하게 만들어 (자신과 타인의) 부상 위험을 줄일 수 있다.

◐ 평균적으로 밤에 화장실을 가기 위해 몇 번이나 깨나요?

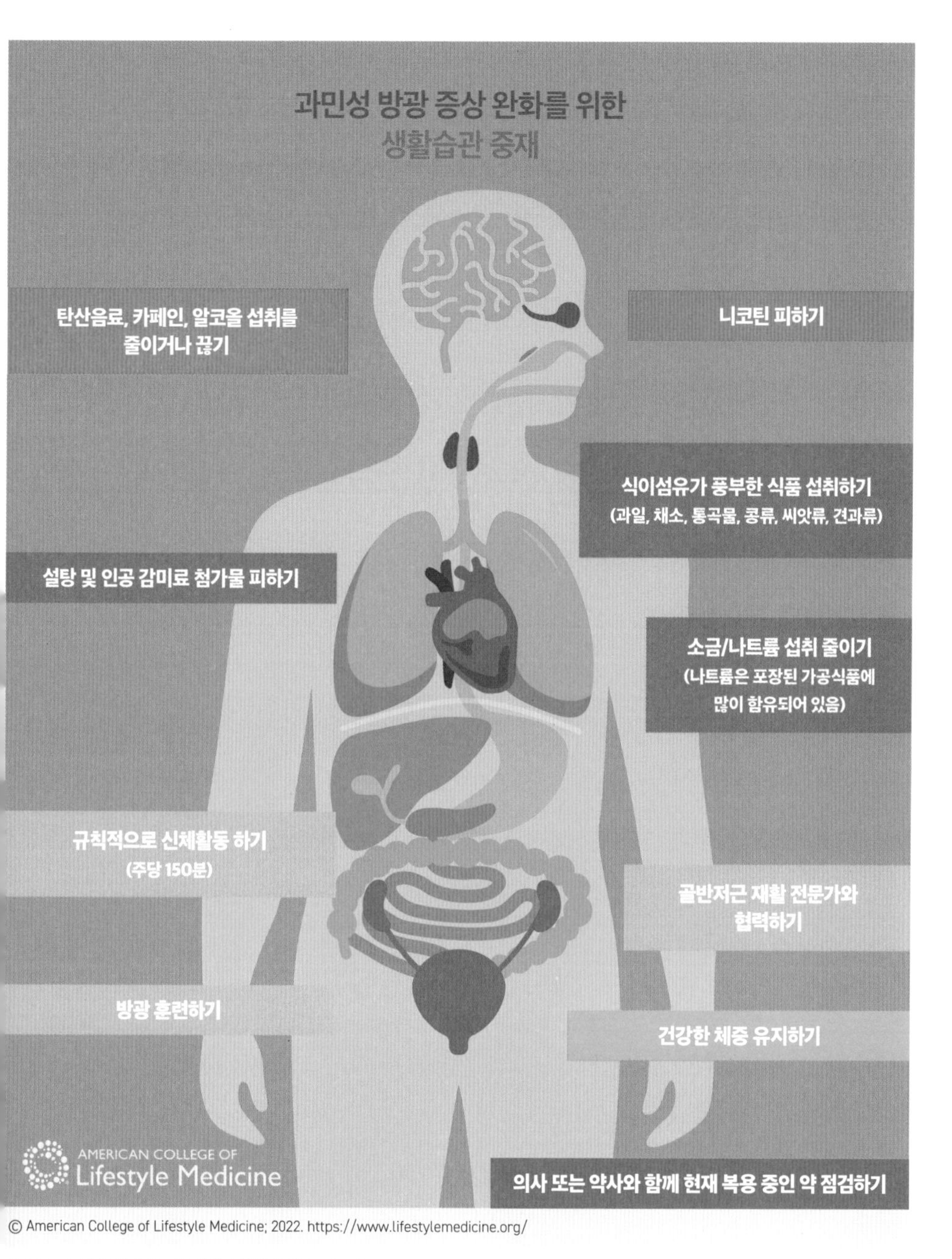

그림 12-2. 과민성 방광 증상 완화를 위한 생활습관 중재

화장실에 가기 위해 밤에 깨는 횟수를 줄일 수 있는지 알아보기 위해 앞서 제시한 목록 중에서 시도해 보고 싶은 제안에 동그라미를 표시해 보라. 또한 밤에 잠에서 깨는 문제에 대해 의료제공자와 상담해야 한다고 생각되면, 지금 바로 전화하여 진료 예약을 잡으라.

야간 각성과 관련된 낙상 위험 줄이기

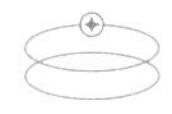

- 걸려 넘어질 위험을 높이는 느슨한 물건(예: 전기 코드, 잡지, 화분)을 정리한다.
- 카펫이나 러그는 걸려 넘어질 위험이 있으므로 치운다.
- 화장실을 가기 위해 일어날 때 바로 켤 수 있는 조명을 침대 옆에 둔다.
- 화장실로 가는 길을 밝혀 주는 야간 조명이나 동작 감지 조명을 설치한다.
- 앉거나 일어설 때 잡을 수 있도록 변기 옆에 안전 손잡이를 설치한다.
- 넘어져 도움이 필요할 때 사용할 수 있는 휴대폰이나 비상 장치를 휴대하도록 한다.
- 침대에서 일어날 때와 화장실 사용 후 일어날 때 천천히 일어난다.
- 걸을 때 불안정한 경우, 보행기나 지팡이를 사용한다.
- 낮 동안 유산소 활동과 저항성 운동으로 신체활동을 한다.
- 균형 감각에 도움이 되는 운동(예: 균형 훈련 프로그램, 물리치료사와의

균형 훈련, 요가 또는 태극권)을 한다.

- 안경을 침대 옆 가까운 탁자에 둔다. 누구나 안경(그리고 열쇠 등 자주 사용하거나 잃어버리기 쉬운 기타 물품들)을 보관할 지정된 장소가 필요하다. 안경을 놓을 전용 안경 거치대를 구입할 수도 있다.

◐ 집을 더 안전하게 만들고 낙상 위험을 줄이기 위해 위에 제시한 권장 사항 중 무엇을 실천하고 싶나요?

야간발한으로 인한 야간 각성

야간발한은 폐경이행기 및 폐경기 여성의 야간 각성과 관련 있는 경우가 많다. 다음은 야간발한으로 인한 야간 각성을 줄이는 데 도움이 될 수 있는 몇 가지 제안 사항이다.

- 알코올, 매운 음식, 카페인 음료 등 안면홍조와 야간발한을 유발하는 음식이나 음료를 피한다.
- 창문을 열거나 선풍기를 사용하여 환기를 늘린다.
- 습기를 잘 흡수하거나 면과 같은 천연 섬유로 만든 가볍고 시원한 잠옷을 입는다.

- 움직임을 제한하지 않는 헐렁한 잠옷을 입는다.
- 침대 위에 가벼운 시트를 깔고 그 위에 담요를 깔아 덮을 수 있도록 한다.
- 밤에 더워지면 켤 수 있도록 선풍기를 근처에 두거나 밤새도록 선풍기를 켜 둔다.
- 열이 나면 마실 수 있는 찬물이 담긴 물병을 가까이 둔다.
- 침실을 약간 서늘하게 유지한다.
- 잠자리에 들기 전에 스트레스 관리 기술을 활용하여 긴장을 완화한다.
- 갈아입을 수 있는 잠옷을 준비한다.

위에 언급한 예방 조치를 취했는데도 야간에 땀을 흘리며 잠에서 깬다면, 이는 대부분의 여성이 갱년기에 겪는 정상적인 현상이라는 점을 기억하고, "이 또한 지나갈 거야"라고 스스로에게 말하라. 천천히 심호흡을 하고 침착함을 유지하라. 여러 겹의 이불을 벗겨 열을 식혀라. 찬물을 마시고 싶고, 밤에 화장실을 가기 위해 깨는 것이 힘들지 않다면, 물을 한 잔 마신다. 선풍기를 켜거나, 방 온도를 낮추거나, 창문을 여는 것도 좋다.

어떤 여성들은 미스트 노즐이 달린 물병을 가지고 다니면서 얼굴이나 가슴에 시원한 물을 뿌리기도 한다. 때때로 자세를 바꾸거나 베개를 뒤집는 것도 도움이 될 수 있다(사용하지 않은 쪽이 더 시원하게 느껴질 수 있다). 시원하고 상쾌한 곳에 있다고 상상하는 심상 연습을 하는 것도 좋다. 이상적으로는 이러한 제안이 잠시나마 수면을 취하는 데 도움이 될 것이다.

안면홍조와 야간발한은 일반적으로 폐경기의 호르몬 변화로 인한 것이지만, 다른 원인이 있을 수도 있다. 이 기간 동안 의료제공자와 긴밀히 소통하여 겪고 있는 증상을 해결할 수 있도록 하는 것이 중요하다.

◐ 야간발한을 경험한다면 어떤 해결 방법을 시도해 보고 싶나요?

◐ 야간발한을 경험할 때 도움이 되는 또 다른 방법이 있나요? 또는 예전에는 도움이 되었으나 이제는 더 이상 도움이 되지 않는 방법이 있나요?

하루 종일 편안한 밤을 준비하기

낮에 하는 활동은 밤에 숙면을 취하는 데 큰 영향을 미친다. 수면에 어려움을 겪고 있거나 수면을 최적화하고 싶다면, 밤새 상쾌한 수면을 취할 가능성을 높일 수 있는 다음의 낮 활동을 시도해 보라.

영양:

- 취침 전 3시간 이내에는 과식하거나 과음하지 않는다.

- 배고픈 상태로 잠자리에 들지 않는다.
- 식이섬유, 과일, 채소, 콩류가 풍부한 식단을 섭취한다(갱년기 여성의 수면 질 향상 및 야간 각성 감소와 관련이 있음).
- 식이섬유가 적고, 포화(동물성) 지방이 많은 식단은 피로 증가, 불면증 및 수면의 질 악화와 관련이 있으므로 피한다.
- 설탕이 많이 첨가된 음식은 불면증을 증가시키고 숙면을 방해할 수 있으므로 피한다.
- 이소플라본과 트립토판이 풍부한 음식(씨앗류, 견과류, 콩)을 즐겨 먹는다.
- 장내 미생물군유전체에 도움이 되는 양질의 식단을 섭취한다(밤에 잠에서 깨는 횟수를 줄이고 더 빨리 잠드는 것과 관련이 있음).

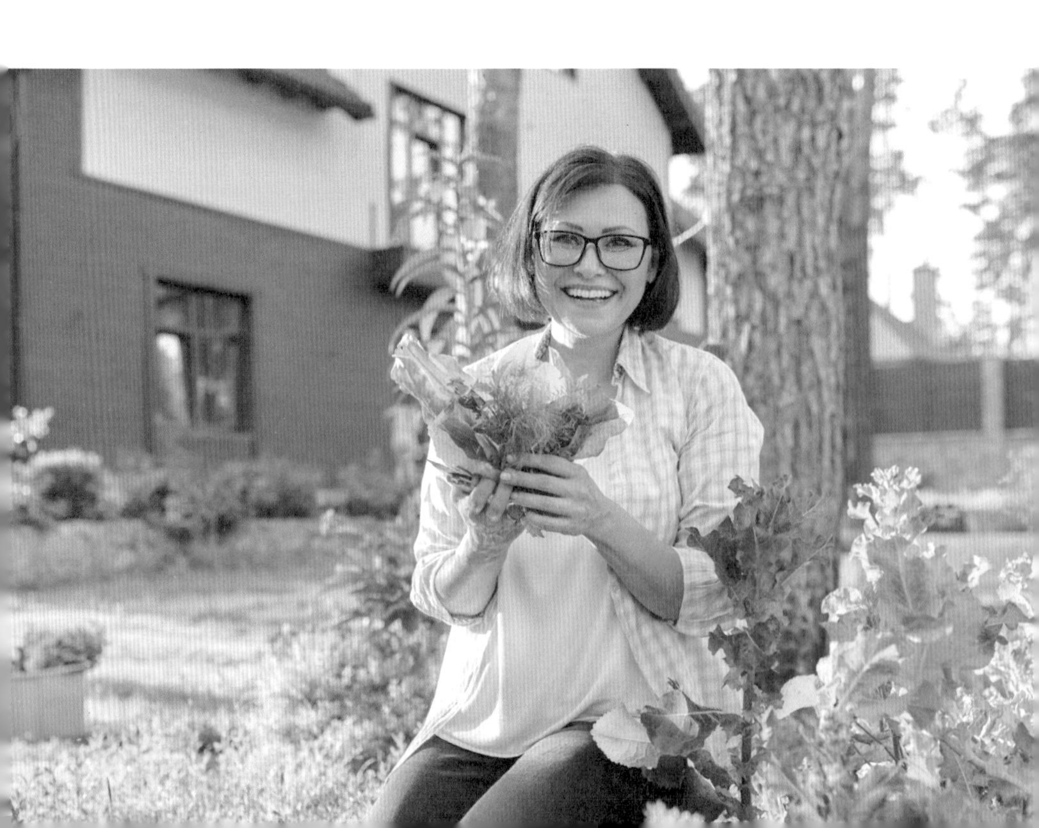

신체활동:

- 낮 동안 규칙적으로 유산소 운동을 한다.
- 반면, 취침 전 3시간 이내에는 유산소 운동을 하지 않는다.

물질 사용:

- 니코틴을 피한다.
- 카페인이 함유된 제품을 제한하거나 먹지 않는다(또는 아침에만 섭취).
- 특히 수면에 어려움을 겪는 경우, 알코올 섭취를 제한하거나 금주한다(알코올은 수면의 질을 떨어뜨리고 야간 각성을 증가시킴).

기타 행동:

- 야간 수면에 어려움을 겪고 있다면 낮잠을 자지 않도록 한다. 점심 식사 후 오후 중반에 주의력이 약간 떨어지는 것은 정상이다.
- 오후 3시 이후에는 낮잠을 자지 않는다.
- 이른 저녁에 잠들지 않는다.
- 침대 이외에 소파나 다른 장소에서 잠들지 않도록 한다.
- 매일 거의 같은 시간에 잠자리에 들고 일어난다.
- 일상 속에서 스트레스 관리 기술을 실천한다.
- 아침에 야외에서 밝은 햇볕을 쬔다.
- TV를 보다가 잠들지 않도록 한다.
- 잠자리에 들기 1시간 전에는 모든 화면을 제한한다.

《우리는 왜 잠을 자야 할까(Why We Sleep)》+의 저자 매슈 워커(Matthew Walker) 박사는 수면 과학을 심도 있게 다루며, 수면 시간을 바꾸고 싶다면 야외에서의 햇빛 노출을 조절하라고 제안한다. 밝은 햇빛은 멜라토닌 분비를 지연시킨다. 멜라토닌은 신체가 수면을 준비하도록 신호를 보낸다.

평소보다 늦게 잠들고 싶다면, 아침에 밝은 햇빛에 노출되는 것을 피하거나 아침에 선글라스를 끼고 외출한다. 늦은 오후에 (선글라스를 끼지 않고) 외출하여 하루 중 늦은 시간에 자연광에 노출되면 멜라토닌 분비가 지연된다. 이 방법은 갱년기 여성에게 도움이 될 수 있다. 나이가 들수록 멜라토닌이 저녁에 일찍 분비되기 때문에 일반적으로 취침 시간이 빨라지고 아침에 일찍 일어나게 된다. 이것이 반드시 나쁜 것은 아니며, 오히려 당신의 생활습관에 더 잘 맞을 수도 있다. 그러나 이것이 불편하고 늦게 잠드는 것을 선호한다면, 자연광 노출을 조절해 보라. 평소보다 일찍 또는 같은 시간에 잠들고 싶다면, 아침에는 밝은 햇빛에 노출되고 저녁에는 조명을 어둡게 유지하거나, 또는 취침 시간이 가까워질수록 야외에서 선글라스를 착용하라.

◐ 낮에 어떤 활동을 하면 밤에 숙면을 취하는 데 도움이 되는지 알고 있나요? 그렇다면 어떤 활동인가요?

+ Walker M. *Why We Sleep: Unlocking the Power of Sleep and Dreams*. New York: Simon and Schuster; 2017 Oct 3.

◐ 앞서 제시한 수면 최적화를 위한 낮 활동 제안 목록 중에서 야간 수면을 개선하기 위해 시도해 보고 싶은 활동에 동그라미를 표시해 보세요.

◐ 오늘 밤에는 어떤 활동을 시도해 볼 것인가요?

취침 시간 루틴

규칙적인 취침 시간을 갖는 것은 아이들에게만 중요한 것이 아니라 나이가 들수록 더욱 중요하다. 탐구 원칙을 활용하여 자신에게 가장 잘 맞는 취침 시간을 생각해 보고 수면을 준비하라. 다음은 저녁에 긴장을 풀고 수면을 취하는 데 도움이 되는 몇 가지 루틴이다.

- 매일 밤 같은 시간에 잠자리에 든다. 일정한 시간에 잠자리에 드는 것을 기억하기 어렵다면 알람을 설정해도 좋다.
- 밝은 실내 또는 실외 조명, 형광등 및 LED 조명, 휴대폰과 TV, 컴퓨

터, 태블릿 등의 디지털 화면, 청색 파장 빛을 방출하는 조명은 멜라토닌 분비를 감소시키므로 피한다.

- 취침 시간이 다가오면 전자기기 사용을 피한다. 부득이하게 사용해야 한다면 청색 파장 빛을 일부 차단하는 야간 설정 기능을 사용하거나 청색 파장 빛을 차단하는 안경을 착용한다.
- 저녁, 특히 취침 시간이 가까워질수록 어두운 조명을 사용한다.
- 몸에 꽉 끼지 않고 야간에 땀이 나더라도 시원함을 유지할 수 있는 편안한 잠옷을 입는다.
- 스트레스와 불안은 잠들기 어렵게 만들 수 있으므로 주변 환경과 자신을 차분하게 유지한다.
- 스트레칭 운동이나 이완휴식요가 자세를 취한다.
- 마음을 안정시키는 책 읽기, 기도, 명상 또는 감사 일기 쓰기 등 잠자리에 들기 전 이완활동을 한다.
- 취침 전 저녁에 따뜻한 물로 목욕이나 샤워를 한다(수면의 질과 깊은 수면을 개선한다).
- 손과 발을 따뜻하게 한다(손과 발의 혈관이 확장되면 몸에서 열이 방출되고 심부 체온이 낮아져 멜라토닌이 증가하므로 수면에 도움이 된다).
- 피곤하지 않거나, 잠이 오지 않거나, 또는 밤에 잠에서 깨어 20분이 지나도 다시 잠들지 못하는 경우, 침대에서 일어나 이완활동을 하다가 피곤할 때 다시 잠자리에 들도록 한다.

◐ 당신의 평소 취침 전 루틴을 설명해 보세요.

◐ 앞서 언급한 제안 중 앞으로 취침 전 루틴에 포함시키고 싶은 항목에 체크 표시를 하고, 설명해 보세요.

◐ 오늘 밤 수면의 질이나 양을 개선하기 위해 할 수 있는 것 한 가지는 무엇인가요?

당신의 침실

이상적으로 침실은 숙면을 취할 수 있는 안식처가 되어야 한다. 침실에 들어가면 당신의 몸과 마음에 긴장을 풀고 잠들 준비를 할 시간이라는 신호가 전달되어야 한다. 다음은 수면을 최적화할 수 있도록 침실을 준비하는 데 도움이 되는 몇 가지 제안 사항이다.

- 물, 선풍기, 야간 조명, 안경 등 밤에 깼을 때 필요할 수 있는 모든 것을 침대 옆 탁자 위에 둔다.
- 평소 더위를 많이 탄다면, 환기를 늘리거나 선풍기를 켠다.
- 방 온도가 수면에 적합한지 확인한다(수면을 위한 최적의 온도는 섭씨 18.3도로, 일반적으로 집 안 온도보다 약간 서늘하지만 춥지는 않은 온도이다).
- 전자기기는 침실 밖에 둔다.
- 침실을 조용하게 유지하고, 필요한 경우 귀마개를 준비한다.
- 휴대전화는 침실 밖에 두거나(밤에 잠에서 깰 때 안전을 위해 필요한 경우가 아니라면) 최소한 무음으로 설정해 놓는다.
- 침실을 조용하게 만들 수 없다면 소리를 차단하는 백색 소음 장치를 활용해 본다.
- 필요한 경우 암막 커튼을 사용하여 침실을 어둡게 유지하되, 밤에 안전하게 화장실에 갈 수 있도록 조명(동작 감지 조명, 야간 조명, 침대 옆 조명)을 준비해 둔다.
- 방해 요소를 제거하고 침대는 수면(및 성관계)을 위한 공간으로만 사용한다.
- 침대에서 식사하거나, 작업하거나, TV를 시청하지 않는다.
- 편안한 침대, 베개, 시트를 준비한다.
- 잠에서 깼을 때 시간을 신경 쓰지 않도록 시계를 멀리 두는 것이 좋다.

◈ 당신의 침실은 어떤 면에서 이미 "수면의 안식처"인가요?

◐ 앞서 제시한 제안 사항 중 이미 활용하고 있는 항목 옆에 체크 표시를 해 보세요.

◐ 당신의 침실이 양질의 수면을 취하는 데 더욱 도움이 되도록 바꾸고 싶은 점이 있나요?

수면 도움말

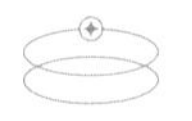

지금까지 소개한 정보는 많은 사람이 숙면을 취하는 데 도움이 되겠지만, 특정 수면 상태는 수면의학 전문의의 도움이 필요하다. 잠들기 어렵거나, 너무 일찍 깨거나, 밤중에 깨거나, 코를 골아서 양질의 수면을 취하기가 어렵거나, 낮에 자주 피곤함을 느낀다면, 주치의와 상담하거나 수면의학 전문의의 진료를 받아 보라. 또한 갱년기 여성은 폐쇄성 수면 무호흡증, 불면증, 하지불안증후군 같은 여러 수면장애의 위험이 높으므로 이러한 질환에 대해 잘 알고 있는 의료진이 치료해야 한다. 숙면을 취할 수 있도록 도와주는 전문 지식을 갖춘 의사가 있으니, 혼자서 괴로워하지 말고 도움을 구하기를 바란다.

수면을 취하기 위해 일반 의약품을 복용하고 싶을 수도 있지만, 수면에 어려움을 겪고 있다면 우선 의료제공자에게 문의하라. 일반 의약품 수면 보조제는 특히 나이가 들수록 원치 않는 부작용을 일으킬 수 있다. 또한 일반 의약품과 처방을 받은 수면제를 함께 복용할 경우 위험성이 있다. 수면제는 도움이 될 수 있지만 만병통치약은 아니므로, 그 위험성과 이점에 대해 의료제공자와 상의하지 않고 복용해서는 안 된다.

또한 나이가 들수록 멜라토닌 분비량이 줄어든다. 많은 사람이 시차 적응을 위해 처방전 없이 구입할 수 있는 멜라토닌 보충제를 사용한다. 이를 단기간 복용할 경우에는 효과가 있을 수 있다. 그런데 멜라토닌의 위험성과 잠재적 이점에 대해 의료진과 상의하지 않고 멜라토닌을 장기간 복용하는 사람들도 있다. 많은 사람이 멜라토닌 복용을 시작할 때 인지하지 못하는 잠재적인 부작용과 약물 간의 상호작용이 있으므로, 혼자서 멜라토닌 복용을 시작하지 말고 주치의와 상의하여 멜라토닌을 복용해도 되는지 확인해야 한다.

불면증에 대한 인지행동치료는 불면증이 있는 많은 갱년기 여성에게 도움이 되는 동시에, 야간발한을 줄이는 데도 효과가 있다. 이 치료법은 수면에 대한 여성들의 생각과 행동을 개선하는 데 도움이 되며, 수면 문제로 어려움을 겪는 중년 이상의 여성들에게 상당한 효과가 있다. 불면증에 대한 인지행동치료 및 기타 수면 정보에 대한 자세한 내용은 미국 국립수면재단 웹 사이트(www.sleepfoundation.org)를 참고하라.✚

미셸 톨레프슨 박사가 전하는 지혜의 말

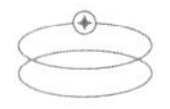

나를 찾아오는 환자들은 보통 내가 그들이 무엇을 먹고 있는지, 신체적으로 활동적인지 물어볼 거라고 예상하는데, 막상 수면에 대해 묻는 말을 듣고 놀라는 경우가 많다. 나는 수면장애를 노화의 일부분으로 여기고 어쩔 수 없는 일이라고 생각하면서 혼자 조용히 수면 문제로 고생하는 여성들이 너무도 많다는 사실에 놀랐다. 여성은 나이가 들수록 양질의 수면을 취하기가 더 어려워지지만, 폐경 전후 여성의 수면을 개선하는 데 도움이 되는 근거기반 방법이 있다.

많은 여성이 폐경이행기 동안, 그리고 공식적으로 폐경을 겪은 후 몇 년이 지난 후에도 야간발한으로 힘들어 한다. 일부 여성은 호르몬 대체요법을 사용하지만, 생활습관 교정을 통해 야간발한을 치료하는 여성도 많다. 생활습관 교정으로 안면홍조를 완전히 없앨 수는 없지만, 어느 정도는 도움이 된다. 또한 대부분의 여성은 호르몬 대체요법 사용 여부와 관계없이, 앞서 설명한 안면홍조 감소를 위한 권장 사항과 더불어 수면 위생을 개선하면 도움을 얻을 수 있다.

과거에는 수면제를 처방했지만, 지금은 여성의 수면에 도움이 되는 생활습관, 즉 수면 위생을 권장한다. 이 장에서 설명하는 권장 사항은 제

+ Sleep Foundation Website https://www.sleepfoundation.org/how-sleep-works/how-much-sleep-do-we-really-need

약업계의 지지를 받지 못할 수도 있지만, 여성의 수면과 건강에 상당한 변화를 가져올 수 있다. 나의 환자들은 자기 전에 따뜻한 물로 샤워하고 규칙적인 수면/기상 시간을 유지하는 것과 같은 간단한 제안이 과연 변화를 가져올 수 있을지 회의적인 반응을 보일 때가 많다. 하지만 이러한 변화를 실천한 환자들은 대개 다시 내원하여, 이러한 제안이 자신의 삶에 큰 변화를 가져왔다는 사실에 얼마나 놀랐는지 이야기하곤 한다.

많은 환자들이 여전히 밤에 한 번씩 화장실을 가려고 깨거나 십 대 때처럼 빨리 잠들지는 못하지만, 상당한 개선을 느낀다고 말한다. 또한 기분이 좋아지고, 활력이 넘치며, 수면이 개선되면서 신체적으로도 더 좋아졌다고 말하는 경우가 많다.

내가 제시하는 수면 권장 사항보다 더 많은 도움이 필요한 수면 문제를 가진 환자들도 있다. 이러한 경우에는 수면의학 전문의, 수면 전문 지식을 갖춘 다른 의사 또는 불면증에 대한 인지행동치료를 제공하도록 훈련을 받은 의료 전문가에게 의뢰한다. 때로는 수면검사가 필요한 여성도 있고, 수면무호흡증을 진단받고 양압기나 기타 장치로 치료를 받는 여성도 있으며, 수면 문제를 관리하기 위해 약물을 사용하기로 결정한 여성도 있다. 보다 전문적인 치료가 필요한 여성의 경우에도 여전히 수면 위생이 그들의 다른 치료법을 뒷받침할 수 있다.

나는 수면 문제가 있는 많은 갱년기 여성을 치료하면서 일반적으로 여성은 나이가 들수록 수면을 취하기가 더 어려워진다는 사실을 알게 되었다. 하지만 수면 위생과 수면의학 전문가의 도움 또는 불면증에 대한 인지행동치료를 통해 많은 여성의 수면이 크게 개선되는 것을 볼 수 있었다. 또한 그들은 수면을 우선시한 후 더 편안하고 행복해졌으며 더 건강해졌다고 느낀다.

코치(COACH) 접근법으로 수면 코치하기

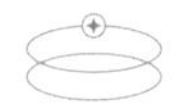

호기심(CURIOSITY)

이 장의 앞부분에서 작성했던 〈표 12-1〉의 수면 일지를 돌아보면서 호기심을 가지고 자신의 수면에 대해 더 자세히 알아보라. 일지를 검토한 후 다음 질문에 답해 보라.

◐ 매일 밤 몇 시간 정도 수면을 취하나요? 수면 시간의 변동이 심한가요, 아니면 비교적 일정한가요?

◐ 가장 컨디션이 좋다고 느꼈을 때 몇 시간 정도 수면을 취했나요? 최상의 컨디션을 유지하기 위해 필요한 수면 시간이 이 정도라고 생각하나요? 충분한 수면을 취하고 있다면, 오전에 피곤함을 느끼지 않아야 하며, 각성 상태를 유지하기 위한

카페인이 필요하지 않아야 합니다.

◐ 잠자리에 드는 시간과 아침에 일어나는 시간이 얼마나 일정한가요?

◐ 낮잠을 자나요? 낮잠을 잔다면 하루 중 몇 시에 얼마나 자나요?

◐ 당신의 수면을 방해하는 요인은 무엇인가요? (예: 반려동물, 배우자의 코골이, 이른 일출, 화장실을 가야 해서, 불안한 생각 등)

개방성(OPENNESS)

◈ 당신은 7시간(또는 6.5시간) 미만의 수면만 취해도 충분하다고 생각하나요? 그렇게 믿는다면, 당신은 6.5시간 미만의 짧은 수면을 취하면서도 생산성과 건강을 유지할 수 있는 유전적 돌연변이를 가진 50가족 중 하나가 아닐 수도 있다는 사실을 받아들여야 합니다.✚

◈ 수면 일지를 통해 당신의 수면에 대해 자세히 알아보고 앞서 언급한 질문들에 답한 후, 수면에 관해 변화를 주고 싶은 부분이 있나요?

◈ 이러한 변화를 시도하는 데 어떤 장애물이 있을 것 같나요?

✚ Shi G, et al. A rare mutation of β1-adrenergic receptor affects sleep/wake behaviors. *Neuron*. 2019 Sep 25;103(6):1044-55.

◆ 이러한 장애물을 어떻게 극복할 수 있을까요?

카페인이나 알코올 섭취량을 조절하는 것에 열린 마음을 가져야 한다. 또한 이러한 행동이 수면에 어떤 부정적인 영향을 미치는지 더 잘 이해하기 위해 이러한 행동을 기록하는 데 개방적이어야 한다. 수면제 또는 일반 의약품 수면 보조제를 복용 중이거나, 코를 골거나, 기타 수면장애가 있다면, 의료제공자와 수면에 대해 열린 마음으로 상의하라.

많은 사람이 수면제나 야간발한 약을 피하고 싶어 하는데, 이는 충분히 이해할 수 있는 일이다. 그러나 호르몬 대체요법에 대해 의료제공자와 열린 마음으로 상담하라. 호르몬 대체요법은 모든 사람에게 적합한 것은 아니다. 호르몬 대체요법이나 수면제 복용이 당신에게 안전하고 적합한지는 오직 당신과 의료진만이 판단할 수 있다.

감사(APPRECIATION)

다시 한번 수면 일지를 검토한 후 다음 질문에 답해 보라.

◐ 아침에 일어났을 때 보통 기분이 어떤가요? (예: 상쾌함, 피곤함, 쑤심 등)

◐ 낮에 하는 어떤 행동이 밤에 수면 문제를 일으키는지 알고 있나요?

◐ 수면 일지를 작성하면서 새롭게 알게 된 점은 무엇인가요?

당신이 잠을 잘 자고 있다면, 많은 사람이 부족한 수면으로 고통받고 있다는 사실을 깨닫고 숙면을 취하고 있음을 감사히 여기고 음미할 때이다. 반대로 부족한 수면으로 고통받고 있다면, 도움이 필요하다는 사실을 인식하라. 이 장에서 깨달음을 얻었기를 바란다. 전화 한 통이면 의료 서비스를 받을 수 있다는 사실을 기억하라.

연민(COMPASSION)

대부분의 여성은 나이가 들면서 숙면에 어려움을 겪게 되는데, 특히 이전에는 수면에 문제가 없었던 사람이라면 더욱 좌절감을 느낄 수 있다. 수면에 문제가 없던 여성은 수면을 당연하게 여기는 것이 정상이다.

◐ 나이가 들면서 수면에 어려움을 겪는 것에 대해 어떻게 느끼나요? 좌절감, 분노, 혼란, 슬픔을 느끼는 것은 정상입니다. 최근에 이러한 어려움을 겪은 친구와 이야기를 나눈다고 상상해 보세요. 그 친구에게 어떤 말을 해 주고 싶나요?

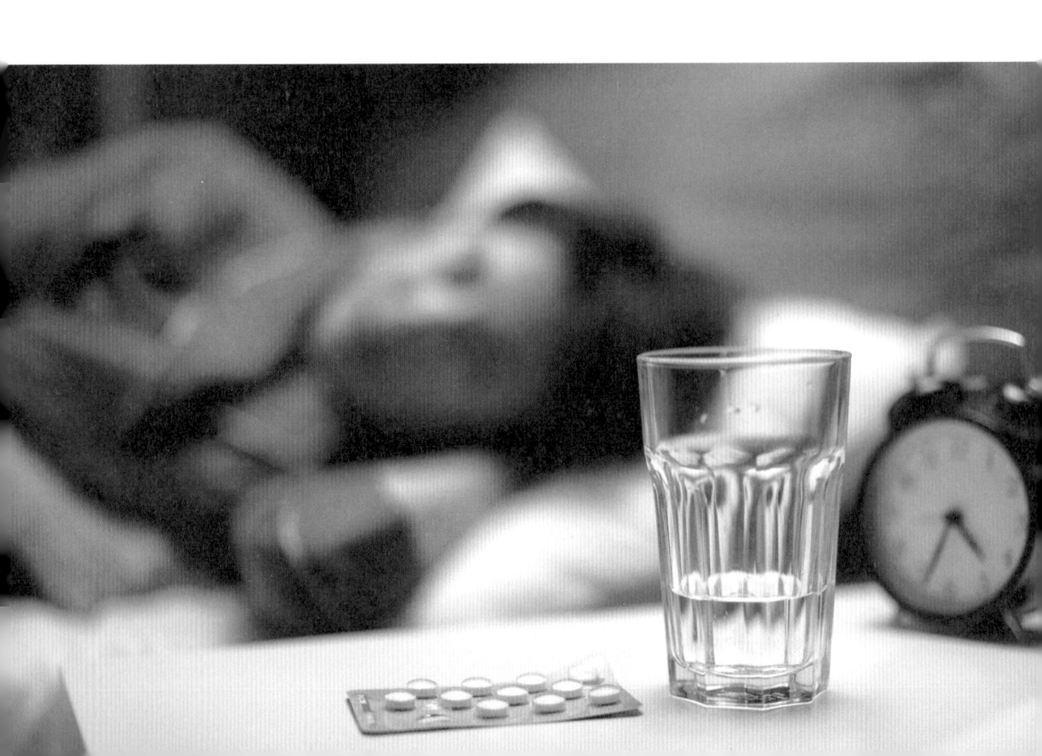

밤에 야간발한을 경험한다면, 이는 당신만 겪는 문제가 아니며 이 또한 지나갈 것이라는 사실을 기억하라. 한밤중에 힘들 때 자신을 위로하는 자기대화를 연습해 보라. 야간발한을 해결하기 위해 앞서 설명한 방법을 시도해 보거나 의료제공자와 상담하라.

정직(HONESTY)

◐ 수면에 문제가 있나요? 이에 대해 부끄러워하거나 자책감, 죄책감을 느낄 필요가 없습니다. 수면에 문제가 있다면 지금이 바로 해결해야 할 때입니다.

◐ 수면제 복용이나 알코올 섭취 문제로 어려움을 겪고 있나요? 그렇다면 이것을 해결하라는 신호로 받아들이고 있나요? 어떤 조치를 취할 것인가요? 의료제공자나 핫라인에 연락할 건가요? 사랑하는 사람에게 이야기할 건가요? 도움을 받을 수 있는 조치를 취하세요.

이 장에서 공유한 정보가 수면을 개선하는 데 도움이 되기를 바란다. 그러나 일부 여성은 주치의, 수면의학 전문의 또는 불면증에 대한 인지행동치료 교육을 받은 의료 전문가와의 상담이 필요할 수 있다.

◐ 주치의나 수면 전문의와 상담하거나 불면증에 대한 인지행동치료를 받으면 도움이 될 것 같나요? 그렇다면 언제 연락하여 도움을 받을 예정인가요?

수면 마무리

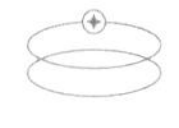

수십 년 전과 같은 수면 상태로 되돌려 줄 수 있는 일반 의약품이나 처방된 수면제를 공유해 주기를 바랐을 수도 있지만, 이 장에서 살펴본 몇 가지 제안을 시도해 보기를 바란다. 많은 여성이 수면을 당연하게 여기지만, 수면은 우선시해야 할 건강의 필수 영역이다. 이러한 수면 위생 제안을 시도하는 것이 망설여질 수도 있지만, 그만한 가치가 있다는 것을 믿어 보라. 하루빨리 편안한 휴식을 취하기를 바란다.

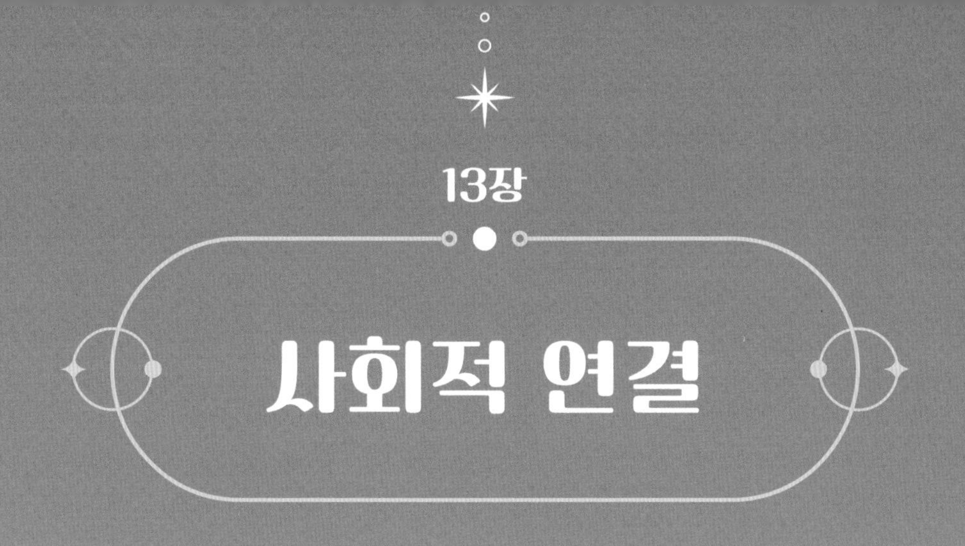

13장

사회적 연결

폐경기 및 중년기 이후의 사회적 연결

약어 **SOCIAL CONNECTION**

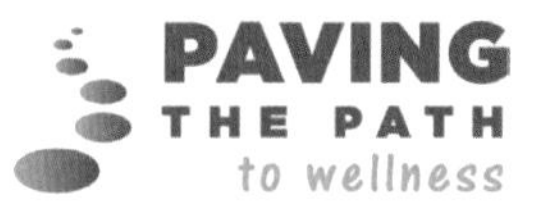

Search	Need
Opportunities	Negativity
Community	Energy
Individuals	Compassion
Activities	Time
Love	Interests
Candid	Options
Opinions	Nourish

- **SEARCH(검색)** 새로운 사회적 연결을 적극적으로 검색해 보라. 다른 사람들과 새로운 소셜 네트워크를 만드는 데 에너지를 쏟아야 한다.

다른 사람이 다가오기를 기다리지 말고 당신이 먼저 다른 이들을 찾아가라. 우정에서 얻는 보상은 엄청나다.

- **OPPORTUNITIES(기회)** 다른 사람들과 연결될 기회를 찾아보라. 식료품점의 계산원과 이야기하든, 반려견과 산책하는 동안 지나치는 사람에게 인사를 건네든, 여동생과 전화 통화를 하든 연결의 기회는 무궁무진하다.
- **COMMUNITY(커뮤니티)** 자신이 속해 있거나 가입할 수 있는 커뮤니티를 파악해 보라. 영적 공동체, 민족 공동체, 이웃 공동체 등을 고려해 보고, 연락하고 연결하라. 새로운 커뮤니티에 가입하거나 현재 커뮤니티와의 관계를 더욱 돈독히 하라.
- **INDIVIDUALS(개인)** 가족, 친구 및 지인들과 개별적인 관계를 유지하는 데 시간을 할애하라. 풍성한 관계로 발전시키려면 한 사람 한 사람 개인적으로 알아가고, 개개인의 내면의 아름다움과 고유한 특성을 인식해야 한다.
- **ACTIVITIES(활동)** 활동에 참여하면서 사회적 연결을 즐길 수 있는 방법을 찾아보라. 친구와 함께 걷거나, 그룹 수업을 듣거나, 팀 스포츠를 하면 운동과 사회적 연결의 두 가지 이점을 모두 누릴 수 있다.
- **LOVE(사랑)** 다른 사람들과 사랑을 나누라. 사람들과 깊고 의미 있는 관계를 맺는 것은 강력한 힘을 발휘한다. 사랑하는 사람들을 소중히 여기고, 당신이 그들을 얼마나 아끼는지 알려 주라.
- **CANDID(솔직함)** 사람들은 솔직하고 정직할 수 있는 관계를 소중하게 여긴다. 다른 사람들이 당신에게 솔직하게 마음을 열도록 격려하라.

솔직하게 자신을 드러낼 수 없는 관계가 있다면, 잠시 그 관계에서 벗어나거나 더 솔직한 관계를 만들기 위해 노력해 보라.

- **OPINIONS(의견)** 존중하는 태도로 다른 사람들과 의견을 공유하라. 다른 사람의 말을 경청하고 그들의 의견을 존중하라. 그들의 견해에 동의하지 않더라도, 최소한 상대방의 관점에 대해 더 많이 배울 수 있다.
- **NEED(필요)** 당신의 필요를 다른 사람에게 표현하고, 그들이 당신에게 필요로 하는 것이 무엇인지 물어보는 것을 두려워하지 말라. 다른 사람들에게 당신을 도울 수 있는 방법을 알려 주는 것은 그들에게 선물이 된다.
- **NEGATIVITY(부정성)** 다른 사람으로부터 부정적인 감정을 느끼거나, 스트레스와 분노를 느끼게 하는 관계가 있다면, 일시적으로라도 거리를 두거나 부정적인 감정을 해결하려고 노력해야 한다. 당신이 관계에 부정적인 영향을 미치고 있는 것은 아닌지, 이를 어떻게 바꿀 수 있는지 생각해 보라. 부정적인 감정은 관계에 악영향을 주므로 피하거나 해결해야 한다.
- **ENERGY(에너지)** 다른 사람들과 의미 있는 관계를 맺으면 에너지가 높아진다. 긍정적이고 기운을 북돋아 주며 서로를 지지해 주는 사람들과 관계를 맺으라. 다른 사람과 상호작용을 하는 동안, 그리고 하고 난 후에 당신의 에너지에 주의를 기울여 보라. 에너지가 고갈되고 있다면 이 문제를 해결해야 할 때이다. 자세한 내용은 에너지를 다룬 10장을 참고하라.
- **COMPASSION(연민)** 사람들은 상처를 받고 있을 때, 누군가가 자신의

아픔에 공감하고 연민을 가져 주기를 갈망한다. 똑같은 상황을 겪지 않았더라도 누구나 아픔과 고통을 경험한 적이 있기 때문에 연민과 공감을 느낄 수 있다.

- **TIME(시간)** 관계를 발전시키려면 시간을 투자해야 한다. 당신의 시간은 소중하다. 관계에 투자한 시간은 잘 보낸 시간이다.
- **INTERESTS(관심사)** 같은 관심사를 공유하는 다른 사람들을 찾아보라. 같은 생각을 가진 사람들로 구성된 커뮤니티 조직에 가입하고, 같은 열정을 가진 사람들이 모인 온라인 커뮤니티를 찾아보고, 소셜미디어 그룹을 탐색해 보라. '다양성' 개념을 활용하여 추구할 수 있는 새로운 활동과 관심사에 대해 생각해 보라. 세상에 무엇이 있는지 즐겁게 찾아보라!
- **OPTIONS(옵션)** 다양한 옵션을 고려할 때, 무엇을 해야 할지 확신이 서지 않는다면 신뢰할 수 있는 친구에게 연락하여 조언을 구하라. 친구의 지혜로운 조언을 통해 좀 더 명확한 선택을 할 수 있을지도 모른다. 걱정거리가 있다면 혼자 고민하지 말고 친구와 이야기하라.
- **NOURISH(영양 공급)** 누군가와 대화를 나누고, 차나 커피 또는 식사를 함께 하면서 몸과 마음에 자양분을 공급해 보라. 다른 사람들과 시간을 보내는 일은 우리의 영혼을 살찌우며 하루 종일 활력을 불어넣어 준다.

사회적 연결 - 기본 이해하기

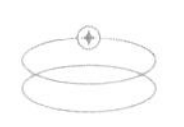

웰니스로 가는 길을 걸어 가려면 혼자만의 휴식 시간을 가져야 한다. 그러나 혼자 있는 시간이 너무 많거나, 특히 외로움이나 고립감, 타인과의 단절감을 느낀다면 건강에 위험할 수 있다. 여성은 사회적 존재로서 다른 사람들과 의미 있는 방식으로 연결될 때 번성할 수 있다.

갱년기는 여성에게 잠시 멈춰서 사회적 관계를 되돌아볼 수 있는 기회를 제공한다. 마음챙김을 통해 어떤 관계를 재구축하거나, 강화하거나, 새로 만들어야 할지 결정할 수 있다. 앞으로 수십 년 동안 당신의 건강 그리고 당신과 연결되는 사람들의 웰빙을 지원해 줄 의미 있는 사회

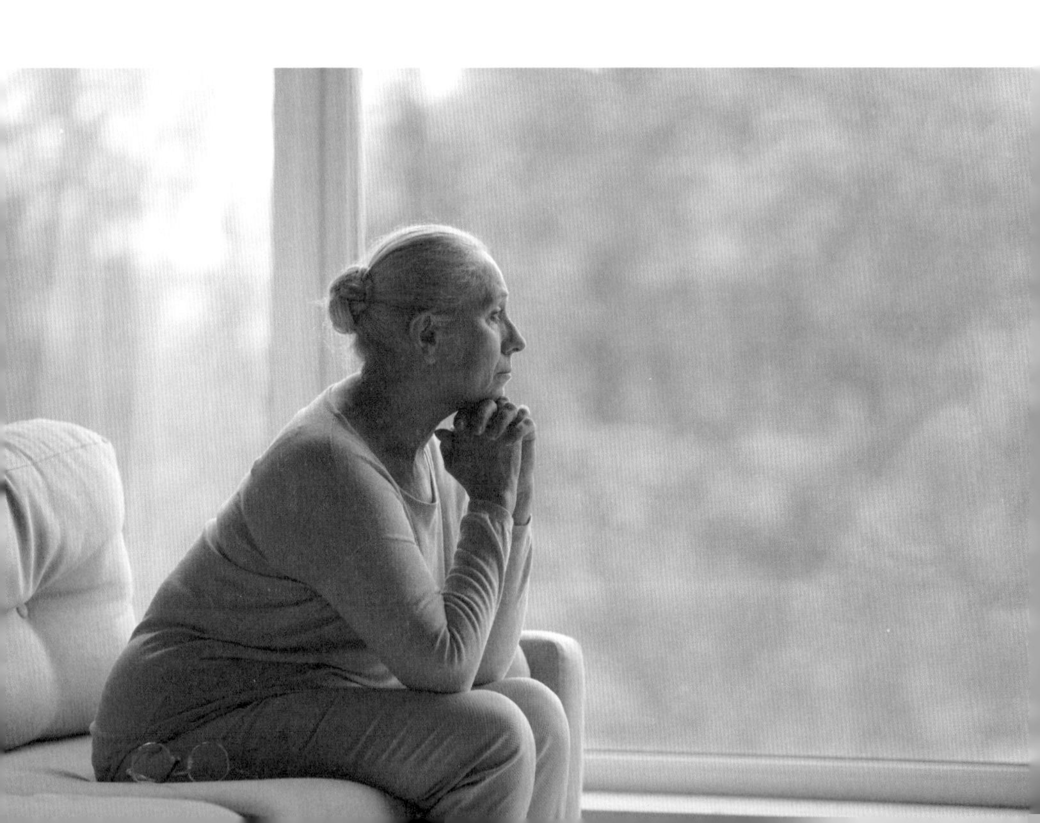

적 관계를 조성할 수 있다.

안타깝게도 외로움은 많은 사람이 느끼는 흔한 감정이다. 코로나19 팬데믹 이전에도 60세 이상 인구의 43%가 고립감을 느낀다고 답했다.✚ 팬데믹으로 인해 사람들은 자기 자신과 사랑하는 사람을 보호하기 위해 사회적 거리를 두고 떨어져 지냈고, 이로 인해 외로움이 더 악화되었다. 은퇴, 부모나 배우자 또는 연인의 사망, 질병, 대학 진학을 위해 집을 떠나는 자녀, 부부 문제 또는 이혼, 타인과의 연결을 더욱 어렵게 만드는 만성질환 및 기타 통제할 수 없는 상황 등 여러 가지 사회적 요인이 중년의 외로움에 영향을 미친다.

여성들은 종종 폐경 후 자신을 돌아보며 자신의 경력과 가족을 위해 너무 많은 시간을 할애한 나머지 이전에 가졌던 인간관계를 소홀히 했다는 사실을 깨닫곤 한다. 당신도 이런 생각이 든다면, 당신만 그런 것이 아니라는 사실을 기억하라. 당신과 함께 학교를 다녔거나, 당신의 결혼식 파티에 참석했거나, 수십 년 전부터 알고 지냈던 여성들도 수년 동안 자신의 경력과 가족을 돌보느라 바빴을 것이다. 그렇기에 그들 역시 당신과 다시 연결되기를 원할 수 있다. 많은 여성에게 중년기는 모든 것이 변하는 시기처럼 느껴지지만, 반드시 더 나은 방향으로만 변화하는 것은 아니다. 소셜미디어에서 활발하게 활동하고 있더라도, 여전히 의미 있고 깊은 관계를 갈망할 수 있다.

✚ National Academies of Sciences, Engineering, and Medicine. Social isolation and loneliness in older adults: Opportunities for the health care system. *National Academies Press*. 2020 Jun 14.

여성들은 갱년기 이후에도 의미 있는 관계를 만들고 유지하는 데 어려움을 겪는 사람은 자신뿐이라고 생각하며 조용히 홀로 고군분투하는 경우가 많다. 하지만 이는 흔한 문제이다. 감정 기복, 얼굴의 털, 불안, 짜증, 체중 증가, 자존감 저하, 안면홍조, 몸살, 피부 변화, 기미, 주름, 줄어드는 머리숱, 체형 변화, 성욕 감소 등의 갱년기 증상은 이 전환기에 대인 관계를 더욱 어렵게 만들 수 있다.

이 시기에는 초대를 거절하고 집에서 더 많은 시간을 보내며 내적으로 위축되기 쉽다. 안타깝게도 이러한 상태는 다른 사람들이 자신과 교류하기를 원하지 않는다고 믿고 혼자 시간을 보내는 데 익숙해지면서 더 위축되고 고립된 행동으로 이어질 수 있다. 우리는 이런 상황을 원하지 않는다. 당신은 새로운 사람, 지인, 친구, 가족, 친밀한 파트너 등 다양한 사람들과 의미 있는 방식으로 소통할 자격이 있다.

의미 있는 관계는 일반적으로 우연히 형성되지 않으며, 안전지대를 벗어나야 이뤄지는 경우가 많다. 이러한 관계를 만들고, 유지하고, 발전시키려면 노력이 필요하다. 과학적 연구에 따르면, 인지된 사회적 지지는 여러 영역에서 갱년기 여성의 삶의 질을 향상시킨다고 밝혀지면서 사회적 연결이 정신적, 신체적 건강에 미치는 영향에 대한 중요성이 강조되고 있다. 사회적 관계는 신체적, 심리사회적, 성적인 측면에서 삶의 질을 높여 줄 수 있다. 연구 결과가 엇갈리기는 하지만, 일부 연구에 따르면 사회적 관계가 안면홍조와 야간발한을 감소시킨다고 한다. 또한 의미 있는 사회적 관계는 갱년기 불안을 줄이고 긍정적인 기분을 유지할 수 있도록 도와준다. 사회적 관계는 여성이 정서적, 신체적 도움이 필요할 때 도움을 주고, 삶이 힘들 때 용기를 북돋아 준다.

서로를 지지하는 사회적 관계를 맺는 것은 뇌에도 유익하다. 사회적 연결은 기분을 좋게 하고 기억력을 증진하며 치매 위험을 줄일 수 있다. 우리 뇌는 진정으로 다른 사람들과 교류하기를 원한다. 다른 사람의 말과 몸짓에 대응하고 반응하려면 청각과 관련된 뇌의 청각 피질뿐만 아니라 뇌의 여러 부위가 필요하다. 또한 다른 사람과 소통하면 신체적으로 건강해질 가능성이 더 높아진다. 예를 들어, 많은 사람이 걸으면서 대화하기를 좋아한다.

외로움은 고혈압, 감염, 우울증, 불안, 심혈관질환, 치매, 심지어 조기 사망의 위험 증가와도 관련이 있다. 갱년기를 겪고 있거나 비슷한 시기에 있는 다른 여성들과 교류하면 최고의 자아를 찾는 데 도움이 될 수 있

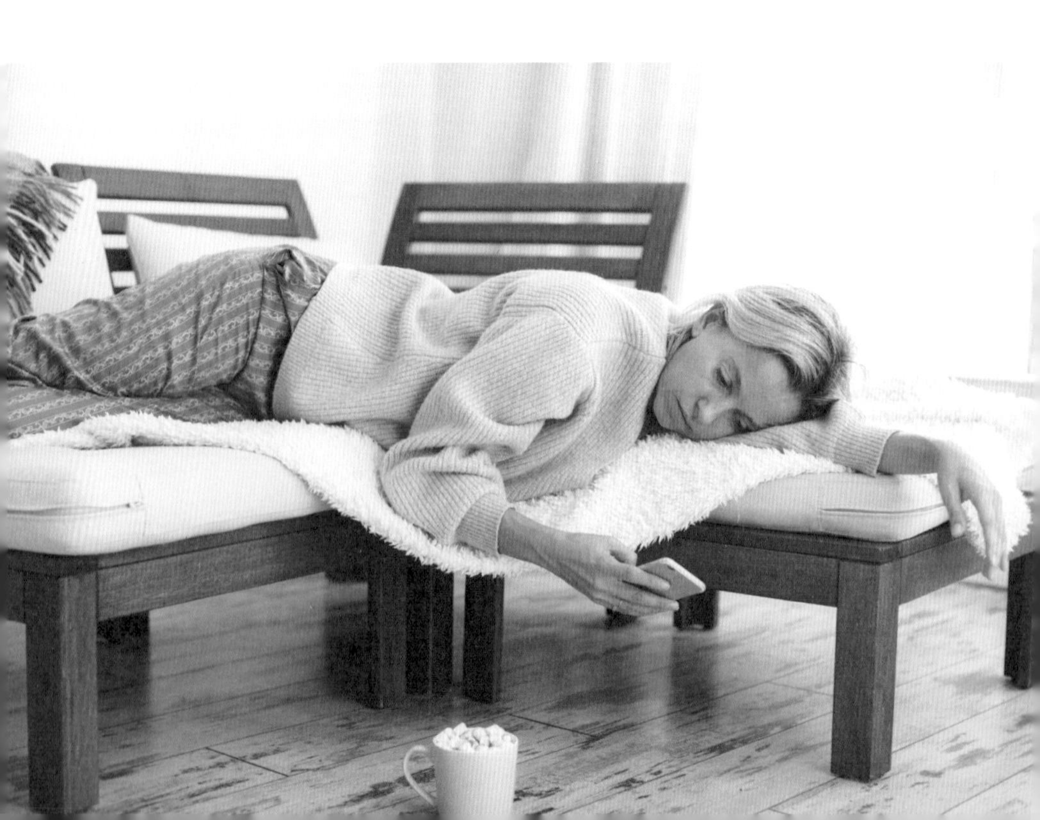

다. 또한 이미 갱년기를 겪은 선배 여성들과 교류하면 희망과 안도감, 조언을 얻을 수 있다.

안면홍조, 감정 기복, 신체 이미지에 대한 고민, 체중 증가, 성욕 감소, 질 건조증과 같은 증상을 경험한 다른 여성들과 이야기하지 않는다면, 그런 증상을 혼자만 겪는 것처럼 느끼기 쉽다. 다른 중년 및 노년 여성들과 솔직하고 개방적으로 이야기를 나누면, 현재 겪고 있는 증상을 정상화하고, 일부 갱년기 증상과 관련된 편견을 깨는 데 도움이 되며, 이 시기를 바라보는 시각을 넓힐 수 있다. 있는 그대로의 당신을 존중하고 진정한 자아로 바라봐 주는 여성들은 당신이 최고의 자아가 되어 인생을 온전히 살아갈 수 있도록 도와줄 수 있다.

중년기에는 다른 사람과의 관계에서 자신이 어떻게 "보여지는지" 되돌아볼 수 있다. 인생의 초기에는 관계를 형성하거나 유지하기 위해 특정 이미지에 맞춰야 할 필요성을 느꼈을 수도 있다. 바라건대, 나이가 들면서 지혜가 생기고 자신의 진정한 자아가 다른 사람들에게 양질의 관계를 맺어 줄 수 있는 선물이라는 사실을 깨닫게 되었기를 바란다. 진정한 자아와 일치하는 방식으로 행동할 때, 자신과 비슷한 목표와 사고방식을 가진 "잘 맞는" 친구나 파트너를 만날 수 있다.

경험이 많은 여성은 다양한 사람들과 어울릴 수 있으며 거의 모든 사람과 관계를 형성할 수 있다는 것을 깨닫게 된다. 모든 사람과 양질의 관계를 형성하거나 오래 지속되는 우정을 쌓지는 못하더라도, 주변 사람들을 공경하고 존중할 수 있다. 몇 년 전에 그랬던 것처럼 모든 것을 개인적으로 받아들일 필요는 없다. 서로의 차이를 인정하고, 다른 사람에게 다가가며, 그룹의 일원으로서 인생의 여정을 함께 걸어가는 데 도움이 되는 관계를 만들 수 있다. 이러한 연결에는 시간과 노력이 필요하지만, 그 결과는 투자할 만한 가치가 있다.

되돌아보기

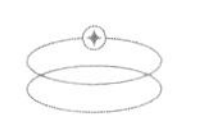

◈ 당신은 언제 가장 외로움을 느끼나요?

◈ 10년 전, 1년 전 또는 한 달 전과 비교했을 때 외로움을 더 많이 느끼나요, 아니면 덜 느끼나요?

◈ 이러한 변화의 원인은 무엇이라고 생각하나요? (예: 질병, 사랑하는 사람과의 이별, 자녀의 출가, 경력과 관련된 사업, 은퇴, 시간 부족 등)

◈ 소셜미디어를 사용하고 나면 더 많이 연결되었다고 느끼나요, 아니면 연결이 부족하다고 느끼나요?

◈ 친구나 지인의 소셜미디어 게시물을 볼 때 느끼는 감정과 그들을 직접 만나서 시간을 보낼 때 느끼는 감정은 어떻게 다른가요?

◈ 당신은 언제 가장 연결되어 있다고 느끼나요? (예: 직장이나 예배당 또는 자연에 있을 때, 가족이나 친구 또는 반려동물과 함께 있을 때 등)

◐ 누구와 또는 무엇과 가장 깊게 연결되어 있다고 느끼나요? 각각 작성해 보세요.

- 지인:

- 친구:

- 가족:

- 배우자 또는 연인(있는 경우):

- 장소:

- 프로젝트:

- 서적:

- 대의명분, 옹호 단체 및 지역사회 봉사 이니셔티브:

• 아이디어와 신념:

◐ 당신과 연결되어 있으며, 당신과 같은 인생 단계를 겪고 있는 여성은 누구인가요?

◐ 이 연령대의 여성에게서 도움을 받고 있나요, 아니면 다른 관계를 형성하고 싶나요? 설명해 보세요.

◐ 이미 갱년기를 겪었거나 당신과 같은 인생 단계를 겪고 있는 여성 중 당신에게 멘토가 되어 줄 수 있는 사람은 누구인가요?

지인 및 다른 사람과의 일상적인 상호작용

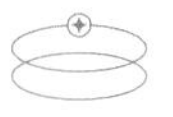

친구와 사랑하는 사람이 있는 것도 좋지만, 지인이나 일상에서 마주치는 사람들과 소통함으로써 행복감을 높일 수도 있다. 마트에서 구매한 물품을 담아 주는 직원에게 미소를 짓거나, 비행기에서 옆자리에 앉은 사람과 가벼운 대화를 나누거나, 반려견과 산책하는 동안 마주치는 사람에게 손을 흔드는 것만으로도 일상에 작은 기쁨을 더할 수 있다. 하루 종일 만나는 사람들에게 미소를 짓고 더 친근하게 대하려고 노력하면, 그들도 당신에게 받은 미소를 되돌려준다는 것을 느낄 수 있을 것이다.

마음챙김을 통해 낯선 사람과 소통하고, 다른 사람에게 손을 흔들고 미소를 지으며, 이러한 짧고 달콤한 상호작용을 통해 세상을 더 나은 곳으로 만들 기회를 찾을 수 있다.

우리는 주변의 지인들을 당연하게 여기기 쉽다. 자주 가는 동네 가게의 주인, 단골 식당의 종업원, 수년간 우편물을 배달해 준 사람도 지인의 범위에 속한다. 다음번에 그들을 만나면 감사의 말 한마디, 안부 묻기, 따뜻한 미소로 그들의 하루를 좀 더 밝게 만들어 줄 방법을 생각해 보라.

외로움을 느낀다면 집 밖으로 나와 다른 곳으로 가 보라. 공원을 산책하거나 좋은 책을 들고 커피숍에 가거나 도서관에 가도 좋다. 무엇을 하느냐가 중요한 것이 아니라 다른 사람들과 함께 있는 것이 중요하다. 길에서 지나치는 사람들과 절친한 친구가 될 필요는 없지만, 매일 마주치는 사람들에게 인사하고 격려할 수 있는 방법을 찾아보라.

◆ 당신은 지인들과 어떤 방식으로 관계를 맺나요? 인사하고 미소를 지으며 하루 일과를 물어보는 편인가요, 아니면 침묵하는 편인가요?

◆ 모르는 사람이지만 자주 마주치는 사람들과는 어떻게 관계를 맺나요? 예를 들어, 그들에게 미소를 건네나요, 아니면 아래를 내려다보나요? 혹은 서둘러 지나치나요, 아니면 잠시 멈춰 서서 인사를 하나요?

지금까지 특정 방식으로 행동해 왔다고 해서 앞으로도 계속 같은 방식으로 행동해야 하는 것은 아니다. 당신은 더 현명해진 중년 여성으로서 과거를 되돌아보고 앞으로 어떻게 나아갈지 결정할 수 있다. 이 시기는 새로운 상호작용 방식을 탐구하고, 실험하고, 시도하기에 좋은 시기이다.

◆ 평소 낯선 사람이나 지인들과 소통하는 방식을 바꾸고 싶나요? 그렇다면 어떻게 바꾸고 싶은지 설명해 보세요.

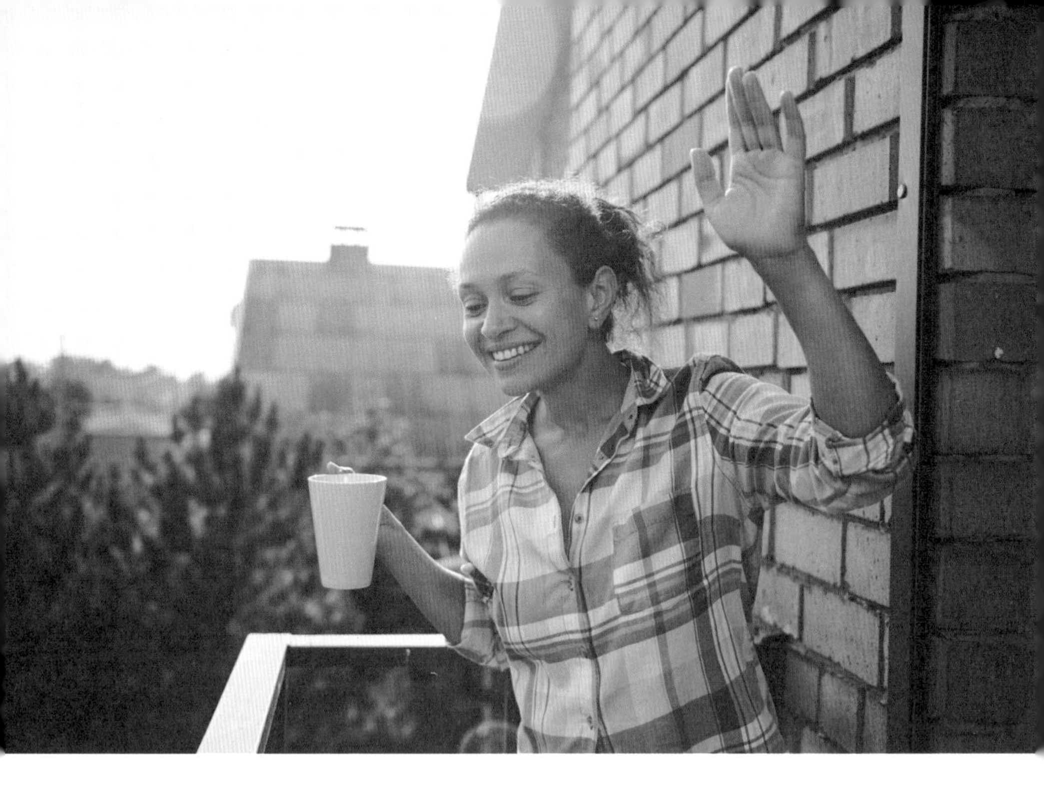

친구 관계

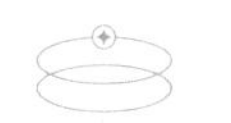

갱년기에 이르렀을 때쯤이면 친구 관계에도 변화가 있었을 것이다. 짧게 사귄 친구, 오래 사귄 친구, 오래전의 친구, 새로운 친구가 있을 것

이다. 관계는 시간에 따라 변한다. 친구가 이사를 가고, 삶이 바빠지고, 상황에 따라 우정이 변하는 것처럼 당신도 시간이 지남에 따라 변한다. 당신에게 수준 높은 관계를 공유하는 사람이 한 명 이상은 있기를 바란다. 그 사람은 일이 순조로울 때나 삶이 힘들 때 연락할 수 있는 연인, 가족 또는 친구일 수 있다. 소셜미디어에서는 '좋아요'나 팔로워가 많아야 행복하다고 생각할 수 있지만, 가장 중요한 것은 관계의 수가 아니라 관계의 질이다.

〈표 13-1〉에 각각의 시기에 친하게 지냈던 친구를 적어 보라.

유년기: ______________________

청소년기: ______________________

초기 성인기: ______________________

중년기: ______________________

현재: ______________________

표 13-1. 인생 여정을 함께한 친한 친구들

◐ 친구들과 공유한 공통점, 특성 또는 연결 고리는 무엇인가요? 무엇이 서로를 끌어당기고 함께 어울리게 했는지 생각해 보세요.

◐ 친구 덕분에 당신의 삶이 어떻게 더 나아졌나요? 당신이 힘든 시기를 극복하는 데 도움을 주었나요? 기쁜 일을 함께 축하해 주었나요? 당신 자신에 대해 좋은 감정을 갖도록 도와주었나요? 진심 어린 관심과 배려로 당신의 이야기를 들어 주었나요?

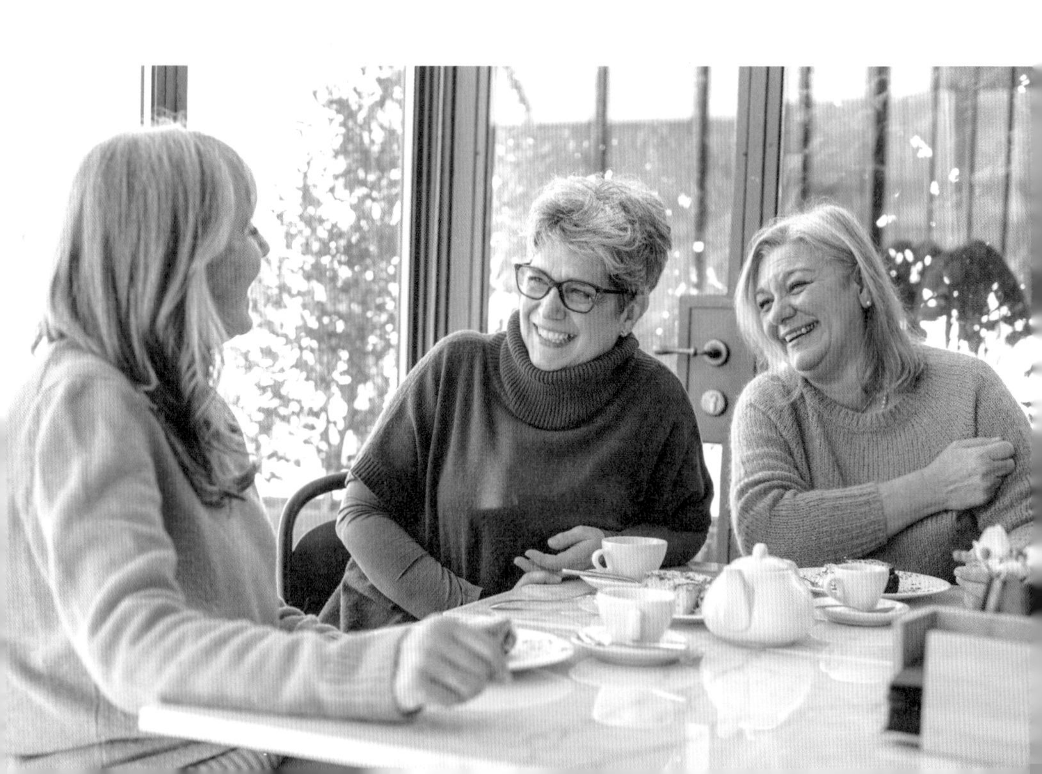

여성들은 종종 너무 바빠서 친구가 있다는 것이 얼마나 큰 행운인지 생각할 겨를이 없다. 친구의 수가 중요한 것이 아니라는 점을 기억해야 한다. 그러나 강한 유대감을 느끼는 사람이 적어도 한 명은 있기를 바란다.

◐ 과거에 사귀었던 친구들과 현재 사귀고 있는 친구들에게 감사하는 이유를 설명해 보세요.

◐ 위에 나열한 사람들과 지금도 연락할 수 있다면, 그들이 당신의 삶에 끼친 긍정적인 영향을 그들도 알고 있나요? 그렇지 않다면, 이 사실을 그들과 공유하고 싶나요? 그들과의 관계가 당신의 삶에서 얼마나 의미가 있었는지 그들에게 어떻게 알려 줄 수 있나요?

누군가와 우정에 대한 감사를 나누는 것은 그 사람에게 줄 수 있는 아름다운 선물이다. 이는 심지어 무료이며 두 사람 모두에게 긍정적인 영향을 줄 것이다.

과거의 친구들과 연락이 끊겼다면 이는 정상적인 일이다. 부끄러움도, 자책감도, 죄책감도 느낄 필요가 없다. 때로는 어려운 상황으로 인해 우정이 끝나기도 한다. 오래된 우정을 다시 회복할 가치가 있는 경우도 있고, 때로는 과거로 남겨 두는 것이 더 나은 경우도 있다.

◐ 과거의 친구와 다시 연락해 보고 싶나요?

◐ 그렇다면 다음 단계로 무엇을 해야 할까요?

친구에게서 중요하게 여기는 가치를 생각해 본 후, 잠시 시간을 내어 자신은 다른 사람들에게 어떤 유형의 친구인지 생각해 보라.

◐ 더 좋은 친구가 되기 위해 바꾸고 싶은 점이 있나요? 예를 들어, 친구의 안부를

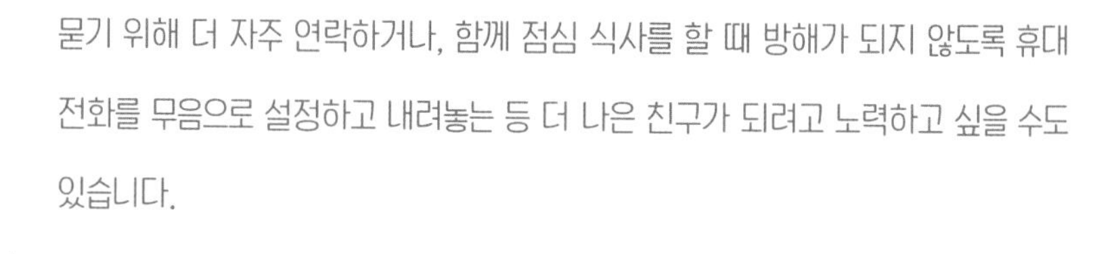
묻기 위해 더 자주 연락하거나, 함께 점심 식사를 할 때 방해가 되지 않도록 휴대 전화를 무음으로 설정하고 내려놓는 등 더 나은 친구가 되려고 노력하고 싶을 수도 있습니다.

중년기나 노년기에는 친구의 죽음, 질병(본인 또는 친구의 질병), 거동 문제, 멀리 떨어져 사는 경우, 은퇴 또는 기타 이유로 우정이 줄어들고 있음을 느낄 수 있다. 하지만 외로움에 시달리고 있든, 서로를 지지해 주는 친구가 충분히 있다고 생각하든, 지인을 만들고 잠재적으로 우정을 쌓을 수 있는 기회를 갖는 것은 여전히 도움이 된다.

◐ 어떤 활동에 참여하고, 어떤 장소에 가거나, 어떤 그룹에 가입하면 지인들과 새로운 관계를 맺고 우정을 쌓을 수 있을까요? 예배 장소, 직장(다니고 있는 경우), 동호회, 단체, 동네, 지역사회 봉사 활동, 수강하는 수업, 지역 행사 등을 생각해 보세요.

원하는 만큼 친구가 많지 않다고 부끄러워하지 않아도 된다. 다른 많은 여성들도 이 문제로 어려움을 겪고 있다. 다만 여성들은 자신만 외롭다고 생각하며 조용히 고군분투하는 경우가 많을 뿐이다. 새로운 친구를 사귀려면 노력이 필요하다. 친구가 되고 싶다고 문을 두드리는 사람은 거의 없다.

◆ 다른 사람들과 정기적으로 교류할 수 있는 기회가 얼마나 많다고 생각하나요?

◆ 더 많은 기회를 원한다면, 이러한 기회를 만들기 위해 취할 수 있는 다음 단계는 무엇인가요? 예를 들어, 지역 단체 및 동호회에 가입하거나, 반려견과 산책하거나, 공원에서 다른 사람들과 이야기를 나누거나, 이웃과 교류하거나, 수업에 등록하거나, 새로운 취미를 배워 볼 수 있습니다.

수업에 참석하거나 단체에 가입할 때, 처음부터 절친한 친구를 사귀어야 한다는 부담감을 갖지 않도록 하라. 대신 다른 사람들과 친근하게 지내고 마음을 여는 데 집중하라. 우정은 지인에서 시작하여 시간이 지남에 따라 발전하는 경우가 많다. 다른 사람과의 긍정적인 관계는 전반적인 웰빙에 도움이 된다.

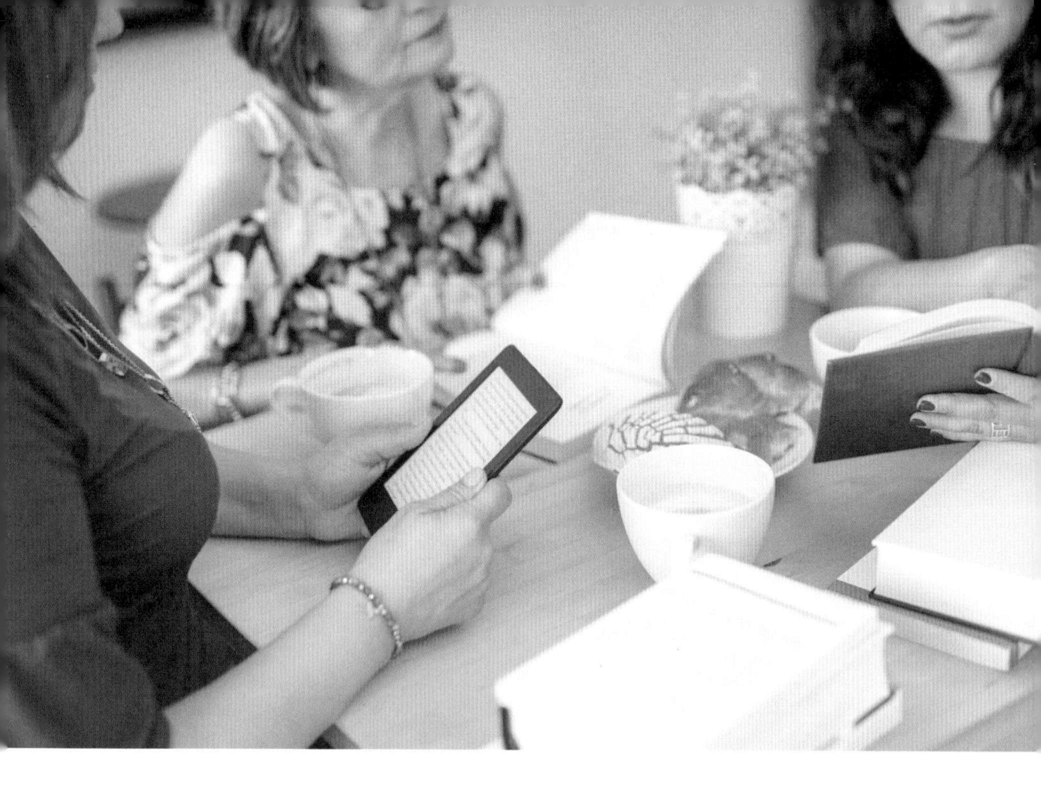

◐ 친한 친구에게 실망한 적이 있나요? 이것은 여전히 큰 고통의 원인일 수 있으며 새로운 관계를 발전시키는 데 주저하는 이유일 수 있습니다. 중년이 되기까지 누구나 배신과 실망을 경험하게 됩니다. 남성과 여성 모두 마찬가지입니다. 문제는 이러한 경험에서 무엇을 배울 수 있느냐는 것입니다. 어떻게 하면 같은 유형의 고통을 경험하지 않거나, 다른 사람에게 이런 고통을 주지 않을 수 있을까요?

◐ 실수로 또는 고의로 다른 사람에게 상처를 주거나 실망시키는 행동을 한 적이 있나요? 그렇다면 잠시 시간을 내어 과거의 행동이 지금의 나를 정의하지는 않는다는 점을 이해하세요. 언제든지 행동을 바꾸거나 사과할 수 있습니다. 그렇다고 해서 반드시 망가졌던 우정이 다시 회복되는 것은 아니지만, '태도'에 관해 다룬 장에서 배운 것처럼, 실수를 통해 배우고 성장하는 기회로 삼을 수 있습니다. 당신을 이러한 곤란한 상황에 처하게 만들었던 행동을 되돌아보고, 이를 수정하고 앞으로 나아갈 수 있는 방법을 생각해 보세요.

다른 사람에게 다가가서 함께 시간을 보내지 않으면, 관심이 없거나 사려 깊지 않은 사람으로 오해를 받을 수 있다. 우리는 모두 바쁘다. 그렇기 때문에 자신에게 중요한 사람과 프로젝트에 대해 생각해 볼 시간을 확보하는 것이 중요하다.

◐ 지금 연락하고, 연결하고 싶은 사람이 있나요? 모든 사람은 사랑받고 이해받기를 원한다는 사실을 기억하세요.

다른 사람과의 관계를 개선하거나 관계 형성을 도모하기 위해 취할 수 있는 단계는 다음과 같다.

- 대화 중에는 휴대폰을 무음으로 하고 내려놓는다.
- 특히 다른 사람과 대화할 때는 눈을 맞춘다.
- 상대방에 관한 몇 가지 질문을 한다.
- 공통점이나 공통 관심 분야를 찾아본다.
- 잠재적인 관계를 맺을 사람을 자신과 비슷한 사람으로 한정하지 말고 범위를 넓혀 본다.
- 연결의 기회를 열어 둔다.
- 긍정적이고 개방적인 태도로 다른 사람에게 다가간다.
- 다른 사람의 관점이 자신의 관점과 다르더라도 그들의 관점을 이해하려고 노력한다.
- 열린 생각과 마음으로 대화에 임한다.
- 함께 차를 마시거나, 점심을 먹거나, 산책하기 위해 만날 시간을 정한다.
- 전화, 이메일, 문자로 상대방의 안부를 묻는다.
- 영상 통화를 사용하여 대화하는 상대를 실제로 바라본다.
- 새로운 환경에 들어가기 전에 몇 차례 심호흡을 한다.
- 다른 사람들과 소통하고 이를 표현할 수 있는 기회에 감사한다.
- 미소를 짓는다.
- 함께 웃을 수 있는 방법을 찾는다.
- 편안하다면, 농담을 하거나 재미있는 이야기를 공유한다.

- 과거는 잊고 앞으로 나아간다.
- 바쁘고 급한 하루를 보냈다면 속도를 늦춘다.
- 사람들과 연결되기 쉬운 장소에 간다.
- 긍정적인 자기대화를 한다.
- 당신 자신의 가치를 되새기고, 다른 사람들과 연결될 수 있는 기회를 가진 것을 행운이라고 생각한다.
- 연락이 끊긴 오래전 친구에게 전화를 걸어 본다.
- 여성 단체에 가입하거나 예배 모임에 더 많이 참여한다.
- 지역사회의 후원 단체에 가입한다.
- 유방암이나 뇌졸중과 같은 질환의 연구를 지원하기 위해 기금을 기부하는 단체에서 주최하는 걷기 또는 달리기 행사에 참여한다.
- 지역 대학이나 전문대학에서 수업을 듣는다. 일부 대학에서는 노인을 위한 무료 수업도 제공한다.
- 지역 내 커뮤니티 센터에서 피트니스 수업을 듣는다.
- 요리 수업을 듣는다.
- 온라인 지원 그룹에 가입한다.
- 레슨을 통해 새로운 취미를 배운다.
- 자신과 같은 취미나 관심사를 즐기는 사람들이 모인 단체에 가입한다.
- 신문에서 자신이 즐길 수 있는 지역 모임을 찾아본다.
- 독서 모임에 가입한다.
- 정기적으로 모여 카드나 보드 게임을 하는 그룹에 가입한다.
- 직장 밖에서 현재 또는 과거의 동료들과 친목을 도모한다.

- 이웃 모임에 참석하거나 모임을 주최한다.
- 지인을 초대하여 커피를 마신다.
- 댄스 레슨을 받는다.
- 요가, 발레, 필라테스 또는 줌바 수업에 참여한다.
- 다른 사람들과 관계를 맺는 것은 그들에게도, 자신에게도 선물을 주는 것임을 기억한다.

친밀한 관계

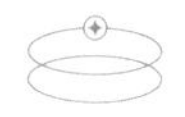

성적 친밀감에 대해 이야기하는 것이 과거의 트라우마를 불러일으킨다면 주치의, 산부인과 전문의 또는 정신건강 핫라인에 문의하라. 이 섹션을 건너뛰고 다음 내용으로 넘어가도 된다.

참고: 현재 성적으로 친밀한 관계를 맺고 있지 않고, 지금으로서는 그런 관계를 원하지 않는다면 이 섹션을 읽어 보라.

친밀한 관계를 맺고 있지 않으며 지금 이 순간 인생에서 친밀한 관계를 갖는 데 관심이 없다면, 이는 많은 중년 및 노년 여성에게 지극히 정상적인 현상임을 알아 두라. 친밀한 관계를 갖는 것이 행복의 필수 조건은 아니다. 자유롭게 이 섹션을 건너뛰고 다음 섹션으로 넘어가도 된다.

참고: 현재 친밀한 관계를 맺고 있지는 않지만, 그런 관계를 맺고 싶은 욕구가 있다면 이 섹션을 읽어 보라.

친밀한 관계를 맺고 싶지만 현재 그런 관계를 맺고 있지 않다면, 당신만 그런 것이 아니라는 사실을 알아 두라. 많은 중년 및 노년 여성이 이혼, 사랑하는 사람의 죽음, 연인과의 헤어짐, 또는 지금까지 친밀한 관계를 맺어 본 적이 없어서 이 같은 상황에 처해 있다. 중년 이후에 연애 상대를 찾기란 쉽지 않은 일이다.

이런 상황에 처한 여성들은 친밀한 관계는 젊은 사람들에게만 해당된다는 고정관념 때문에 친밀한 파트너를 찾는 것을 어색하게 느낄 수 있다. 그러나 이러한 가정은 타당하지 않다. 나이는 친밀한 파트너를 가질 수 있는 능력 및 욕구와는 아무 상관이 없다. 또한 여성들은 갱년기 신체 변화, 수술 흉터, 감정 기복, 신체 부위 처짐, 안면홍조 및 자존감에 부정적인 영향을 미칠 수 있는 기타 갱년기 증상으로 인한 부정적인 신체 이미지 때문에 힘들어 하기도 한다.

성기능 변화에 대한 불안감이나 여성이 자신을 성적으로 바라보는 방식은 친밀한 관계를 고려하는 여성의 사고방식에 영향을 미칠 수 있다. 그러나 모든 친밀한 파트너십에 질성교가 포함되는 것은 아니다. 많은 폐경 후 여성이 경험하는 질 건조증은 친밀한 관계의 일부로 질성교를 원하는 경우(또는 잠재적인 친밀한 파트너가 이를 원한다고 생각하는 경우) 여성을 불편하게 만들 수 있다.

이러한 문제를 해결하려면 먼저 긍정적인 자기대화를 하고, 당신이 느끼는 감정은 중년 이후의 친밀한 파트너십을 찾는 여성에게 흔히 나타나는 감정임을 기억하라. 자존감이 떨어지거나, 잠재적인 파트너와 관계를 맺기 어렵게 만드는 감정으로 어려움을 겪고 있다면, 같은 처지의 여성들과 이야기를 나누거나, 독신 여성 그룹에 가입하거나, 의료 전문가와 상담하는 것을 고려해 보라. 질 건조증과 친밀한 성행위가 걱정된다면, 산부인과 전문의와 질건강에 대해 상담하면 도움이 될 수 있다.

산부인과 전문의는 이 문제를 자주 다루며, 당신이 이 문제를 말해 주기를 기다리고 있다. 이 장의 뒷부분에서 설명하는 질 보습제와 윤활제가 도움이 될 수 있다. 질 입구가 좁아졌거나 성관계를 (원하지만) 할 수 없는 상태일까 봐 걱정된다면 산부인과 전문의나 골반저근 물리치료사가 질 확장기를 사용해 도움을 줄 수 있다. 또한 성관계에 관심이 없거나 편안하게 성관계를 할 수 없다고 느끼는 경우, 친밀한 파트너도 성관계에 관심이 없는(때로는 발기 부전으로 인해) 경우가 많다는 사실을 알아 두라. 질과 관계없이 친밀한 파트너에게 사랑을 표현하는 방법에는 여러 가지가 있다. 이에 대해서는 이 장의 뒷부분에서 더 자세히 다룰 것이다.

참고: 현재 친밀한 관계를 맺고 있는 경우 이 섹션을 읽어 보라.

폐경기 또는 그 이후에 친밀한 관계를 맺고 있으나 그 관계에 어려움을 겪고 있다면, 그것은 당신 혼자만의 문제가 아니라는 사실을 기억하라. 폐경은 감정 기복, 자존감 저하, 신체 이미지 문제, 질건강의 변화를 가져와 친밀한 관계를 더 어렵게 만들 수 있다. 또한 친밀한 파트너가 친밀감을 어렵게 만드는 건강 문제(발기부전과 같은 신체적 문제, 우울증과 같은 정신건강 문제, 중년의 과도한 스트레스 등)를 가지고 있는 경우도 많다.

나이가 들수록 성욕에 부정적인 영향을 미칠 수 있는 약물(고혈압 또는 우울증 치료에 사용되는 일부 약물 등)을 복용할 가능성이 높아지며, 2형당뇨병과 같은 만성질환은 성기능에 부정적인 영향을 미칠 수 있다. 약물과 질환은 사회적 성적 규범과 함께 고령 여성이 자신을 성적인 존재로 여기기 어렵게 만들고, 관계에서 친밀감을 형성하는 데 어려움을 겪게 할 수 있다. 또한 일부 여성들은 침실 안팎에서 지루함을 느끼고 성욕 감소를 경험하기도 한다.

그럼에도 50대 여성의 절반가량이 질성교를 한다. 그러나 이 비율은 여성이 나이가 들수록 감소한다. 따라서 친밀한 파트너와 질성교를 하지 않아도 괜찮다면, 이는 친밀한 파트너십에서 흔한 일이므로 걱정하지 말라. 질성교가 관계의 행복을 의미하지는 않는다. 성관계를 원하지 않거나, 하고 있지 않더라도 대부분의 파트너는 여전히 친밀감을 원한다.

다음은 중년 이후의 성적 친밀감을 위한 몇 가지 제안이다.

(참고: 다음 목록들을 읽으면서 기억하고 싶거나 시도해 보고 싶은 항목 옆에 별표를 표시해 보라.)

나이에 따른 성생활:

- 친밀한 관계를 위한 "옳은" 방법은 없다.
- 내면의 신호에 귀를 기울이는 것이 중요하다.
- 자신과 파트너에게 맞는 방식을 따르고 탐색해야 한다.

- 자신이 행복하지 않거나 만족스럽지 않다고 생각되면 자신을 믿고 성생활에 대해 더 많이 배울 수 있는 기회를 찾도록 하라.
- 사회에는 여성들이 따라야 한다고 느끼는 "성적 각본"이 많이 있다. 자신에게 가장 잘 맞는 것, 자신과 친밀한 파트너에게 효과가 있는 것에 집중하라.
- 다른 사람과 자신을 비교하지 말라. 대부분의 여성은 매일 거친 섹스를 하지 않는다.
- 친밀한 관계와 성행위의 빈도는 다양하며, 심지어 그날, 그 주 또는 그달의 개인적 경험에 따라 달라진다.
- 중년 이후에도 자신의 성적 취향을 포용하려고 노력하라. 당신의 성적 웰빙은 다른 여성들과 다르며, 과거에 당신에게 의미가 있었

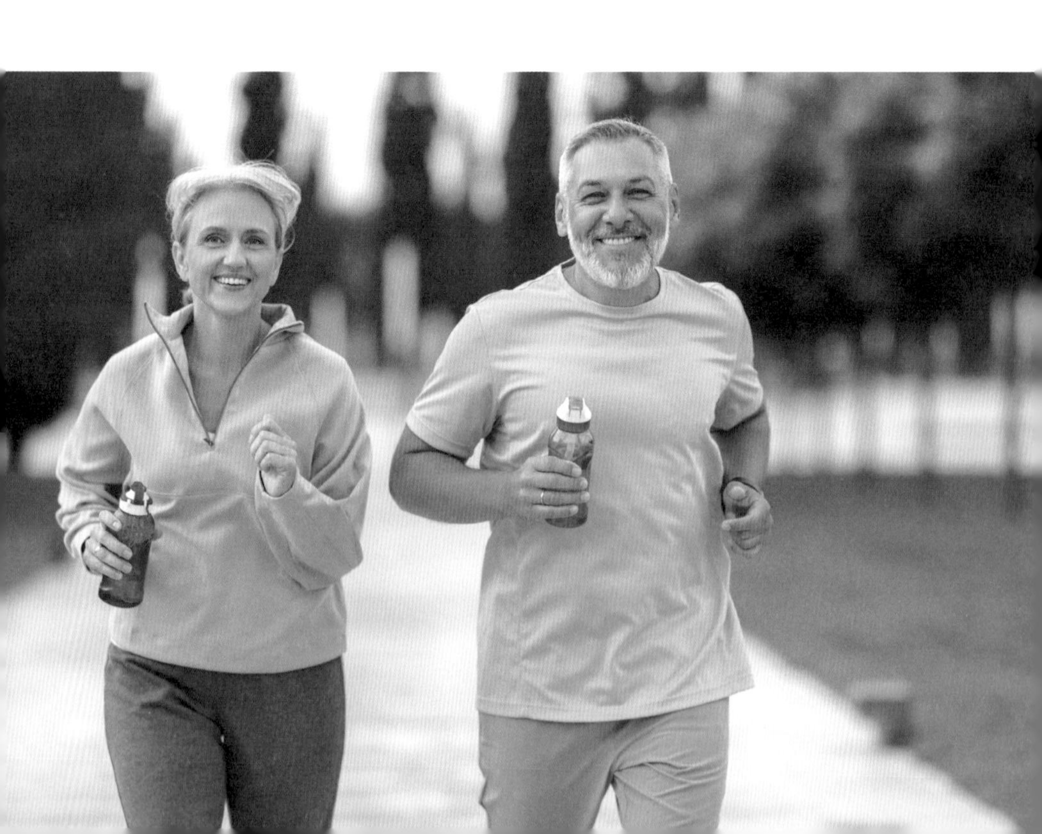

던 성적 웰빙과도 다를 수 있다.

- 자신의 성적 웰빙을 정의하라.
- 성적 표현에 관해서는 다양한 문화적, 종교적 규범이 있음을 인식하라. 이러한 주제를 사적인 것으로 여기며 공개적으로 논의하지 않는 문화나 종교에서는 이러한 논의가 불편할 수 있다.
- 인내심을 가져라. 나이가 들수록 성적 흥분에는 시간이 걸린다.
- 여성의 경우 성욕은 종종 성적 흥분 후에 발생한다는 점을 이해하라.
- 여성의 성적 반응 주기는 남성의 주기와 다르며, 여성은 파트너와 한층 더 정서적으로 연결되었다고 느끼기 위해 성행위를 하는 경우가 더 많다는 사실을 인지하라.
- 성적 자위 행위는 사적인 공간에서 탐색하고 실행할 수 있는 일반적인 행동임을 이해하라. 이는 성적 억제를 줄이고 성적 만족도를 극대화하는 데 도움이 될 수 있다.

건강한 습관과 성적 친밀감:

- 적절한 운동, 영양 섭취, 수면 및 스트레스 관리를 통해 전반적인 웰빙을 관리하라. 숙면을 취하지 못하는 경우 수면을 우선순위에 두면 성건강에 긍정적인 영향을 미칠 수 있다.
- 지중해식 식단과 같이 영양이 풍부하고 자연식품과 식물성 식품이 풍부한 식단을 섭취하라.
- 정크 푸드와 설탕이 첨가된 음식을 피하라.
- 성행위 전에 규칙적인 신체활동을 하면 성욕을 향상시킬 수 있다.

- 지나치게 오래 앉아 있는 행동을 줄여라.
- 혼자서 또는 파트너와 함께 요가나 필라테스를 해 보라.
- 주의 산만과 불안은 성적 흥분과 즐거움을 느끼기 더 어렵게 하므로 가능한 한 방해 요소를 제거하고 스트레스를 줄이도록 하라.
- 점진적 근육 이완, 유도된 심상, 복식 호흡, 마음챙김에 기반한 스트레스 감소와 같은 이완기법을 통해 성에 대한 스트레스를 줄여라.

의사소통과 성적 친밀감:

- 소통하고, 소통하고, 소통하라.
- 파트너와의 솔직하고 개방적인 의사소통을 우선시하라.
- 일부 파트너들은 의사소통에 어려움을 겪는다. 침실에서는 의사소통이 훨씬 더 복잡해지는 경우가 많다. 따라서 만족스러운 성생활을 위해서는 파트너에게 자신을 표현하는 것이 중요하다. 뇌는 여성에게 가장 중요한 성 기관이라는 사실을 항상 기억하고 관계를 강화하기 위해 소통하고 노력하라.
- 성적 웰빙 및 기타 건강 측면에 대해 긍정적이고 스스로를 격려하는 자기대화를 하라.
- 파트너와의 정서적 친밀감을 높이기 위해 노력하면 성적 만족도가 높아지는 경우가 많다.
- 파트너와 거리를 두게 하는 근본적인 정서적 문제를 해결하라.
- 파트너에게 사랑의 메모나 작은 선물을 남기거나, 커플 마사지를 받는 등 예상치 못한 즐거운 하루를 계획해 보라.

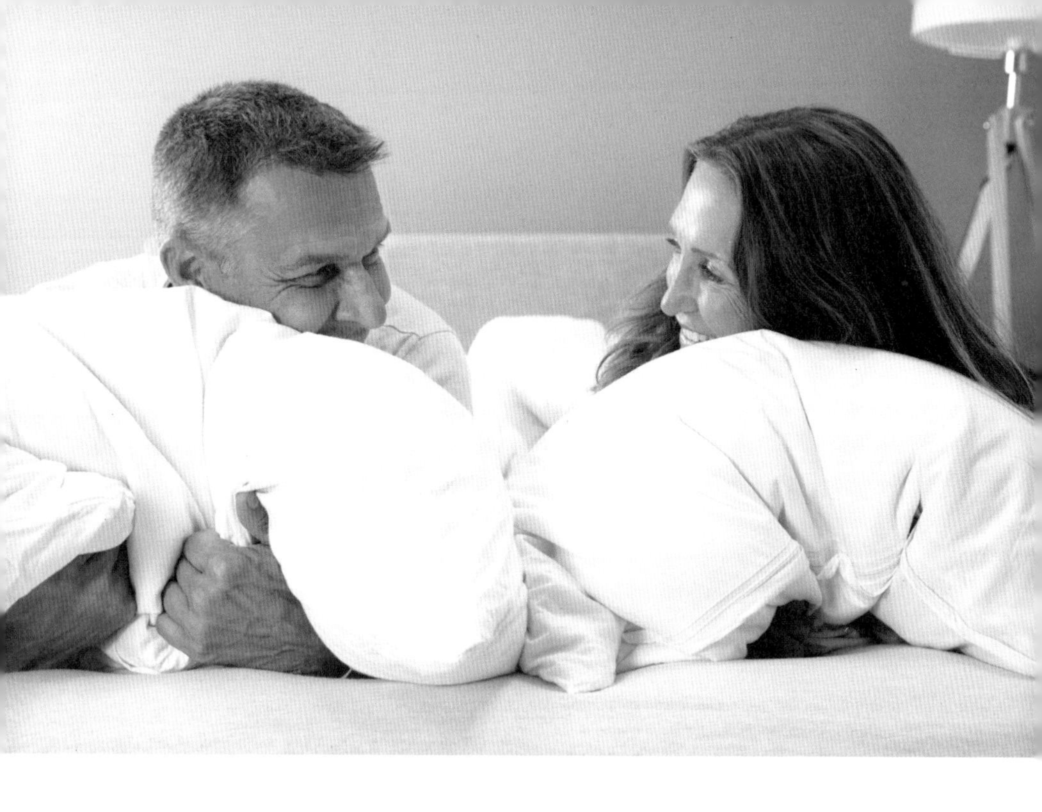

- 자기대화를 통해 나이, 체형, 건강 상태와 관계없이 자신이 소중하고 매력적이며 성적 만족을 누릴 자격이 있음을 상기하라.
- 원망, 좌절, 분노가 성적 웰빙을 해치지 않도록 하라.
- 필요한 경우 성치료사, 부부 상담사 또는 기타 정신건강 전문가의 도움을 받으라.
- 필요하다면, 마음챙김에 기반한 인지행동 성치료를 시도해 보라.

파트너와의 성적 친밀감을 위한 아이디어:

- 당신의 변화하는 몸과 파트너의 몸을 탐구하라.

- 밤 데이트나 둘만의 친밀한 만남을 위한 시간을 계획해 보라.
- 파트너와 즐거운 시간을 보내라.
- 규칙적인 성행위는 질 조직의 탄력을 유지하는 데 도움이 된다.
- 질성교를 하기 전에 전희를 연장하거나, 질성교를 아예 건너뛰고 전희만 즐겨 보라.
- 폐경 후 여성이 오르가슴에 도달하는 데는 평균 30분 정도가 걸리므로 서두르지 말라.
- 산만함은 성적 흥분과 오르가슴을 느끼는 데 방해가 되므로 줄이도록 노력하라.
- 성관계에 마음챙김을 접목하라.
- 본인과 파트너 모두 원할 경우, 성인용품점이나 온라인에서 판매하는 "성인 장난감" 또는 다른 형태의 성애물을 시도하여 성생활에 다양성을 더해 보라.
- 친밀한 파트너와 어떤 성적 체위를 해 보고 싶은지 상의한 후 다양한 체위를 시도해 보라.
- 하루 중 다른 시간대나 다른 사적인 장소(예: 휴가 중 호텔)에서 성적 친밀감을 경험해 보라.
- 익숙한 것 외에 다른 형태의 친밀감을 시도해 보라.
- 성적 경험을 향상시키기 위해 모든 감각을 사용해 보라(예: 다른 질감의 속옷이나 침대 시트, 근처 디퓨저에 담긴 에센셜 오일, 로맨틱한 음악, 좋아하는 과일 등).
- 포옹, 키스, 껴안기, 로맨틱한 대화, 구강성교, 쓰다듬기, 마사지, 관

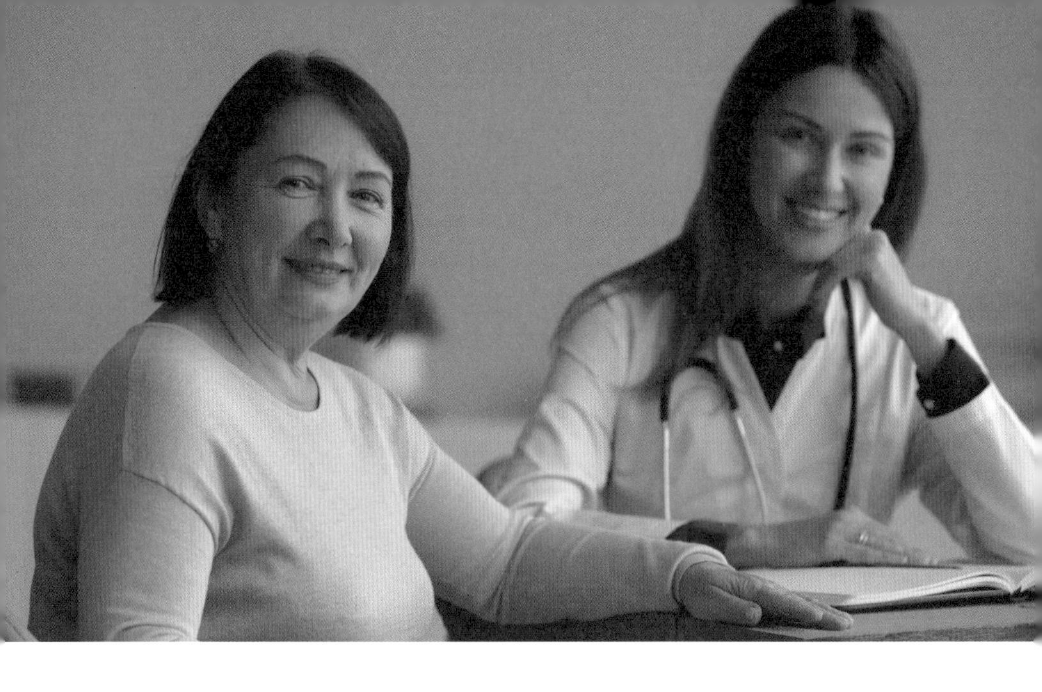

능적인 목욕 등 질성교 이외의 방법으로 친밀감을 표현해 보라.

- 질성교 시 체위를 바꿔 보라. 여성은 상위에 있을 때 삽입 깊이와 위치를 더 잘 조절할 수 있으므로 만족감을 얻을 수 있다.
- 성적 실험은 정상이며, 두 파트너가 모두 동의할 경우 관계에 많은 도움이 될 수 있음을 기억하라.
- 본인과 파트너 모두 실험을 원한다면 성애물, 판타지, 놀이, 성적인 기구 및 장난감 사용을 고려해 보라.

부인과 건강 및 성적 친밀감:

- 산부인과 전문의나 주치의와 성건강에 대해 상담해 보라.
- 질 보습제(질성교를 할 때뿐만 아니라 정기적으로 사용)로도 질 건조증이

AMERICAN COLLEGE OF
Lifestyle Medicine

여성의 성건강 개선

영양 섭취

심혈관건강에 도움이 되는 자연식물식 식단은 성건강에도 도움이 된다. 항산화 물질이 풍부하고 포화 지방과 정제 탄수화물이 적은 채소, 과일, 견과류, 통곡물, 콩류가 풍부한 식단을 섭취하라.

가장 좋아하는 신체활동 유형을 선택하라.

신체활동

규칙적인 신체활동은 장단기적으로 성건강을 증진한다. 또한 기분과 혈관건강을 개선한다.

대부분의 여성에게 권장되는 유산소 운동과 저항성 운동 외에 골반저근 강화 운동(케겔)을 고려해 보라. 케겔 운동은 매일 여러 차례 골반저근을 수축하고 이완하는 운동이다. 이는 요실금에 도움이 될 뿐만 아니라 질을 지지하고 둘러싸고 있는 근육을 강화하는 데 도움이 될 수 있다. 연구에 따르면 규칙적으로 케겔 운동을 하는 일부 여성 그룹에서 성적 흥분과 만족도가 개선된 것으로 나타났다.

생활습관을 개선하면 신진대사, 심혈관건강 및 정신건강에 도움이 된다.

수면

매일 7시간 이상 양질의 수면을 취하는 것을 목표로 하라. 규칙적으로 충분한 수면을 취하는 여성은 각성도가 높고, 질 건조증이 적으며, 성행위가 더 왕성하고, 만족도가 더 높다고 한다.

스트레스 관리

일상적인 스트레스 요인은 성행위에 대한 흥미와 즐거움을 방해할 수 있다. 복식 호흡, 점진적 근육 이완, 요가 등 마음챙김에 기반한 스트레스 관리 기법은 많은 사람에게 도움이 된다.

알고 있는가?

질 윤활과 오르가슴은 부분적으로는 건강한 혈관을 필요로 한다.

남성의 심장건강과 성기능 사이의 잘 알려진 연관성은 여성에게도 해당하는 것으로 나타났다!

관계

당신이 발전시키기 위해 노력해야 하는 가장 중요한 관계는 바로 자신과의 관계이다. 파트너 관계에 있는 여성들의 경우, 의도적 의사소통과 일상적 애정 표현이 성건강 개선에 도움이 된다.

물질 사용

담배, 대마초, 알코올은 여성의 성건강과 기능에 부정적인 영향을 미칠 수 있다. 담배는 혈관을 손상시키고 대마초와 알코올은 "저하(억제)" 효과로 인해 오르가슴에 부정적인 영향을 미친다.

고혈압, 당뇨병, 대사증후군, 고콜레스테롤혈증 같은 만성질환과 기분장애가 있는 여성에게는 성적인 문제가 훨씬 더 흔하다. 건강한 생활습관은 전반적인 건강과 성건강 모두에 도움이 된다.

성건강과 관련해 궁금증이나 문제가 있는 경우 의사와 상담하라. 그들이 도움을 주거나 영양사, 골반저근 물리치료사, 성치료사, 부부 상담사 등 다른 전문가를 소개해 줄 수도 있다.

그림 13-1. 여성의 성건강 개선

완화되지 않는 경우 산부인과 전문의와 상담하라.

- 성교 중 질의 불편함, 출혈 또는 통증이 있는 경우 산부인과 전문의나 주치의에게 문의하라. 질, 외음부, 직장 또는 비뇨기 출혈이 있으면 반드시 검사를 받아야 한다.
- 일부 여성의 경우 질 에스트로겐 또는 기타 처방약을 사용하면 폐경기 비뇨생식기증후군(질 건조증 및 때때로 불편함)에 도움이 된다. 의사와 상담하라.
- 거울을 사용하여 외음부, 음핵, 질 입구를 살펴보라. 중년 이상의 많은 여성이 여전히 자기 생식기의 해부학적 구조를 잘 모른다. 더 자세히 알고 싶다면 산부인과 전문의에게 문의하여 해부학적 구조를 더 잘 이해할 수 있도록 도움을 받으라.
- 규칙적으로 골반저근 운동(케겔 운동)을 하면 근육이 강화되고 성행위 중에 원하는 대로 수축하기가 더 쉬워진다.
- 관련 서적 등을 통해서 성건강 및 중년의 변화에 대해 알아 보라.

◐ 앞서 제시한 목록 중에서 옆에 별표를 표시한 항목들을 검토해 보세요. 다음 주에 집중해 보고 싶은 항목이 있나요? 설명해 보세요.

정서적 친밀감

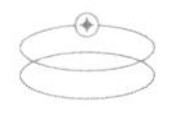

정서적 친밀감이 반드시 성관계를 의미하는 것은 아니다. 성관계는 많은 여성에게 필수적인 성적 표현이지만, 일부 여성들은 성교를 원하지 않는다. 본인이나 파트너가 더 이상 성관계를 가질 수 없는 경우도 있고, 어떤 여성은 다른 유형의 친밀감을 선호한다. 파트너와 어떤 종류의 신체적 친밀감을 갖든, 갖지 않든 간에 정서적 친밀감은 친밀한 관계의 필수 요소이다.

정서적 친밀감은 성적 웰빙을 지원하며 관계의 질을 유지하는 데 중요한 역할을 한다. 정서적 친밀감은 성욕, 성적 흥분, 질 윤활 및 오르가슴의 증가와 관련이 있다. 또한 텔로미어 길이(염색체 말단에 위치한 유전자 보호망인 텔로미어는 세포의 수명 및 노화를 결정짓는 기능을 한다. 세포가 분열할 때마다 길이가 짧아지면서 비활성화되거나 늙은 세포가 된다. 그래서 나이가 들수록 텔로미어 길이가 짧아지는 경향이 크다. 그러나 텔로미라제 효소에 의해 다시 길어질 수 있다 - 역자 주)와 기대수명 연장과도 관련이 있다.

특히 장기적인 파트너십에서는 정서적 친밀감을 당연시하기 쉽다. 그러나 관계가 좋은 커플은 일반적으로 의사소통을 우선시하고 서로를 존중하는 태도를 보인다. 성적 관심사, 필요, 욕구에 대해 소통하고 파트너의 관심사, 필요, 욕구를 인식하면 관계의 친밀감과 장기적인 성건강을 향상시킬 수 있다.

친밀한 파트너와 친밀감 문제로 어려움을 겪고 있다면, 도움을 줄 수 있는 자격을 갖춘 사람에게 상담이나 치료를 요청하여 도움을 받는 것이 좋다. 어떤 사람들은 종교 지도자나 영적 지도자를 만나 관계에 대한 도움을 받을 수도 있다. 일반적으로 두 파트너 모두 상담에 참여하는 것이 가장 이상적이지만, 한쪽이 참석하지 않더라도 도움이 될 수 있다.

도움받는 것을 고려할 필요가 있는 지표는 다음과 같다.

- 자신을 감정적으로 표현하는 것이 불편한 경우
- 관계에서 인정받지 못한다고 느끼는 경우
- 성건강에 대한 우려를 표현하기가 어렵거나 표현하지 못하는 경우
- 파트너에게 자신의 감정을 숨기는 경우
- 파트너와 시간을 보내고 싶지 않은 경우
- 친밀한 파트너와 정서적으로 멀어진 경우
- 파트너보다 다른 사람과 더 친밀하게 연결되어 있다고 느끼는 경우
- 당신은 친밀함을 원하는데, 친밀하지 않아서 괴로운 경우
- 파트너가 당신에게서 멀어질까 봐 두렵거나 멀어진 징후를 본 경우
- 친밀한 성관계를 즐기는 척하는 경우
- 더 깊은 대화를 나누고 싶지만 편안함을 느끼지 못하는 경우
- 관계에서 통제되거나 압박감을 느끼는 경우
- 어떤 이유로든 파트너에게 분노나 괴로움을 느끼는 경우
- 신체적, 정서적, 성적 학대를 경험했다면, 긴급 상황이므로 위기상담전화(한국여성의전화: 02-2263-6465, 여성긴급전화: 국번없이 1366, 한국성폭력상담소: 02-338-5801, 정신건강 위기상담전화: 1577-0199, 여성폭력

사이버 상담 등 - 역자 주)에 연락해서 즉시 도움을 요청하라.

문제가 곪아서 필요 이상으로 커지기 전에 조기에 도움을 요청하고 문제를 해결하는 것이 좋다. 때로는 상담사와의 한두 번의 상담만으로도 친밀감을 회복하거나 다시 되살리기에 충분하다.

성욕 감소

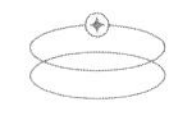

중년 이후의 여성은 친밀한 파트너에 대한 성적 욕구가 감소하여 괴로움을 느끼는 경우가 흔하다. 여성은 남성보다 성욕이 감소할 가능성이 훨씬 더 높다. 이는 폐경을 겪고 장기적인 관계를 유지하는 여성에게서 더욱 흔하게 나타난다. 그러나 성욕이 감소했다고 해서 본인과 파트너의 관계에 문제가 있다는 의미는 아니다.

연구를 통해 남성과 여성의 성적 반응 주기가 다르다는 사실이 밝혀졌다. 성욕은 부족하지만 파트너와 성적으로 친밀해지고 싶다고 가정해 보자. 이 경우, 성욕은 성적 자극을 받은 후에만 생기는 경우가 많다는 사실을 인지하고, 파트너와 성적으로 친밀해지는 것에 대해 개방적인 태도를 취하도록 고려할 수 있다. 또한 많은 여성이 특히 폐경 이후 생식기 진동 자극을 받으면 성욕이 증가할 수 있다.

여전히 성욕 감퇴를 겪고 있고, 이것이 개인적인 고통을 야기한다면 전문가에게 도움을 요청하라. 산부인과 전문의, 주치의, 성치료사 또는 부부 상담사가 도움을 주거나 도움을 줄 수 있는 다른 사람과 연결해 줄 수 있다. 일부 약물(예: 우울증 및 고혈압 치료에 자주 사용되는 약물), 건강 상태(예: 요실금 및 2형당뇨병), 과거 상황(예: 외상 또는 학대), 기타 문제(예: 부정적인 신체 이미지)가 성욕 저하의 원인이 될 수도 있다. 갱년기 여성이든 아니든, 많은 여성이 이 부분에 대한 도움과 안내, 지원을 원하고 있다.

미셸 톨레프슨 박사가 전하는 지혜의 말

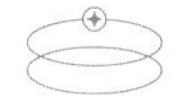

나는 산부인과 전문의로서 질 건조증과 자극 문제로 나를 찾아오는 갱년기 여성들을 자주 진료한다. 이들 중 상당수는 질 건조증으로 인해 성관계 시 통증을 경험하고 있고, 일부 여성들은 불편함 때문에 성교를 중단했다. 나는 그들과 증상에 대해 이야기를 나누고 골반 검사를 한 후 다양한 치료 옵션을 공유한다. 많은 여성이 크림, 질 링 또는 정제 형태의 질 에스트로겐을 사용하기로 선택하는 반면, 어떤 여성들은 증상을 치료하기 위해 처방약을 사용하지 않는 것을 선호한다.

산부인과 전문의 또는 다른 의료제공자와의 대화를 통해서 자신의 신체와 관련된 치료 옵션을 완전히 이해하고, 자신에게 가장 적합한 치료법을 결정할 수 있다. 안타깝게도 나는 질 건조증, 성교 시 통증 또는 이러한 증상으로 인해 친밀한 파트너와 질성교를 할 수 없는 문제로 힘들어 하면서도 도움을 청하지 않는 여성들을 너무 많이 보았다. 여성들은 자신의 증상에 대한 치료법이 있다는 사실을 알게 되었을 때, 이런 질문을 자주 던진다. 왜 다른 의료제공자는 이 사실을 더 일찍 알려 주지 않았는가? 왜 더 많은 여성이 이에 대해 공개적으로 이야기하지 않는가? 치료 옵션이 있었는데, 왜 그렇게 오랫동안 증상으로 고통을 겪었는가?

유감스럽게도 질 에스트로겐을 사용하지 않거나 질성교, 진동 장치 또는 질 확장기를 통해 질을 사용하지 않으면, 일부 여성은 질 협착증(질이 좁아지고 부분적으로 폐쇄됨)이 발생하여 원하는 경우에도 질성교를 할 수 없게 된다. 그러나 많은 여성이 특히 질 에스트로겐 치료 후 비교적 정상 수준으로 돌아가며, 생식기 조직의 탄력이 개선되고 질 건조증이 감소하는 것을 느낀다. 이러한 여성들은 원하는 경우 질성교를 재개하거나 불편함 없이 다시 성관계를 가질 수 있는 경우가 많다. 대부분의 여성에게 희망이 있다.

질 건조증이 있다면 의료진에게 문의하라. 호르몬제를 사용할 수 없거나 사용하고 싶지 않다면 다른 치료법을 사용할 수 있다. 질 건조증을 치료하기 위해 처방약을 사용하기로 결정했는지에 관계없이 질 보습제와 윤활제를 사용하면 도움이 될 수 있다. 조속히 의료진에게 문의하기를 바란다.

나는 산부인과 전문의로서 폐경 후 여성에게 폐경기 비뇨생식기증후군과 근거기반 치료 옵션에 대해 교육하고, 자신의 신체와 전반적인 성 건강에 가장 적합한 것이 무엇인지 결정할 수 있도록 돕는 임무를 맡고 있다. 이 정보를 친구나 가족과 자유롭게 공유해 달라. 아는 사람이 많을수록 좋다. 이는 민감한 주제일 수 있지만, 나이에 상관없이 성장할 수 있도록 서로에게 힘을 실어 주는 여성으로서 함께 노력해야 한다.

질 건조증(폐경기 비뇨생식기증후군)

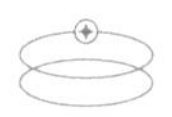

우리는 앞서 폐경기 및 중년기 이후 여성들의 질 건조와 불편함을 유발하는 주요 원인인 폐경기 비뇨생식기증후군(위축성 질염 또는 외음질 위축증이라고도 함)에 대해 논의했다. 질염은 흔하고 예방 및 치료가 가능하지만, 대부분의 여성은 의료제공자와 이 문제를 상의하지 않으며, 의료제공자도 환자의 요청 없이 이 문제를 언급하는 경우는 드물다. 이 문제를 모든 폐경 이후 여성의 숙명으로 받아들여서는 안 된다.

폐경기 비뇨생식기증후군은 질에만 영향을 미치는 것이 아니다. 폐경으로 인해 에스트로겐이 감소하면 질, 외음부, 요도 및 기타 에스트로겐에 반응하는 조직이 얇아지고 탄력이 떨어지며 외상에 더 취약해진다. 질 통증, 가려움증, 건조함, 질성교 시 불편함, 운동 시 불편함(예: 자전거나 말을 탈 때) 및 배뇨 시 불편함과 같은 증상은 호르몬 요법을 사용하지 않는 대부분의 여성에게 폐경 후 나타나는 흔한 증상이다. 이러한 증상은 에스트로겐 부족으로 인한 경우가 많지만, 폐경기 비뇨생식기증후군이 아닌 다른 질환으로 인한 것일 수도 있으므로 산부인과 전문의나 주치의의 진찰이 필요하다.

일부 여성은 에스트로겐 손실 후 요로 감염으로 고생하기도 한다. 국소적으로 에스트로겐을 처방받아 사용하는 것도 도움이 될 수 있다. 또한 여성은 특히 질성교 전후에 방광을 완전히 비우는 것이 중요하다. 방광염은 적절한 항생제로 치료해야 하며, 치료하지 않으면 더 심각한 의학적 문제로 이어질 수 있으므로 배뇨 시 작열감, 절박뇨, 빈뇨 등의 증상이 나타나면 언제든 의료제공자에게 문의하라. 특정 유형의 감염에 대한 최적의 치료법을 처방받을 수 있도록, 병원에 방문하여 소변 샘플을 제공해야 할 수도 있다.

재발성 요로 감염을 경험하는 여성은 재발을 방지하기 위해 예방적 항생제를 투여받기도 한다. 주치의나 산부인과 전문의와 상담하지 않고서는 이 처방이 자신에게 적합한지 알 수 없다. 일부 여성들은 재발 위험을 줄이기 위해 크랜베리 주스를 사용하기도 한다. 크렌베리 주스가 도움이 되는지에 대한 확실한 연구는 없지만, 나쁘지는 않다. 그러나 이를 항생제나 의학적 평가의 대용품으로 사용해서는 안 된다.

폐경기 비뇨생식기증후군은 질성교 시 불편함을 유발하기 때문에 많은 여성이 파트너와 성관계를 갖고 싶어 하지 않게 만든다. 여성은 성교 중 통증으로부터 자신을 보호하기 위해 질 입구를 둘러싼 근육을 긴장시키므로 악순환이 발생할 수 있다. 이렇게 질 주변 근육이 조여지면 성교가 더욱 불편해지고 긴장이 증가할 수 있다.

폐경기 비뇨생식기증후군을 치료한 후에도 일부 여성들은 여전히 이 근육을 이완하는 데 어려움을 겪으며, 골반저근 물리치료나 성치료 또는 사고 패턴을 바꾸기 위한 인지행동치료의 도움을 받기도 한다. 여성들은 질 건조증에 대해 비처방 요법을 시도하고 싶어 하는 경우가 많다. 또한 호르몬 요법을 사용하는 여성도 질 보습제와 윤활제를 사용하면 도움이 될 수 있다.

질 보습제는 일상적으로 사용해야 하며 특별히 질성교를 위한 것은 아니다. 폐경으로 인해 에스트로겐이 감소하면 질 조직이 건조해지기 때문에 질 보습제를 사용하면 질 내 수분이 증가하여 유익하다. 또한 질 건강에 필수적인 질 내 산도(pH)를 낮게 유지하는 데도 도움이 된다.

여성은 일반적으로 질 보습제를 일주일에 몇 번 질 내부와 질 입구 주변에 바르며, 그 종류는 매우 다양하다. 자연스럽고 저렴한 것을 사용하고 싶다면 코코넛 오일을 질 보습제로 사용할 수도 있다.

질 윤활제는 일반적으로 마찰을 줄이고 성교를 더 편안하게 만들기 위해 질성교 또는 수동 자극 전에 사용한다. 질 보습제와 마찬가지로 지역 상점에서 처방전 없이 구입할 수 있다.

북미폐경학회(North American Menopause Society, NAMS)에서는 바셀린 및 기타 유성 윤활제는 질을 자극할 수 있으므로 수용성 제품을 사용할 것을 권장한다. 또한 질 전용 제품을 사용하도록 권장하는데, 이는 향수와 알코올이 함유되어 있으며 다른 신체 부위에 사용하도록 만들어진 크림이나 로션은 피하라는 것을 의미한다. 사용 시 뜨거워지거나 따끔거리거나 향이 나는 윤활제도 자극적일 수 있으므로 피하는 것이 좋다.

새로운 제품, 특히 향이 있거나 이전에 사용해 본 적이 없는 성분이 함유된 제품을 사용할 경우에는 질만큼 민감하지 않은 신체 부위(허벅지 또는 귀 뒤)에 테스트하여 안전한지 확인하라. 질이나 외음부에 처음 사용할 때는 먼저 적은 부위에 사용해 보라. 부작용이 없는지 확인한 후에는 질성교 전, 질과 질 입구 주변, 그리고 친밀한 파트너가 있는 경우 파트너에게 자유롭게 사용할 수 있다.

외음부 관리는 모든 여성에게 필수적이지만, 폐경기 비뇨생식기증후군을 겪고 있다면 더욱 중요하다. 질, 외음부 또는 기타 "여성 부위"에 도움을 준다고 광고하는 많은 제품이 판매되고 있다. 그러나 이러한 제품은 종종 도움이 되지 않는 경우가 있으며, 질 세척제와 같은 경우에는 오히려 해로울 수도 있다.

질과 외음부는 "탈취", "상쾌함", "향기"를 내세운 특별한 제품을 사용해 "세정"할 필요가 없다. 안타깝게도 업계 전체가 여성에게 불필요하고 잠재적으로 질건강에 필요한 질 내 산도(pH)의 균형을 무너뜨릴 수 있는 여성용 제품을 판매하여 이익을 얻고 있다. 또한 이러한 제품은 질에 서식하여 질건강을 유지해야 하는 "좋은 박테리아"를 죽일 수 있다. 그에 따라 "나쁜 박테리아"가 과도하게 증식하여 다른 질 증상을 유발할 수도 있다.

원한다면 질 보습제와 윤활제 사용을 고려하되, 의료진이 권장하지 않은 질 세정제나 기타 제품은 사용하지 말라. 냄새가 변하는 것을 발견했다면, 냄새를 가리는 제품을 사용하기보다 의료진에게 문의하라. 냄새는 감염을 나타내는 지표인 경우가 많으므로 진찰을 받는 것이 좋다.

질 보습제로 폐경기 비뇨생식기증후군을 치료하는 데는 한계가 있다. 일부 여성에게는 질 보습제와 윤활제로 충분할 수 있다. 그러나 질 에스트로겐 및 기타 처방약은 특히 이러한 제품을 사용했음에도 질 또는

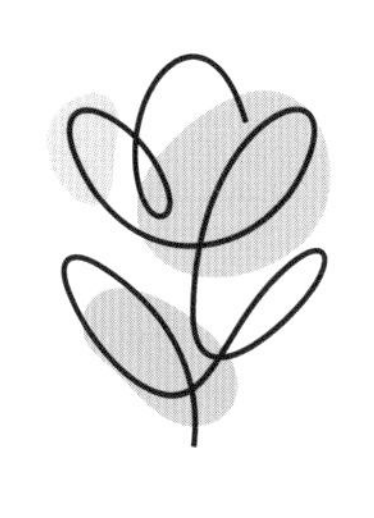
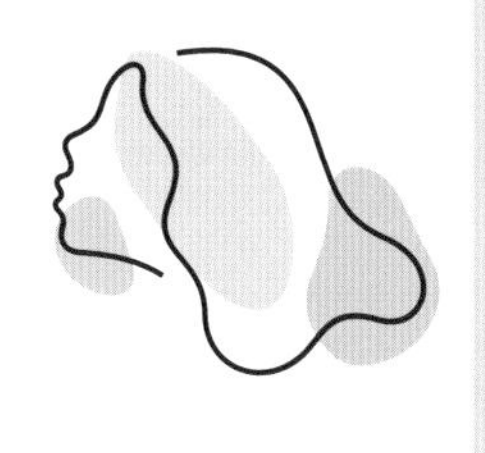
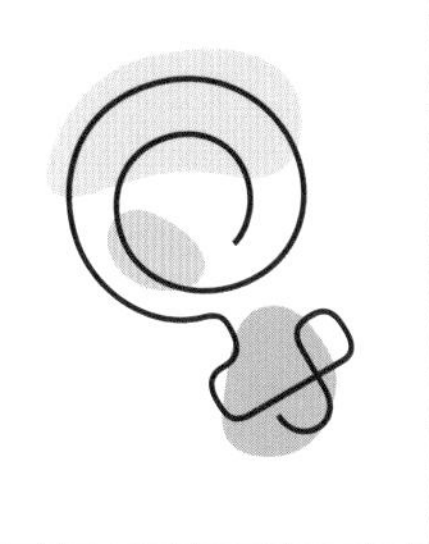

외음부 증상이 지속되는 많은 여성에게 도움이 된다. 호르몬 수용체 양성 유방암과 같이 질 호르몬이 금기일 수 있는 몇 가지 질환이 있으므로 처방약 사용에 관심이 있는 경우 의료제공자와 상담하여 자세한 정보를 얻는 것이 중요하다.

여성들은 질 내 에스트로겐 사용을 주저하는 경우가 많으며, 알약이나 패치 형태로 복용하는 에스트로겐과 동일한 위험성이 있다고 생각한다. 그러나 이는 사실이 아니다. 질 에스트로겐은 국소적으로 사용할 때 대부분의 호르몬이 질과 주변 조직에만 도달하기 때문에, 질 에스트로겐 사용의 잠재적 부작용은 전신 에스트로겐보다 훨씬 적다.

질 에스트로겐은 크림, 질 정제, 유연한 질 링 등 다양한 방법으로 전달된다. 질 크림의 느낌이 부담스러운 여성은 정제나 링을 선호할 수 있다. 질성교 시 통증이 있는 경우라면, 의료제공자가 처방해 줄 수 있는 비호르몬제 처방약도 있다.

성교, 생식기 진동 자극 또는 자위를 통한 규칙적인 성적 자극도 질건강에 도움이 된다. 질 자극은 골반과 여성 생식기로의 혈류를 촉진하여 향후 질성교를 원하는 경우 이러한 조직의 건강을 유지하는 데 중요하다. 폐경 후 정기적으로 질을 자극하지 않으면, 시간이 지남에 따라 질이 짧아지고 좁아져 성교 시 질 통증이 생길 위험이 증가한다. 정기적인 질 자극은 질의 폭과 길이를 유지하는 데 도움이 되며, 일반적으로 더 편안한 질성교를 할 수 있게 한다.

폐경기 비뇨생식기증후군을 위한 비호르몬 옵션

폐경기 이후 외음부 조직은 호르몬 변화로 인해 얇아진다. 외음부 조직이 얇아지면 민감성과 자극이 증가할 수 있지만, 산부인과 전문의 켈리 조 피터스(Kelly Jo Peters) 박사가 권장하는 대로 외음부 위생을 실천하면 외음부를 보호하는 데 도움이 될 수 있다.

향이 나는 세정제, 비누, 거품 목욕제, 크림에는 외음부를 자극하는 화학 물질이 포함되어 있는 경우가 많다. 시중에 판매되는 여성용 위생 스프레이나 물티슈 등 냄새를 없애 준다는 제품들도 외음부 조직에 해로울 수 있으므로 피해야 한다. 꽉 끼는 속옷, 팬티라이너, 수건, 유아용 물티슈 또는 클렌징 물티슈 등 외음부 조직에 문지르는 제품을 사용하거나 착용하면 심각한 염증과 자극을 유발할 수 있다. 대신 낮에는 면 속옷과 헐렁한 옷을 입는 것이 좋다. 외음부가 민감한 여성은 밤에 속옷을 입지 않고 자는 것을 선호하기도 한다. 세제와 비누를 찾을 때는 향과 색소가 없고 산도(pH)가 중성인 제품을 사용하라. 외음부는 배뇨 후 또는 샤워 중에 손가락 끝, 페리병(peri-bottle), 비데, 스포츠 물통 등을 사용해 물로 부드럽게 닦을 수 있다. 그 후 외음부를 아주 가볍게 두드려서 말린다.

이러한 외음부 위생 권장 사항을 실천하면 외음부 조직을 건강하게 유지할 수 있다. 외음부나 질에 자극이 있는 경우, 산부인과 전문의나 주치의에게 연락하여 진찰 및 치료를 받도록 하라.

외음부 위생+

- 피해야 할 것:

✓ 꽉 끼는 옷

✓ 합성 소재의 속옷

✓ 향이 나는 비누, 바디 워시, 거품 목욕제

✓ 향이 나는 세정제

✓ 섬유 유연제

✓ 유아용 물티슈, 변기에 버릴 수 있는 물티슈

✓ 여성용 위생 스프레이, 질 세척제

✓ 염색된/유색 화장지

✓ 팬티라이너의 지속적인 사용

+ Peters KJ. What is genitourinary syndrome of menopause and why should we care? *The Permanente Journal*. 2021;25. Used with permission from The Permanente Federation. http://www.thepermanentejournal.org

✓ 수건, 스크럽 및 때수건

• 대안:

✓ 헐렁한 옷

✓ 낮에는 면 속옷 착용

✓ 밤에는 속옷을 입지 않음

✓ 향이 없는 중성 비누/세제 사용

✓ 욕조에 첨가물 없이 편안한 온도의 물을 받아 목욕하기

✓ 외음부를 부드럽게 씻을 때는 손가락 끝을 사용하고 물로만 씻기

✓ 스포츠 물통, 회음부용 물병(페리병) 또는 비데를 사용

✓ 외음부를 가볍게 두드려서 말리기

생식기 진동 자극

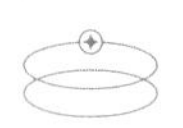

남성과 여성 모두 연령에 따른 전형적인 변화가 성적 반응에서 발생한다. 여성은 종종 성적 흥분과 오르가슴을 느끼기 전에 질액이 감소하고, 생식기 자극에 필요한 시간이 늘어나는 것을 경험한다. 여성은 오르가슴에 도달하기 전에 30분 이상의 자극과 전희가 필요할 수 있다. 또한 대부분의 여성은 질성교만으로는 오르가슴을 느끼지 못한다. 대부분의 여성은 음핵 자극이 필요하며, 성적으로 흥분하는 데 필요한 자극의 양

은 일반적으로 나이가 들수록 증가한다.

어떤 유형의 자극이 성적 흥분과 오르가슴에 적합한지는 여성마다 다르다. 남성도 나이가 들면서 음경 강직이 감소하고 자극에 필요한 시간이 증가하는 경우가 많다. 따라서 전희를 연장하는 것은 나이가 들어가는 남성과 여성 모두에게 유익할 수 있다.

흔히 바이브레이터(vibrator) 사용으로 불리는 생식기 진동 자극에 대해 논의하는 것이 금기시되는 것처럼 보일 수 있지만, 중년 이후의 여성들은 이러한 자극이 성건강에 어떤 이점이 있는지 이해하면 도움이 된다. 바이브레이터라는 단어가 부정적인 이미지를 떠올리게 한다면, 이를 설명할 수 있는 다른 표현이 생식기 진동 자극이다. 나이가 들면, 특히 폐경 이후에는 질 민감도가 감소하고, 음핵의 발기 조직이 감소하며, 음핵 민감도가 감소하고(질 민감도만큼은 아니지만), 성적으로 흥분하고 오르가슴을 느끼기 위해 더 많은 자극이 필요한 경우가 많다.

이런 경험을 하는 여성의 경우, 바이브레이터로 생식기를 진동하여 자극하면 질, 음핵, 골반저로 가는 혈류량이 증가한다. 그 결과 더 강렬하고 즐거운 감각을 느낄 수 있다. 일반적으로 이것은 신기한 기기로 판매되지만, 일부 바이브레이터는 미국식품의약국(FDA)에서 성기능장애를 치료하는 의료 기기로 간주한다. 또한 이러한 기기는 여성이 자신의 성적 반응을 더 잘 이해하도록 도와주어, 친밀한 파트너가 있는 경우 이에 대하여 파트너와 보다 효과적으로 소통하게 한다. 생식기 진동 자극은 남성의 생식기로 가는 혈류도 증가시키므로, 커플은 종종 친밀한 관계에서 이러한 기기를 사용하는 것을 즐긴다.

바이브레이터는 질, 외음부 및 음핵에 사용할 수 있으며 크기와 모양, 속도가 다양하다. 생식기 진동 자극기, 자위 또는 친밀한 파트너의 수동 자극을 탐색할 때, 음핵은 요도(소변이 몸 밖으로 나오는 구멍) 위로 돌출된 영역보다 훨씬 더 넓다는 점을 이해하면 도움이 된다. 음핵 조직은 V 자 모양으로 양쪽으로 뻗어 있으며, 직장보다 요도에 더 가까운 쪽에서 질 입구를 둘러싸고 있다.

이 음핵 조직을 자극하면 중년 이후의 여성이 성적으로 흥분하고 잠재적으로 오르가슴을 느끼는 데 도움이 될 수 있으며, 특히 질 자극만으로는 오르가슴을 느끼기 어려울 경우 더욱 그렇다. 많은 여성이 폐경 전에도 질 자극만으로는 성적 흥분을 잘 느끼지 못하지만, 폐경 후에는 이러한 현상이 더 흔해진다. 또한 모든 여성이 오르가슴을 느끼는 것은 아니며, 성건강을 위해 오르가슴이 반드시 필요한 것도 아니라는 점에 유의해야 한다.

이러한 이유로 생식기 진동 자극을 실험해 보면, 여성이 이 기기를 사용하고자 할 경우 성적으로 활발하고 성적 흥분을 유지하며 성적 웰빙을 향상시킬 수 있다. 음핵의 발기 조직의 양은 나이가 들면서 감소하기 때문에 생식기 진동 자극은 각성을 증폭시킨다. 생식기 진동 자극기(바이브레이터)는 성욕과 만족도를 높이고, 지루함을 줄이며, 성관계에 다양성을 더하는 데 도움이 될 수 있으므로, 성 파트너와 함께 사용하는 데 관심이 있다면 한번 사용해 보라.

생식기 진동 시뮬레이션은 친밀한 파트너가 있는 여성만을 위한 것이 아니다. 현재 친밀한 관계를 맺고 있는지 아닌지에 상관없이 모든 여성이 골반 혈류를 증가시키기 위해 사용하고 즐길 수 있다. 이는 일반적으로 저렴하고 처방전 없이 구입할 수 있으며, 성인용품점이나 온라인 등을 통해 구입할 수 있다. 세척 및 유지 관리에 대한 지침을 따르는 것이 중요하다.

케겔 또는 골반저근 운동

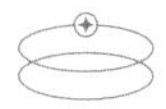

신체활동에 대해 다룬 2장에서 살펴본 바 있는 케겔이라고도 하는 골반저근 운동은 성건강에도 도움이 될 수 있다. 골반저근 운동은 여성의 성적 흥분을 향상시키고 성행위와 관련된 근육을 더 잘 제어할 수 있게 해 준다.

기타 연결 영역

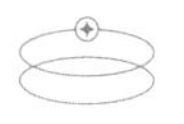

지인, 친구, 친밀한 파트너와의 관계는 우리의 삶을 풍요롭게 한다. 그러나 우리는 종종 다른 연결 영역을 고려하지 않는다. 《연결(Connect)》이라는 책의 저자 에드워드 할로웰(Edward Hallowell) 박사는 독자들에게 친구와 파트너 외에도 연결을 경험할 수 있는 영역이 많다는 사실을 상

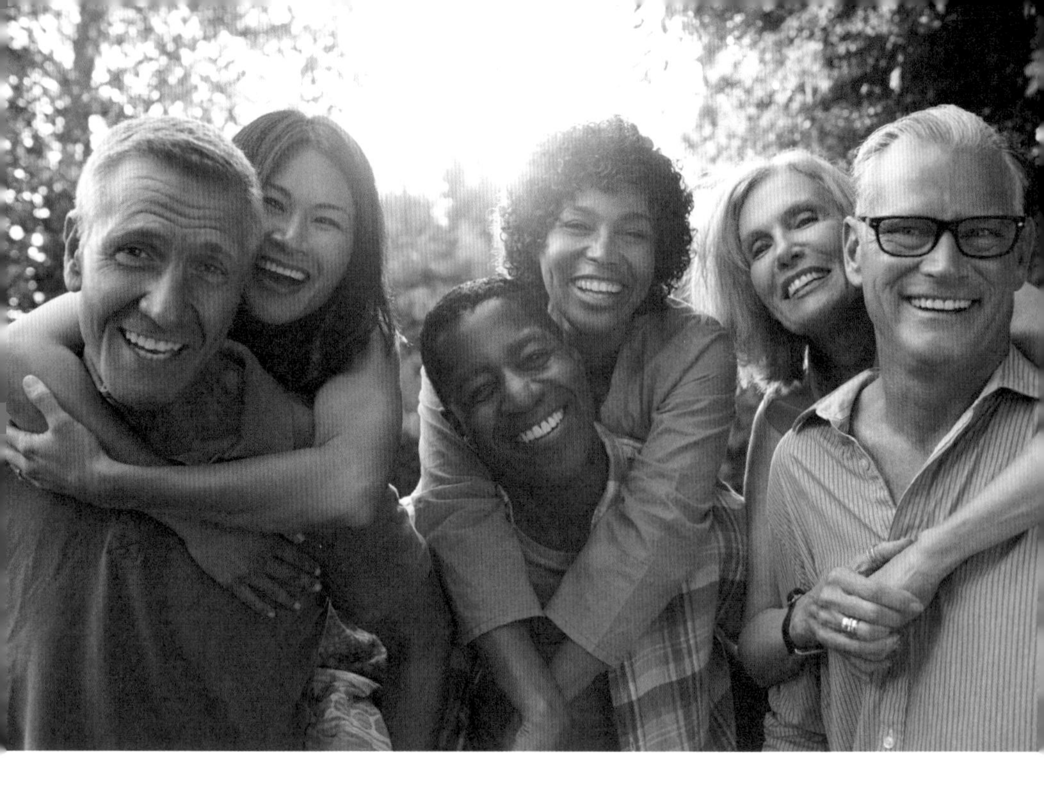

기시켜 준다. 그의 제안은 다음 목록에 자세하게 나와 있다.

당신은 성숙한 여성으로서 나열된 각 연결 영역에서 활용할 수 있는 과거의 경험이 있다. 과거에는 매우 연결되어 있다고 느꼈지만, 더 이상 연결되고 싶지 않은 영역이 있을 수도 있다. 그래도 괜찮다. 항상 깊은 유대감을 느꼈던 영역이 있는 반면, 강한 유대감을 느껴 본 적이 없는 영역도 있을 수 있다. 이러한 단절이 당신을 괴롭히지 않는다면, 그것도 괜찮다. 나이가 들고, 성숙해지고, 삶이 변화함에 따라서 이러한 모든 영역의 연결이 변화하는 것은 정상적인 현상이다.

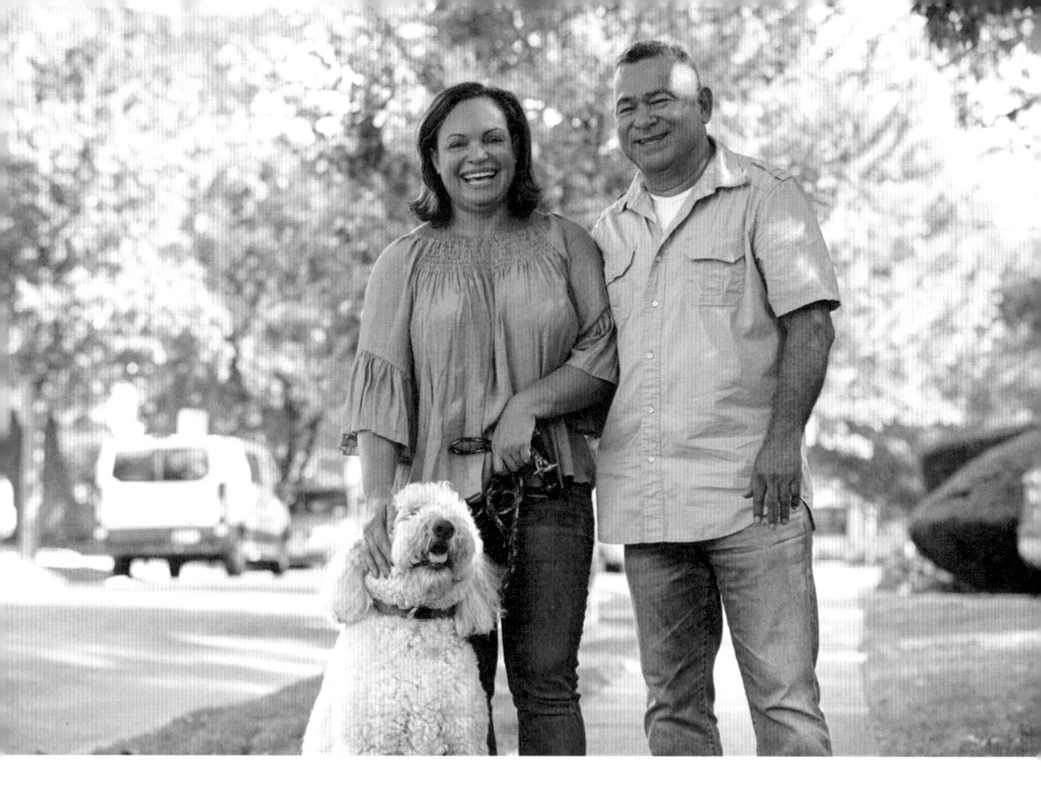

연결 영역+

- 가족
- 친구
- 이웃
- 직장
- 과거
- 기관, 동호회, 단체, 기타 그룹
- 자연/야외
- 영적 연결
- 반려동물/동물
- 자신과의 연결

+ Dr. Hallowell, Inventory of a Connected Life. http://www.drhallowell.com/drhallowell-inventory-of-a-connected-life, accessed March, 2022.

- 예술과 아름다움
- 삶과의 연결
- 활동, 취미, 지난 시간
- 기타 연결
- 정보 및 아이디어

◐ 1~5점 척도(1은 극도로 단절된 느낌, 5는 매우 연결된 느낌)로, 앞서 언급한 각 연결 영역을 평가해 보세요.

그런 다음, 다음의 몇 가지 질문에서 다룰 세 가지 영역을 선택하라. 특정 연결 영역이 낮은 점수를 받았다고 해서 반드시 그 영역을 선택해야 하는 것은 아니다. 또한 대부분의 사람들은 이러한 모든 영역에서 완전히 연결되어 있다고 느끼지 않는다. '페이빙 휠(PAVING Wheel)'과 마찬가지로 이를 평가하는 데는 옳고 그름이 없다.

◐ 당신이 중점적으로 다루고 싶은 세 가지 연결 영역은 무엇인가요? 다음 한 달 동안 즐겁게 또는 의욕적으로 연결해 보고 싶은 영역을 선택해 보세요.

◐ 이러한 영역에서 어떻게 연결되어 있거나 단절되어 있다고 느끼는지 설명해 보세요.

◐ 이 세 가지 영역에서 어떻게 연결되기를 원하는지에 대한 비전을 세워 보세요.

◐ 이 세 가지 영역 각각에 대해 목표 달성에 도움이 되도록 '스마트(SMART) 목표'를 작성해 보세요.

◐ 목표를 달성하기 위해 이번 주에 수행하고 싶은 다음 단계는 무엇인가요?

코치(COACH) 접근법으로 사회적 연결 코치하기

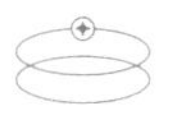

호기심(CURIOSITY)

혼자서도 '12가지 페이빙(PAVING) 기둥'을 성공적으로 달성할 수 있다. 그러나 의미 있는 관계를 맺고 있는 다른 사람이나, 때로는 방금 만난 사람과 함께 해당 영역의 웰빙을 다음 단계로 끌어올릴 수 있다.

◆ 신체활동, 영양, 스트레스 관리 등의 페이빙 영역에서 사회적 연결을 통해 더 많은 이점을 얻을 수 있나요? 예를 들어, 혼자 운동을 해 왔다면 친구에게 함께 운동하자고 요청하거나 그룹 수업을 들을 수 있나요? 온라인이나 오프라인 그룹 요리 수업에 친구를 초대할 수 있나요? 혼자 명상을 해 왔다면 마음챙김을 기반으로 한 스트레스 해소 그룹 수업에 참여해 볼 수 있나요?

◆ 이 장을 읽고 나서, 당신의 사회적 관계, 친밀한 관계, 성건강 또는 자연과의 관계에 대해 궁금한 점이 있다면 무엇인가요?

◐ 이러한 영역을 어떻게 더 탐구해 나갈 것인가요?

개방성(OPENNESS)

당신이 노력하지 않아도 마법처럼 관계가 더 깊어지거나 새로운 우정이 생기는 것은 아니다. 때때로 당신은 다른 사람들과 연결될 수 있는 열린 자세를 취하지 못할 수도 있다.

◐ 배우자나 연인과의 더 깊은 친밀감을 원하거나, 친구와 더 친밀한 관계를 맺길 원하거나, 또는 새로운 사람을 만나고 싶다고 말할 수 있지만, 이러한 변화와 연결을 위해 다음 단계를 밟고 에너지를 쏟을 의향이 있나요?

◐ 당신이 원하는 만큼 연결에 개방적이지 않다면, 이 문제를 해결하기 위해 무엇

을 할 수 있을까요?

관계는 개인적이며 정서적, 신체적 친밀감과 관련하여 사적인 경우가 많다. 당신의 주치의는 정서적, 신체적 건강과 관련된 모든 주제에 대해 솔직하게 터놓고 이야기할 수 있는 사람이다. 당신의 주치의가 해당 분야에 대한 전문 지식이 없는 경우라면, 당신에게 그 분야의 전문가를 소개해 줄 것이다.

◐ 지금이 바로 주치의에게 완전히 마음을 열고 있는지 스스로에게 물어볼 좋은 시기입니다. 상담하고 싶었지만 망설여지는 부분이 있나요?

◐ 친밀한 파트너(있는 경우)와 이 장의 내용을 공유할 의향이 있는지 생각해 보고, 그 이유를 적어 보세요.

이 장을 읽으면 도움을 얻을 수 있겠다고 생각되는 사람이 있는가? 그렇다면, 그 사람이 이 장을 읽을 수 있도록 공유하라.

감사(APPRECIATION)

◐ 지금 당신의 인생에서 가장 소중한 인맥을 나열해 주세요.

◐ 이들과의 관계가 소중한 이유는 무엇인가요?

◐ 최근에 친구나 사랑하는 사람들과 이런 생각을 공유하지 않았다면, 이번 주 또는 가까운 시일 내에 그들에게 감사를 표현할 의향이 있나요?

◐ 양질의 유대 관계를 구축할 수 있는 당신만의 강점은 무엇인가요? 이러한 강점을 나열하고, 감사하는 시간을 가져 보세요.

새로운 사람을 만나거나 관계를 돈독히 하려고 노력하는 것은 두려운 일일 수 있다. 반세기가 넘는 시간 동안 친구를 사귀어 왔다고 해도 다른 사람과 관계를 맺기 위해 자신을 내보일 때는 항상 상처, 상실감 또는 거절의 가능성이 존재하기 때문이다.

◐ 상처, 상실감 또는 거절당할 가능성에 대한 두려움이 원하는 관계를 맺는 데 얼마나 방해가 되나요?

◐ 이 문제를 해결하기 위해 하고 싶은 일이 있나요?

연민(COMPASSION)

자신에 대해 자애로운 마음을 품으면 다른 사람에게도 이를 표현할 수 있다. 이러한 자애로움은 모든 종류의 관계를 시작하고 유지하는 데 가장 중요한 요소이다. 특히 이혼이나 사랑하는 사람의 죽음과 같은 어려운 관계의 결말을 경험한 경우에는, 관계에 대해 생각하는 것이 어려울 수 있다는 점에 유의하는 것이 중요하다. 또한 새로운 사람을 만나고, 친구를 사귀고, 이미 존재하는 관계를 더욱 깊게 만드는 입장에 서기가 어려울 수 있다.

◐ 자기연민은 자기관리의 핵심 요소입니다. 자기관리에는 친밀한 관계 형성이 포함됩니다. 관계를 더 돈독히 하기 위해 자기연민을 어떻게 활용할 수 있을까요?

◐ 관계의 상실이나 관계의 변화로 인해 상처를 받고 있는 부분이 있나요?

◐ 이러한 관계의 변화에 대해 스스로에게 어떻게 연민을 가질 수 있나요?

◐ 스스로를 치유하기 위해 할 수 있는 일이 있나요?

정직(HONESTY)

정직, 연민, 사랑은 양질의 관계를 구성하는 요소이다. 특히 정직, 연민, 사랑이 부족하여 관계에 어려움을 겪고 있다면 어떤 관계에 관심과 에너지가 필요한지 생각하기가 어려울 수 있다. 하지만 이를 성찰하고 자신의 행동이 진정한 자아 및 진정한 목적에 더 잘 부합하도록 변화를 꾀하면, 자신과 타인의 삶에 더 깊은 의미를 부여하는 데 도움이 될 수 있다.

◐ 당신의 솔직한 관심이 필요한 관계는 어떤 관계인가요?

◈ 이러한 문제를 해결하기 위해 어떤 조치를 취하고 싶나요?

부부 상담처럼 관계에 대한 전문적인 지원을 받는 것이 도움이 되는 경우도 있다. 관계는 복잡할 수 있고, 변할 수 있으며, 때로는 상처를 동반하기도 한다. 도움이 필요하다면 주저하지 말고 도움을 요청하라. 당신은 당신의 웰빙을 지원하고, 안정감을 주며, 당신의 진정한 자아를 존중해 주는 관계를 가질 자격이 있다.

다음 질문에 대해 솔직하게 "예" 또는 "아니오"로 답해 보라.

◈ 관계에 대한 욕구가 완전히 충족되었나요?

◈ 친밀감에 대한 욕구가 완전히 충족되었나요?

◈ 성적 욕구가 완전히 충족되었나요?

이 질문들 중 하나라도 "아니오"라고 답했다면, 이제 도움과 해결책을 찾아야 할 때이다. 또한 성적 친밀감에 어려움을 겪고 있으나, 이 장에 제시된 제안으로도 당신의 필요 사항을 해결하지 못한다면 도움을 구하기를 바란다. 성욕이 낮고 성적 흥분과 오르가슴을 느끼는 데 어려움을 겪는 것은 중년 이후의 여성에게 비교적 흔한 일이지만, 이로 인해 불편한 상황이라면 산부인과 전문의, 성치료사 또는 주치의에게 문의하라.

이들은 당신을 지원할 수 있는 자원을 가지고 있거나, 도움을 줄 수 있는 다른 사람을 소개해 줄 수 있다. 예컨대, 골반저근 물리치료사는 질 경련(질 입구 주변의 근육이 경련으로 수축되는 증상), 성교 중 일부 유형의 통증 및 기타 성적 문제가 있는 여성을 돕는 훈련을 받았다. 전문가의 도움을 구하지 않으면 치료할 수 있는 문제임에도 침묵 속에서 고통받을 수 있다.

사회적 연결 마무리

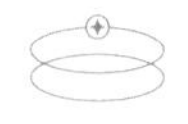

당신은 이 세상에서 필요로 하는 재능을 가지고 있다. 당신은 고유하고, 아름답고, 사랑받을 자격이 있다. 당신이 이 책과 '웰니스로 가는 길(PAVING the Path to Wellness)' 프로그램을 통해 우리와 소통하게 되어 정말 기쁘다. 이 책이 당신 자신, 지역사회의 다른 사람들, 그리고 잠재적으로 웰니스로 가는 길을 걷게 될 다른 사람들과 소통하는 데 도움이 되었기를 바란다.

자신과의 연결은 일생에서 갖게 되는 가장 중요한 연결 중 하나이다. 이 책은 나이나 생애 단계에 상관없이 자신을 돌아볼 수 있는 시간과 자신을 더 잘 알 수 있는 시간을 제공하기 위한 것이다. 실제로, 오늘 이 책을 읽고 5년 또는 10년 후에 다시 읽어도 자신을 더 잘 알게 될 것이다. 우리는 해마다 다른 사람이기 때문이다. 페이빙 프로그램의 12단계를 완료하며 자신과 타인에 대해 감사하는 마음을 가지면서 시간이 지나도 변치 않는 양질의 관계를 쌓을 수 있기를 바란다. 소중한 사람들을 우선순위에 두면, 당신과 그들에게 소중히 간직할 순간과 앞으로의 시간을 견뎌 낼 수 있는 추억을 선사할 수 있을 것이다. 건강한 몸, 평온한 정신, 즐거운 마음을 위해서는 연결이 중요하다.

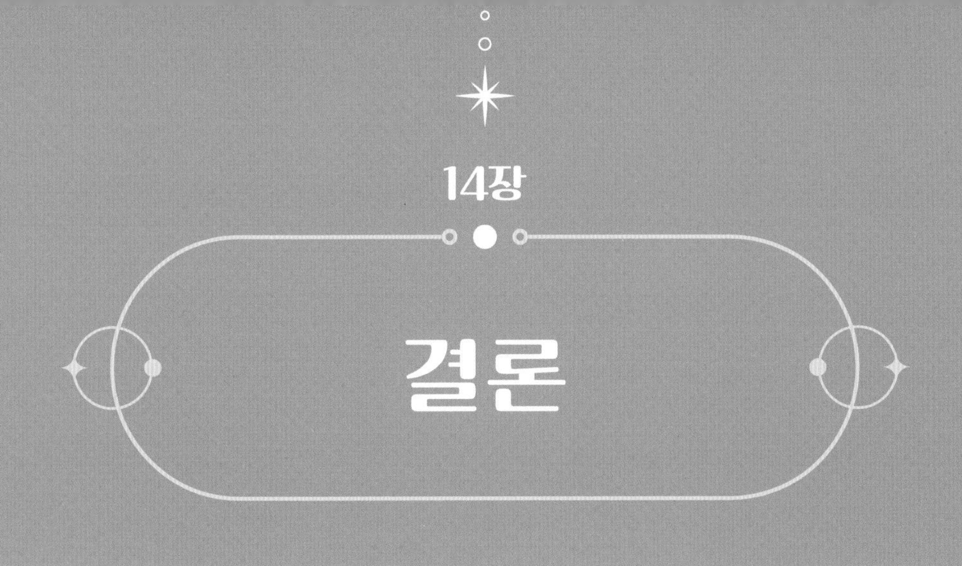

14장

결론

당신이 지혜와 경험을 바탕으로 번성하기를 원하는 중년 이후의 여성들을 위한 '웰니스로 가는 길' 여정을 시작하게 된 것을 축하한다. 우리가 직접 당신과 함께했다면 하이파이브나 포옹으로 축하해 주었을 텐데, 함

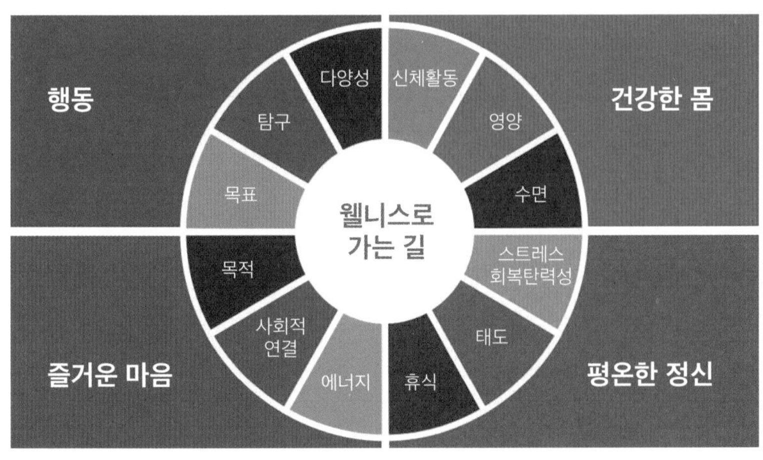

그림 14-1. '웰니스로 가는 길' 프로그램의 12가지 요소

께 있지 못하니 지금 당장 당신 자신을 안아 주길 바란다. 진심이다. 두 팔로 자신을 감싸 안아 주어라. 당신은 그럴 자격이 있다!

이제, 당신은 당신의 여정에서 이 단계를 마무리하면서 이 책의 마지막 장을 넘어 앞으로 나아갈 방법을 모색하고 있다. 당신을 위해 두 가지 핵심 약어인 '페이빙(PAVING)'과 '스텝스(STEPSS)'를 사용하여 각 항목에 대한 마무리 생각을 나누고자 한다.

페이빙(PAVING)

- **PHYSICAL ACTIVITY(신체활동)** 운동의 즐거움을 받아들이고 매일 더 많이 움직이려고 노력하기를 바란다. 매 순간이 중요하다. 지금 현재 수준에서 시작하여 신체활동을 늘릴 방법을 찾아보라. 너무

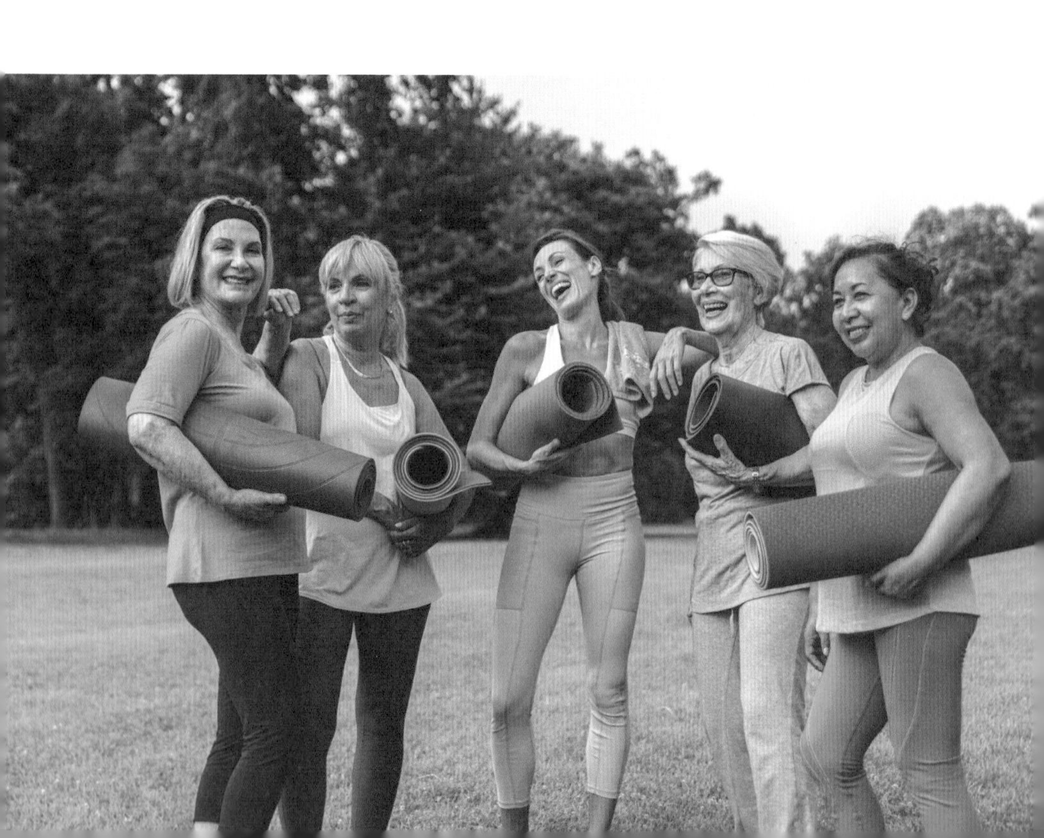

오래 앉아 있지 말고 서서 스트레칭을 하거나 산책을 하라. 우리 몸은 움직이도록 아름답게 설계되어 있다. 오직 당신만이 설계된 대로 당신의 몸을 움직일 수 있다. 더 많이 움직이면 당신의 몸과 마음이 고마워할 것이다.

- **ATTITUDE(태도)** 항상 상황을 선택할 수 있는 것은 아니지만, 당신의 태도는 선택할 수 있다. 자신에게 부드럽게 대하라. 자신과 타인에게 사랑과 친절을 베풀면서 부끄러움과 자책감, 죄책감을 멀리하라. 계획한 대로 일이 진행되지 않을 때는, 성장형 사고방식으로 그 일에서 배울 수 있는 점을 찾아보라. 마지막으로, 하루 동안 감사했던 일들을 유심히 떠올려보며 감사하는 태도를 취하라.
- **VARIETY(다양성)** 삶에 다양성을 더할 수 있는 방법을 적극적으로 찾아보라. 예를 들어 운동 루틴을 바꾸거나, 다른 조리법으로 요리하거나, 잠자리에 들기 전에 이완하는 새로운 방법을 시도해 보라. 어렸을 때 즐겼던 활동에 참여해 보는 것도 좋다. 슈퍼마켓을 새로운 경로로 운전해서 가거나(또는 아예 다른 가게로 가거나), 아침 산책을 할 때 다른 길로 걸어 보라. 오랫동안 연락하지 않았던 사람에게 전화를 걸어 볼 수도 있다. 다양성을 더할 방법은 무궁무진하다. 그냥 뭔가 다른 것을 해 보라.
- **INVESTIGATION(탐구)** 당신이 지금까지 살아오는 동안 좋아하는 것, 싫어하는 것, 선호하는 것이 생기고 여러 가지 습관이 쌓여 있겠지만, 여전히 탐구하고 실험해 보면 도움이 될 수 있다. 새로운 취미를 배워 보고, 관심 있는 주제에 관한 수업을 들어 보라. 새로운

팟캐스트를 찾아보거나 도서관을 둘러보라. 세상에는 당신이 발견해 주기를 기다리는 보물이 가득하다. 다양한 활동과 장소를 탐험하지 않으면 그 아름다움을 경험할 수 없다. 그러니 진정으로 관심 있는 것이 무엇인지 탐구하는 재미를 느껴 보라.

- **NUTRITION(영양)** 영양이 풍부한 양질의 음식으로 몸에 영양분을 공급하라. 다양한 과일과 채소, 통곡물을 섭취하라. 자연 상태의 모습 그대로인 음식을 섭취하라. 매일 적절한 양의 단백질과 식이섬유를 섭취하고 콩, 견과류, 씨앗류, 렌틸콩, 대두 식품을 식단에 추가해 보라. 물로 수분을 충분히 보충하는 것을 잊지 말라. 초가공식품, 사탕, 건강에 해로운 간식, 패스트푸드, 튀긴 음식, 가공육은 피하라.
- **GOALS(목표)** 정기적으로 자신을 위한 목표를 설정하라. 일주일, 1년, 10년 후의 목표를 고려한 다음, 역순으로 목표를 세우라. 스마트(SMART) 목표, 즉 구체적이고, 측정할 수 있으며, 행동 지향적이고, 현실적이며, 기한이 있는 목표로 설정하는 것을 잊지 말라. 다른 사람에게 당신의 목표를 알려서 그들이 당신을 지지하고 당신이 책임감을 갖는 데 도움이 되게 하라. 목표 달성에 성공하지 못하더라도 자책하지 말고 자신에게 친절하게 대하라. 성장형 사고방식을 활용하라.

◐ 스텝스(STEPSS)

- **STRESS(스트레스)** 어느 정도의 스트레스는 유익하며 성과를 향상시

킬 수 있다. 하지만 만성적이고 높은 수준의 스트레스는 기쁨과 에너지를 고갈시킨다. 산책, 명상, 기도, 자연 속에서 시간 보내기, 마음챙김 연습, 호흡에 집중하기, 마음을 다스리는 책 읽기, 욕조에서 휴식하기, 반려견과 놀기 등 스트레스를 건강하게 관리하는 데 도움이 되는 활동에 참여하라.

- **TIME-OUTS(휴식)** 재충전을 위해 휴식 시간을 가져야 한다. 당신은 보다 평온한 정신과 즐거운 마음으로 일상적인 일과로 돌아갈 수 있게 하는 휴식 시간을 가질 자격이 있다. 일정에 휴식 시간을 끼워 넣기가 어렵다면, 달력에서 휴식을 위한 시간을 아예 비워 두라. 지금 어떤 유형의 휴식이 필요한지 스스로에게 물어보라. 혼자만의 시간이 필요한가, 조용히 시간을 보내는 것이 필요한가, 아니면 영적 건강에 집중할 시간이 필요한가? 휴식을 통한 자기관리를 우선순위에 두는 것은 장기적인 웰빙을 위해 꼭 필요한 일이다.
- **ENERGY(에너지)** 당신의 에너지 "스푼"을 현명하게 사용하는 것을 잊지 말라. 에너지 관리는 시간 관리만큼이나 중요하다. 정크 푸드, 운동 부족, 수면 부족, 과도한 스트레스, 지나치게 오래 앉아 있는 시간, 해로운 인간관계, 험담, 과도한 디지털 기기 사용 등 에너지를 소모하는 요인들을 피하라. 대신 자연 속에서 시간을 보내고, 사랑하는 사람들과 소통하고, 영양이 풍부한 음식을 먹고, 수면을 우선시하고, 자원봉사를 하고, 기분이 좋은 방식으로 몸을 움직이는 등 에너지를 증진할 수 있는 건강한 방법을 찾아보라.
- **PURPOSE(목적)** '웰니스로 가는 길' 프로그램이 지금 그리고 앞으로

수십 년 동안 당신의 목적을 완전히 실현하는 데 도움이 되기를 바란다. 목적 일기를 작성하고 목적을 실현할 수 있는 방법을 적극적으로 찾아보라. 당신의 가치관과 우선순위에 부합하는 하루의 의도를 설정하는 것으로 하루를 시작하라. 또한 목적과 밀접하게 연관되어 있는 영적 웰빙을 돌보는 것도 잊지 말라.

- **SLEEP(수면)** 사회가 수면을 우선시하지 않더라도, 당신은 항상 수면을 우선순위에 두라. 매일 거의 같은 시간에 잠자리에 들고 일어나라. 아침에는 실외에서 밝은 햇볕을 쬐고, 취침 시간에는 조명을 어둡게 유지하라. 자신에게 잘 맞는 편안한 취침 루틴을 찾아보라. 침실을 동굴처럼 어둡고 조용하며 약간 서늘하게 유지하라. 취침 시간에 가까워지면 과식, 음주, 운동, 스트레스를 유발하는 대화, 밝

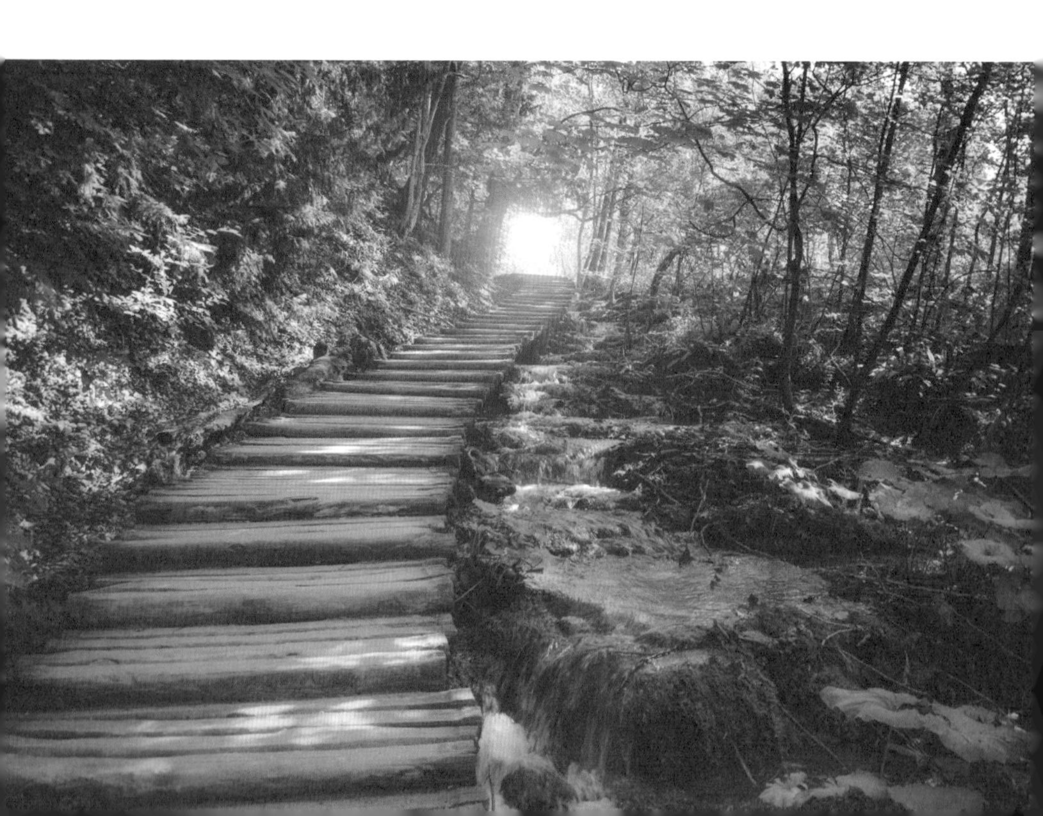

은 조명, 전자기기 사용을 피하라.

- **SOCIAL CONNECTION(사회적 연결)** 당신의 고유한 재능을 존중하는 사람들과 양질의 관계를 맺고 발전시킬 수 있는 방법을 찾아보라. 몇 년 동안 연락이 끊겼던 사람들에게 연락해 보라. 모임에 가입하거나, 커뮤니티 수업을 듣거나, 주변 사람들과 함께 시간을 보낼 기회를 찾아보라. 모르는 사람에게 먼저 다가가서 인사를 건네 보라. 무슨 이야기를 해야 할지 모르겠다면 페이빙 프로그램에 대해 이야기해 보라!

지금 그리고 앞으로 수십 년 동안 페이빙 프로그램으로 번성하기

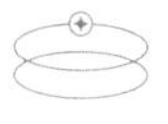

당신이 손에 들고 있는 이 워크북은 필요할 때 언제든지 활용할 수 있다. 페이빙 단계 중 특정 측면에 어려움을 겪고 있거나, 특정 영역을 다룰 필요성을 느낄 때 이 워크북을 다시 참고할 수 있다. 월별, 분기별, 연도별 등 일정한 주기로 '페이빙 휠(PAVING Wheel)' 설문지를 작성하면, 삶의 어떤 영역에 더 많은 관심을 기울여야 할지 생각해 볼 수 있다.

이 방법이 좋은 계획인 것 같다면, 지금 종이 달력을 꺼내서 이 주기를 일정에 표시해 두거나 휴대폰 캘린더에 알림을 설정해 두라. 힘든 시기를 겪거나, 새로운 질병을 진단받거나, 변화의 시기를 맞이할 때, 이 책을 꺼내어 현재 당신의 웰빙 상태와 앞으로 나아가고자 하는 방향을 다시 한번 점검해 보라.

우리는 향후 몇 년 내에 '유방암 생존자를 위한 웰니스로 가는 길 워크북(PAVING the Path to Wellness for Breast Cancer Survivors Workbook)', '웰니스로 가는 길 요리책(PAVING the Path to Wellness Cookbook)' 등《웰니스로 가는 길》시리즈의 또 다른 책들을 출간할 예정이다. 웹 사이트(www.pavingwellness.org)를 방문하여 관련 책들을 자세히 알아볼 수 있다. 또 다른 훌륭한 참고 자료로는 베스 프레이즈, 조너선 보넷트, 리처드 조셉, 제임스 피터슨이 집필한《생활습관의학 핸드북(Lifestyle Medicine Handbook)》개정판(한국어판, 대한생활습관의학원출판사, 2022 - 역자 주)이 있다. 모든 페이빙 시리즈 도서의 수익금은 비영리 단체인 '웰니스로 가는 길(PAVING the Path to Wellness)'에 전달되며,《생활습관의학 핸드북》의 로열티는 비영리 단체인 미국생활습관의학회에 전달된다.

일지를 하나 구입하여 당신의 웰니스 여정을 정기적으로 되돌아볼 수 있는 웰니스 일지로 활용할 수도 있다. 예를 들어, 식단이나 운동 루틴을 변경할 때는 그 변경 사항과 그로 인해 어떤 기분이 들었는지 기록해 두면 도움이 된다. 수면에 집중하고 있다면, 잠자리에 든 시간과 일어난 시간을 기록하는 수면 일지로 사용할 수 있다.

의료진에게 궁금한 점을 일지에 적어 두면 다음 진료 시 도움이 된다. 또한, 당신이 배운 스트레스 관리법이나 시도해 보고 싶은 다른 방법, 또는 생활에 다양성을 더하는 방법 등도 일지에 기록할 수 있다. 당신의 일지는 당신이 탐구하고 싶은 주제와 탐구를 통해 배운 내용으로 구성할 수 있다. 또한 목표와 목표 달성을 위한 진행 상황을 기록하기에 이상적인 공간이기도 하다. 매일 감사한 일과 매일의 목표를 어떻게 실천하고 있는지 정기적으로 일지를 써 보라. 이 일지는 당신만을 위한 것이니 창의력을 발휘하여 페이빙 프로그램 졸업생으로서의 다음 여정에서 재미있게 활용해 보라.

이 워크북을 통해 당신은 '웰니스로 가는 길' 프로그램을 경험하였으니, 이제 '웰니스로 가는 길' 커뮤니티에 참여할 수 있다. 당신은 이 워크북을 폐경기, 중년기 및 그 이후의 여성들을 위한 온라인 페이빙 그룹과 함께 사용했을 수도 있다. 그렇지 않았다면, 온라인 또는 오프라인으로 만나는 페이빙 그룹에 참여하는 것을 고려해 보라. 웹 사이트를 방문하여 당신이 참여할 수 있는 페이빙 그룹에 대해 알아보라.

소셜미디어를 사용 중이라면 트위터에서 @pavingwellness를, 인스타그램에서 paving.wellness를 팔로우하길 권장한다. 또한 웹 사이트에 접속하여 정기적인 업데이트 소식을 받아보며 꾸준히 소통할 수 있다.

우리는 계속해서 흥미로운 일들을 계획하고 있으며, 도움이 필요한 사람들에게 페이빙 프로그램을 전파하는 이 모험에 당신이 함께해 주었으면 한다. 마음이 움직인다면, 다른 사람들에게 당신의 웰빙 여정과 페이빙 프로그램에 대해 이야기하거나, 이 책에 대한 리뷰를 작성하거나(책의 모든 수익금은 비영리 단체에 전달되며, 책에 대한 여러분의 의견에 감사를 전한다), 친구에게 이 책을 선물할 수도 있을 것이다. 누구나 이 프로그램의 혜택을 받을 수 있다고 믿는다.

지금 그리고 앞으로의 수십 년을 위하여 웰니스로 향하는 길을 열어

나가고 있는 당신의 노력에 격려와 축하의 박수를 보낸다. 저자인 우리는 당신의 웰니스 여정을 지지하며, 그 여정의 모든 단계에서 당신을 응원할 것이다. 당신은 폐경기와 중년기, 그리고 그 이후에도 한 걸음 한 걸음 더 건강한 몸, 더 평온한 정신, 더 즐거운 마음으로 나아가는 길을 걷고 있을 것이다.

저자 소개

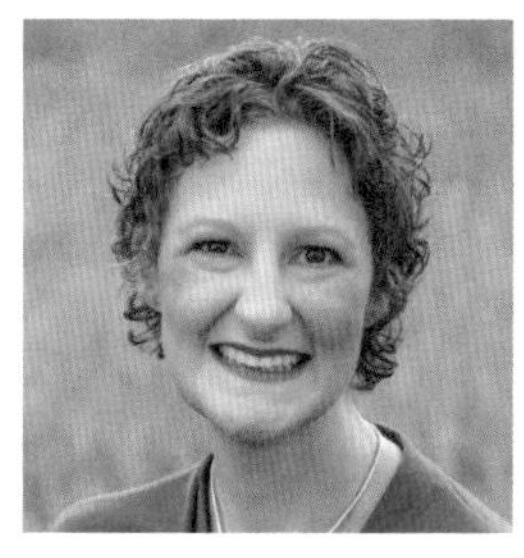
미셸 톨레프슨

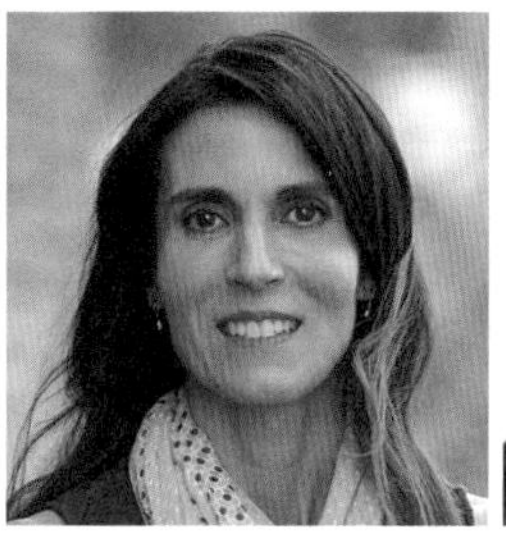
베스 프레이츠

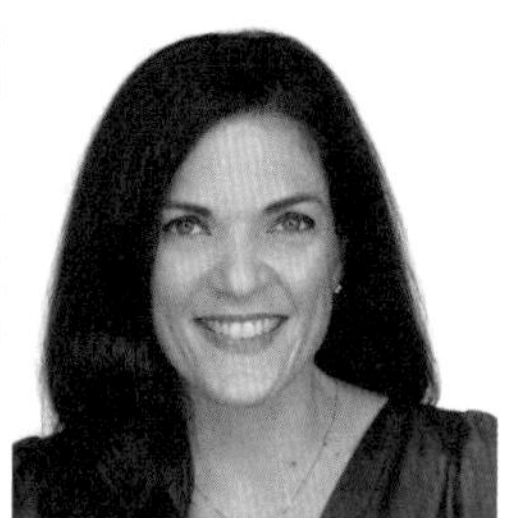
에이미 커맨더

미셸 톨레프슨(MD, FACOG, DipABLM, FACLM)

미셸 톨레프슨 박사는 콜로라도주 덴버의 산부인과 전문의이자 메트로폴리탄 주립대학교의 보건 직업학과 교수로, 생활습관의학 프로그램과 웰니스 코칭 및 생활습관의학 진로를 만들고 감독하고 있다.

톨레프슨 박사는 크레이턴대학교를 졸업하고 이학사 및 의학박사 학위를 받았다. 캔자스시티의 미주리대학교에서 레지던트 과정을 마쳤고, 산부인과 전문의 자격을 취득했다. 또한 생활습관의학 전문의 자격을 취득했으며 미국생활습관의학회(ACLM) 펠로우이기도 하다.

그녀는 10년 이상 ACLM 회원으로 활동하면서 '여성 건강 이익 단체'와 '생활습관의학 예비 전문의 교육 이익 단체'를 조직하여 공동 의장을 맡았다. 현재 ACLM 집행위원회 사무총장을 맡고 있으며 '교육 및 회원 자문위원회' 위원으로 활동하고 있다.

톨레프슨 박사는 프레이츠 박사, 커맨더 박사와 함께 《웰니스로 가는 길》 워크북을 공동 집필했다. 그녀는 비영리 단체인 '웰니스로 가는 길(PAVING the Path to

Wellness)'의 공동 디렉터로도 활동하고 있다.

톨레프슨 박사는 제임스 리페(James Rippe) 박사의 생활습관의학 서적 시리즈의 하나인 《평생에 걸친 여성의 건강 개선(Improving Women's Health Across the Lifespan)》을 공동 편찬했다. 또한 생활습관의학과 여성 건강이라는 주제에 관한 워크숍을 진행하고, 국내 및 국제 컨퍼런스에서 강연하며 컨설턴트로도 활동하고 있다.

톨레프슨 박사는 유방암 생존자이기도 하다. 그녀는 유방암 생존자(완치자)와 폐경기 및 그 이후의 건강을 최적화하고자 하는 여성들을 위한 페이빙 웰니스 온라인 생활습관의학 그룹을 이끌고 있다.

베스 프레이츠(MD, DipABLM, FACLM)

베스 프레이츠 박사는 생활습관의학에 대한 전문 지식을 갖춘 숙련된 재활의학 전문의이자 건강 및 웰니스 코치이다. 그녀는 하버드 의과대학에서 임상 조교수로 재직 중이다. 생활습관의학 선구자인 프레이츠 박사는 2014년에 하버드 익스텐션 스쿨에서 대학생을 위한 최초의 생활습관의학 과정을 개설하고 처음으로 강의하였으며, 이 강좌는 여전히 학교에서 가장 인기 있는 강좌 중 하나이다.

프레이츠 박사는 미국생활습관의학회 회장이자 펠로우이다. 그녀는 비영리 단체인 '웰니스로 가는 길(PAVING the Path to Wellness)'의 설립자로 활동 중이며, 《웰니스로 가는 길》 워크북의 주 저자이기도 하다. 그녀는 생활습관의학에 관한 강의 계획서를 작성하였는데, 허용된 교수와 강사진은 ACLM 웹 사이트에서 이 계획서를 다운로드하여 커리큘럼의 템플릿으로 활용할 수 있다. 또한 프레이츠 박사는 《생활습관의학 핸드북: 건강한 습관의 힘에 관한 개론》을 공동 집필했으며, 이 책은 2018년 미국의 BookAuthority가 선정한 의학 서적 상위 20위 안에 들었다. 강의 계획서 및 핸드북과 함께 12주 분량의 파워포인트와 교수용 매뉴얼이 포함된 대학 커리큘럼인 '생활습관의학 101'도 공동 제작하였다.

하버드 의대 부속 스폴딩재활병원의 '뇌졸중 연구 및 재활연구소'의 웰니스 프로그램 책임자이기도 한 프레이츠 박사는 환자와 의료진을 위한 '웰니스로 가는 길'이라는 12단계의 웰니스 프로그램을 개발하여 시행하고 있다. 현재 그녀는 매사추세츠종합병원 외과 부서의 생활습관의학 및 웰니스 디렉터로 근무하고 있다. 또한 생활습관의학에 기반한 컨설팅/코칭 클리닉을 운영하며 일대일 및 그룹으로 환자를 돌보고 있다.

에이미 커맨더(MD, DipABLM)

에이미 커맨더 박사는 유방암 전문의이자 월섬에 있는 매사추세츠종합병원(MGH) 암센터 및 뉴턴웰즐리병원의 생활습관의학 담당자이다. 그녀는 MGH 암센터의 의료책임자이자 하버드 의과대학에서 의학 강사로 활동하고 있다. 프레이츠 박사, 톨레프슨 박사와 함께 《웰니스로 가는 길》 워크북을 공동 집필했다. 그녀는 비영리 단체인 '웰니스로 가는 길(PAVING the Path to Wellness)'의 공동 디렉터로도 활동하고 있다.

커맨더 박사는 하버드대학교를 졸업했으며, 학부 시절 행동의 생물학적 기초를 이해하는 데 열정을 쏟았다. 그 후 다학제적으로 마음, 뇌, 행동을 연구하기 위해 신경생물학과 심리학을 공부했다. 이후 예일대학교 의과대학에서 의학박사 학위를 받았다. 베스 이스라엘 디코니스 메디컬센터와 하버드 의과대학에서 내과 레지던트 수련과 혈액종양학 펠로우십 수련을 마쳤다. 혈액학, 종양학, 생활습관의학 분야의 전문의 자격을 보유하고 있다.

유방암 전문의인 그녀는 원발성 암 치료 과정 및 치료가 끝난 후에 환자들이 겪는 어려움을 목격하면서 생활습관 중재를 통해 유방암 생존자의 전반적인 건강과 웰빙을 개선하는 데 열정을 쏟게 되었다. 그녀는 미국생활습관의학회 회원 기반 유방암 위원회의 초대 공동 의장이다. 프레이츠 박사와 협력하여 유방암 생존자를 위한 '웰니스로 가는 길' 생활습관의학 그룹을 출범시켰다. 그녀는 MGH 암센터의 다른 동료들에게 페이빙 그룹을 운영하도록 교육하여, 더 많은 유방암 생존자들이 이러한 변화를 경험할 수 있도록 하고 있다.

커맨더 박사는 직접 마라톤을 뛰면서 본인이 설교하는 바를 실천하고 있는데, 현재까지 보스턴 마라톤에 7회 연속 참가했다. 그녀는 마라톤을 인생의 은유로 여기며, "마라톤에서의 모든 마일이 선물이고, 모든 결승선이 선물이다"(1968년 보스턴 마라톤 우승자 앰비 버풋의 말)라는 말을 가장 좋아하는 달리기 좌우명으로 삼고 있다.

역자 소개

이승현 박사(PhD, MPH, CHES, DipIBLM/ACLM, FACLM)

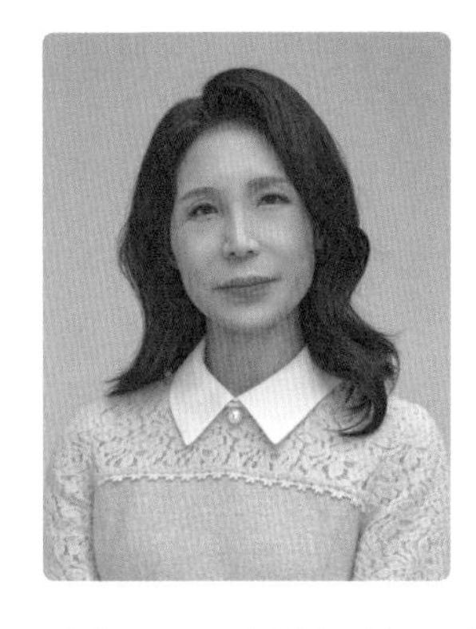

미국 로마린다 의과대학 예방의학과 교수로 재직 중이며, 대한생활습관의학원(Korean College of Lifestyle Medicine, KCLM) 설립이사장이다. 한국인으로는 최초로 '미국 및 국제 생활습관의학 보드 전문가'로 공인되었다. 미국 기반 건강 및 웰니스 코치, 웰니스 전문가, 건강교육 전문가, 치유 레크리에이션 전문가이기도 하다.

국제LM보드기관/글로벌LM연맹기관의 보드 위원이자 국제LM보드시험 출제 기여 위원이며, 글로벌LM 리더십 포럼 위원이다. 미국생활습관의학회 펠로우이며 교육, 연구, 긍정건강 등 다수 위원직을 역임하고 있다. 하버드 기반의 한국 '페이빙 웰니스(PAVING Wellness)' 지도자 자격증 프로그램 트레이너이자, LM101 코스 전담 교수이며, LM 서적 출판 파트너이기도 하다. 또한 영국 LM학회 학술지 편집위원이자, 글로벌 '참된 건강 이니셔티브(True Health Initiative)' 디렉터 카운슬 위원이며, 아시아 LM카운슬 보드 위원 등 여러 가지 국제적 역할을 담당하고 있다.

2019년에 대한생활습관의학원(KCLM)을 설립하여 생활습관의학을 국내 의학계와 의료보건복지계 및 일반 대중에게 안내하고 교육하며 지원해 오고 있다. 생활습관의학 관련 역서 및 공역서로 《생활습관의학 핸드북》, 《청소년 생활습관의학 안내서》, 《웰니스로 가는 길》, 《자연식물식 솔루션》, 《미래를 여는 헬스케어 솔루션》이 있다. 또한, 《생활습관의학의 기초역량을 위한 보드리뷰코스 및 매뉴얼》(4차 개정판) 공역과 편집을 주관했다.

신희연 한의사(KMD, DipIBLM/KCLM)

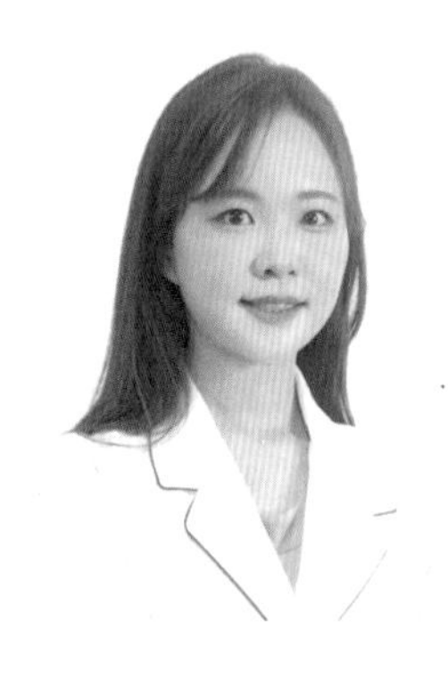

경희대학교 한의과대학을 졸업한 한의사이자 한방내과 전문의이며, 분당차병원 한방진료센터 임상강사로 재직했다. 대한생활습관의학회 홍보이사로 활동하고 있으며, 국제 생활습관의학 보드 전문의이자 하버드 기반의 '페이빙 웰니스' 프로그램 지도자(마스터 과정)로서 건강한 생활습관을 포함하여 아로마테라피, 티테라피, 명상 등 다양한 분야에 관심을 갖고 한의학과 웰니스의 접목을 위해 활약하고 있다.

김향동 박사(PhD, DipIBLM/KCLM)

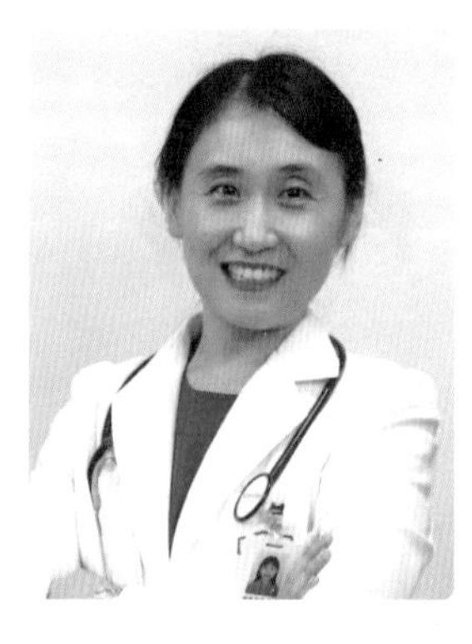

계명문화대학교 간호학과 교수로 재직 중이며, 한국호스피스협회 연구소 부소장, 한국건강간호연구소 기획위원, 대한기독간호사협회 교육이사, 영성과 보건복지학회 이사, 국제 생활습관의학 보드 전문인, 대한생활습관의학원 연구위원이다.

하버드 기반의 '페이빙 웰니스' 지도자 자격증 프로그램 마스터 과정을 이수하여 자격증을 취득하였으며, 간호대 학생, 중년 여성, 산업단지 근로자, 리더스 학교 학생들을 대상으로 생활습관의학과 웰니스 교육을 실시하여 지역 주민의 생활습관 개선 및 웰니스 향상을 위해 노력하고 있다. 또한, 《생활습관의학의 기초역량을 위한 보드리뷰코스 및 매뉴얼》(4차 개정판) 공역에도 참여하여 최신 지식을 습득하기 위해 지속적으로 탐구하는 등

생활습관의학 역량 강화에도 힘쓰고 있다. 공역서로 《자연식물식 솔루션》, 《비판적 사고와 간호과정-임상추론》, 《알기 쉬운 간호연구방법론》, 《기본간호학》 등이 있다.

박예현 의사(MD, DipIBLM/KCLM)

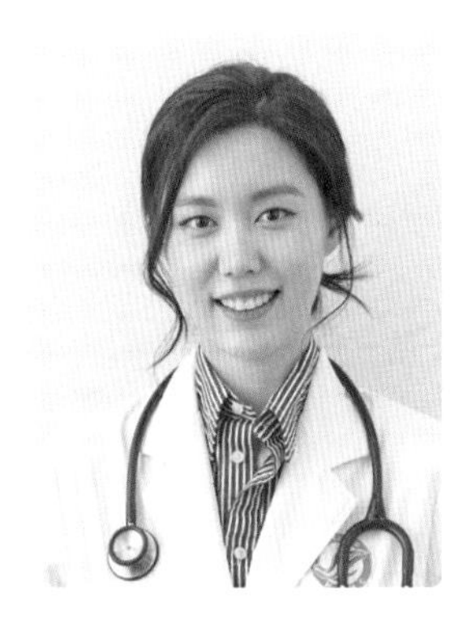

산부인과 전문의로 가천의과대학 학사, 전북대학교 의학전문대학원 석사, 분당서울대병원 임상강사로 재직했다. 대한폐경학회 회원, 국제 생활습관의학 보드 전문의로, 특히 여성의 웰빙과 웰니스에 관심이 있다. 여성의 생애주기별 과업을 생활습관의학에 접목하여 임상에서 환자의 치료에 적용하기 위해 힘쓰고 있다.

김현정 의사(MD, DipIBLM/KCLM, KAC)

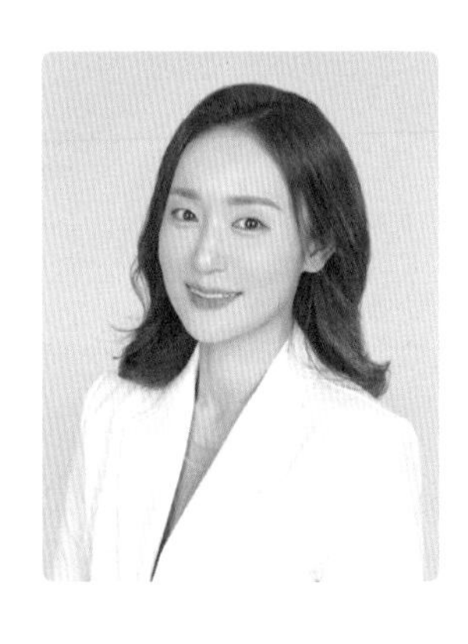

이화여자대학교 의과대학을 졸업하고 가정의학과 의사로서 국제 생활습관의학 보드 전문의 자격증을 취득했다. 한국코치협회 인증 코치, 미국 통합영양 코치로서 최상의 웰니스 라이프 스타일을 실현하는 파트너링에 관심이 있다. 하버드 기반의 '페이빙 웰니스' 프로그램 지도자이며, 《생활습관의학의 기초역량을 위한 보드리뷰코스 및 매뉴얼》(4차 개정판) 공역에 참여하였다.

빛나는 여성의 웰니스를 위하여

건강하게 나이 들고 싶은 여성을 위한 자기관리 12단계

초 판 1쇄 인쇄 · 2024. 7. 26.
초 판 1쇄 발행 · 2024. 8. 2.

지은이 미셸 톨레프슨, 베스 프레이츠, 에이미 커맨더
옮긴이 이승현, 신희연, 김향동, 박예현, 김현정
발행인(공동) 이승현, 이상용, 이성훈
발행처(공동) 대한생활습관의학원, 청아출판사
출판등록 1979. 11. 13. 제9-84호
주소 서울특별시 서초구 양재동 바우뫼로 182, 203호 (S&C 빌딩)(대한생활습관의학원)
경기도 파주시 회동길 363-15(청아출판사)
대표전화 031-955-6031 팩스 031-955-6036
홈페이지 http://lifestylemedicinekorea.org(대한생활습관의학원)
전자우편 manager@lifestylemedicinekorea.org(대한생활습관의학원)
chungabook@naver.com(청아출판사)

ISBN 978-89-368-1242-3 03510

값은 뒤표지에 있습니다.
잘못된 책은 구입한 서점에서 바꾸어 드립니다.
본 도서에 대한 문의사항은 이메일을 통해 주십시오.